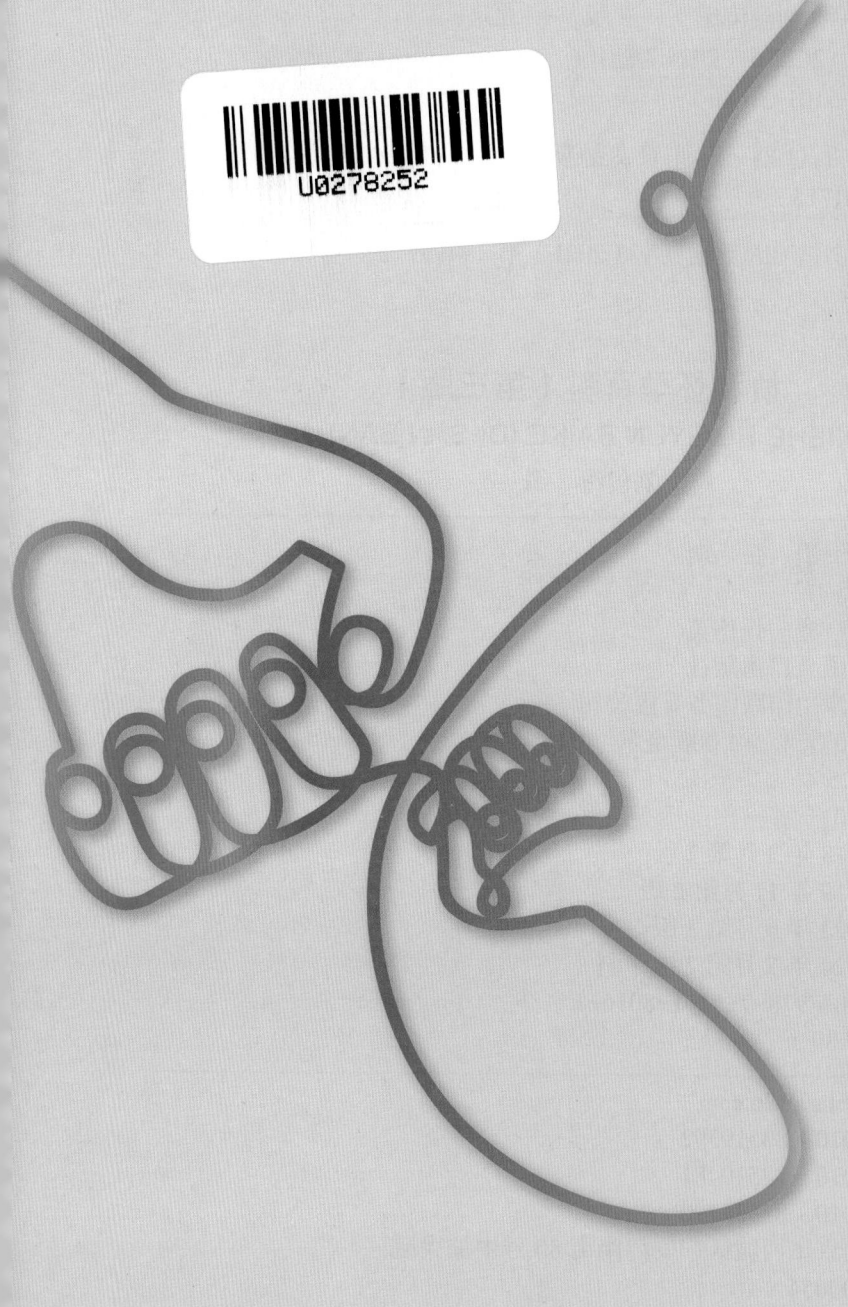

协和怀孕百科

北京协和医院产科主任 主任医师 刘俊涛 编

第三版

中国人口出版社
China Population Publishing House
全国百佳出版单位

图书在版编目（CIP）数据

协和怀孕百科 / 刘俊涛编 . -- 3 版 . -- 北京：
中国人口出版社，2022.6（2024.7重印）
ISBN 978-7-5101-8036-1

Ⅰ . ①协… Ⅱ . ①刘… Ⅲ . ①妊娠期 - 妇幼保健 - 基
本知识 Ⅳ . ① R715.3

中国版本图书馆 CIP 数据核字（2021）第 194997 号

协和怀孕百科（第三版）
XIEHE HUAIYUN BAIKE (DI-SAN BAN)

刘俊涛　编

责 任 编 辑	刘继娟　张　瑞
装 帧 设 计	鲍　齐
责 任 印 制	林　鑫　任伟英
出 版 发 行	中国人口出版社
印　　　刷	天津中印联印务有限公司
开　　　本	710 毫米 ×1 000 毫米　1/16
印　　　张	23.5
字　　　数	370 千字
版　　　次	2018 年 3 月第 1 版
	2019 年 11 月第 2 版
	2022 年 6 月第 3 版
印　　　次	2024 年 7 月第 2 次印刷
书　　　号	ISBN 978-7-5101-8036-1
定　　　价	69.80 元

电 子 信 箱	rkcbs@126.com
总编室电话	（010）83519392
发行部电话	（010）83510481
传　　　真	（010）83538190
地　　　址	北京市西城区广安门南街 80 号中加大厦
邮 政 编 码	100054

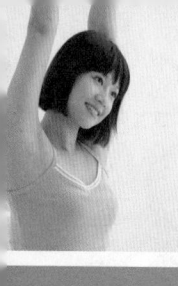
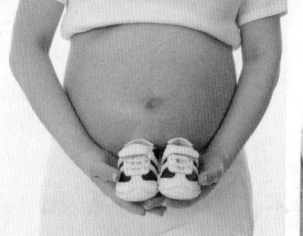
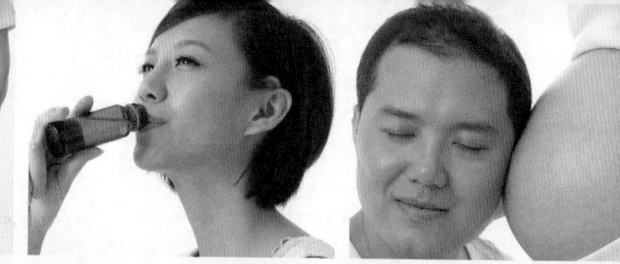

目录

第一部分　备孕——沃土才能育壮苗

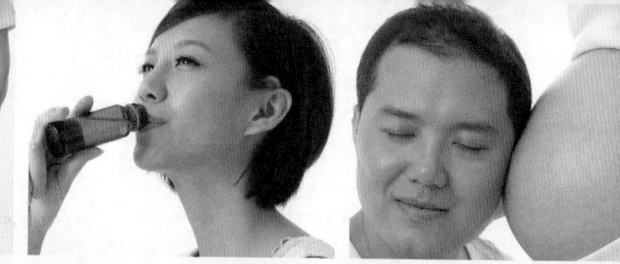

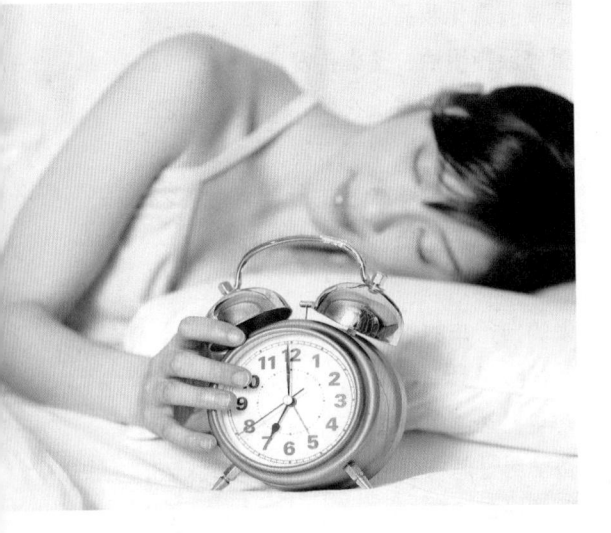

第二部分　怀胎十月——知识武装，轻松度过

怀孕第1个月（1～4周）

准妈妈的变化和胎宝宝的发育

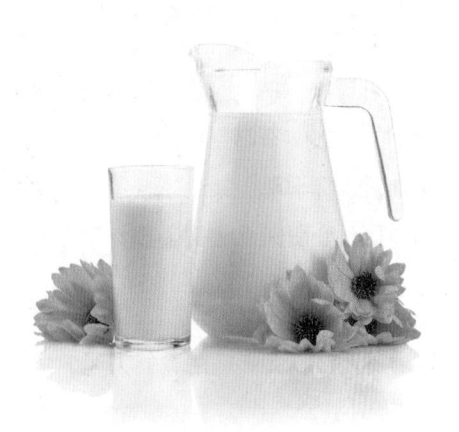

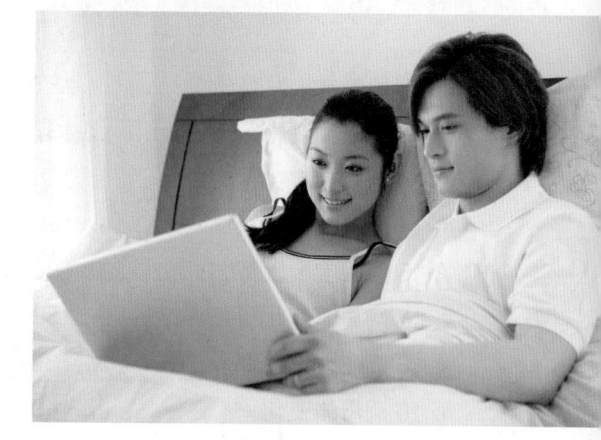

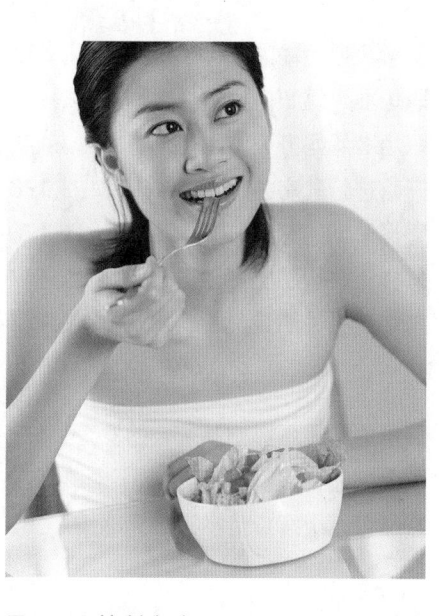

第三部分 一朝分娩——积极准备，顺其自然

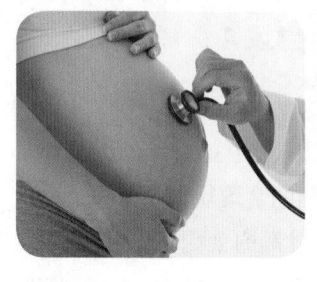
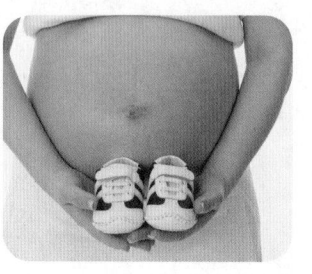
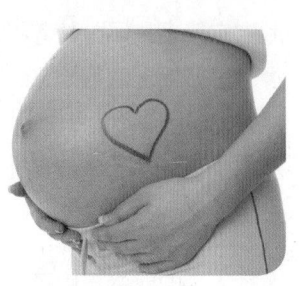

第四部分　产后——科学坐月子

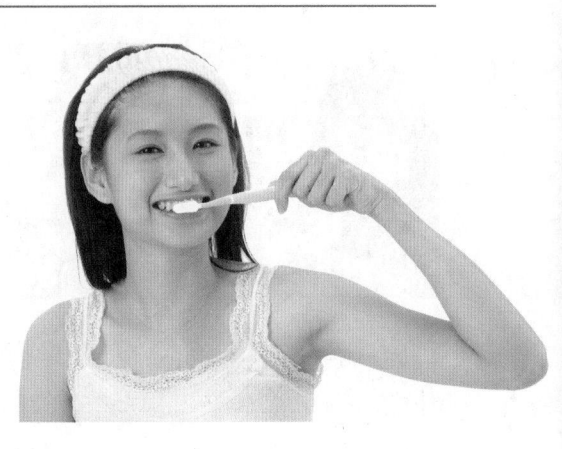

第五部分　新生儿养育——妈妈、宝宝一起成长

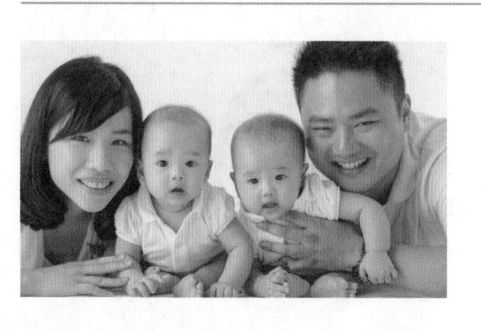

附录

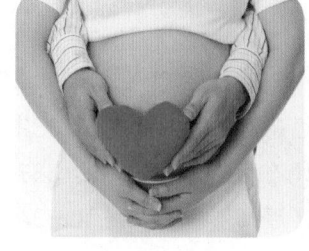
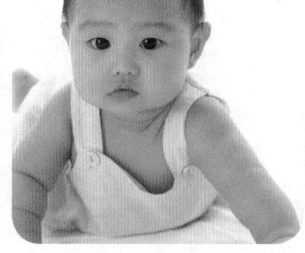
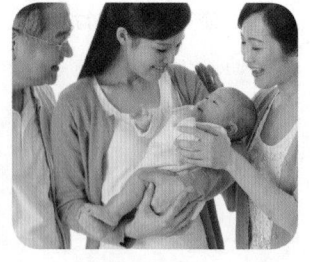

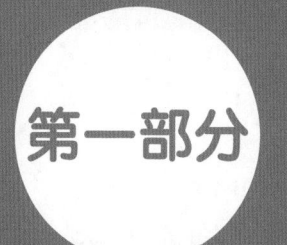

第一部分

备孕——
沃土才能育壮苗

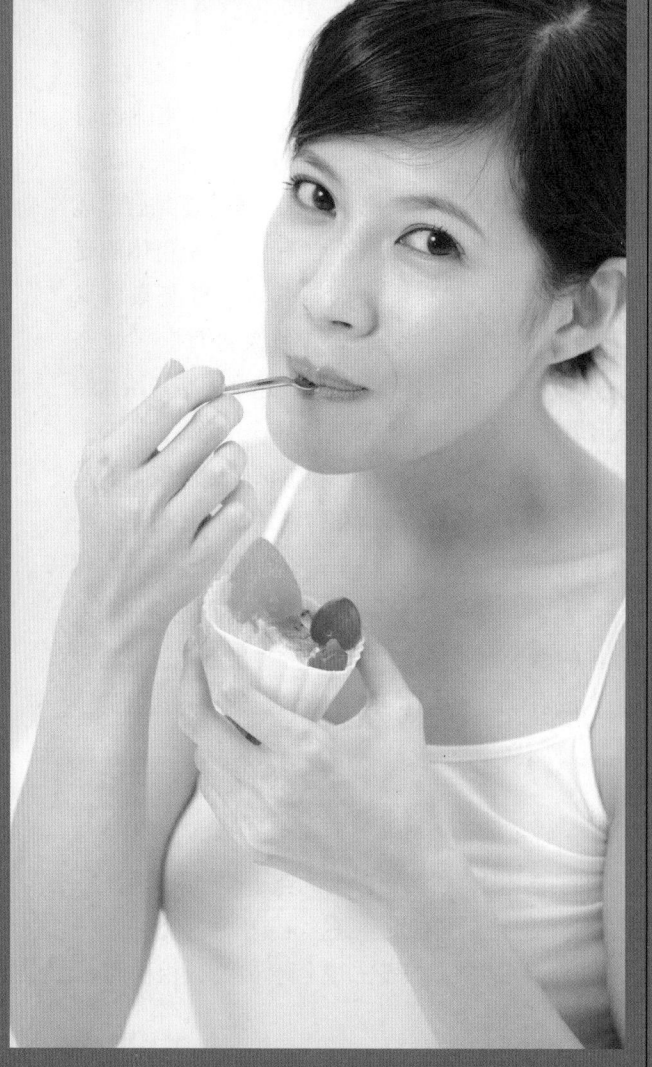

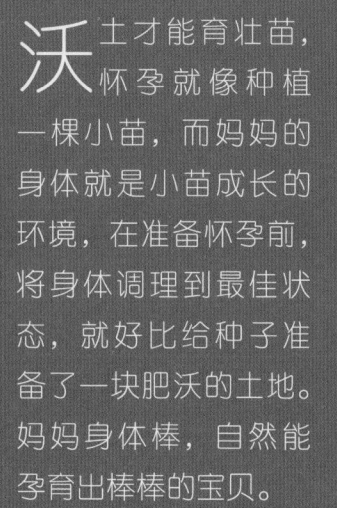

沃土才能育壮苗，怀孕就像种植一棵小苗，而妈妈的身体就是小苗成长的环境，在准备怀孕前，将身体调理到最佳状态，就好比给种子准备了一块肥沃的土地。妈妈身体棒，自然能孕育出棒棒的宝贝。

备孕基础知识储备

孕育生命会经历怎样的神奇过程

孕育一个新生命，是令人称奇的神秘体验。精子和卵子产生后，究竟要经历怎样的历程，它们之间究竟有着怎样的缘分呢？现在，就让我们一起来探索这个神秘的生命诞生过程吧！

排卵与射精

一枚新鲜的卵子从卵巢排出后，在输卵管中存活 2 ~ 3 天，需 3 ~ 4 天进入子宫，如果未能与精子相遇结合就会萎缩死亡，随月经排出体外，如果与精子相遇，就会形成受精卵，在子宫发育成胎宝宝。

在性交过程中，储藏在附睾内的精子会随着副性腺产生的分泌物喷射出去，形成射精，一次射精会排出 3 ~ 6 毫升的精液，含有大约 2 亿个精子，其中约 100 万个精子可以顺利到达卵子所在的地方，大约有 20 万个精子能展开卵子争夺战，最终只有一个精子能与卵子结合。

相遇与着床

当精子和卵子相遇的时候，精子的尾巴消失，头部膨大起来，与卵子结合形成一个含有 46 条染色体的受精卵。其中，23 条来自父亲，23 条来自母亲。数个小时后，这个细胞开始复制 DNA，并一分为二。

在输卵管内膜纤毛的运动和管壁的蠕动作用下，受精卵慢慢向宫腔移动。在移动过程中受精卵逐渐分裂发育，其滋养层细胞能分泌蛋白分解酶，使和它接触的子

孕事 Q + A

Q 既然一次只能排出一枚卵子，那么双胞胎是怎么回事呢？

A 少数情况下，两边卵巢能同时排出两个或两个以上的卵子，如果分别与精子相结合，双卵双胞胎和多卵多胞胎宝宝就诞生了。还有一种情况，受精卵在分裂初期形成了两个基因相同的独立细胞，它们会成为长相相似、性别相同的同卵双胞胎。

宫内膜表面溶解，形成缺口，受精卵便从这个缺口中埋入子宫内膜中，而且一旦进入，缺口便迅速修复。这个过程就叫作受精卵的"着床"。

从精子与卵子相遇到受精卵着床需要 7 ~ 8 天，着床部位多在子宫体上部的前壁或后壁，缺口多在受精的第 11 ~ 12 天修复。

受精卵着床后，胚胎及与母体建立联系的附属物——胎盘、胎膜、脐带及羊水等都将逐渐发育形成。至此，神奇的生命之旅就开始了，接下来就是十月怀胎的幸福历程。

孕育宝宝的最佳年龄

过早或过晚生育都存在着诸多不利，研究表明：女性最佳生育年龄为 23 ~ 30 周岁，男性最佳生育年龄为 27 ~ 35 周岁。

过早或过晚生育的不利影响

对女性来说

在 23 ~ 30 周岁这一时期，女性全身发育完全成熟，卵子质量高，分娩危险小，早产、畸形儿和痴呆儿的发生率最低。

若早于 20 岁怀孕生育，胎宝宝与发育中的母亲争夺营养，对母亲的健康和胎宝宝的发育都不利。

若过晚生育，卵泡在卵巢中积存的时间过长，染色体会发生"老化"，出现衰退，年龄越大，遗传物质发生突变的可能性也越大，先天愚型和各

种畸形儿的产生概率越大，而且随着年龄的增长，怀孕的概率会下降，即使怀上，也容易患孕期并发症。

对男性来说

27 ~ 35 周岁是男性精子质量达到高峰的时期，处于这个年龄段的男性生活经验较丰富、智力成熟，懂得主动学习孕育知识，会关心爱护妻子，有能力抚育好婴幼儿。

男性过了 35 岁，体内的雄性激素也开始衰减，平均每过一年睾丸激素的分泌量就下降 1%，年龄过大时，

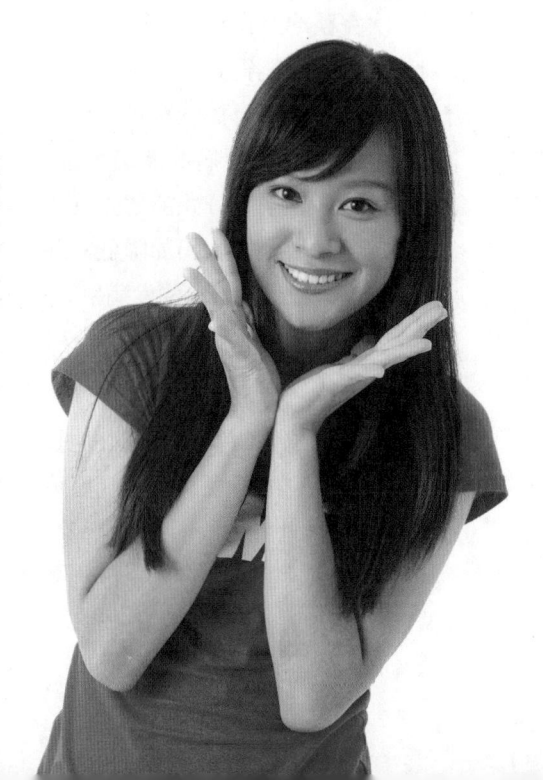

精子的基因突变率相应增高，精子的数量和质量都得不到保证，对胎宝宝的健康也会产生不利影响。

适龄生育可以令女性更健康

对女性而言，一个完整的生育过程能促进其自身健康。

1. 减缓衰老

女性怀孕后由于体内激素的作用，在孕期以及分娩后的哺乳期，都会使排卵暂时停止，直至哺乳期的4～6个月后才开始恢复排卵，有的女性停止排卵的时间甚至会更长。这样，大约有20个卵子推迟了排出时间，会使卵巢的衰退时间推迟，由此推迟日后进入更年期的时间，使身体衰老的速度减缓。

2. 增强免疫力

一次完整的孕育和分娩经历，可使身体的各种功能得到一次锻炼、整合、提高，由此使身体的排毒、抗感染、抗癌及抗心血管病的能力增强。最重要的是，怀孕和分娩能增强女性生殖系统的抗肿瘤能力，如降低乳腺癌、卵巢癌、子宫内膜癌的发病率。

35 周岁以上才算高龄

随着越来越多的女性全身心地投入工作和事业，结婚晚、生育晚已成为全国乃至全世界的一种普遍现象，尤其是在北京、上海、广州、深圳等大城市。

很多女性在最佳生育年龄努力打拼事业，等到准备要孩子的时候，已经不知不觉过了30岁。在传统的观念里，觉得30周岁的准妈妈就算高龄孕妇了，其实遗传学上所讲的高龄孕妇是指到预产期时年龄为35周岁以上的女性，过了35周岁，健康问题逐渐增多，这一时期的女性生理特点是：

骨盆关节变硬

女性超过35周岁以后，如果缺乏锻炼，坐骨、耻骨、髂骨和股骨的关节就会逐渐变硬，形成一个固定的盆腔。缺乏柔韧性，肌肉力量差，容易出现腰背痛、难产的风险，所以更要注意加强有针对性的锻炼。

胰腺糖代谢能力差

随着年龄的增长，身体各个器官功能都逐渐退化。以胰腺为例，其糖代谢能力就会变差，高龄女性孕期患妊娠期糖尿病的风险增大，更要注意健康均衡的饮食与适度运动。

合并子宫肌瘤等妇科合并症

子宫肌瘤是生育年龄女性最常见的良性肿瘤，随着年龄的增长，患子宫肌瘤的概率，尤其以高龄未生育的女性多见。较大的子宫肌瘤可能使受孕机会降低，怀孕后还可能出现流产、早产、产后出血的风险。需要规律产检，仔细观察，更要做好心理准备。

因为一些客观原因，超过35周岁才准备怀孕的女性切莫因为年龄而忧心忡忡，在现代医疗条件下，只要比年轻女性更加细心地进行孕前准备和孕期检查，积极与医生配合，听从医生指导，完全可以平安孕育健康宝宝。

高龄女性孕育也有优势

经常会听人说高龄女性怀孕会有多么危险，很多人可能不知道，其实高龄生育也是有优势的。

稳定的生活伴侣

一般情况下，夫妻共同生活了八年、十年之后决定要一个宝宝，两个人必然是对双方关系有了深刻而长久的探索，是对父亲、母亲这两个角色有充分准备的。

良好的教育

大部分高龄女性有足够的充电时间，更加成熟、稳重、睿智。当宝宝拥有一个受过良好教育的母亲时，他的收获是不言而喻的。懂得学习的母亲可以更好地言传身教学习和思考的方法，还有对待学习的态度。

不错的经济保障

高龄女性往往是打下一片属于自己的职场江山之后才开始生育孩子，这时她们可以给孩子提供相对稳定和宽裕的物质条件。小到买玩具、买生活用品，或者请保姆，大到孩子的教育投资，良好的经济基础在一定程度上决定了养育的质量。

发展定型的性格和情商

年轻妈妈常常在孩子和工作的双重压力下忙得不可开交，高龄妈妈的各种关系已经理顺，对工作压力比较适应而且应对有方，她们对工作的良好把握是宝宝学习的榜样。

高龄准妈妈要重视产前检查

高龄女性一旦准备怀孕，除了一般准妈妈常做的孕期保健外，还要缩短产前检查间隔时间，增加检查项目。高龄准妈妈在产前检查时尤其应注意以下项目：

产前诊断

高龄女性的胎宝宝患染色体异常的风险增大，随着年龄的增长而增加，所以建议预产期年龄超过35周岁的初产妇进行产前诊断，医生会向高龄准妈妈提供羊水穿刺等产前诊断的信息，具体的选择还是由准妈妈了解利弊后自己决定。

糖尿病筛查

应在怀孕24～28周进行糖耐量试验，可早期发现妊娠期糖尿病。若家庭中父母或祖父母有患糖尿病者，首次产前检查时就应进行糖尿病筛查。由于高龄准妈妈合并糖尿病或出现妊娠期糖尿病的概率更大，因此此项检查非常重要。

胎心监护

在怀孕最后的一个月，高龄准妈妈要特别注意胎动情况，有合并症者应每周做一次胎心监护，了解胎宝宝的宫内安危。

另外，高龄准妈妈还应监测血压、体重等。

> **孕事叮咛 !**
>
> 定期产前检查是高龄准妈妈在妊娠期间必不可少的工作。良好的心态加科学合理的孕期营养与锻炼，再配合医生定期产前检查，高龄准妈妈一般都会顺利度过孕产期。

职场女性需要提前调离不利于怀孕的岗位

很多岗位对怀孕生育不利，如果职场女性准备怀孕，要提前调离一些不利于怀孕的岗位。

生产有毒化学物的工厂

《女职工禁忌劳动范围的规定》第6条规定，作业场所空气中铅及其化合物、苯、苯胺等有毒物质浓度超过国家劳动安全卫生标准的作业，属于怀孕的女职工禁忌从事的劳动范围。准备怀孕的职场女性，如果上班的环境存在超过标准的有毒化学物，

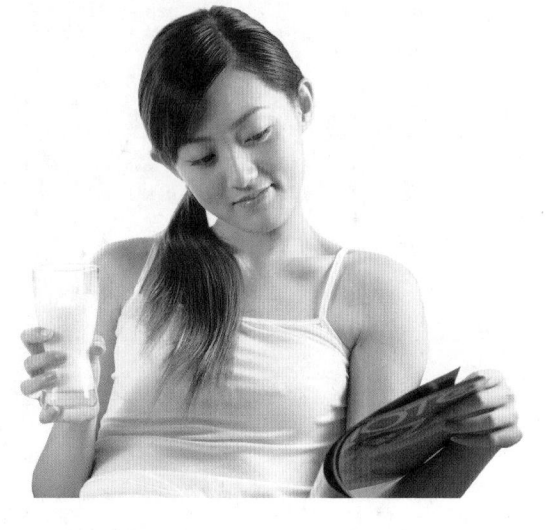

就要提前调离。

电离辐射环境

接触电离辐射的工作主要有：医疗或工业生产放射室、电离辐射研究，以及电视机生产等。计划怀孕的女性应该申请调离或者暂停以上的工作岗位，注意劳动保护。

医院的传染病区

传染病流行期间，医务人员容易因密切接触患者而被感染。而风疹病毒、流感病毒、麻疹病毒、水痘病毒等对胎宝宝的发育影响较为严重。所以，医务人员在孕早期的3个月内，如正值疾病流行，即使不能暂停工作，也要格外加强预防保健。

高温作业、振动作业和噪声过大的工种

工作环境温度过高，或振动剧烈，或噪声过大，均可对胎宝宝的生长发育造成不良影响，因此这些岗位的职

业女性应暂时调离岗位，以保障母婴健康。

孕事叮咛！

有些有毒有害物质在体内的残留期可长达一年以上，因此，即使离开与有毒物质有关的岗位，也不宜马上受孕，以免影响宝宝的健康。

想生二胎、三胎的女性要提前做什么准备

现在"三孩"政策全面开放，因此很多夫妻可以要两三个孩子，准备要多个孩子的夫妻不妨提早来个备孕攻略：

1. 适龄生育，无论是一胎二胎还是三胎最好规划在 35 周岁前；

2. 第一胎尽量顺产，避免剖宫产留下子宫瘢痕；

3. 做好避孕，避免人工流产等宫腔操作，以免继发不孕；

4. 每年全身体检，重点查妇科超声和宫颈癌筛查（TCT 和 HPV），有情况及时处理。

5. 评估健康状态及传染性疾病，

孕事叮咛！

若第一胎为剖宫产，建议间隔一年再怀二胎，备孕前做超声了解瘢痕恢复情况。

如乙肝、HIV、梅毒等。

抢占更多受孕最佳时机

生命是自然界的神来之笔，怎么孕育、怎么出生都已成自然法则，我们能做的就是锦上添花。现代医学也证明，一次成功的受孕受很多条件的影响，因此，抢占更多的受孕最佳筹码，是孕育一个聪明、健康宝宝的先决条件。

最佳月份：7 月上旬到 9 月上旬

7 月上旬到 9 月上旬受孕的话，早孕反应正值秋季，避开了盛夏对食欲的影响，而且夏末秋初水果、蔬菜品种丰富、新鲜可口，此时受孕的准妈妈可以有计划地补充营养，调理饮食，为母婴提供充足的营养。

冬季时已经过了早孕期，可以避免室内外空气污染对孕早期胚胎致畸的影响，也可以避开寒冷的侵袭，来年的初春容易流行风疹、流感病毒，但此时胎宝宝已经处于相对安全的孕中晚期。

经过十月怀胎，宝宝正好在风和日丽、气候适宜的春末夏初时节出生，对宝宝的护理较容易，婴儿洗澡不易受凉，还能到室外呼吸新鲜空气，多晒太阳，有利于宝宝迈好成长的第一步。

需要提醒的是，对于受孕的最佳月份不可强求，顺其自然就好。因为中国地域广，各地气候也有很大差别，

因此，最佳月份也是相对的，备孕夫妻自行分析、定夺即可。

最佳日期：排卵前 2 天和排卵日当天

精子在女性体内能存活 4 天，但

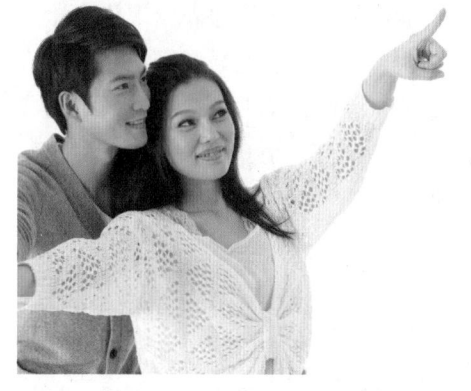

它们的生命力最旺盛的阶段是前 48 个小时，然后就开始老化了，这就是说，在女性排卵日的前 2 天及排卵日当天"播种"都是良辰吉日，能保证精子在最有活力的时候与卵子接上头，从而开启生命的新篇章。

避开这些不宜怀孕的特殊时期

在一些特殊情况下受孕，对胎宝宝会有一定的影响，想要孕育一个健康宝宝的夫妻最好避开下面几个不利于受孕的时期：

	对受孕的影响	建议
患病期	疾病会影响体质、受精卵的质量、宫内着床环境。患病期间服用的药物也可能对精子和卵子产生不利影响	夫妻双方有人患急性病时，需等身体康复停药并征得医生同意后再考虑受孕
蜜月期	新婚时，夫妻双方的身体一般处于疲劳状态，加之新婚夫妇性生活频繁，会影响到精子的质量与卵子的状态	不要在新婚时马上受孕，应该婚后适应一段时间后再受孕
旅途劳顿期	旅游途中往往生活起居没有规律，饮食失调，饥饱无常，营养偏缺不均衡，睡眠不足，加上过度疲劳和旅途颠簸，可影响受精卵生长或引起子宫收缩，易导致流产或先兆流产	有出游计划时，要暂停怀孕计划，待旅游回来后再重新开始
情绪不佳时期	情绪与健康息息相关，还可影响精子和卵子的质量，同时不良的情绪刺激可影响母体激素分泌，使胎宝宝不安、躁动而影响生长发育，甚至流产	精神不愉快时要暂时避免受孕，积极调适，待精神愉快时再考虑受孕

基础体温测具体的排卵日期

计划怀孕时，女性掌握自己的准确排卵日期是至关重要的，在排卵日前 2 天及排卵日当天同房，受孕的概率最高，可以通过测基础体温计算排卵日期。

基础体温与排卵的关系

女性的体温会随着月经周期发生微妙的变化，在没有发生饮食、运动、情感波动等足以改变体温的行为的前提下测量的体温就是基础体温。

月经期和月经后的 7 天内是持续的低温期，中途过渡到高温期后，再返回低温期，然后下次月经开始。从低温期过渡到高温期而成为分界点的那一天，基础体温会特别低。这一天被称作排卵日。

怎样测量基础体温

女性的体温变化是比较细微的，因此可以到药房购买女性专用的基础体温计，它的刻度细，能测量出较精准的体温。

睡前把基础体温计放在枕边随手可以拿到的地方，早上睡醒睁开眼睛，在换衣服、起床上厕所之前，将体温计放在舌头下，闭紧嘴巴，测量 3 ~ 5 分钟，读数并记录在基础体温表上。

然后每天在固定的时间测量，以免因时间差导致体温变化，使测量记录失去意义。坚持做一个月后，就可以得到以 28 天月经周期为基准的基础体温表了。然后将从月经开始标出的一个月经周期内的基础体温连接成线。

怎样看基础体温表

在基础体温表上，你将发现，低温期持续 14 天后，在排卵期的体温会升高 0.3 ~ 0.5℃，进入 14 天高温期。如果没有妊娠，基础体温将迅速下降；如果妊娠，将会停经，高温期将会延续至妊娠第 4 个月。如果低温期持续时间很长，则有可能没有排卵，应及早向医生咨询。

孕事 Q + A

Q 为什么体温表上偶尔会有几次体温突然增高又突然降低的情况，是不是排卵不正常？

A 这可能是因为出现了影响体温的意外状况，比如感冒、头痛、腹泻、发热、饮酒过度、晚睡晚起之类的情况。建议在记录基础体温的同时，最好把日常生活的变化也附记下来，像月经来的日子、性生活的日子、每天起床的时间等，特别是会严重影响体温状况的，应该特别注明，作为体温表判断的参考。

测排卵试纸是确定排卵日的好帮手

基础体温是测试排卵期的最好方法，但是有非常多的女性很难完成一项需要坚持几个月的细心测量任务，这个时候，不妨用测排卵试纸。

测排卵试纸在各大药房都可以买到，可以选择2种或2种以上不同品牌的排卵试纸条，各买10条左右，在早上10点到晚上8点之间的任何时间，将适量尿液滴在试纸指定的位置，几分钟后就会出结果，如果试纸显示阳性，说明会在24～48小时之内进入排卵期，如果是阴性，说明排卵期还需要一些时间，不用着急，耐心等待第二天再测就好。

这样做可以提高受孕概率

掌握适当的诀窍可以提高受孕概率：

采用男上女下的性交姿势

性交时男上女下的姿势能使阴茎插入最深，令精子比较接近子宫颈，要加强效果，准妈妈可以用枕头把臀部抬高，使子宫颈可以最大限度地接触精子。

不过值得注意的是，有些女性子宫呈后倾后屈式，影响精子进入子宫而导致不孕，性生活时采用后位式反而会提高受孕的概率。

保持愉悦的心情

受孕时的心理状态与优生有着密切关系。当人体处于良好的精神状态时，精力、体力、智力、性功能都处于高潮，精子和卵子的质量也高。性交时没有忧郁和烦恼，夫妻双方精神愉快，心情舒畅，此时受精卵易于着床，胎宝宝的素质也更好。

性交后女性平躺下来

有的女性在性生活后喜欢洗个澡，如果想提高怀孕概率，不妨等一等，在床上多躺一会儿再去，可以防止精液外流，加大受孕概率。

孕事 Q + A

Q 使用润滑剂时性生活更愉悦一些，可是润滑剂会不会影响受孕呢？

A 人造润滑油、植物油、甘油等天然润滑油都能杀死精子，当计划受孕后，性交时最好不要使用润滑油。如果的确需要润滑油帮助，可以尝试使用加热到室温的蛋清，它与利于精子通过的子宫黏液几乎一样，对精子无害，有助于精子通过阴道。

性高潮时孕育的宝宝更聪明

有一种流传甚广的说法：母亲怀孕时有高潮孕育的宝宝会更聪明。这种说法是有一定科学道理的。

性高潮可帮助更多优秀精子获得竞争机会

女性达到性高潮时，血液中的氨基酸与糖分能渗入生殖道，使进入的精子存活时间延长，运动能力增强。同时，小阴唇充血膨胀致使阴道口变紧，阴道深部皱褶伸展变宽，便于储存精液，子宫颈口也松弛张开，使精子更容易进入。

精卵结合如同"千军万马过独木桥"，经过激烈竞争，数千万个精子中通常只有一个强壮而带有优秀遗传基因的精子能够成功与卵子结合。而参与竞争的精子数越多，孕育出智商较高下一代的机会就越大。

如何达到性高潮

与男性以射精为高潮标志相比，女性绝大多数难以在每次性生活中都达到性高潮，但向这方面努力是可行的，以下方法和建议可供参考：

1. 选择双方兴致较高时性交

两人都有性交的欲望是同时达到性欲高潮的前提，备孕夫妻要尽量选在两人"兴（性）"致较高时性交。

2. 丈夫要有耐心

在妻子接近性欲高潮之前，丈夫不要急于将阴茎插入阴道，应等待妻子已经产生了足够的性兴奋，阴道已经足够湿润，流出大量分泌液时再插入阴茎，这时成功率更高。

3. 性交运动中多刺激妻子以加强其快感

阴茎插入阴道后，丈夫应多做一些能够增加妻子快感的运动，如压迫运动、摩擦运动、旋转运动等，此时，不要忘记用手爱抚阴蒂。

4. 掌握性交运动的节奏感

动作快慢要有变化，用力轻重要有变化，插入深浅也要有变化，这些变化一方面能够使男性得到缓冲，还可以避免因阴茎长时间强烈刺激而导致过早射精，另一方面又可以使女性因变化而感到强烈的刺激。

5. 性交运动过程中要注意加强交流

性交运动过程中，可以引导妻子说出性高潮的情况及自己的感受，夫妻的对话和交流是很有必要的。

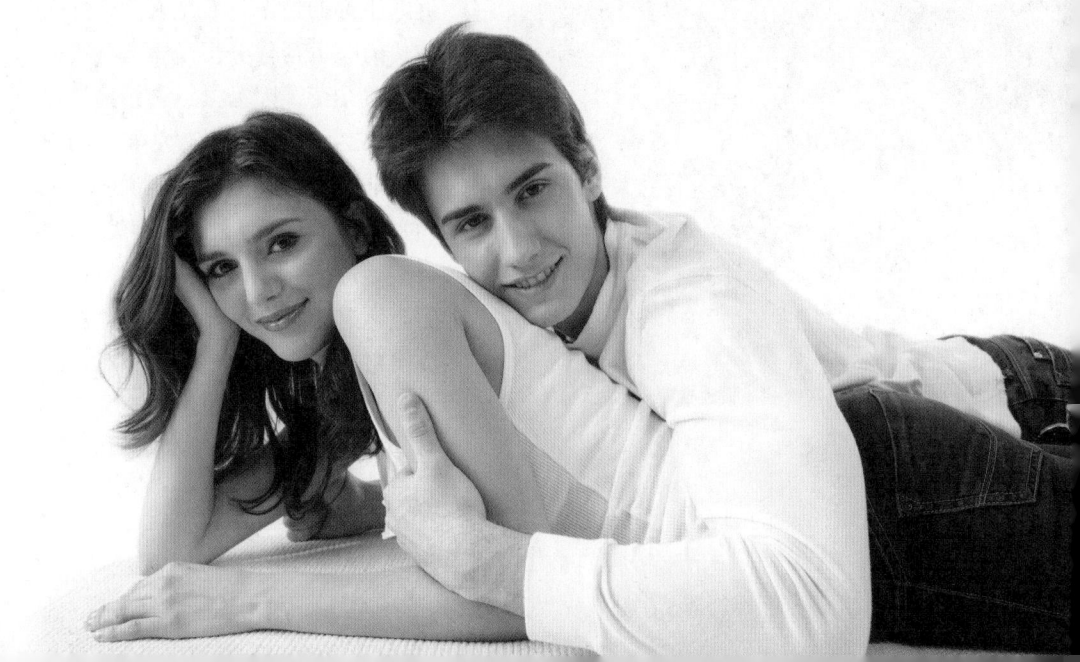

6.射精后要继续爱抚妻子

因为女性性高潮的衰退是缓慢的，而且经过刺激可以持续两次、三次甚至多次性高潮，所以，丈夫在射精后一定要继续给予妻子爱抚和刺激。

提前半年停服长效避孕药

避孕药是由小剂量的雌激素和孕激素合成，主要作用是抑制排卵，改变宫颈黏液的性状，阻止精子进入宫腔，妨碍受精卵着床等。

避孕药中的雌激素和孕激素可能会引起胎宝宝生殖器异常，出现男性胎宝宝女性化或女性胎宝宝男性化的现象，并可能发生胎宝宝唇、腭裂及脊椎、肛门和心脏畸形等病症。

由于体内存留的长效避孕药成分在停服 6 个月后才能完全排出体外，因此，服用长期避孕药的女性在怀孕半年前就应该停止服用避孕药，给药物成分完全排出体外留出足够的时间。

备孕期可采用什么方式避孕

如果处于备孕状态，已经停止服用口服避孕药，又没有到更好的怀孕时机，本着对孩子负责、对家庭负责的态度，为了选择让宝宝在恰当的时候到来，在激情时刻别忘了避孕，以下是几种常用的避孕方法。

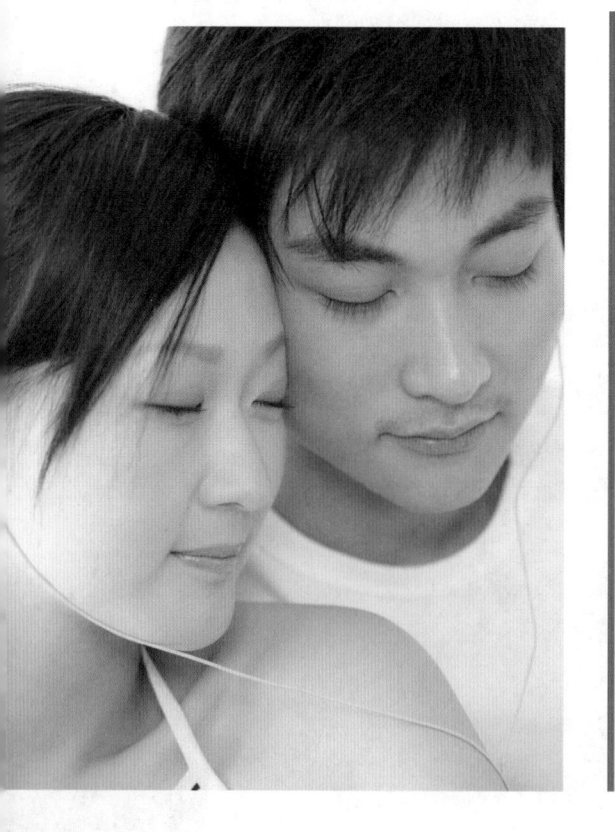

孕事 Q + A

Q 避孕失败了，可不可以吃紧急避孕药？

A 这个时候最好不要急着吃紧急避孕药，应该去医院检查，告诉医生你的情况，看是否适合怀孕，请医生帮你分析是否需要吃紧急避孕药，因为紧急避孕药的避孕成功率只有85%左右，而且并非所有人都能够按照说明书"精确使用"，一旦紧急避孕失败，自然流产率会提高，宫外孕率也更高，这时终止妊娠会对身体造成伤害。

另外，千万不要经常吃紧急避孕药，一年之内最好不要超过2次，否则可能影响健康。

避孕方式	使用方法	优势	禁忌和注意
避孕套	1.性交开始前阴茎勃起后戴上。 2.使用前先捏扁套子的前端小囊，挤出囊内空气，同时将卷好的避孕套套在已勃起的阴茎头上，直至阴茎根部。 3.射精后要在阴茎尚未软缩前，用手指按住避孕套口与阴茎一起抽出	1.适用范围广，尤其适合不宜采用药物和节育器避孕的女性。 2.避孕效果好。 3.可防止病菌传播。 4.对身体基本无害	性交结束后需检查避孕套有无破裂，如有破裂应及时采取补救措施
外用避孕药（杀精剂）	将药剂放置在阴道深处、子宫颈口附近，待药物完全溶解后进行房事	1.药物不被身体吸收，对身体没有影响。 2.感染性传播疾病的概率较低	1.使用栓、片、膜剂，一定要等药物溶解后进行房事。 2.每次房事前都要放置，如果放置超过一个小时尚未射精或再次房事要重新放置。 3.房事时女方宜采用卧位（女上位或直立位时药物会自阴道流出而降低避孕效果）。 4.女方房事后应仰卧15～30分钟。 5.房事后6个小时内不宜冲洗阴道。 6.个别人可能会出现过敏反应
安全期避孕	用基础体温法、宫颈黏液法或超声检测出排卵期，避开排卵期进行性交	不需要使用器具、服用激素或行外科手术，自然而然没有不良反应	排卵受生活环境、情绪、健康或性生活等影响而改变时，可能出现额外排卵，会导致避孕失败，故不推荐此方法

从以上表格可以看到，最方便和有效的避孕方式是使用避孕套，只要选择合格的避孕套，用法得当，避孕效果可达 95% 以上。

血型的遗传规律

正常情况下人的血型按 ABO 系统可分为 A 型、B 型、O 型和 AB 型四种。不同血型的夫妻，可以按照下表对未来宝宝的血型做一个推测：

父母血型	宝宝可能血型
A＋A	A、O
A＋B	A、B、O、AB
A＋O	A、O
A＋AB	A、B、AB
B＋B	B、O
B＋O	B、O
B＋AB	B、A、AB
O＋O	O
O＋AB	A、B
AB＋AB	AB、A、B

什么情况下需要查 ABO 型溶血症

新生儿溶血症主要是由 ABO 血型及 Rh 血型系统不合所引起的，一般来说，第一次怀孕而且怀孕过程很顺利的话，溶血症基本上是不会发生的，准妈妈不必太担心。

ABO 血型不合是指准妈妈的血型为 O 型，丈夫为 A 型或 B 型或 AB 型，准妈妈体内的抗 A 或抗 B 抗体通过胎盘进入胎宝宝，使血细胞受到破坏，ABO 血型不合的发生率很低，也较轻。

孕事 Q＋A

Q O 型血女性嫁给非 O 型血男性要查 ABO 溶血吗？

A 一般不需要，只在有明确证据证明不良孕产史与 ABO 血型溶血有关的情况下才需要检查和治疗。如无黄疸或水肿胎宝宝分娩史，无反复流产、早产、胎死宫内史，无不正规输血史，不提倡对 O 型血女性孕期常规筛查抗 A 或抗 B 抗体。抗体阳性不代表一定溶血，抗体滴度和溶血程度也不绝对平行。

Rh 血型系统是指准妈妈血型为 Rh(-)，而丈夫及宝宝均为 Rh(+)，准妈妈体内抗 Rh 的抗体进入胎宝宝引起溶血，一旦发生就会较重，但 Rh 血型不同者，初次妊娠是无碍的，若有过流产或生育史，一定要查女方体内 Rh 抗体，若抗体阳性且滴度较高，就应慎重妊娠。

智力的遗传特点

遗传对智力的影响占 50% ~ 60%，一般父母智商较高的，其子女智商也较好；父母智商较低的，子女智商也相对比较差。而且，妈妈的智力在遗传中占有更重要的位置，一般妈妈聪明，生下的孩子大多聪明，如果是个男孩子，就会更聪明，因为人类与智力有关的基因主要集中在 X 染色体上，女性有 2 个 X 染色体，男性只有 1 个。

虽然智力受遗传的影响较大，但这并不是绝对的，因为智力遗传存在变异，所以，不管父母的智商是高是低，都有可能生出高智商的孩子，后天的培养也至关重要。

身体特征的遗传

宝宝的相貌和身材通常与父母比较相似，身体特征的遗传效应比较显著。

眼睛

双眼皮是显性遗传，单眼皮与双眼皮的人生的宝宝极有可能是双眼皮。有的孩子出生时为单眼皮，可能以后也会自然变成双眼皮。

眼球的深颜色相对于浅颜色而言是显性遗传，会偏向深色的一方。另外，大眼睛、大耳垂、高鼻梁、长睫毛，都是五官遗传时从父母那里最能得到的特征性遗传。

下颌

下颌的形状绝对会遗传，尖下颌的爸爸所生的儿子，十个有九个是尖下颌。

声音

通常，男孩的声音像父亲，女孩的声音像母亲，但是这种由父母遗传所影响的音质如果不美，多数可以通过后天的发音训练而改变。

身高

身高属于多基因遗传，而且决定身高的因素 35% 来自爸爸，35% 来自妈妈，其余 30% 则与营养和运动有关。

孕事 Q + A

Q 为什么有些人父母个子都不高，却能长成大个儿？

A 有一些不是绝对遗传的身体特征受饮食、后天习惯的影响的确会发生改变，如果准妈妈孕前孕期摄入足量的钙，宝宝出生后也一直补充有利于身高生长的营养，作息规律，坚持运动，宝宝很容易长得比父母高，声音、肤色在一定条件下也是可以有所改变的。

不孕不育的可能因素

若育龄夫妇婚后同居，未采取任何避孕措施，性生活正常，一年以上女方仍未受孕，则可诊断为不孕。

若育龄夫妇结婚同居后女方曾妊娠，但均因自然流产、早产或死产而未能获得活婴者，或由男方原因造成的不育症或不孕症，称为不育。

女方可能的因素

卵巢异常：卵巢有规律的排卵是生育的必要条件。先天性卵巢发育不全、多囊卵巢综合征、卵巢功能早衰及功能性卵巢肿瘤等卵巢异常都会影响卵巢排卵。而卵巢无排卵可由下丘脑—垂体—卵巢轴中任何一环存在异常所致，也受身体其他内分泌腺疾病因素所影响。无排卵的表现一般为月经周期不规律，或出现不规则阴道出血，月经稀发甚至闭经。

子宫功能异常：子宫发育不良、子宫内膜息肉、子宫肌瘤等影响受孕。子宫内膜异位症不但破坏卵巢组织，而且造成严重盆腔粘连导致不孕。子宫肌瘤也可能导致不孕。子宫角部的肌瘤可造成输卵管扭曲、变形，影响精子或受精卵通过，减少受孕机会。黏膜下的子宫肌瘤占据宫腔的位置，影响受精卵着床。体积较大的肌瘤可改变宫腔的正常形态，压迫输卵管，影响受孕。

输卵管阻塞：输卵管担负着使精子和卵子相遇并将受精卵顺利运送到宫腔中的重要任务，如果输卵管有炎症，导致输卵管阻塞，精子不能与卵子相遇，可造成不孕。

男方可能的因素

精子异常：由于男性睾丸先天发育不足或慢性疾病等原因造成无精子、精子数目少、精子活动力减弱及形态异常，导致不育。

精子运送障碍：附睾及输精管阻塞，阻碍精子通过；阳痿或早泄等生理状况造成精子无法进入阴道，致使精子无法与卵子结合。

自身免疫因素：有的男性因为自身的免疫因素致使精子及精浆在女性体内产生抗精子抗体，造成男性不育；即使射出精子，精子也会发生自凝而被阴道内的酸性环境杀死，不能通过子宫颈黏液。

孕事叮咛！

近年来，性传播疾病发病率逐年上升，这使男性生殖道感染高危人群迅速扩大，对男性健康造成极大的危害，预防和彻底治疗生殖道的感染，是降低男性不育率的重要途径。

怀疑不孕不育时需做检查确认

不孕不育的原因较为复杂，要明确诊断，必须做一系列的检查，而且，这些检查需要选择一定的时间，有时还须夫妻同做。

什么时机去做不孕不育检查

首次去医院检查应选择在月经干净后 3 ~ 7 天，最好是要丈夫同来做精液化验，且检查前的 3 ~ 5 天夫妻不能同房。

做不孕检查时，应严格按医生的约定时间，牢记自己的月经周期。因为这些检查都与月经周期有一定的关系，如抽血检查性激素应在月经来潮的第 2 ~ 4 天，输卵管通液或造影应在月经干净后 3 ~ 7 天，监测排卵需要排卵前，内膜活检需在月经来潮 12 个小时内。若不遵守检查时间，会因　其结果不准确而给诊断带来一定困难。

女性不孕检查项目

检查项目	说明
系统检查	除全身检查外，还应做生殖系统检查。除一般视诊、触诊外，还要做阴道窥镜检查及内诊（双合诊或三合诊），初步了解阴道、宫颈、子宫、输卵管、卵巢及盆腔的大致情况，如子宫的大小、位置是否正常，子宫、输卵管、卵巢有无肿块、压痛，子宫有无抬举痛，附件的活动度等
推测有无排卵及预测排卵期	可通过基础体温测定以及宫颈黏液检查或激素测定来判断
子宫内膜检查	必要时通过活检了解子宫内膜的功能状态，而且这项检查又是了解有无排卵或黄体功能状态的可靠方法，同时还可以了解宫腔的大小，排除宫腔病变，如结核、子宫肌瘤等
内分泌功能测定	在月经周期的不同时间做血清雌激素、孕激素、促卵泡激素、泌乳素水平的测定，以了解卵巢功能情况；测定基础代谢率，以了解甲状腺功能；必要时进行肾上腺功能检查
输卵管通畅检查	包括输卵管通液检查、超声或子宫输卵管碘油造影，主要了解输卵管通畅与否，以及子宫输卵管发育是否正常，有无畸形等。对输卵管欠通畅者（如轻度粘连）兼有治疗作用
免疫学检查	了解有无抗精子抗体存在，除进行抗精子抗体测定外，还可通过性交后试验、体外精子穿透试验等进行间接了解
颅脑部（蝶鞍部）X 线检查	高泌乳素血症的女性检查，了解垂体是否有肿瘤或其他病变
染色体检查	有些不孕症尤其是卵巢早衰女性，需要查染色体

男性精液检测

精液检查的结果可以明确男方是否患有不育症，可以帮助妇产科医生来制订进一步的治疗方案。

精液检查前的注意事项：

1. 精液检查时首先需要受检者采集自己的精液，是否正确采集精液标本影响到检查结果的准确性。

2. 在精液采集时要求受检者禁欲3～5天，时间过短或过长都会影响检查结果。

3. 用手淫或体外射精的方法，将精液全部收集在干净的容器内，保存于接近体温的环境下（如贴身内衣下）尽快送到实验室检查，最迟不能超过1个小时。

4. 不能使用避孕套保存，因为平时使用的避孕套内含有杀精子的物质，可导致精子死亡。

影响精液检查的因素：

禁欲时间过短或过长，近期身体的疲劳状态，近期大量喝酒、吸烟，近期有发热，采精时漏了一部分精液，采精时的环境差，精液采集后未及时送检等都可能使检查结果不准确。因此一次检查结果不正常时，不能认为一定有问题。一般应间隔1～2周再复查，需复查2～3次。只有多次检查，精液异常的结果才具有意义。

精液异常的常见情况及其治疗：

少精子症、无精子症、精子活力低下、死精子症、精液不液化症是常见的精液异常情况，这时医生会根据不育症患者进行的其他方面的检查，包括体格检查、血液检查等，了解引起不育症的确切原因（如内分泌疾病、生殖道感染、抗精子抗体阳性、精索静脉曲张、性功能障碍等），以便采取相应的治疗措施，改善精液质量，恢复生育力。

孕事 Q + A

Q 双方检查都正常，为什么还是怀不上？

A 引起不孕的原因很多，不仅包括夫妻本身的原因，还受外在因素的影响。如果孕前检查双方均正常，则放松心情，耐心地等宝宝的到来，另外排卵期进行规律的性生活，可提高怀孕的概率。

了解几种异常怀孕及其征兆

备孕夫妻不仅要留意不孕不育，还要留意异常怀孕现象，以便及时就医诊治，采取合适的措施，最常见的异常情况见下表：

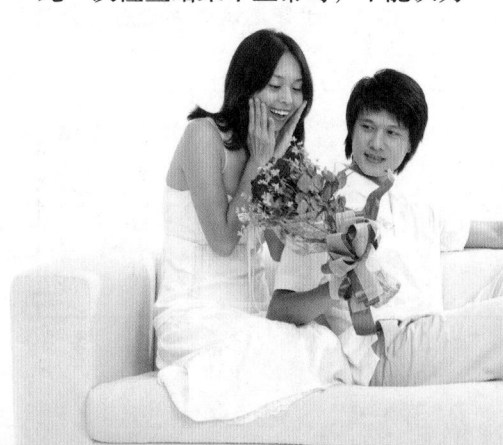

异常情况	原因及症状	贴心提示
自然流产	在妊娠 28 周前，胎宝宝发育体重小于 1000 克时，自行终止妊娠的现象属于自然流产。临床上以 12 周为界限，将流产发生在孕 12 周前者称为早期流产；将发生在 12 周后者称为晚期流产。 导致自然流产的原因很多，遗传基因缺陷、免疫因素、母体疾病因素甚至是环境因素，都可能引起自然流产。 自然流产可以被认为是一种有利于优生的自然淘汰，因此，准爸妈不必为此忧虑。愉快的情绪会加快流产后身体的康复，有益于健康	如果连续自然流产 2 次以上，且流产发生前超声已证实有胎心搏动者一定要引起高度重视，找明原因，对于可以治愈的流产因素要积极治疗。 准爸妈在孕早期和孕晚期一定要避免性生活。如果在妊娠 12～28 周出现腹痛、阴道流血的现象，要采取一定的安胎措施。如有症状，要及时去医院就诊
宫外孕	正常怀孕应该是精子和卵子在输卵管相遇而结合形成受精卵，然后游向子宫，在子宫着床发育成胎宝宝。但是如果由于某种原因，受精卵在宫腔以外的其他地方"安营扎寨"，便是宫外孕了。 由于子宫腔以外的地方没有良好的生长环境，胎宝宝成长至某一程度之后即会死亡或将着床部位撑破，可造成大出血，引起休克，甚至危及准妈妈的生命。受精卵着床于输卵管是最常见的宫外孕类型	女性如果有附件炎、盆腔炎病史、有输卵管手术史、不孕症病史和宫外孕病史，一旦停经，考虑怀孕要及早检查。一旦明确诊断为宫外孕，安全起见要及时处理
葡萄胎	受精卵着床后，部分细胞分化为滋养细胞，形成绒毛样结构，胎宝宝就是靠这些绒毛样结构与母体进行物质交换，获得氧气、营养和进行新陈代谢的。但是，由于某些病理性情况的影响，胚胎的绒毛间质发生水肿，每个绒毛就会变成膨大的水泡状，这些水泡相连成串，酷似葡萄，因此叫作葡萄胎。 导致葡萄胎的确切病因尚不明了，一般认为与营养障碍、叶酸缺乏、病毒感染、遗传和免疫功能障碍等因素有关	一旦发现得了葡萄胎，应考虑清宫，手术后要密切随诊，监测血清 HCG 水平至正常
胎死宫内	如果在妊娠 28 周后，由某些不利因素使宫内胎宝宝缺氧导致死亡，称为胎死宫内。 引起胎宝宝死亡的常见原因为脐带病变、胎宝宝畸形、母体病变导致胎盘功能不全供氧不足，致使胎宝宝缺氧死亡。如果死胎在母体内滞留过久，就会引起母体凝血功能障碍，甚至分娩时发生不易控制的产后出血，对产妇危害极大，故及时诊断处理是非常必要的	导致胎宝宝缺氧的过程是渐进性的，最初表现为胎动减少，最后演变为胎动消失至胎心消失，中间历时数日，如果及时发现，则可以积极采取补救措施。 准爸妈要学会胎动计数来进行自我监测，了解胎宝宝安危

养成健康、科学的生活习惯

职场女性备孕期如何健康化妆

很多女性知道，在备孕期和孕期最好少化妆，特别是浓妆，因为不少化妆品含有铅、汞、砷等对人体有害的元素，经常化妆，这些有害物质会在准妈妈体内堆积，可能会影响受孕。而且怀孕后，这些有害物质能通过胎盘进入胎宝宝体内，危害胎宝宝神经系统的发育。

但是爱美是女性的天性，尤其对职场女性来说，很多时候因为工作需要，不得不化妆，这个时候该怎么办呢？

必须化妆时需注意的问题

如果一定要化妆，那么需要注意以下几点：

1. 选择透气性好、油性小、安全性强、含铅少、不含激素且品质优良的产品，否则天气热时不利于排汗，会影响代谢功能。

2. 像高科技生化产品、祛痘祛斑的特殊保养品、含激素及磨砂类产品，不要使用。建议使用婴儿用的安全皮肤护理品。

3. 最好不要化眼线、眉毛，不绣红唇，不拔眉毛（改用修眉刀）。尽量不要涂抹口红，如有使用，喝水前、进餐前应先抹去，防止有害物质通过口腔进入母体。

4. 每次妆容的清洗一定要彻底，防止色素沉着。

远离有害化妆品

很多女性平常使用的化妆品，其中所含的成分都有可能伤害到胎宝宝，因此，在备孕期，要将这些不适宜的化妆品从化妆台上清理走。

孕期不宜用的化妆品

含A酸、A醇的化妆品	这两种成分很有可能会造成胎宝宝出现兔唇，准妈妈要尽量少用
美白祛斑类化妆品	这类化妆品中一般都含有铅和汞，长期使用会严重危害人体的神经、消化道及泌尿系统
大部分精油	高纯度的精油分子一般具有轻微的毒性，经皮肤渗入体内，很容易伤害到敏感的胎宝宝。而且有些精油具有活血通经的疗效，如果使用了这类精油，很有可能导致流产
彩妆用品	口红、粉底、睫毛液等化妆品也含有对胎宝宝有害的化学成分，准妈妈也要远离

孕期纯天然化妆品也要警惕

化妆品不管是纯天然的还是非纯天然的，对准妈妈来说都不是百分之百的安全。因为就算是纯植物的化妆品，在生产的过程中也有可能会添加稳定剂、防腐剂等来保证某些成分的稳定以及新鲜。例如，大部分纯植物的精油，就是孕期和哺乳期不建议使用的化妆品。所以，准妈妈要慎用化妆品，最好是去专门的母婴店挑选安全、温和的孕妇专用护肤产品。

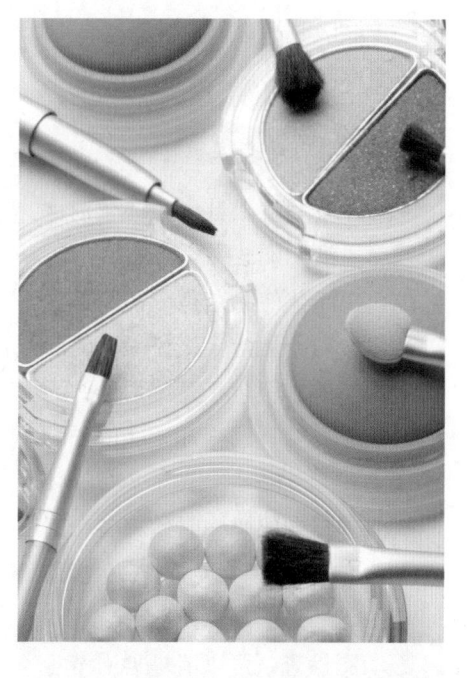

孕事 Q+A

Q 准妈妈能不能用花露水？

A 花露水含有冰片和麝香，过量使用有可能导致胎宝宝畸形。有些准妈妈在不知情的情况下使用了花露水，事后会特别担心，其实若只是偶有使用，没有引起身体不适，是不会伤害胎宝宝的。准妈妈只需要注意，不要为了防蚊虫叮咬经常大量涂抹花露水就可以。

暂停涂指甲油、烫染头发

涂指甲油，烫发染发对爱美的女性来说，再正常不过了，但是一旦你准备要一个宝宝，为了宝宝的健康，这些爱美行为就不得不变得谨慎起来。

长期涂指甲油会损害人体健康

多数指甲油含有多种对人体有害的物质，包括大量的化学溶剂（通常占 70%），如甲苯、乙酸乙酯（俗称香蕉水）及酒精、邻苯二甲酸酯、甲醛等，对健康产生诸多危害，其中邻苯二甲酸酯会妨碍正常的激素平衡，会导致严重的生殖损害和其他健康问题；而苯和甲醛均是致癌物质。

另外，指甲油除了会损害人体健康外，其中所含的一种名叫酞酸酯的物质，还容易引起孕妇流产或生出畸形儿。如果准妈妈怀上的是男孩，这种有害物质会危害宝宝，引起生殖器畸形。

备孕女性最好停止染发烫发

染发剂中含有一些有害的化学物质和重金属，能通过头皮吸收进入人的体内，从而对健康产生不良影响，停留在人体内还可能对未来胎宝宝造成不良影响。特别是烫发药水，还可能经皮肤吸收后进入血液循环，对卵子产生不良影响，影响正常的怀孕。

紧身衣裤换成宽松衣裤

不论是女性还是男性，如果平时习惯穿紧身衣裤，那么在备孕期间，这个习惯最好改一改。

备孕女性穿紧身裤的危害

女性的阴道口、尿道口、肛门靠得很近，内裤穿得太紧，易与外阴、肛门、尿道口产生频繁的摩擦，使这一区域污垢（多为肛门、阴道分泌物）中的病菌进入阴道或尿道，引起泌尿系统或生殖系统的感染。

而且，紧身衣使体内血液循环不畅，尤其在月经期，易使经血流出不畅，而且在脱穿时还会使盆腹腔压力

突变，很容易造成经血逆流，最终出现经期腰痛、腹痛症状，甚至导致不孕症。

所以，备孕女性在衣着方面要宽松，以使乳房和腹部保持自然松弛状态为准，这样有利于生理功能的协调。

备孕男性穿紧身裤的危害

对于男性来说，无论是牛仔裤，还是过紧的内裤，都会紧紧包裹着阴囊，让阴囊处于密闭状态，空气不流通，使细菌滋生，易引起生殖道的炎症；同时也阻碍阴囊皮肤散热降温，限制血液循环，妨碍精索静脉回流，对精子的产生和营养很不利。长此以往，容易造成不育的不良后果，还容易造成供血量减少，特别是在炎热的夏天阴囊会松弛，过紧的牛仔裤会影响阴囊所需的适宜温度。

因此，建议备孕男性最好不要穿紧身裤，应选择稍宽松、透气性好的裤子。

备孕准妈妈不宜穿丁字裤

虽然生育能力是与生俱来的，但

也需要小心保护。一些不良的生活和穿衣习惯会影响甚至破坏女性的生育能力，如穿丁字裤。

长期穿丁字裤会影响受孕

年轻女性，特别是准备怀孕的女性最好不要长期穿丁字裤。由于丁字裤的造型原因，在会阴等皮肤娇嫩处，只有一条绳子粗的布带，很容易与皮肤发生摩擦，引起局部皮肤充血、红肿、破损、溃疡、感染，而且这种内裤的布料通常会选择人造布料，如不透气的尼龙质地、合成纤维等，如果外界的空气潮湿，就更容易导致细菌滋生，诱发过敏、真菌感染等妇科疾病。

另外，过紧的丁字性感内裤还会压迫肛门周围血管，使女性患痔疮的概率增加。而这些问题会为准妈妈的受孕制造一些麻烦。

备孕女性选择内裤的讲究

1. 材质。宜选择天然的纯棉或经过软化处理过的亚麻质地。透气性好，吸汗，不刺激皮肤。

2. 颜色。尽量选择天然染料染色或未经染色的内裤。

3. 款式。应选择宽松一些的内裤，不要穿过紧、过小、过低的内裤，这些内裤不利于通风排汗，对身体有影响。

备孕女性不宜穿高跟鞋

穿高跟鞋固然会让人显得高挑挺拔、婀娜多姿，但其给人带来的问题也显而易见，备孕女性则不宜穿高跟鞋。一听到"不宜"，很多备孕女性就会感觉头大，但是为了自身健康，女性还是要注意提前避免这些可能会伤害到自己的生活习惯。

整个怀孕期间，准妈妈的体重平均会增长 10 ~ 12.5 千克，随着体重的增加，体内血液循环不顺畅，脚部受到的压迫感会更加明显。而与此同时，从怀孕 3 个月左右开始，准妈妈

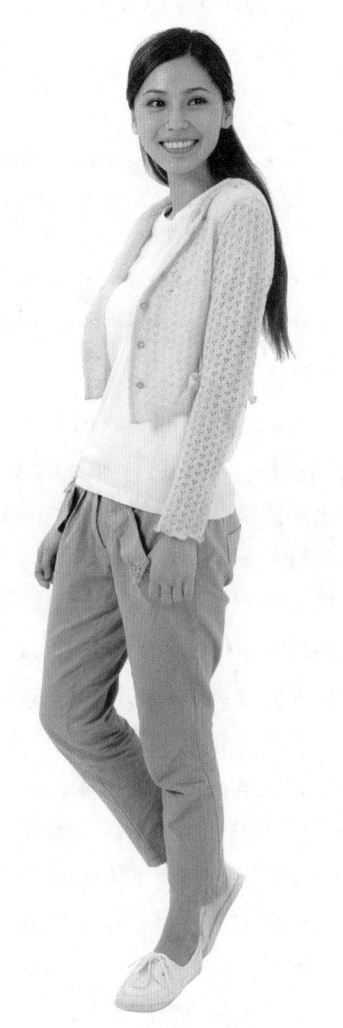

就会感觉到腿和脚日益水肿，直到分娩前最为严重。鞋跟过高会增加准妈妈腰和脚的负担，加剧准妈妈的腰痛，搞不好甚至会让准妈妈的身体中心前倾而失去平衡造成危险。

孕事叮咛！

孕期双脚水肿严重的准妈妈应该选择比自己双脚稍大一点的圆头鞋子，最好是既宽松又轻便、透气性好的鞋子，不要穿合成皮鞋或尼龙鞋，避免加剧双脚水肿。

职场准妈妈必须要穿高跟鞋时怎么办

很多准妈妈会觉得，大牌明星妈妈怀孕的时候出席活动，还不是照样穿着高跟鞋。

其实很多职场准妈妈也像这些明星妈妈一样，有着这样那样的无奈。明星出席活动为了光鲜靓丽不得不穿上高跟鞋，而很多职场准妈妈为了干练、迷人的职场形象，或者是公司有严格要求，不得不穿高跟鞋。

必须要穿高跟鞋的职场准妈妈要注意，可以选择鞋型好看，矮一点跟的鞋子，既有高跟鞋的效果，又不会不舒服，如果公司要求统一着装，准妈妈可以随身携带一双舒适的低跟鞋，有机会的时候就换下高跟鞋，让脚放松放松。

孕事 Q + A

Q 备孕女性适宜穿什么样的鞋？

A 最好穿软底布鞋、旅游鞋，这些鞋有良好的柔韧性和易弯曲性，还有一定的弹性，可随脚的形状进行变化，所以穿着舒适，行走轻巧，可减轻身体负担。而且，这样的鞋透气性好，可以防止产生湿气，刺激皮肤，形成脚癣。

爱骑自行车的备孕男性可以换个代步工具

自行车作为一种方便快捷的代步工具，一直备受人们喜爱，但是备孕男性不宜每天骑自行车，因为过多地骑车会影响生育能力。

骑车时身体前倾，腰弯曲度增加，这样睾丸、前列腺紧贴坐垫而受到挤压。长此以往，会出现缺血、水肿、发炎等症状，影响精子的生成以及前列腺液、精液的正常分泌。再则，骑车过程中身体不停地颠簸和震动，可导致阴囊受损，阻碍精子的生长。

为了顺利达成当爸爸的愿望，备孕男性最好不要长时间骑自行车，如果实在需要骑车，应该注意一些技巧，减少骑自行车的危害。

1. 骑车时臀部坐正，两腿用力均衡。

2. 骑行过程中不要把重心全部依靠车座承担，腿部适当承担身体压力，骑到累了可以适当站立骑行。

3. 自行车的车座不宜过高，应富有弹性，防止骑车时臀部左右扭动，以减少局部摩擦。

备孕男性避免桑拿浴

桑拿浴会使精子数量降低，从而影响受孕，备孕男性应该避免洗桑拿。

男性的体温直接影响着精子的健康。睾丸产生精子需要比正常体温（37℃）低1~1.5℃的环境，不然精子就会夭亡。

阴囊是睾丸的"温度调节器"，当环境温度太高时，阴囊会扩大散热面积；而温度降低时，它又会皱起来，以减少散热面积，从而保持阴囊的温度比腹腔内低，维持男性正常性功能。

而桑拿浴会直接导致阴囊、睾丸的温度升高，使精子数量减少，甚至导致不育。调查数据也显示，一个精子密度原本正常的男性，如果连续3天在43~44℃的温水中浸泡20分钟，其密度就可下降到1000万／毫升以下。

因此，备孕男性应舍弃桑拿浴，也要避免在浴缸中久泡，最好选用温水淋浴，以免使精子受到高温的摧残。

备孕男性怎样坐可以保护精子

在备孕期间，男性要有意识地避免久坐，时常提醒自己起来活动一下，这样可以提高生育能力。

久坐容易影响生育能力

坐位可使血液循环变慢，尤其是会阴部的血液循环变慢，导致会阴及前列腺部慢性充血淤血，短时间的坐位尚好，但时间一长，会造成局部代谢产物堆积，前列腺腺管阻塞，腺液排泄不畅，导致慢性前列腺炎的发生，不可避免地会影响受孕，因前列腺炎会影响精液的数量及其成分，干扰精子的生存和活动，从而影响男性的生育能力。

不仅如此，长时间地保持坐姿还会使阴囊处在潮湿、密不透风的环境中，容易产生湿疹。另外，久坐加上憋尿还可能造成细菌上行，诱发尿道炎或膀胱炎等疾病。

总之，长期久坐对男性健康非常不利，建议男性在工作中最好每隔40分钟左右起来活动一下，活动时间不少于8分钟，坐位时长不要超过2个小时。

备孕男性不宜坐软椅

坐比较软的沙发或椅子容易增加不育概率，人的坐姿本来是以坐骨的两个结节作为支撑点的，这时阴囊轻松地悬挂于两个大腿之间；而坐在沙发或其他软椅上时，原来的支点下沉，整个臀部陷入沙发中，阴囊会被沙发的填充物和表面用料包围、压迫，静脉回流不畅，造成血液瘀滞，精索静脉内压力增高，氧和营养物质缺乏，影响代谢产物的清除，从而影响精子的产生和成熟。

备孕男性所坐的椅子最好选择软硬度适中的，可改善血液循环，降低患病概率。

孕事叮咛！

女性久坐易患盆腔炎、附件炎等妇科疾病，影响受孕，有久坐习惯的女性要注意，与男性一样，应保持每隔 40 分钟左右起身活动一下筋骨或者溜达一圈。

提前戒烟戒酒

很多人有抽烟、喝酒的习惯，在决定要个宝宝时，最好能痛下狠心戒烟戒酒，否则，对孕育一个健康的宝宝不利。

不良嗜好	要改掉的原因	贴心提示
抽烟	香烟里的有害物质可以通过吸烟者的血液循环进入生殖系统，可能使精子、卵子发生变异，增加流产、死胎和早产的发生率，或者使宝宝出现形态、功能等方面的缺陷	为了宝宝的健康，备孕夫妻最好尽早戒烟
嗜酒	男性大量饮葡萄酒、啤酒或者烈酒，会减少睾丸激素含量和精子数量；女性长期大量饮酒则可能导致胎宝宝唇裂、腭裂、智力低下等	建议嗜酒的夫妻在孕前 10 个月开始戒酒。喝酒量不多者在怀孕前 1 个月内禁酒

吃些解烟毒、酒毒的食物

解烟毒的食物：胡萝卜、荸荠、大白菜、牛奶、枇杷、杏仁。这几类食物不仅能清肺利咽、清热解毒、保护气管，还能大大降低吸烟者患肺癌的概率，可适当多吃。

解酒毒的食物：燕麦、全麦面包、动物内脏、瘦肉、花生、麦麸、牛奶及大多数的蔬菜。这些食物中普遍含丰富的 B 族维生素，能修复酒精损害的胃黏膜，并能帮助抑制喝酒的欲望。

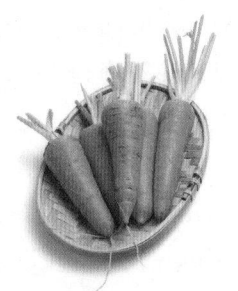

多喝水，多运动

可以通过排汗及尿液来排出体内的烟毒、酒毒，因此要多喝水。此外，还要做适量的运动，运动是排毒最有效的方法，孕早期适合的运动主要有散步、游泳、打太极拳。

打造健康的居室环境

居住环境的好坏不但关系到个人的健康问题，而且更为重要的是关系到备孕女性能否顺利怀孕、怀孕后胎宝宝是否能健康生长发育、智力发育如何等一系列的问题。因此，备孕夫妻一定要努力创造好的居室环境。

居室布局要科学合理

准妈妈的房间不一定要很大、很宽敞，但布局一定要科学合理，房间的整体布局应当以舒适明亮为主。色彩亮丽的环保材料是不错的选择，房间要收拾得干净整洁，家具位置摆放也要合适。这样准妈妈生活在其中自然会感到精神愉悦、心情好，有利于宝宝的生长。相反，如果居室色彩太过灰暗，房间太过凌乱，就会让准妈妈感到压抑和不快。

居室的温度与湿度要适宜

家里的温度最好保持在20～22℃，太高或太低对准妈妈都不好。太高，容易使人烦躁不安、无精打采、头昏脑涨；太低则容易使准妈妈着凉，引发感冒。湿度保持在50%是比较好的。湿度太高了，容易滋生细菌，被褥、衣服发潮，还有可能引起关节疼痛；湿度太低的话空气干燥，就会让准妈妈感到口干舌燥，容易上火。

居室要安静

如果居室里噪声多、大，会扰乱准妈妈的心绪，使准妈妈的听力下降，还会让胎宝宝感到不安、影响胎宝宝脑功能的发育。所以，居室内一定要保持安静，不要在居室内大声喧哗，家人更不要当着准妈妈的面大声地争吵。如果房子是临街的，则要早早做好隔音准备。

不过，家中如果太过安静则会让准妈妈感到孤独、寂寞，胎宝宝也会失去听觉刺激，同样不利于优生。最好是在家里经常播放一些听起来比较优美的音乐，音量不要太大，音响的总音量控制在最大音量的 1/4 ～ 1/3 为宜。

孕事 Q+A

Q 如何保持室内适宜的湿度？

A 在特别潮湿的季节（尤其是梅雨时节），要经常开门开窗通风来消除室内湿气。如有必要可以买一个干燥机来除被褥、衣服的潮气。

北方的冬季特别干燥，尤其是暖气设备会使室内更加干燥，可以使用加湿器，但加湿器不要摆在床头，并且里面的水要经常更换，加湿器也要定时清洗。

降低居住环境污染的方法

1. 谨慎选购家用化学用品，包括化妆品、空气清新剂、杀虫剂、清洁剂、芳香剂等。

2.开窗通风，特别是新装修不久的房子，污染有可能几倍、几十倍，甚至上百倍的超标，所以初期的1～2周，最好的消除污染的办法就是开窗通风，尽快将室内主要污染物排放到室外。另外，为了加速室内外空气交流，还可以用电扇吹。

3.室内可栽种一些能吸收有毒气体的植物。据科学家试验，石榴花能降低空气中的含铅量；米兰能减少空气中的二氧化硫含量；腊梅、桂花、玉兰花能大量吸收空气中的汞蒸气。

4.在必要的情况下，随时准备戴上口罩，特别是出入一些环境污染较重的场所。戴口罩虽然不能完全隔绝污染，但能大大降低污染程度。

注意避免噪声污染

噪声会影响人的中枢神经系统的功能活动，如果每天接触50～80分贝的噪声2～4个小时，人会感到烦闷、紧张，呼吸和心率增快，心肺负担加重；头痛、失眠；免疫力下降。

如果是怀孕以后受到噪声影响，还可使胎心心率加快，胎动增加，影响胎宝宝耳蜗发育，还可能对胎宝宝大脑造成部分损害，并使准妈妈内分泌功能紊乱，可能诱发子宫收缩而引起早产、流产。

因此，在备孕及怀孕期间，准妈妈都应该尽量避免噪声污染。

理想的声强环境是10～35分贝

不同程度（分贝）的噪声对人有不同的影响：

0～50分贝：如同细语声，感觉舒适；

50～90分贝：嘈杂，妨碍睡眠，有难过和焦虑的感觉；

90～130分贝：会使耳朵发痒、疼痛，无法忍受；

130分贝以上：导致耳膜破裂、耳聋。

准妈妈孕期所处环境的声强应该在10～35分贝为好，以听着舒适为宜。

降低噪声污染的方法

1.必要时可临时调换居住地点，如躲开机场或纺织厂。

2.尽量不要到交通拥挤、人流量大的闹市区去，更不要去歌舞厅等喧闹嘈杂的娱乐场所。

3.最好选择安静的社区居住，并且避免去嘈杂混乱的场所，以减少噪声对胎宝宝生长发育的不良影响。

4.选择效果好的隔音门窗，90%的外部噪声是从窗户传进来的，因此选择隔音好的窗户非常重要。

5.多选用布工艺装饰和软性装饰，布工艺饰品有非常好的吸音效果，一般来说，越厚的窗帘吸音效果越好，质地以棉麻最佳。

6.在临街的窗台、阳台摆放一些枝叶比较多的绿色植物，也能够降低噪声的传入。

做好全面的防辐射工作

防辐射是从备孕开始就特别受人关心的问题，准妈妈无须过于担心，只需注意下面一些问题，做些必要的防备措施就没什么问题了。

常见辐射源的防备

辐射源	可能造成的危害	防备建议
手机	手机的辐射比较微小，但也可以对人体造成危害	准妈妈最好减少使用手机的时间，并且长话短说，不使用时手机应放在离自己至少30厘米之外
电脑	电脑有一定的辐射源，会影响到人体的内分泌系统的功能，使皮肤代谢不规律	孕早期，每天使用电脑的时间不宜超过4个小时；使用电脑时距离屏幕在30厘米以上
复印机	复印机的线圈、电线圈和马达都是有辐射的	使用时，身体距离机器30厘米为安全距离，不要用身体贴着或靠着复印机进行操作。目前市面上较新型的复印机把有辐射的部分装在底盘上，这种复印机对身体危害较小
医疗器械	大剂量的X线较易造成胚胎残疾、胎宝宝畸形、脑部发育不良	怀孕初期最好不要暴露于大剂量X线中。X线对胎宝宝的损害与剂量、照射部位相关。普通的牙片、胸片应该防护腹部
装修材料	部分天然装饰石材可能存在放射性；有些壁纸、壁布、涂料、塑料、板材等会释放出有害气体	购房或租房，应注意查看是否为新装修的房子，如果是，最好先住在旧房子里，或将怀孕时间推迟半年到一年
家用电器	家电的辐射较微小，不近距离接触，就可避免	根据国家对家电辐射的相关标准，只要小于12伏米就符合国家标准，应该挑选正规厂家的合格家电产品。同时，不要把家用电器摆放得过于集中，特别是不宜集中摆放在卧室。还要注意缩短使用电器的时间

防辐射服到底有没有作用

央视新闻频道制作播出了一期节目，《"防辐射服防辐射"谎言》，节目让防辐射问题再一次成为公众关注的焦点。防辐射服到底防不防辐射，在孕期到底需不需要穿一件防辐射服，是准妈妈尤为关注的。

其实，防辐射服即使有防辐射功效，其防护能力也不是百分之百，再说，目前也没有证据表明日常非电离辐射会导致准妈妈流产率、胎宝宝畸形率的提高，也不会导致新生儿出生体重过低；只有很微弱的证据表明某些日常非电离辐射与某些疾病的发病相关，但无法证明其因果关系；而日常生活中也存在一定量的天然电离辐射，但剂量在人体可接受范围内，无须恐慌。

所以，建议准妈妈无须对辐射过于恐慌，也不要依赖防辐射服，提高防护意识，减少与辐射源的接触才是最有必要的。

备孕夫妻要谨慎用药

计划怀孕的夫妻在孕前3个月起要慎重服药，用药可能对备孕夫妻造成的影响有：

女性	1. 一些药物在体内停留和发生作用的时间比较长，如果在孕前3个月内服用，可能会对胎宝宝产生不良影响，严重的需终止妊娠。 2. 在怀孕而不知情的情况下误服"孕妇禁用"的药物，可导致流产或造成其他伤害
男性	很多药物对男性的生殖功能和精子质量会产生不良影响，如抗组织胺药、抗癌药、咖啡因、吗啡、类固醇、利尿药、壮阳药物等

孕前3个月不宜使用的内服药

1. 夫妻双方都要避免使用吗啡、氯丙嗪、红霉素、利福平、解热止痛药、环丙沙星、酮康唑等药物。以免影响受精。

2. 如果长期采用药物避孕，建议停药后6个月再怀孕。

3. 女性孕前避免服用影响女性生殖细胞的药物。如激素、某些抗生素、止吐药、抗癌药、安眠药（男性也要避免）等。

4. 如果患有慢性疾病，如哮喘、糖尿病、高血压、癫痫症等，长期服用某种药物，停药前需要征得医生的同意，并由医生确定安全受孕的时间。

5. 女性在备孕期需自行服药时，应特别留意药品说明书标识上有"孕妇禁服"字样的药物。

外用药也要慎用

除了内服的药物，外用的药物也不可粗心大意，因为一些外用药能透过皮肤被吸收进血液，引起胎宝宝或乳儿中毒，造成胎宝宝或婴幼儿神经系统的损害。一般需慎用的外用药如下表所示：

杀癣净	动物实验发现它不仅有致胚胎毒性作用，哺乳期妇女外用，其药物成分还可以分泌入乳汁
达克宁霜	准妈妈皮肤较敏感，使用该药易发生接触性皮炎，或者因局部刺激发生烧灼感、红斑、脱皮、起疱等

续表

百多邦软膏	会被皮肤吸收且蓄积，可能引起一系列不良反应
阿昔洛韦软膏	属抗病毒外用药，对人体细胞 DNA 聚合酶也有抑制作用
皮质醇类药	准妈妈若大面积使用或长时期外用时，可造成婴儿肾上腺皮质功能减退，并能通过透皮吸收，小剂量分泌到乳汁中。此外，这类药还可造成女性闭经、月经紊乱，所以想生育的女性最好不用

孕前感冒怎么办

一旦患了感冒，准妈妈应该判断一下自己的病情，按感冒轻重分重点护理。

轻度感冒：仅有鼻塞、轻微头痛的症状时，应多饮温开水，充分休息，依靠自身免疫力对抗病毒。

高热：出现高热，体温达 39℃以上，可用温湿毛巾擦浴或用 30% 的酒精擦拭颈部和两侧腋窝，反复擦拭 20～30 分钟后测量体温，直至体温降至 38℃以下，并注意休息，多饮水。严重时去医院检查血常规，在医生指导下用药（告诉医生你正准备怀孕或已经怀孕），尽快控制感染，缓解症状，以防病情加重，同时针对具体情况进行护理。不可擅自盲目用退热剂之类的药物。

重感冒：如果感冒比较严重，出现咳嗽、头痛等症状且长久不愈时，可在医生的指导下适当用些中药或西药，一般很快会痊愈。

孕事叮咛！

备孕女性在用药后可以咨询医生，是否需要推迟怀孕。

养成好习惯，预防感冒

预防感冒主要靠提高身体免疫力并做好防寒保暖的工作，同时养成一些好的生活习惯。

1. 勤洗手。
2. 经常做搓手动作。
3. 用冷水洗脸、洗鼻。
4. 常用盐水漱口。
5. 尽量不去公共场所，减少访视活动，特别是在感冒流行期间。
6. 无论天气多寒冷，都要经常开窗透气，尤其在房间密闭的写字楼办公室内，以免流感病毒传播。
7. 每天注意收看天气预报，及时按气温变化增减衣物。空调房间与外面环境的温差不可过大。

积极防治便秘

怀孕后因为腹部变大，会特别容易得便秘，如果女性在孕前就全面改善肠道环境，防治便秘，怀孕后便秘的概率会相对较小。

良好的饮食习惯可防便秘

饮食一定要均衡，不能偏食，五谷杂粮以及各种水果蔬菜应该均衡摄入，多吃芹菜、韭菜、莲藕、紫菜、芝麻、海带、黄豆、大豆、圆白菜、瓜果等粗纤维含量高的食物，以刺激肠蠕动，增大肠道内容物体积而使便量增加，促进排便。

每天早餐后一杯酸奶，可缓解便秘。喜欢吃零食的准妈妈可以常吃这类小零食：核桃、烤紫菜、香蕉、苹果等，可以促进肠蠕动，缓解便秘症状。

另外，不要食用辛辣燥热食物，会加重便秘的症状。还可补充膳食纤维或益生菌来改变肠道菌群，也有利于纠正便秘。

一定要记得喝水

缺水会引起便秘，准妈妈一定要改正忙起来就顾不上喝水的不良习惯，每天定时喝上一杯水，每天喝七八次，每天早晨可以空腹饮水 1000 毫升（两大杯），胃不好的人可喝温水，长期坚持会形成早晨排便的好习惯。

养成定时排便的习惯

一旦有便意不要忍，要及时蹲厕所，只要连续几次在某个时间点如厕，慢慢就会形成习惯，以至于每天到这个时候就会产生便意，肠胃自然畅通了。

另外，要注意不要养成如厕时看报或看书的习惯，如厕看书、看报不

孕事 Q+A

Q 便秘比较严重，可以服用通便药物吗？

A 建议在医生的指导下服用，像乳果糖等安全通便药物孕前和孕期都可服用，这些药物直接在胃肠道内产生作用而不被吸收，对胎宝宝无不良反应。同时可外用开塞露等。注意：服乳果糖的同时要多饮水。

孕事 Q+A

Q 我每天都会记得喝水，为什么便秘并没有改善，反而是尿得多了？

A 喝水需要技巧，每天应在固定的时间大口大口地喝水，使水来不及在肠道吸收便到达结肠，这样才有利于粪便松软，易于排出，如果喝水后便秘没有改善，很可能是因为喝得很慢，这样水就被胃吸收到血液中，最终成为尿液排出体外。

但会使排便意识受到抑制，失去了直肠对粪便刺激的敏感性，久而久之还会引起便秘。

时常运动

运动可使肠道产生刺激波，促进肠蠕动，准妈妈每天不要久坐不动，每隔 1~2 个小时就应该起来活动一下身体。

受孕。

到备孕期的最后1个月，夫妻俩可以做好受孕的准备了，可在排卵期之前5～7天，养精蓄锐待命出击，因为尽管睾丸每天都能产生数亿个精子，但一次射精后要5～7天后精子才能成熟和达到足够的数量。

排卵期前后的一周内，备孕夫妻可以增加性生活的次数，在体力允许的情况下，每两天一次性生活，这样可以在保持精液质量的前提下提高受孕概率。

注意性生活卫生

性生活是孕育的必经过程，不卫生的性生活不但会造成女性感染，严重的还会引起不孕。要想提高受孕概率，不管是丈夫还是妻子都要注意卫生。

男性外生殖器皮肤皱褶多，常有分泌物积聚，细菌容易繁殖，性生活时，容易将细菌带入女性尿道和阴道引起感染。因此每次性生活前后，均要各自清洗一次，保持外生殖器的清洁。

避免在女性的经期发生性生活，以免造成致病细菌上行感染，输卵管发生炎症，或导致输卵管阻塞而致不孕。

如果夫妻一方或双方患生殖系统疾病或外生殖器有炎症时，应避免性生活，以免交叉感染和影响身体的恢复。

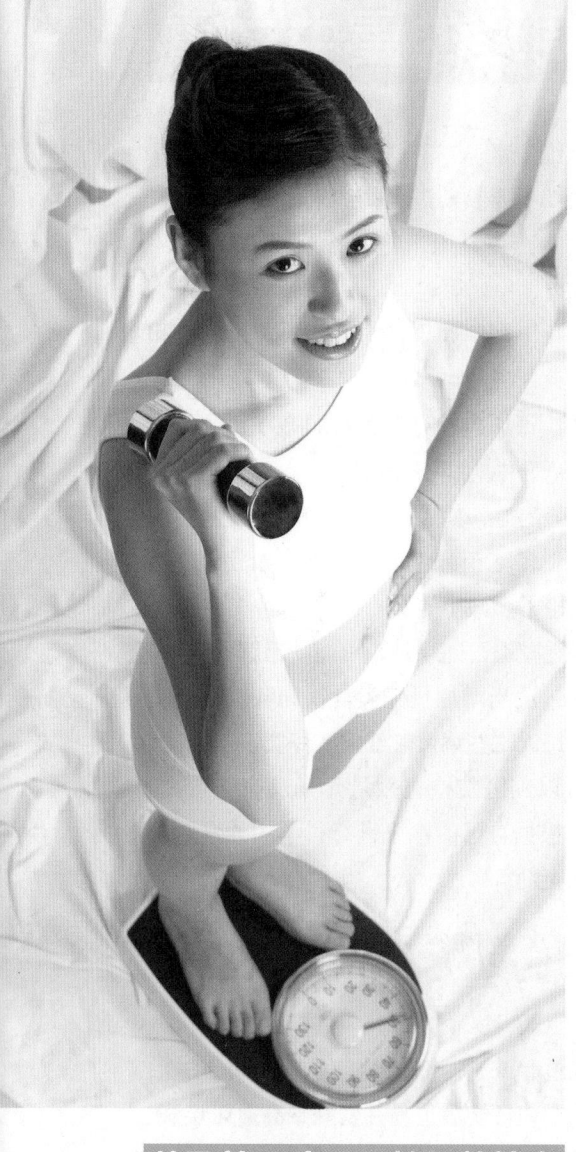

从孕前3个月开始调整性生活频率

孕前3个月到孕前1个月内，备孕夫妻要适当减少性生活的频率，以每周1～2次为宜，性生活频率过高，会导致精液量减少和精子密度降低，使精子活动率和生存率下降，不利于

饮食营养是身体调理的重中之重

做个营养小测试

如果女性孕前营养不良，可能导致不孕，还会导致怀孕后胎宝宝缺乏营养，为了能生个健康聪明的宝宝，女性在孕前就要做好准备，缺什么就补什么。备孕女性可以根据一些身体信号来检查自己是否缺乏某些营养，从而有针对性地进行适当调养：

1. 是否头发干燥、变细、易断、脱发，如果是，可能缺乏蛋白质、微量元素锌。

改善方法：每日保证 150 克的肉，1 个鸡蛋，250 毫升牛奶，每周摄入 2 ~ 3 次海鱼。

2. 是否夜晚视力降低，如果是，可能缺乏维生素 A。

改善方法：保证饮食里含有动物肝脏、蛋黄、奶油、胡萝卜、油菜、西红柿、橘子等。

3. 是否有舌炎、舌裂、舌水肿，如果是，可能缺乏 B 族维生素。

改善方法：不要长期进食精细米面或长期吃素食，多吃麦片、燕麦、玉米等五谷杂粮以及芦笋、瘦肉、蛋、鸡肉、牛奶等。

4. 是否嘴角干裂，如果是，可能缺乏核黄素和烟酸。

改善方法：每周应补充 1 次（150 克）猪肝，每日应补充 250 毫升牛奶和 1 个鸡蛋。

5. 是否牙龈出血，如果是，可能缺乏维生素 C。

改善方法：多吃新鲜蔬菜和水果，如菠菜、西红柿、橘子、橙子、酸枣等。

6. 是否味觉减退，如果是，可能缺乏锌元素。

改善方法：适当增加贝壳类食物如牡蛎、扇贝的进食频率，每天吃些鸡蛋、红肉、豆类。

当然也可以到医院检查微量元素及血红蛋白、白蛋白水平，根据自己的水平进行科学的饮食调理及补充膳食补充剂。

体重对生育的影响

备孕女性体重对生育的影响

备孕女性过胖或过瘦都会影响体内内分泌功能，不利于受孕，即使怀孕后也易并发妊娠高血压疾病、妊娠期糖尿病等，同时还会增加宝宝出生后第一年患呼吸道疾病和腹泻过敏的概率。

备孕男性体重对生育的影响

合理的体重能提高生育能力。与体重正常的男子相比，超重男子的精子密度降低了 24%；更严重的是，体重过轻的男性，他们的精子密度比正常体重的男子降低了 36%。备孕男性肥胖可导致性欲减退和阳痿，影响生育和夫妻性生活的和谐。而且由于体内脂肪大量储藏，造成阴囊脂肪堆积过多，影响精子生产，影响生育。

正常体重

我国常用的标准体重计算公式为：男性：标准体重（千克）= 身高 – 105（厘米）；女性：标准体重（千克）= 身高 – 105 – 2.5（厘米）。

如果备孕夫妻实测体重占标准体重的百分数上下 10% 为正常范围，大于 10% 为过重；大于 20% 为肥胖；小于 10% 为消瘦；小于 20% 为明显消瘦。

调整体重到有利于怀孕的状态

准备怀孕的夫妻，无论是身体过胖还是过瘦，都应积极进行调整，争取将体重调整到标准范围内。

太胖者孕前减重方法

1. 调整饮食。早餐吃饱，不吃油炸、高热量食品；中午吃七分饱；晚餐尽量少吃。也可少食多餐。吃饭时要细嚼慢咽，延长进食时间，以增加饱腹感。平时习惯吃零食的女性，应尽量选择在两餐中间食用，且不吃垃圾食品，不吃高脂肪甜点，以选择新鲜的水果或蔬菜为宜。

2. 加强运动和锻炼。运动锻炼以中等或低等强度运动为宜，如每天晚上原地跑步半个小时或外出散散步，每天花 15 分钟的时间练练瑜伽，以及周末进行户外活动，爬山、游泳、打球等，但不要过于疲劳，注意安全。

太瘦者孕前增重方法

1. 加强营养。多摄入含维生素丰富的水果和果汁，可增强人体免疫力，增强食欲；多喝排骨汤、鱼骨汤或鸡汤，以增加热量及营养素的摄取；少食多餐，三餐不可少，中间要加 2 ~ 3 次点心，点心也最好选高蛋白及高营养素的食物，如优酪乳、三明治、卤蛋、豆浆、馄饨、水果等。

2. 充分休息。不管是身体还是心理都需要充分的休息，不要熬夜，也不要焦虑不安，保持健康乐观的心态，做到按时休息（晚上最好在十点半左右睡觉，早上七点半左右起床）。这点对瘦人来说非常重要。

3. 适度运动。选用慢跑、打乒乓球、游泳、俯卧撑等体育项目，使体重稳步增长。

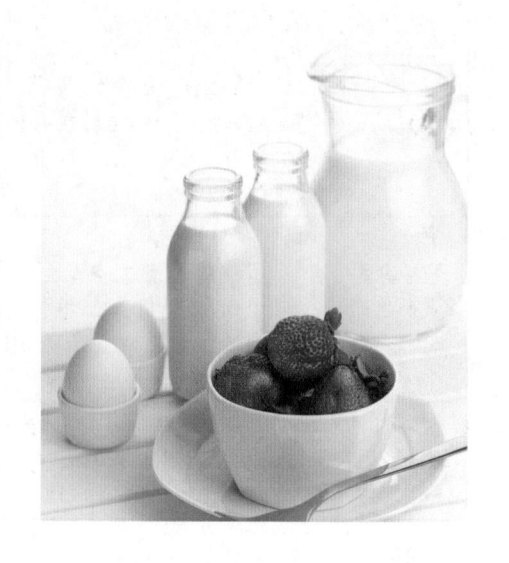

孕事 Q+A

Q 过胖的女性孕前可以吃减肥药来减肥吗？

A 备孕女性绝不可通过吃减肥药来减肥，这对身体是有伤害的，而且即使减掉了几斤也会很快反弹回来。

另外，体重超标的女性采取节食的方法减肥，也是不可取的。节食对身体危害大，因为如果备孕女性不能摄入维持身体正常运行的各种营养物质，如蛋白质、碳水化合物等，就会影响身体的免疫功能，而且节食过度，会引起体内内分泌失调，导致生殖功能紊乱，严重的会影响排卵，致使不孕的发生。

给身体排排毒

如果女性常常出现腹泻、便秘、排便不顺、胀气、体力不足、头昏眼花、精神不好以及火气大、口角易破、口臭等症状，表明体内的毒素积累较多，体内长期累积的毒素会给怀孕及孕期的健康生活带来一定的影响，所以备孕女性最好多吃有助于排毒的食物，给孕育胎宝宝创造一个干净的身体环境。

有助于排除体内毒素的食物

食物	食用量	注意事项
动物血	每周吃 1～2 次	购买时注意卫生，避免食用被污染的或经非法加工过的动物血
黑木耳	每周吃 1～2 次	有出血性疾病者、腹泻者应不食或少食
韭菜	一次吃太多容易引起腹泻，建议控制在每次 100～200 克，不宜超过 400 克	韭菜不宜久煎、久炒（加热过久），患疮疹目疾的患者不宜用
海藻类（如海带、紫菜等）	每周食用 2～3 次，可以做汤食用，如排骨海带汤、紫菜鸡蛋汤等	吃海带后不要马上喝茶（茶含鞣酸），也不要立刻吃酸涩的水果（酸涩水果含植物酸）。因为海带中含有丰富的铁，以上两种食物都会阻碍体内铁的吸收
豆芽（包括绿豆芽和黄豆芽）	建议每周吃 1～2 次，每次 50～100 克即可	烹食绿豆芽时最好加点醋，可保存营养；同时应热锅快炒，以免维生素C过多被破坏

孕事 Q + A

Q 孕前可以吃排毒养颜药物来排毒吗?

A 最好不要。一般来说,能不通过服用药物解决的就尽量不要服用药物,是药三分毒,而且,正在备孕的女性很可能突然就怀孕了,而很多药物是孕妇应该禁用的。所以,不管是正在备孕还是已经怀孕都不要用药物来排毒。

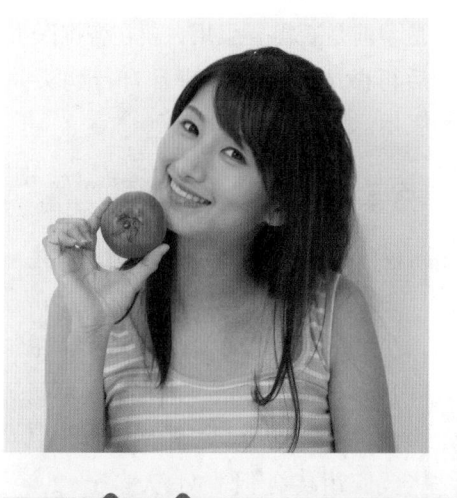

提前 3 个月开始补充叶酸

叶酸,对于准备怀孕的女性来说,早就不陌生了,因为在你尚未去医院之前,就会有很多过来人提醒你服用叶酸。

叶酸的作用

叶酸是一种 B 族维生素,它的主要作用是预防胎宝宝出生缺陷,同时,叶酸还是胎宝宝大脑神经发育必需的一种营养素,孕前及孕期坚持补充叶酸,还可防止新生儿体重过轻。

何时补,怎么补

备孕女性最好从孕前 3 个月起就开始补充叶酸,因为孕 3 ~ 6 周是胎宝宝中枢神经系统生长发育的关键时期,充足的叶酸可以令胎宝宝患神经管的危险减少 50% ~ 70%,至少要提前 1 个月开始补充叶酸。

世界卫生组织推荐备孕及孕期女性每日摄入叶酸 400 微克,即 0.4 毫克,备孕女性可以在医生的指导下服

孕事 Q + A

Q 孕前没有补叶酸,知道怀孕后才开始补,这样会对胎宝宝有影响吗?

A 那些意外怀孕的准妈妈如果没有来得及在孕前特别服用叶酸,也不用太过担忧,毕竟神经管畸形是一种病理现象,如果你以前没有生育过神经管缺陷儿,只要注意,从发现怀孕时开始补充叶酸仍然可以起到降低胎宝宝发育异常的危险。

况且,富含天然叶酸的食物也有很多,包括动物肝脏、豆类、深绿叶蔬菜(如西蓝花、菠菜、芦笋等)、坚果、葵花籽、花生和花生酱、柑橘类水果、豆奶和牛奶等,这些都是日常会食用到的。

用叶酸增补剂，一般市售的孕妇叶酸片一天一片即可。

叶酸对于男性精子质量也很重要，备孕男性也要提前补充叶酸，当然，不必像女性那样按计划服用叶酸片，只需要在日常饮食中注意多吃一些富含叶酸的食物即可。

补充叶酸要注意什么

1. 药物及酒精会影响叶酸的吸收，备孕女性如果正在服用某种药物，要预先咨询医生二者是否有冲突；如果嗜好饮酒，那么为了胎宝宝的健康要暂时戒酒。

2. 如果曾经生下过神经管缺陷的胎宝宝，再次怀孕时最好到医院检查，并遵医嘱增加每日的叶酸服用量，直至孕后 12 周。

3. 长期服用叶酸会干扰体内的锌代谢，锌一旦摄入不足，就会影响胎宝宝的发育。因此，备孕女性在补充叶酸的同时，要注意补锌。

4. 叶酸的摄入并非越多越好，如果过量摄入叶酸（每天超过 1 毫克），会导致某些进行性的、未知的神经损害的危险增加。

不随意服用维生素及矿物质制剂

维生素及矿物质补充剂受到很多人的青睐，但服用补充剂一定要慎重，补充维生素过量反而会产生不良反应甚至是毒性，对身体造成危害。

科学合理地服用维生素

只要将维生素的量控制在安全剂量范围内就是有益的，建议备孕女性在服用维生素时最好在医生的指导下安全服用，在怀孕前 3 个月要停止补充各种维生素剂和矿物质剂。

很多准妈妈为了让胎宝宝的营养更全面一些，会擅自补充孕妇专用复合维生素，孕妇专用的复合维生素含有准妈妈孕期所需要的维生素，对孕期准妈妈来说，其剂量是安全的，但是孕前是否需要服用，要在咨询医生后再做决定，不可盲目自行购买并服用。

孕事 Q + A

Q 维生素 E 有助于怀孕，吃些维生素 E 丸可以吗？

A 孕前是否需要服用维生素 E 应该根据具体情况确定，不可随意滥用，维生素 E 虽然无毒，但当服用高剂量时（每天多于 1200 国际单位），可引起反胃、胃肠气胀、腹泻和心脏急速跳动等不良反应，服用前一定要咨询专业的医生。

不良饮食习惯

只要坚持良好的饮食习惯，身体就会在不知不觉中一天比一天好，胎宝宝的健康发育也就可以得到保证。

避免偏食挑食、爱吃零食

长期偏食及以零食代替正餐，容易造成孕期营养缺乏，这样不仅对身体健康不利，还会影响精子和卵子的质量，不利于怀孕，最好在孕前6～10个月开始纠正。

备孕夫妻每天都应吃齐四类食物，五谷、蔬果、豆乳类和鱼、蛋、肉类，每周还要适量食用一些坚果、菌藻类等食物，做到营养全面均衡，以形成最优的精子与卵子，保证怀上最棒的一胎。

避免不吃早餐

早餐是一天中最重要的一餐，吃营养充足的早餐，不仅有益于现在的健康，而且有益于将来的（准妈妈和胎宝宝）健康，一定不要不吃早餐。

营养健康的早餐应该包括富含纤维的全麦类食物，并搭配质量好的蛋白质类食物，如牛奶、蛋类（淀粉和蛋白质的摄取比例最好是1:1），以及蔬菜和水果，如几片黄瓜或西红柿汁。

回避过甜、过咸、过辣食物

忌过甜：糖代谢过程中会大量消耗钙，吃过甜食物会导致孕前和孕期缺钙，且易使体重增加。

忌过咸：吃过咸食物会使体内钠含量超标，从而容易引起孕期水肿，一般每天食盐量为3～6克。

忌过辣：辣椒、胡椒、花椒等调味品刺激性较大，多食会影响消化功效，引起便秘。因此，在计划怀孕前3～6个月应停止吃辛辣食物的习惯。

孕事叮咛！

孕前不必大补特补，最好是有针对性地缺什么补什么，坚持良好的饮食习惯，不偏不挑，过量补充营养会造成消化不良和肥胖。

少食用含咖啡因的食物

咖啡、可乐、红茶等含有咖啡因的食物特别受职场人士的青睐，需要提醒的是，为了胎宝宝的健康着想，备孕开始就要注意克服对这类食物（饮品）的依赖。

咖啡因会降低受孕概率

咖啡因会使女性体内的雌激素水平下降，影响卵巢的排卵功能，从而降低受孕机会。建议备孕夫妻每天咖啡因摄入量不要超过60毫克。

一般情况下，1杯150毫升的咖啡含咖啡因60～140毫克，1杯150毫升的红茶中含咖啡因30～65毫克，一块30克的巧克力含25毫克的咖啡因。调查显示，年轻女性若平均每天喝咖啡超过450毫升，其受孕机会要比从不喝咖啡的女性降低27%；每天喝300毫升咖啡其受孕机会比不喝的女性低10%左右。建议女性在计划怀孕后就尽量少喝或不喝咖啡，如果非要喝每日不要超过150毫升。

可乐能杀死精子，导致脱钙

有研究表明，男性长期大量喝可乐，会直接伤害精子，影响男子的生育能力。

碳酸饮料（可乐）会让准妈妈脱钙。研究显示，如果女性每天喝一大杯可乐，那么无论怎么补钙都不会起作用。所以，无论是男性还是女性在孕前都不要多喝可乐。

不过，咖啡和可乐对身体的影响不是绝对的，从准备要孩子开始减少饮用量才是正确的选择。

孕事叮咛！

浓茶中也含有少量的咖啡因，计划怀孕的女性也不要大量喝浓茶。女性在备孕期间和孕期可以喝淡绿茶、菊花茶等，不但能防止辐射，还能祛除口腔异味。

备孕期不宜吃的垃圾食品

垃圾食品是指含人体所需营养成分，经过炸、烤、烧等加工工艺使营养成分部分或完全丧失，或在加工过程中添加、生成或长期过量食用在人体内产生有害物质潴留的食品。

世界卫生组织公布的十大垃圾食品包括：油炸类食品、腌制类食品、加工类肉食品（肉干、肉松、香肠、火腿等）、饼干类食品（不包括低温烘烤和全麦饼干）、汽水可乐类饮料、方便食品（主要指方便面和膨化食品）、罐头类食品（包括鱼肉类和水果类）、话梅蜜饯果脯类食品、冷冻甜品类食品（冰淇淋、冰棒、雪糕等）、烧烤类食品。

备孕女性可以对照一下自己每天吃的食物，有多少属于垃圾食品，当然要绝对一点垃圾食品都不吃似乎是不可能做到的事情，为了怀一个聪明健康的宝宝，一定要尽量少吃。

适合备孕女性的健康零食

从准备怀孕起一直到分娩结束，女性都不能随便乱吃零食。这时若馋起来怎么办呢？其实还是有不少美味又营养的健康零食适合准妈妈食用的，下面是推荐准妈妈吃的零食，嘴馋时可以从中挑选一二。

酱牛肉	牛肉是高蛋白、低脂肪食物，所以酱牛肉适合在饥饿的时候吃，每次吃上 2～3 小块，能充饥且不会发胖
新鲜果蔬	在进餐前一个小时左右，吃一个苹果或香蕉，或是半个橙子，也可以是黄瓜或西红柿，可以弥补正餐中不易摄取的维生素、水分、膳食纤维和抗氧化物质等营养成分，这些营养成分能调理肠胃功能，促进食物的运化，并驱散困顿，带给你一天的好心情
魔芋	魔芋的热量极低，而且还含有丰富的膳食纤维，可以抵达肠内，促进排便，并向体外排出废物，而且还能够延缓糖分的吸收
即食麦片	麦片高纤维、低脂肪，而且加有维生素和矿物质，营养丰富，如果觉得光吃麦片太单调了，可以加入脱脂牛奶同食
红枣	红枣中含有丰富的维生素 C 和矿物质，有"活维生素 C 丸"的称号，同时还有补气养血的功效。饥饿的时候不妨吃上几颗，可以帮你赶走疲倦，吃出好气色
核桃、花生、开心果	核桃、花生、开心果中含有丰富的蛋白质和不饱和脂肪酸，适量食用能够保证大脑的血流量，让准妈妈一整天都精神焕发，而且既营养又美味，不过一次不要吃得太多，核桃以 3 个为宜，花生与开心果每次 10～15 粒即可，且每次只选其中一样

可以帮助提升精子活力的食物

男性在备孕期间应多吃一些有助于精子活力和质量的食物。

海产品

海产品如鳝鱼、海参、墨鱼、章鱼、木松鱼等含有丰富的精氨酸，精氨酸是精子形成的必需成分，并且能够增强精子的活动能力，对男子生殖系统正常功能的维持有重要作用。花生、芝麻、核桃、冻豆腐、牛奶、黄豆、鸡蛋、瘦肉等食物，也含精氨酸较多。

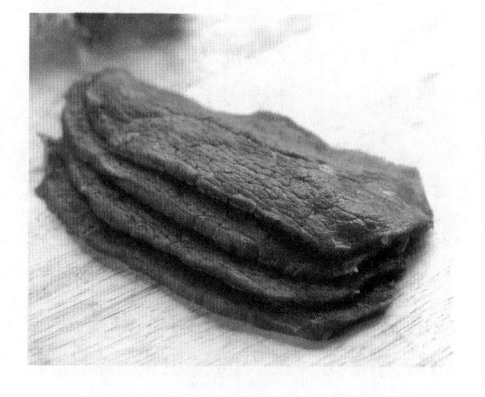

此外，各种海藻类食物，如海带等是非常好的碱性健康食品，且富含碘、铁、钙等微量元素。多吃碱性食品可以避免酸性体质，减少对受孕的不利因素。

动物内脏

动物内脏中含有较多量的胆固醇，其中，约 10% 是肾上腺皮质激素和性激素，男性适当食用这类食物，对增强性功能有一定作用。

含锌食物

锌能够提高受孕概率，备孕夫妻最好能适量增加含锌食物的摄入量。含锌量较高的食物有：牡蛎、牛肉、鸡肝、蛋类、羊排、猪肉、豆类、花生、小米、萝卜、大白菜等。

含维生素 E 的食物

维生素 E 又称生育酚，它的缺乏可能会使睾丸受到伤害，备孕男性要注意多补充胚芽、全谷类、豆类、蛋、甘薯和绿叶蔬菜等富含维生素 E 的食物。

可以补益卵子的食物

卵子决定受孕能力，备孕女性一定要多吃一些补益卵子的食物。

黑豆：含大豆异黄酮，可调节内分泌。可以在经期结束后每天吃些黑豆或者直接饮用黄豆浆、黑豆浆。

枸杞子、红枣：可以促进卵泡的发育。可以直接用枸杞子、红枣来泡茶或者煮汤。每天的食用量是枸杞子 10 粒，红枣 3 ~ 5 颗。

对于宫寒的女性，坚持饮用下面这款汤水，能让子宫变得温暖起来。

红糖姜水

适用：经期小腹寒凉、手脚冰凉的女性。

材料：红糖 30 克，生姜 20 克。

做法：生姜连皮洗净，剁成碎末，放入锅内，加入红糖和 2 杯水，大火煮沸 5 分钟，即可饮用。

用法：从月经干净后的第二天开始连服 7 天。最好早上空腹服用。这 7 天里不要有性生活。

孕事叮咛！

月经失调、精神过度紧张、经常性焦虑、压力过大以及过度疲劳等都会影响排卵，过度减肥、过度肥胖或者身体严重缺乏某些维生素也会影响排卵。

尽量选择当季蔬菜水果

蔬菜水果中含有大量维生素和矿物质，不管是在孕前还是孕期，经常适量食用蔬菜水果对身体都是有好处的，选择蔬菜、水果时，要选择当季的蔬菜和水果，反季节蔬菜水果（如本该春末才成熟的草莓，却在初春时上市，且个头硕大，吃起来却不甜）要尽量少吃或不吃，因为反季节蔬菜水果需要更多的人工护理，包括除虫、催熟和保鲜，所以，不可避免地使用更多的化学药品，这些药品摄取过多对备孕夫妻以及未来的胎宝宝都是不利的。

常见蔬菜水果自然成熟季节

季节	蔬菜	水果
春季	胡萝卜、洋葱、花椰菜、豌豆、芹菜、莴苣、荠菜、油菜、菠菜、香椿、春笋、马兰头、瓠瓜、韭菜	枇杷、桑葚、樱桃、莲雾和草莓（春末）
夏季	丝瓜、苦瓜、冬瓜、菜豆、芦笋、茭白、洋葱、黄瓜、佛手瓜、苋菜、空心菜、竹笋、生菜、西红柿、卷心菜、茄子	草莓、莲雾、桃、李子、西瓜、菠萝、杧果、柠檬、百香果、火龙果、杏、荔枝、香蕉、椰子
秋季	菱角、莲藕、辣椒、栗子、冬瓜、四季豆（芸豆）、豆角、山药、白菜、扁豆、茄子	柚子、梨、猕猴桃、柿子、木瓜、苹果、莲子、甘蔗、葡萄、火龙果、杨桃、番石榴、杏、橘子、红枣
冬季	大白菜、白萝卜、胡萝卜、马铃薯	橙子、橘子、柚子、枣、甘蔗

备孕女性不宜过量进补

备孕女性只需要跟正常人一样吃，什么都吃点，别挑食，注意菜肴品种多样，保持饮食均衡，多吃新鲜水果蔬菜，适量吃一些高蛋白的肉类、蛋类、奶类等，此外，在主食中加入五谷杂粮，遵守这个原则就足够满足营养需求，足够满足宝宝的身体需要了。

许多女性会在孕前就开始增加蛋白质的摄入量，蛋白质是必要的，但如果蛋白质过量反而会降低怀孕的成功率，有动物实验表明，如果饮食中蛋白质过多（超过 25%），会影响胚胎的着床和胎宝宝的发育。

备孕女性不应该放纵蛋白质的摄入，以不超过总能量的 20% 为宜，高蛋白质食品主要包括肉、蛋、奶、豆制品等日常食物，尤其以肉类为主，所以，备孕女性千万不能吃太多的肉。只要保证均衡的饮食，不大量进补高蛋白食物，尤其是不要盲目食用高浓度的蛋白质粉，一般是不会造成蛋白质摄入过量的。

孕事 Q + A

Q 家里有些名贵补药，可以用来孕前补身体吗？

A 补身体一定要根据自身的具体情况来看，如果身体健康，营养合理，就没有吃补药的必要，即使需要补充营养，也不一定是要进食名贵补品才算进补，身心健康胜过任何补药，愉快的心理状态不仅受孕率高，胎宝宝的质量也相对更高。

素食女性怎么备孕

备孕女性要适量吃肉，除非有宗教信仰因素，否则不能不吃肉，吃素食也会影响女性受孕能力，如果进食蛋白质过少，会导致激素分泌失常、月经周期紊乱，久而久之可能造成不孕，所以女性最好不要完全不吃肉，尤其是高龄准妈妈。

不管怎么样，均衡的饮食是保证营养全面摄入的最佳途径，素食女性为了宝宝要试着让自己喜欢上吃肉，如改变烹饪方法，将肉做成馅料，做肉粥，加入番茄酱改变口味等。如果实在无法做到，可以通过以下方法进行替代补充：

1. 多选用豆制品这类富含植物蛋白的食物，如豆腐、豆芽、豌豆、扁豆等，平常多榨点豆浆喝。

2. 适当增加茶油、核桃油、花生油、橄榄油、红花籽油、葵花籽油、玉米油和大豆油等油脂的用量。

3. 鱼、虾、海带、紫菜、海参、海蜇、蛏子、蛤等海产品可以适当多摄入一点，补充蛋白质的同时也能补充丰富的碘。

4. 每天喝 2 ~ 3 杯牛奶或 1 杯酸奶，也可以每天吃 2 ~ 3 块奶酪，补充蛋白质，也能补钙。

5. 早餐选用全麦面包和麦片，每天适当地吃几粒坚果和两个鸡蛋。

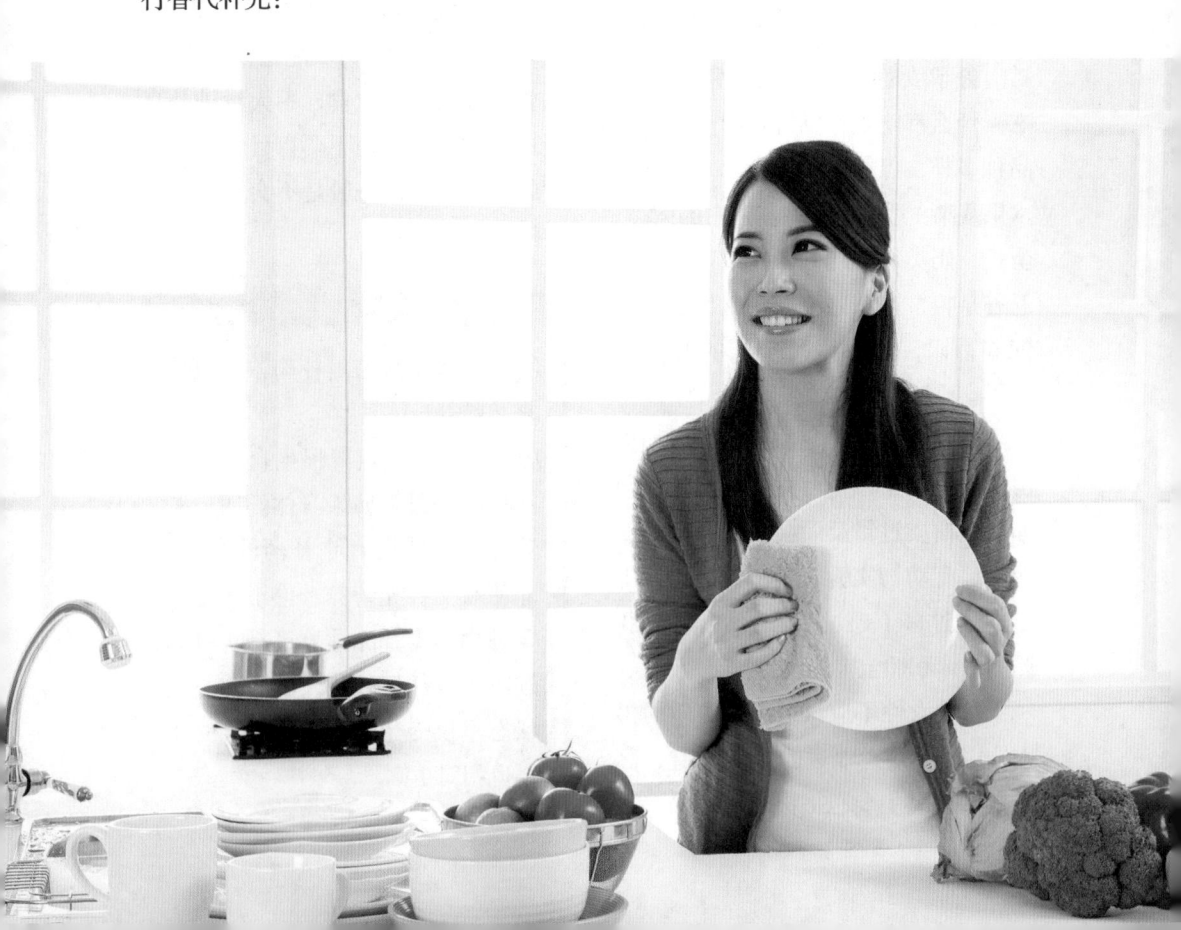

排卵期适合吃的食物

排卵期，准爸爸准妈妈可以适当吃一些激发性欲的食物，下面推荐的8种食物，备孕夫妻可以适量吃一点。

富含维生素 E 的食物

维生素 E 被认为是一种性维生素，常吃富含维生素 E 的食物能预防并改善性激素分泌减少的状况。食物来源有麦芽油、坚果、小麦、小米和芦笋等。

鱼、虾、贝壳类、海藻类食物

海产品含有丰富的磷和锌，尤其是牡蛎、鱼、虾含有丰富的蛋白质，备孕夫妻多吃有助于怀孕。

另外，海藻含碘量超过其他动植物，而碘缺乏或不足会导致流产、男性性功能衰退、性欲降低。即便不能经常吃海鲜，备孕夫妻也要经常吃些海带、紫菜、裙带菜等海藻类食物。

蜂蜜

蜂蜜中含有生殖腺内分泌素，具有明显的活跃性腺的生物活性。备孕夫妻可适量服用蜂蜜制品。

果仁

芝麻、核桃仁、杏仁、花生、松子仁等含有不饱和脂肪酸和维生素 E 等，备孕夫妻适量食用对怀孕有帮助。

大葱

葱的营养十分丰富，它能良性刺激性欲，研究表明，葱中的酶及各种维生素可以保证人体激素正常分泌，从而壮阳补阴。

韭菜

韭菜又名起阳草、壮阳草，是一种生长力旺盛的常见蔬菜，为肾虚阳痿、遗精梦泄的辅助食疗佳品，对男性阴茎勃起障碍、早泄等疾病有很好的疗效。

鸡蛋

鸡蛋富含优质蛋白，它是为性生活提供元气必不可少的一种营养物质，可以强元气、消除性交后的疲劳感，而且，它在体内还可转化为精氨酸，提高男性精子质量，增强精子活力。

巧克力

巧克力是一种使人快乐的食物，营养学家认为，巧克力所含的成分能稳定神经并有助于开放感官，让人们更期待两性之乐。

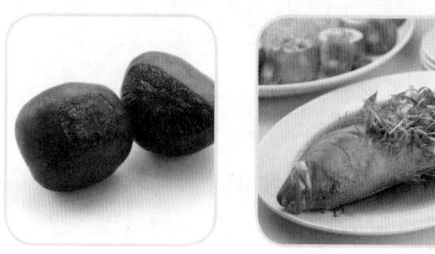
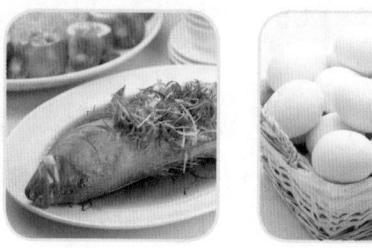
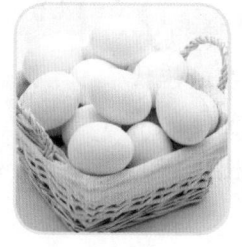
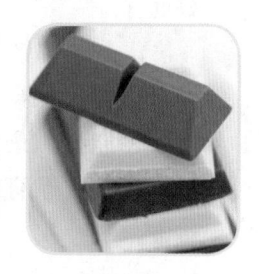

孕前适当运动

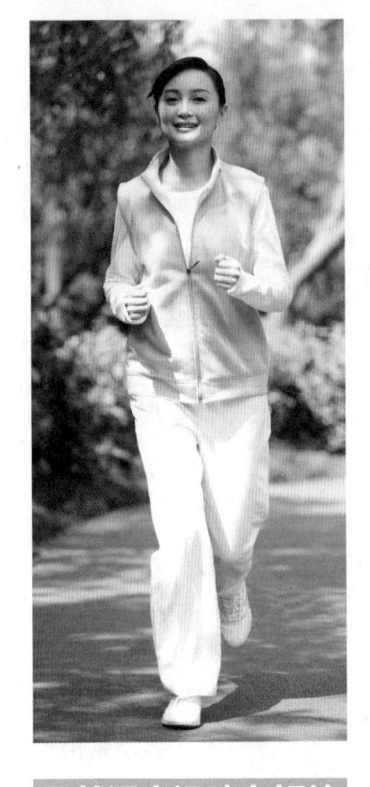

孕前适当运动有好处

夫妻双方计划怀孕前的3个月，应该共同进行适宜与合理的运动或相关的体育锻炼，如柔软体操、游泳、慢跑、太极拳等，这样做的好处有：

1. 夫妻都锻炼好了身体，让健康保持在最佳状态，才能提供最优良的精子和卵子，孕育出最棒的宝宝。

2. 运动可增加人的性欲以及对性的敏感性，使夫妻能从性生活中得到更多的乐趣，有益于孕育。

3. 适当的运动能促进女性全身及腰背部、盆底部肌肉协调均匀地发展，维持子宫的正常位置，有利于受孕和分娩。

4. 运动可以增强女性的心脏功能，提高血液输送氧气和养分的能力，对于孕育及分娩很有好处，如可避免孕期胎宝宝在宫内缺氧，还有利于避免分娩时出现意外。

5. 适当的运动可以加强女性骨盆部肌肉的力量，有助于以后的分娩。

孕事 Q + A

Q 体重超标的女性是不是需要做更多一点的运动？

A 超重的女性需要在计划怀孕前准备好一个周密的减肥计划，并严格执行，但这并不表示超重女性需要更多的运动、更少的食物，以牺牲营养为代价的减肥计划是不合格的，也不利于受孕和胎宝宝发育。超重女性在饮食上只要注意减少淀粉、脂肪和糖类食物的摄入，并坚持每天适量运动即可。丈夫可以帮助妻子合理安排，与妻子共同锻炼。

备孕女性的运动特点

女性身体特点是柔韧性和灵活性较强，耐力和力量较差，推荐快走、慢跑、健美操、游泳、瑜伽、户外旅游等运动，选择一种喜欢且能坚持的运动非常重要。有助于提高免疫力，保持良好的身体状态，不但能有针对性地进行加强腰腿部核心肌群的锻炼，有助于更好地缓解将来孕期的不适，也可有效助力自然分娩。

孕事 Q + A

Q 在进行运动时可以戴着耳机听音乐吗？

A 这是可以的，在运动时结合音乐，让健美操与动感的音乐结合起来，使单调、乏味的肢体运动更生动有趣。不过在户外运动时一定要注意安全，可以将音乐声调小些，以免注意力过于集中于音乐而发生意外。

孕事叮咛！

备孕女性孕前锻炼的时间每天应不少于30分钟，一般最好在空气新鲜的清晨进行。

备孕男性的运动特点

与女性相比，男性的力量感和速度感更强，适合的运动也更多。

适合男性的运动

充满力量的球类运动、体力运动都适合，如跑步、篮球、壁球、游泳、俯卧撑、哑铃、单双杠运动、体操、太极拳等，可以锻炼肌肉、臂力、腰、背，也能提高男性"性趣"，有助于产生健康、有活力的精子。

运动时间多长为宜

每天剧烈运动是不可取的，压力大的话，可考虑每天运动30～45分钟，以不引起疲劳为准，如果每天激烈地打球、长跑或是骑车，会透支精力，使睾丸的温度升高，破坏精子成长所需的舒爽环境，反而不利于怀孕。

制订一个可持续进行的健身计划

备孕夫妻可以制订一个健身计划，让运动可持续地进行下去，收获一个最适合孕育胎宝宝的健康体质。

一套健康的运动程序包括三个方面：

1. 一周3～5天，每天20～45分钟的有氧运动，如步行或骑车。

2. 一周2～3天的肌肉加强训练，如力量器材训练，可去健身房由健康教练指导训练。

3. 一周2～3天的柔韧性练习，如日常的伸展、瑜伽运动等。

而且即使怀孕，这些运动对女性来说同样没什么问题，甚至还被推荐继续进行。

健身计划表

时间	运动项目	运动时间
周一	步行或快走	20 ~ 45 分钟
周二	打球	20 ~ 45 分钟
周三	力量器材训练	由专业的健康教练根据体能决定
周四	游泳	20 ~ 45 分钟
周五	瑜伽或打太极拳	由专业的健康教练根据体能决定
周六	爬山和骑车（不适合男性）	自觉累即可
周日	休息（晚上散散步）	自行决定

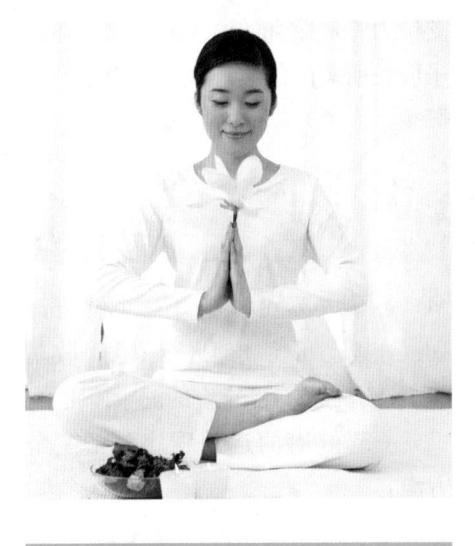

运动前后要注意的问题

为保证运动的舒适感和效果，备孕夫妻要注意以下问题：

运动前

1.向医生咨询一下，过去或现在所患的某些疾病是否会影响孕前的体育锻炼。

2.选择合身的运动服，包括支撑性的乳罩和舒适的运动鞋。

3.在剧烈运动开始之前，应该先做五分钟的准备活动，如伸展运动，简单地说就是让全身的各个环节放轻松，扭扭腰、抬抬脚、转转脖子都行。

运动中

1.注意运动强度。孕前运动以运动后不会过于劳累为主。要做到量力而行，特别是做瑜伽时不要过分追求动作的标准度，以免伤害肌肉和韧带。运动时控制心率不超过 140 次 / 分。

2.如果缺乏锻炼，或者身体素质比较弱，就要避免突然进行高强度的体能锻炼，以免造成体力不支而出现头疼、头晕的现象。可以循序渐进，慢慢增加运动量和运动强度。

3.运动过程中若感觉任何不适，如心跳加快、眩晕、麻木、刺痛、气短等，应马上停止，休息五分钟后换比较轻松的运动方式。

运动结束后

运动结束后不应立即休息，应先进行有效的放松运动。人在经过运动后，心跳加快，毛细血管扩张，血液流动加快，立即停下来休息的话，容易造成血压降低，出现脑部暂时缺血，引发心慌气短、头晕眼花、面色苍白甚至休克昏倒等症状。所以，运动后要继续做一些小运动量的动作，呼吸和心跳基本正常后再停下来休息。

做运动时注意随时喝水

运动过程中会不断地流失水分，所以，最好每隔 15 ~ 20 分钟注意补充一些水分，不要等有口渴感觉后再补充水分。

补水时间	补水量	注意事项
运动前 15 ~ 20 分钟	400 ~ 700 毫升	可分次饮用
运动中	每 15 ~ 30 分钟补充 100 ~ 300 毫升运动饮料或水	运动中最好采用含糖和无机盐的运动饮料来补充水分和电解质。因为在热环境下，运动饮料可以迅速地被组织吸收
运动后	及时补水	水分补充量应与汗液丢失量大体一致

适合备孕女性的运动

推荐运动：普拉提、游泳、骑自行车、慢跑、散步、打排球。

普拉提

普拉提是一种静力性的健身运动，兼容了瑜伽、太极拳、芭蕾的一些理念和内容，在调节呼吸、增强身体敏感性和柔韧性的同时，也能延长性爱的持续时间。普拉提姿势推荐：

1. 平躺在地板上，颈部放松，保持脊椎的自然弯曲。慢慢吸气、吐气，同时收紧腹部并抬起上身。

2. 俯卧，四肢着地。收缩腹部肌肉，尽量将肚脐部抬离地面，然后慢慢放下。吸气并抬头，手臂和胸部离开地面，收紧背部肌肉。

3. 双手撑地，呈俯卧撑姿势。腹部、臀部收紧，身体躯干呈一条直线，静止 20 秒，然后放松。

游泳

蛙式及蝶式游泳必须运用到大腿及骨盆的肌肉，经常用这两种姿势游泳，长期锻炼下来，因腹部肌肉的结实，可以在怀孕后保持体态，并有助于顺产。

自行车

这是一项最易于坚持的运动方式，它可以锻炼腿部关节和大腿肌肉，并且对双脚的各个关节和踝关节的锻炼也很有效果。同时，它还有助于准妈妈的血液循环。

慢跑 / 散步

慢跑和散步对心脏和血液循环系统都有很大的好处，每天保持锻炼 30 分钟以上，会有利于减肥，而且能提升女性的性欲望。

打排球

打排球能有效地锻炼臂部肌肉和腹部肌肉，同时，对灵敏度的提高也很有帮助，让备孕女性的协调能力更强，享受更多变化的乐趣。

孕事叮咛！

一般来说，备孕女性可以做的运动备孕男性大多也可以做，有一些运动，像普拉提、游泳、慢跑、散步等，夫妻双方一起进行不但更有乐趣，还能增进双方感情。

适合备孕男性的运动

推荐运动：仰卧起坐、俯卧撑、提肛运动、俯卧舒展、猫姿伸展、曲背部掌上压。

仰卧起坐、俯卧撑、提肛运动

这三项运动可以让男性下体周围肌肉张力、收缩功能增强，并增进局部血管扩张、充血，促进男性下体血液充盈，从而增强男性的性功能。

备孕男性每天回到家中，躺在床上休息之前，可以在床上做做仰卧起坐和俯卧撑，每项至少做20次。而平时，随时随地都可做提肛运动，它

的感觉就像小便时突然停顿一样。

俯卧舒展、猫姿伸展、曲背部掌上压

腰、背、颈及手臂在性生活时是主要用力点，对这4个部位进行锻炼，就能达到一举两得的效果。

俯卧舒展：面部向地面并将身体尽量伸直躺下，双臂向前伸直，头部轻微抬起，双臂尽量向前伸展及双脚尽量向后伸展，每次伸展动作维持10～15秒，然后慢慢放松。

猫姿伸展：顾名思义，这套动作形如猫儿伸展般。首先，俯卧位双臂向前伸展，手掌触地，然后将膝盖以上身体向后拉坐至臀部接触脚，双脚作跪状，双膝贴地，臀部贴脚，尽量舒展手臂、膊头和背部，舒展动作维持10～15秒，然后慢慢放松，再重复整个动作。

曲背部掌上压：俯卧位双臂稍向双肩以外支撑地面，然后双臂做弯曲伸直的掌上压动作。注意维持腰部成微弯，每次动作维持10秒，然后重头再做一次，但切记要量力而为。

孕事叮咛！

床上是一个重要的锻炼场所，仰卧起坐等运动都可以在睡前或起床后进行，早晨醒来后，不要急于起床，在床上伸伸懒腰，做翻滚运动，还可以互相做做按摩，帮对方轻轻揉揉眼睛、搓搓脸等。

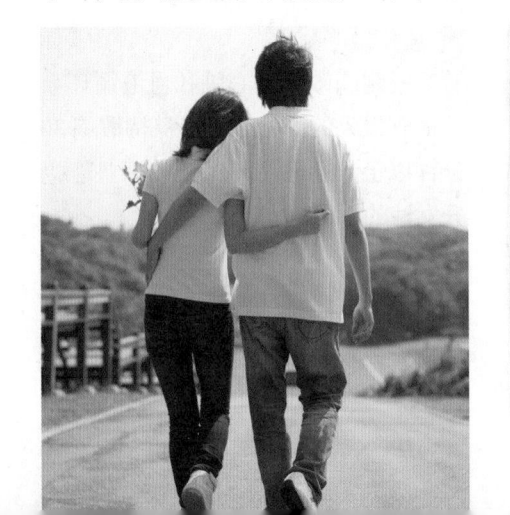

预防疾病并做全面的孕前检查

备孕男性要预防前列腺炎

临床上前列腺炎可分为急性前列腺炎和慢性前列腺炎两种，急性前列腺炎临床上较少见，慢性前列腺炎多伴有精囊炎，所以又叫前列腺精囊炎。

症状

较轻者可能无任何症状，较严重的则会浑身不适，如排尿不适，后尿道、会阴和肛门处坠胀不适，还可能有性欲减退和射精痛，慢性前列腺炎可合并神经衰弱症，表现出乏力、头晕、失眠等；长期持久的前列腺炎甚至可引起身体的变态反应，出现结膜炎、关节炎等病变。

日常生活预防

1. 规律性生活。性生活不宜过频也不宜过少，以隔天一次或三天一次为宜。具体次数可根据自己的身体状况来定，主要是要有规律，不要突然长时间禁欲，后又连着几天都有性生活。

2. 避免酗酒和进食大量辛辣食物。长期食用刺激性食物，容易诱发前列腺炎，特别是已经患有前列腺炎的男性，更要禁止食用刺激性食物，否则只会加重病情。

3. 避免久坐或骑车。久坐和骑车可使前列腺长期处于充血状态以致引发疾病。

4. 加强局部保暖。尤其是在寒冷的冬天，男性要注意保暖，因为寒冷可以使交感神经兴奋增强，导致尿道内压增加而引起逆流，细菌随尿液进入前列腺，诱发前列腺炎。

5. 加强体育锻炼。通过积极参加体育运动，如跑步、爬山、游泳、打球、做操等，可以加快机体的血液循环和新陈代谢，改善前列腺局部的血液循环，预防前列腺炎。

孕事 Q+A

Q 婚前有自慰行为，会导致前列腺炎吗？

A 正常的自慰（每周 1～2 次）不但不会导致前列腺炎，相反，对于保护前列腺还有一定的好处。但过度频繁自慰或频繁的夫妻性生活，将使前列腺长期充血淤血，前列腺的正常分泌、排泄功能会受到严重的影响，可能成为诱发前列腺炎的原因。

备孕女性需预防宫颈病变

成年女性是宫颈疾病的高发人群，要严防疾病感染，应定时检查。

症状

宫颈病变患者可能出现阴道分泌物（白带）增多，白带呈乳白色黏液，也可为淡黄色脓性液，同时伴有腥臭味，伴有宫颈息肉时易有血性白带或性交后出血。

日常生活预防

1. 保持外阴清洁。如果白带正常，没有任何感染，就不建议使用各种冲洗液，以免破坏阴道天然防护屏障，导致生殖系统易滋生细菌。

2. 做好避孕节育。免受流产刮宫的痛苦和创伤；分娩引起的宫颈裂伤，应及时缝合。

3. 定期进行妇科检查。早期宫颈癌肉眼很难诊断，可行 TCT 检查及人乳头瘤病毒（HPV）检查，简便、易行，结果可靠。

4. 发现宫颈病变要积极治疗。根据病变程度选择合适的治疗方法。

5. 保持心情愉快，增强抗病能力。宫颈 HPV 感染虽然是宫颈癌的高危因素，但绝大多数可经自身免疫力清除。如发现 HPV 感染，无其他问题，无须整日忧心忡忡。

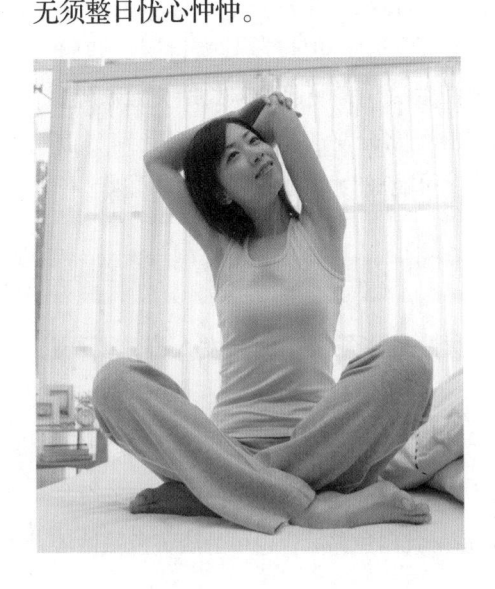

备孕女性怎样预防阴道炎

阴道炎是阴道黏膜及黏膜下结缔组织的炎症，是妇科门诊常见的疾病，主要有三种类型：滴虫性阴道炎、真菌性阴道炎、细菌性阴道病。

症状

滴虫性阴道炎：白带增多，分泌物典型特点为稀薄脓性，呈黄绿色，泡沫状，有臭味，严重者有血性白带、尿痛、尿频、血尿。

真菌性阴道炎：外阴瘙痒，外阴及阴道灼痛，白带增多呈豆腐渣样，有时伴有尿频、尿急、尿痛、性交痛，妇科检查时可见小阴唇内侧及阴道黏膜上附着白色膜状物，擦除后露出红肿黏膜面，急性期可见受损的糜烂面或表浅溃疡。

细菌性阴道病：白带增多，灰白色，稀薄，呈泡沫状，有鱼腥臭味。阴道黏膜充血，可见散在出血点，外阴瘙痒并有灼痛感。

日常生活预防

1. 避免过度清洗阴道。阴道会自己保持酸碱值的平衡，所以女性尽量不要以清洁剂或是消毒药水清洁阴道，这样不仅可能破坏阴道环境的平衡，也有可能造成阴道伤害，平时只要以温水清洗外阴即可。

2. 穿着棉质透气的裤子。平时尽量穿着棉质通风的内外裤，保持干爽，平时如果分泌物不多也可尽量不要用卫生护垫，如果使用就一定要勤更换。

3. 少吃刺激性食物。

4. 避免滥用抗生素。

5. 性生活正常、单纯。性伴侣过多容易破坏阴道酸碱平衡，诱发阴道炎。

6. 自我识别阴道炎，及时去医院诊治。

孕事 Q+A

Q 平时很讲卫生，怎么也会染上阴道炎？

A 很多女性比较爱干净，经常购买妇科清洁消毒剂、消毒护垫等使用，实际上这些做法完全没有必要，频繁使用这些产品反而会引发阴道炎。

阴道本身就有自净作用，过多使用药物及消毒药剂清洗，破坏了阴道本身的微环境，降低了阴道的自我抗菌能力，就会导致病菌入侵而引发疾病。

日常生活中只要注意个人卫生，勤换、勤洗内裤就可以，出现生殖道的感染问题应及时找医生处理。

孕前解决牙齿问题的重要性

孕期本来就是牙病多发期，如果怀孕了，而又出现了牙病，医生一般不敢随意诊治，此时也不方便使用止疼药，准妈妈会非常痛苦，所以最好在孕前3～6个月做个口腔检查。

治疗牙龈炎、牙周炎

怀孕后体内的性激素水平明显上升，尤其是黄体酮，会使牙龈中血管增生，血管的通透性增强，容易诱发牙龈炎，这被称作"妊娠期牙龈炎"。

怀孕前一定要进行牙龈炎和牙周炎的系统检查，如果孕前就患有牙龈炎或牙周炎，怀孕后炎症会加重，中、重度的牙周炎还会使早产儿和低体重儿的机会大大增加，所以最好在孕前及早发现及早治愈。

治愈蛀牙

如果发现蛀牙不处理，会越蛀越大，许多人最后牙疼难耐都是由于牙齿烂到根部了，蛀牙越早修补越简单，痛苦也越小，如果牙齿烂穿了修补也会异常麻烦，还徒增痛苦，建议孕前将所有的蛀牙都修补好。

拔除智齿

智齿冠周炎最容易发生在20～35岁，这恰好是育龄女性选择怀孕的时间，所以要想防止这种病的发生，就应该在孕前将口腔中的阻生智齿拔除。

日常口腔保健

1. 每次进餐后都需要漱口，有条件的还可以刷牙。

2. 牙刷只能清除牙齿表面70%的细菌，使用牙线可彻底去除齿缝间牙菌斑和食物残渣，有条件的女性可以养成使用牙线清洁牙面的好习惯。

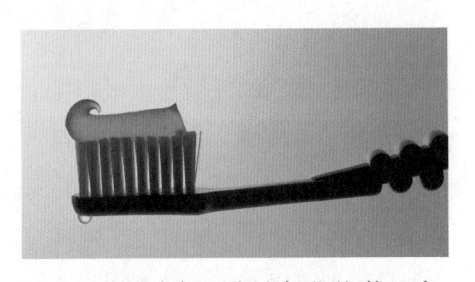

3.选用含氟牙膏或氟化物漱口液、氟化物涂膜等预防龋病。可多喝矿泉水,它是氟的天然来源。

4.患有蛀牙的女性应选用抑制细菌的牙膏,或服用适量的维生素D,维生素D具有抗菌及阻止釉质的无机盐排出。

5.注意均衡的饮食,多吃富含维生素C的水果和蔬菜,多喝牛奶。

6.掌握正确刷牙方法:上牙从上向下刷,下牙从下向上刷,牙齿内外都要刷到,各区牙齿应反复刷洗10～20次。

孕事叮咛！

女性在备孕期最好去医院做一次牙齿检查,如牙齿有问题,应治愈后怀孕,因为怀孕会使口腔疾病增多,而孕期接受X线的检查、麻醉药和止痛药治疗等都会有很多顾忌。

孕前需注射的疫苗

我国目前还没有专为女性设计的怀孕免疫计划,但是专家建议有两种疫苗在备孕期接种:一种是乙肝疫苗,另一种是风疹疫苗,另外还有水痘疫苗和流感疫苗,建议备孕女性也酌情选择注射为好。

乙肝疫苗——孕前11个月注射

乙肝疫苗最好从孕前11个月开始注射,即从第1针算起,在此后1个月时注射第2针,在6个月时注射第3针。

风疹疫苗——孕前8个月注射

医生建议风疹疫苗至少应该在孕前3个月注射,以保证女性在怀孕的时候体内风疹病毒已经完全消失,不会对胎宝宝造成影响。但是,为了保险起见,还是将注射风疹疫苗的时间提前到孕前8个月比较好,这样能给自己留出充足的时间,如果风疹病毒抗体消失,还可以在孕前3个月再次注射。备孕女性应在注射疫苗2个月后确认体内是否有抗体产生。

水痘疫苗——至少在孕前3个月注射

孕早期感染水痘,可致胎宝宝先天性水痘或新生儿水痘;怀孕晚期感染水痘,可能导致孕妇患严重肺炎甚至致命。没有接种过水痘疫苗的女性应至少在孕前3个月接种。

流感疫苗——孕前3个月注射

如果准备怀孕的前3个月,刚好是在流感疫苗注射期,则可以考虑注射。注意,如果你对鸡蛋过敏,则不宜注射流感疫苗。

孕事 Q+A

Q 接种疫苗后发现怀孕了会有影响吗?

A 一般来说,疫苗是在确定自己没有怀孕的基础上注射的,如果接种后就立刻发现怀孕,应立即请医生进行严密的检查,看是否会对胎宝宝造成伤害,以确保没有问题。

孕事叮咛!

疫苗注射虽然是目前预防传染病的最有效方式,但并非百分之百保险,所以备孕女性不能完全放松,要减少出入公共场所、避免接触传染病患者、多运动、增强个人的抵抗力。

选择合适的体检医院

不论是孕前体检、优生咨询还是孕期的体检、保健以及最后分娩,医院都是经常光顾的场所。一家设备先进、服务良好的医院,一位业务精湛、医德高尚的妇产科医生,以及医院护士、医院地点等,都是准备要一个孩子的夫妻需要考虑到的。

医院应正规

正规大医院或正规专科医院安全性可以得到保障,还要注意了解医院妇产科的医疗和服务水平,是否提供人性化的孕期和围产医疗保健服务。

医院环境应舒适,医生应可亲

可以先检视一下备选医院的环境,做检查和就诊的区域之间的距离是否近,就诊区域是否拥挤,女性在孕期容易焦虑不安,医生或护士的态度也是要考虑的因素,可亲的医生沟通起来会更顺畅,心情也会比较好。

交通应方便

交通的便利性也是不可缺少的,看看每次孕检、产检时路上是否堵车严重,到医院后停车是否便利等问题。若是经常堵车,不仅会耽误检查,还会影响准妈妈的休息和心情等。

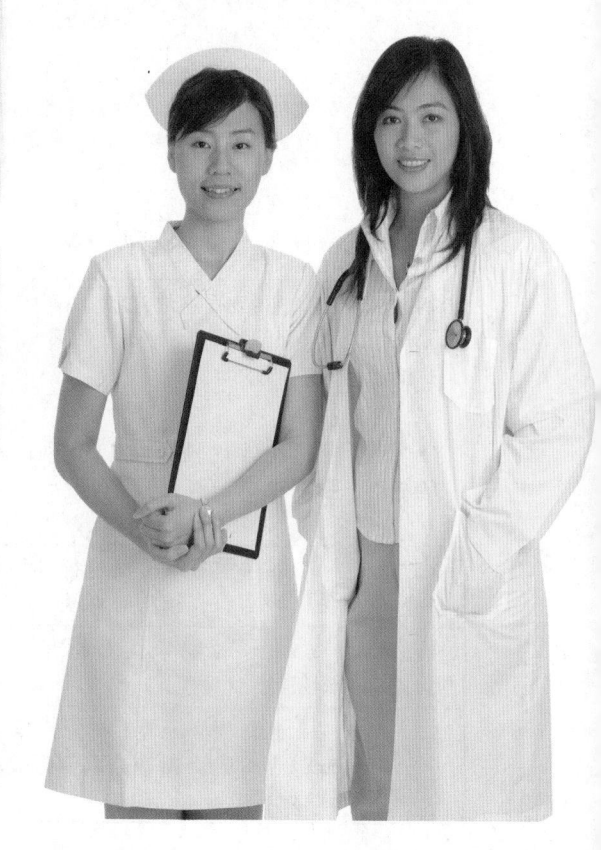

孕事 Q+A

Q 如果选定医生了，以后遇到更好的可以换吗？

A 一旦选择了孕检产检医生，就要对医生表示信任。中医有个观点"不信医者不治"，就是对于不信任自己的患者，不能给这个人治疗疾病，即使勉强治疗也会影响到疾病的康复，这同样适用于孕检产检医生。

准妈妈若在检查期间有疑问可直接找医生沟通。如果实在无法信赖当初选择的产检医生，需及时果断地更换，避免在心里留有不快。

备孕女性的孕前体检项目

为了孕育一个健康聪明的胎宝宝，孕前检查是必不可少的。

检查项目	检查内容	说明
生殖系统	通过白带常规筛查滴虫、真菌、支原体、衣原体、阴道炎症，以及淋病、梅毒等性传播疾病来检查是否有妇科疾病，并进行宫颈疾病筛查	如果发现患有性传播疾病，最好先彻底治疗，然后再怀孕
肝功能检查	肝功能检查目前有两种，大肝功能除了乙肝全套外，还包括血糖、胆汁酸等项目	如果备孕女性的肝炎未愈，最好治愈后妊娠
脱畸全套检测	准备怀孕前3个月要进行风疹、弓形虫、巨细胞病毒检测	一般60%～70%的女性会产生风疹病毒抗体，所以孕前体检必不可少
妇科内分泌检查	包括促卵泡激素、黄体生成素等6个项目，协助月经不调等卵巢疾病的诊断	患有多囊卵巢综合征、高泌乳素血症，也会给孕育带来困难
尿常规检查	尿常规检查有助于肾脏疾患的早期诊断	根据肾脏病的程度和症状不同，决定是否可以妊娠、分娩。在未取得医生许可之前应进行避孕
口腔检查	在孕前6个月应进行口腔检查，去除牙菌斑，消除牙龈炎症	避免孕期牙病治疗药物对胎宝宝的影响
染色体检查	有遗传病家族史的育龄夫妇都必须做	检查遗传性疾病，以免给胎宝宝带来缺憾
普通身体体检	包括检查血型、测量血压、贫血、血糖和心脏检测等基本身体健康状况评估	只有身体健康，才能让孕期无忧

孕事 Q + A

Q 做过婚前检查，现在要怀孕还需要做孕前检查吗?

A 孕前检查和婚前检查在内容上有一些相近，但重点不同，而且结婚后工作环境、生活习惯、身体状况和心理适应或多或少会有一些变化，在准备怀孕的时候，做一下健康咨询及健康体检是很有必要的。

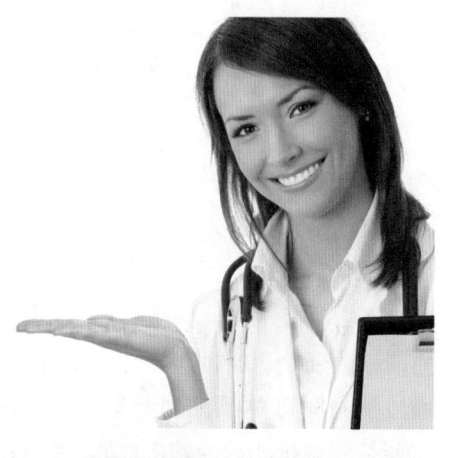

备孕男性的孕前体检项目

健康的宝宝除了需要健康的内在环境，优质的"种子"同样重要，因此备孕男性的孕前检查也必不可少。

备孕男性孕前检查表

检查项目	说明
生殖系统	生殖系统是否健全是孕育的前提，除了排除这些因素外，还要考虑传染病，特别是梅毒、艾滋病等
染色体异常	有遗传病家族史的男性最好进行染色体检测，排除遗传病
精液检查	不育夫妇通过检查获知精子活力、质量等状况，以便对症治疗
肝功能检查	避免将肝炎传染给孕妇，甚至通过母体传染给胎宝宝

孕事 Q + A

Q 进行检查时，医生问的问题答不出来会不会影响检查结果?

A 确诊某种疾病往往需要综合多方面的因素来考虑，即便对医生的问题不是很确定也不会有很大影响，不必过于担心。

为了帮助医生更准确地诊断，可以将想要咨询医生以及医生可能询问的情况平时记录下来，包括过去的病史（切忌隐瞒）、最近3个月的月经经过、经期出现的问题、性生活中的问题、历次妊娠的经过，还可以事先打电话向医院咨询检查前的注意事项。

排卵功能评估

孕激素是卵巢分泌的具有生物活性的主要激素，在怀孕过程中，它扮演着非常重要的角色，如果月经不规律，排卵功能不良，那么黄体功能不佳，就会比较难以受孕，即使怀孕，也容易发生流产、早产。所以，月经不调的女性孕前完全有必要检测一下孕激素水平。

如何监测是否排卵

监测是否排卵最直接的方法就是如果每个月来一次月经，在下次月经前7日去医院抽血，医生会通过检查血清来判断是否排卵。当然，也可以通过测量基础体温来判断是否排卵，主要是测量排卵后的基础体温。排卵后体温上升应维持在14天左右，上升幅度0.3～0.6℃，否则应视为排卵功能不良。

没有排卵怎么办

无排卵的时候，可以进行药物治疗，比较常用的西药是克罗米酚及促排卵针剂等。不过，不管是中药还是西药都必须在医生指导下服用或注射。千万不能擅自用药，用药不当或超过一定用量，反而适得其反。

除了使用药物治疗外，在日常生活中也可通过饮食调养来起到辅助的治疗作用，多选择植物性雌激素较为丰富的食品，如大豆、小麦、黑米、扁豆、葵花籽、茴香、洋葱等，不仅易得而且安全，可适量多吃。

孕事叮咛！

日常生活中保持规律的作息以及和谐的性生活有利于平衡内分泌，刺激孕激素的分泌。

遗传病检查

身材高矮、体形胖瘦、肤色深浅……这些都与遗传有关，还有一些疾病也容易遗传给宝宝，要做好防范措施。

高血压、高血脂

如果父母双方中的一个患有高血脂或高血压，孩子的患病概率也比较大；如果父母双方都患有高血脂或高血压，那么孩子患病的概率将更高。

出现这种情况时一定要给出生后的宝宝做相关检查并做好相应调理措施。

过敏、哮喘

如果父母中有一方是过敏性体质，或是对某些东西过敏，如海鲜、花粉等，那么宝宝就会很容易被那些过敏性疾病困扰，尤其是哮喘病。

宝宝出生后最好坚持母乳喂养，对容易过敏的食物要迟一点喂食，少接触过敏源，多注意观察。

色盲、近视和弱视

女性如果是色盲基因携带者，仅遗传给男孩，概率是50%。近视的遗传率较高，如果父母都是高度近视，后代患近视的概率很高，如果父母中有一个是高度近视，而另一个是该基因的携带者，孩子遗传的概率也很高。

宝宝1岁起，就要每年做个常规的眼睛检查，并注意保护眼睛。

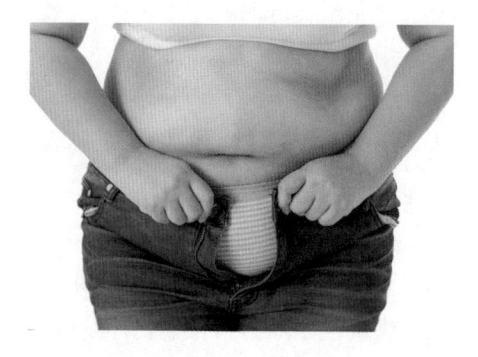

肥胖症

夫妻中有一方是肥胖症，宝宝超重的可能性也比较大；如果双方都患有肥胖症，那么遗传概率则更高。

备孕夫妻应在孕前做好体重调整计划，把体重控制在正常范围内。

龋齿

龋齿本身不具备遗传性，但容易患龋齿的体质却是遗传的，这主要表现在牙釉质的强弱等方面。在同一家族中，父母和子女的龋齿发病情况有显著关系。如父母的龋齿多，子女的龋齿也不会少。

要从小就培养宝宝保持口腔卫生的好习惯，同时还要补充足够的钙质，成年人自己也应注意口腔卫生，保持口腔健康。

孕事叮咛！

遗传咨询是预防遗传性疾病的一种手段，在严重的遗传性疾病中，其子代危险率等于或大于10%时，需要引起注意，与医生商量怎样进行产前诊断。

患乙肝可以怀孕吗

乙肝女性患者是可以生育的，不过要掌握好生育时机。一般认为，如果乙肝患者肝功能检查半年以上保持正常，身体感觉良好，食欲正常，体力充沛，就可以怀孕。如果实验室检查乙肝病毒复制指标（乙肝病毒 e 抗原、乙肝病毒脱氧核糖核酸）为阴性时怀孕更好。

如果患者属于病毒携带者，长期随访检查肝功能系列始终正常，超声检查不提示肝硬化，也可以考虑怀孕。

乙肝患者一旦怀孕，就应尽量避免使用具有肝毒性的药物，如抗生素、抗结核药物、治疗糖尿病的药物等，并坚持高蛋白饮食和充分休息，加强孕期及产后宝宝的监护；在生产后应立即给宝宝接种疫苗和肌注免疫球蛋白，根据乙肝病毒滴度与医生讨论决定是否母乳喂养。

患甲亢可以怀孕吗

甲亢患者能否怀孕必须经由医生诊断后才能做出决定。检查后，经内分泌科和产科医师的同意，认为可以怀孕，再考虑怀孕。不过受孕成功后，在孕期一定要定期检查，测定促甲状腺激素、甲状腺激素、甲状腺自身抗体水平，了解胎宝宝的发育状况，平时稍有异常应及时向医师反映，以便及时采取措施。

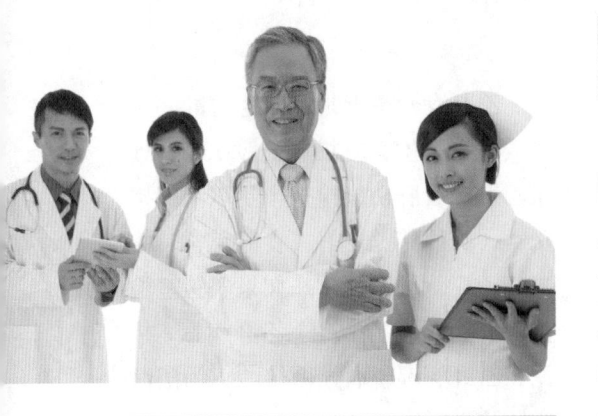

贫血可以怀孕吗

女性如果发现自己在日常生活中常表现为软弱无力，皮肤、黏膜、指甲、口唇等颜色苍白，平时有头晕或站起时眩晕、头痛、呼吸困难，体力活动后感觉气促、心悸、头晕、头痛、耳鸣、眼花等，应怀疑有贫血倾向，应及时确诊、调理。

至于贫血能不能怀孕，则需根据医生的诊断确定其严重程度来决定。建议女性在怀孕前 6 个月去医院做一下血液检查，如在检查中被明确诊断为贫血，则应在医生指导下，有针对性地积极治疗贫血。

高血压、心脏病患者需谨慎怀孕

高血压是一种有遗传倾向的疾病，因此计划妊娠的女性，尤其是家族有高血压病史者，在准备怀孕时一定不要忘记测量血压，看是否有高血压，如果有，则需咨询医生后方可怀孕，怀孕后也要注意控制血压，以减少胎宝宝发育迟缓、流产、早产等发生的概率。

凡有呼吸困难、易疲劳、心慌心悸症状的女性应检查心脏，确诊为心脏病的应在妊娠前进行治疗。症状不严重的心脏病患者，在征得医生同意后，应选择有心脏病专业医生的医院，在医生指导下怀孕。

孕事叮咛！

如果怀孕后得知自己有高血压或者心脏病，应立即到医院找产科医生和内科医生进行检查，分析是否能够经受妊娠和分娩所增加的负担，若经医生检查不能胜任的，则应考虑终止妊娠，待情况稳定后再怀孕。

孕事 Q + A

Q 有的夫妻祖籍都在广东，为什么医生建议做"地贫"筛查再要孩子？

A "地贫"的全名叫"地中海贫血"，它是一种遗传性溶血性贫血，在广东省和广西壮族自治区这种病比较多。如果夫妇双方都是广东人，那么他们双方都携带"地贫"致病基因的可能性就比较大。

虽然携带"地贫"致病基因的人自己可能不发病，但他们怀的孩子是"地贫"的可能性却会很大。所以为了避免孩子得"地贫"，医生建议夫妇双方在怀孕前要做一下"地贫"的筛查，避免生出"地贫"儿。

备孕准妈帮

以前流产过，会影响生育能力吗

如果只是有过 1 次或者是 2 次流产，一般情况下是不会影响女性的生育能力的。

不过已经有过 2 次自然流产的女性，未来再次流产的风险比没有流过产的女性风险要高一些。

除非已经有过 3 次流产，否则不需要对出现的流产进行检查和治疗。不过是否要进一步检查取决于女性的年龄以及再次怀孕的概率。也就是说如果女性已经知道自己有与不孕有关的状况，那么就算是只有一次流产也需要引起注意，并进行检查（根据产生问题的原因不同，解决方法也不一样。比如，患有自身免疫病的女性只要每日用小剂量的阿司匹林和肝素治疗，就能降低流产的风险）。

要宝宝前要考虑好的问题

宝宝的到来会带来喜悦，也会带来很多问题，怀孕之前要将所有的问题考虑周全，做好充足的心理准备。

想要宝宝的动机是什么

没有理由，就是喜欢孩子？别人有，所以我也要有？来自父母和社会的压力？想要延续自己的生命？……不同的动机，可使你们在处理有关小宝宝的问题上有完全不同的态度，这是决定你们是否真的需要一个小宝宝的前提。

有没有能力抚养一个孩子

生一个宝宝到养育一个宝宝需要一定的经济能力，如果近期你们的工作还不稳定，完全忙于事业，小宝宝到来后的一些不如意会给怀孕和育儿带来不利的影响。

夫妻关系是否稳固

只有夫妻关系稳固才可能组建一个和谐美满的三口之家。不要幻想通过孩子来修复早已不协调的关系，否则最终受伤的还是无辜的孩子。

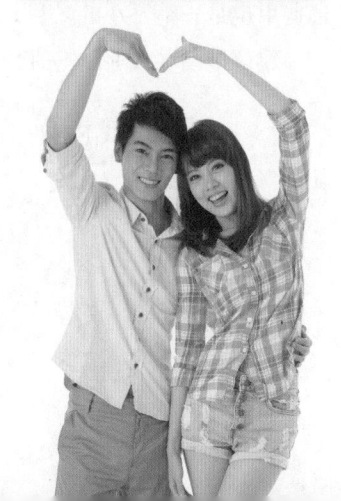

孕事叮咛！

一旦决定要个孩子，准爸妈就要担负起各自的责任，做好自己该做的事，认真完成各项任务，为生一个健康聪明的宝宝而努力。

准备生二胎或三胎的夫妻要算笔经济账

生活水平提高、物价上涨，增加一个孩子不再是多加一双筷子那么简单，以前的观念已不适应现在的生活节奏。随着"全面三孩"政策的推行，很多符合条件的家庭难免会产生"二胎及三胎纠结"，其中就有"压力山大"的经济账困扰。

抚养成本为上幼儿园前至少要花6万元。低龄小孩的主要开销是"奶粉""尿不湿"，不计入保姆费用、营养伙食、生病开销等，小孩每个月的必要开支就要超过千元。随着孩子的长大，奶粉量也会逐渐增加。另外还有一些换季衣物、清洁用品、玩具的花销，在宝宝上幼儿园之前的两三年，花费至少要6万元。若是家里请了照看孩子的保姆，费用还不止这个数。

当然，抚养成本因人而异，一般家庭每年的养儿成本在1万~4万元，上幼儿园前至少需要花费6万元。开始上幼儿园后，孩子的教育成本也会大大增加，从幼儿园到大学毕业，教育费用也是一笔不小的数目。

建议准备生二胎、三胎的夫妻要

孕事叮咛！

育儿不是花钱越多越好，应量力而行而不是盲目效仿和攀比，孩子心智方面的培养，不是金钱就能完全解决的。

根据自己所在城市的消费水准，结合自己家的消费方式，算一笔清晰的经济账。

准妈妈要学会调节负面心理

在孕早期，准妈妈有三种心态对受孕不利。

1. 过分担心的心理。有些准妈妈对怀孕没有科学的认识，容易产生既高兴又担心的矛盾心理。对自己的身体能否胜任孕育宝宝的任务、宝宝发育是否正常总是持有怀疑的态度，把药物都拒在千里之外。

2. 对早孕反应过于担忧的心理。其实严格来说，早孕反应是一种身体因素和心理因素共同作用而产生的症状。医学家发现，孕吐与心理因素有密切的关系。如果准妈妈厌恶怀孕，那么绝大多数准妈妈会孕吐并伴有体重减轻的症状；如果准妈妈本身性格比较外露，心理和情绪变化很大，也会发生剧烈孕吐和其他反应。

3. 心理过于紧张。有些准妈妈及家人由于盼子心切，对未来的生活又茫然无知，因为对住房、收入、照料宝宝等问题的担心，从而导致心理上的高度紧张。

准妈妈的心态情绪不但直接影响怀孕，还会影响孩子的性格以及心理素质，当人拥有良好的心态时，精力、体力、智力等都处于高潮，卵子质量也很高，此时受精，易于着床受孕，有利于优生。

男性的心态也很重要，如果整日情绪不佳，甚至脾气暴躁，很有可能直接影响神经系统和内分泌的功能，使睾丸生精功能发生紊乱，精液中的分泌液成分也会受到影响，不利于精子存活，影响精子质量，从而大大降低受孕成功概率。严重者因情绪因素会造成早泄、阳痿，甚至不射精。

因此，无论是准妈妈还是准爸爸，都要注意情绪，保持良好的心态，迎接宝宝的到来。

缓解压力放松心情更有利于受孕

在快节奏的现代生活环境中，精神压力大是常见的，如果不及时将压力排解，则容易抑郁，所以备孕夫妻要学会排解压力，让自己精神轻松起来，以产生高质量的精子和卵子，怀上最棒的一胎。

调整工作量

夫妻在备孕期间要调整工作量，建议将工作时间固定，工作量每天都安排好，做到有条不紊，轻松面对。工作之余可以去看看电影、散散步、听听歌或是打打球等。

旅游

如果觉得自己工作压力太大，以

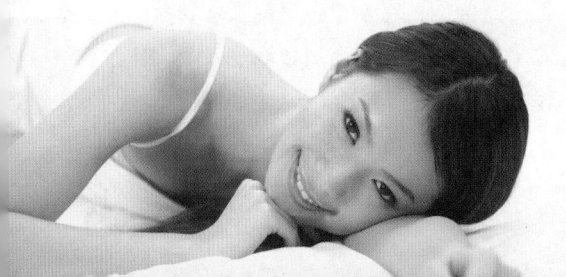

至于进入工作的地方就头疼、心烦，这时最好停下手里的工作好好出去玩玩。要记住：欲速则不达，该停下脚步的时候就得停下来歇歇，让自己的心、大脑和身体喘口气。

卡通、玩具

激发童心是缓解压力的好方法，想象即将到来的可爱宝宝，备孕夫妻可以看看成人卡通片、逛成人玩具馆，动手又动脑，愉快地消磨时光。

看喜剧电影

看喜剧电影是缓解工作压力非常有效的方法，晚上下班后夫妻两个人吃完饭坐在沙发上看看喜剧电影，所有的烦恼都会在彼此的笑声中化为虚有。

女性怎样消除害怕孕育的情绪

很多女性从决定要一个孩子开始，心里就存在着紧张、焦虑甚至恐慌的情绪，总是担心是否能怀上宝宝，宝宝是否会健康，害怕生孩子会很痛，这些情绪如果得不到缓解，可能会随着怀孕的到来而愈加强烈。

害怕怀不上

只要身体健康，改掉不良习惯，注意补充营养，将体重尽量调节到正常范围，并保持轻松愉快的心情，是完全不用担心自己怀不上的，一定要相信自己。记住，心态好对受孕很有帮助。

害怕怀孕会影响事业

怀孕与工作并没有想象中那样矛盾，怀孕是一个很自然的过程，只要做好孕前准备，怀孕后定期产检，饮食上合理搭配，适当补充铁剂、钙剂，顺利分娩后能很快恢复，健康的准妈妈可以一直工作到分娩前 1 ~ 2 周。

害怕生孩子痛

生产痛是客观存在的，但要明白这是妈妈的伟大之处，这种宫缩把宝宝带到人世间，医学的发达，分娩技巧的普及，都可以减轻甚至消除分娩疼痛，分娩并没有那么恐惧。

害怕怀孕后变丑

怀孕确实会让女性的身材受到影响，骨盆变宽，阴道松弛，出现斑点，但生完孩子就都能恢复，生育是女性的第二春，有很多女性生完孩子身材和容颜变得更好，生孩子还可以使乳腺增生不治自愈。

> **孕事叮咛！**
>
> 怀孕对于女性来说是一件神圣的事情，无论你是渴望它发生或是将要面临它，都应该持一份顺其自然的心情，不要让孕育成为你的压力。

不要因为生男生女给自己徒增压力

胎宝宝的性别取决于精子中的染色体是 X 还是 Y，并非个人能决定的，

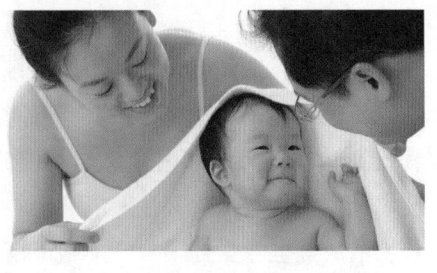

所以准爸爸和准妈妈不要为此事烦恼。

性别是自然的选择

每当宝宝降生之时，父母和亲戚朋友，问的第一句话往往是："是男孩还是女孩？"世世代代的人都希望能自由选择后代的性别，但是迄今为止，决定人类性别基本上还是"听天由命"，靠自然选择。但是，在现实生活中，有人易得男孩，有人易生女孩，这是因为 XY 精子和卵子结合受许多因素制约，这是极为复杂的，目前还不能按人们的愿望随心所欲地控制性别，但在女性受孕的过程中有许多自然因素会对 XY 精子和卵子的结合产生微妙的影响，从而影响宝宝的性别。

总之，不管是生男孩还是生女孩，也不管家里的长辈以及准爸爸喜欢男孩还是女孩，都应顺其自然，不可强求，更不要把这份责任强加给准妈妈，徒增烦恼。

> **孕事叮咛！**
>
> 终止妊娠目的是阻断遗传病，特别是伴性、隐性遗传病的延续和发生，准爸妈切忌滥用，避免人为地制造性别不平衡。

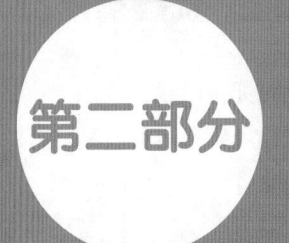

第二部分

怀胎十月——
知识武装，轻松度过

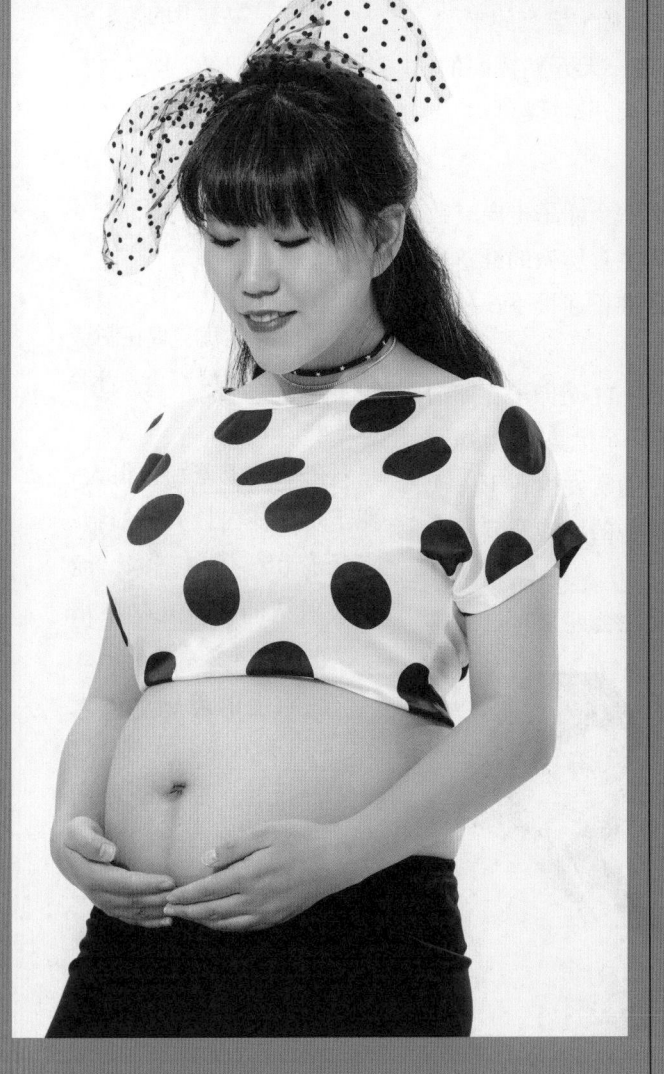

精子和卵子发生了一次浪漫的邂逅，生命的奇迹就此拉开帷幕。准妈妈的身体开始发生翻天覆地的变化，在这个过程中，虽然身体会感觉到一些不适，但更多的还是充溢身心的幸福和感动。好好珍惜这生命中最奇妙的10个月吧，走过10个月孕程，你将迎来你的天使宝贝。

怀孕第1个月（1 ~ 4周）

准妈妈的变化和胎宝宝的发育

第1 ~ 2周胎宝宝发育

确切地说，这时胎宝宝还不存在，但是有一个日子准妈妈必须留心记住，那就是月经是哪一天光顾的，如果不久之后胎宝宝真的来了，那么孕期的第一天就是从这一天开始算起的，怀孕40周的日子也是从这一天开始算起的。

准备期的卵子

月经的来潮，代表着上一个卵子走向衰败并死亡，与此同时，子宫为生育所做的准备也付诸东流，月经来潮后子宫准备迎接下一枚新鲜的卵子。

在这1 ~ 2周内，有3 ~ 11个卵子在卵泡内开始发育成熟，一般只有一个优势卵泡成熟、破裂、释放出它的卵子（这通常发生在下一次月经来潮前14天左右），其他的卵泡及其里面的卵子就萎缩并死亡了。

在第2周末，大多数女性会迎来自己的排卵期，此时卵子已经释放出来，并在输卵管里等待着精子们的到来。

准备期的精子

精子与卵子有着天然的不同。

首先是数量上的，尽管女性有两个卵巢，但从青春期开始排卵时算起，一共只剩下约50万个卵细胞，并且每个月一般只成活1个；而精子的数量可以用"难以计数"来形容，从青春期开始，男性身体就一直在制造精子，每次射精都会产生3亿 ~ 5亿个精子。

在个头上差别也很大，卵子是人体内最大的细胞，直径有0.2 ~ 0.5毫米，而每次射精即便有几亿条精子，也仅仅才2 ~ 3毫升。

性质上的差别就更大了，卵子就像水，大部分时候安静沉稳，而精子如同火，时刻都保持着战斗的激情，几乎每个精子都很活泼，动作敏捷，它们长成善于游动的蝌蚪状，椭圆的头部带着基因，用一条善于摆

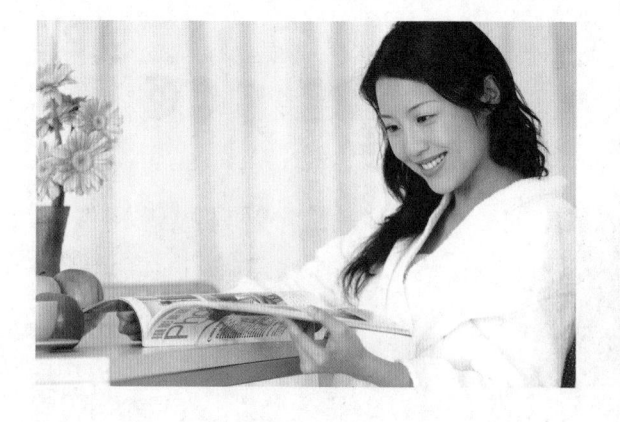

动的尾巴快速游动，尽管它们十分小，但每分钟能游动 2～3 毫米，这比它们的身长要长得多。

尽管数量如此之多，但只有一两百个能到达输卵管，最终只有一个精子能与卵子结合，可以说生命的诞生是一条非常激烈的精子战斗之旅。

第 1～2 周母体变化

现在，准妈妈可能在经历着月经来潮，记得在日历本上记下来潮日期，如果没有意外，会在这次月经结束后1 周左右排卵，快到排卵期时，不妨留心观察身体是否发出了排卵的信号：比如，阴道分泌物变得像蛋清一样、体温略有升高、下腹部不适等，或者还可以用排卵试纸测一测，在卵子排出前 2 天或排卵当天发生浪漫的事情，怀孕的概率会非常大。

第 3 周胎宝宝发育

在性生活后，来自准爸爸体内的精子与等待在准妈妈输卵管里的卵子结合成受精卵，新生命就这样诞生了。

受精的过程

在排卵期间，女性的身体会发生很奇妙的变化，宫颈黏液变得清亮，这让精子们能比较顺利地通过子宫颈口，继续在准妈妈身体里"跋涉"2天左右，来到输卵管壶腹部，若是遇到卵子，所有来到这里的精子都会头部朝向卵子，向卵子内部运动。

最有活力的精子，会在最合适的一刻穿透卵子外面的透明带进入卵细胞内部，这时，卵子外面发生神奇的化学变化：它将其他所有的精子都阻挡在了外面，而只与第一个进入的精子形成受精卵，生命就此开始了，当然，新生命的性别也确定了。

准备着床

受精卵形成后便开始迅速分裂增生，同时从输卵管移动至子宫，准备着床。经过 3～4 天的运动，它会到达子宫腔，与此同时，已经分裂成一个总体积不变的实心细胞团，称为桑椹胚，也叫胚泡。

到达子宫腔后，胚泡便逐渐黏附在子宫的内膜上，这个过程叫着床。着床一般在受精后 6～7 天开始，在11～12 天内完成。

着床之后胚泡进一步贴紧黏着内膜，除非损伤胚泡，否则无法使它与内膜分开。胚泡通过微小通道与子宫壁血管相连，来获得氧气和营养物质，胎盘要到下周末才开始成形。

第 3 周母体变化

虽然身体内在进行着新生命的旺盛活动，但除了乳房胀痛甚至刺痛外，这时期准妈妈自身可能还没有什么感觉，对自己怀孕的事情也无从觉察。

如果清楚记得自己是在排卵期同房的，那么准妈妈的心可能变得十分柔软，想到一个小生命正在身体里发育，这会激发准妈妈的母爱天性。

第 4 周胎宝宝发育

这一周，受精卵发育进入第 2 周了，标志着胚胎期的开始，从现在开始一直到怀孕第 9 周，受精卵会被叫作"胚胎"，也是在这几周里，胚胎细胞以惊人的速度分裂，这个阶段几乎所有器官都开始发育并运行，是整个胎宝宝期最为脆弱的时期，特别容易受到任何影响发育的因素的干扰。

这周通过超声可以看到胚胎的外形像一颗小小的松子，这时，大脑最先开始发育，胚胎一部分分裂形成大脑，另一部分分裂则形成神经组织。

现在是羊膜囊中的卵黄囊为胎宝宝制造红细胞和输送营养物质，在本周末，胎宝宝赖以维系生命的胎盘开始逐渐发育，开始提供成长所需要的营养和氧气。

第 4 周母体变化

怀孕初期，如果不是特别敏感的准妈妈，通常都没什么感觉，或许在最后几天里，会出现类似感冒的症状：身体疲乏无力、发热、畏寒、嗜睡等，

另外乳房可能会像从前月经来潮前一样胀痛，这些都很难引起异样感觉。

实际上，此时子宫虽然还是鸡蛋般大小，但里面的格局却发生了很大变化，子宫内膜变得肥厚松软而且富有营养，血管轻轻扩张，水分充足，这一切都是为了让胚胎"安心"住下来，同时向下丘脑发出不需要再排卵的信号。

可能会出现轻微出血，像是少量的月经来潮，这一般是受精卵着床引起的，只要出血量不多，对健康并无影响，不必做特殊的护理，也不用过于担心。

孕 1 月营养新知

孕 1 月营养的合理规划

研究证明，怀孕时准妈妈的饮食习惯不好的话，宝宝出生后易经常表现出没有胃口、不喜欢吃东西、常吐奶、消化吸收不良、偏食等现象。为日后宝宝能有良好的饮食习惯，准妈妈一定要注意从现在开始养成良好的饮食习惯。

保证最佳的营养状态

如果准妈妈以前经常采用控制饮食的办法减肥，或者本身体重较轻、长期素食，甚至有贫血、营养不良等症状，那么，要及时调整自己的饮食习惯，尽快使自己的身体状况恢复到最佳状态。

如果准妈妈的身体在孕前就调理

得当，仍旧可以按照以前的饮食习惯，保证自己的食品选择是多样的、充足的就可以了。

食物种类要丰富

营养要丰富全面，保证每天的饮食结构合理，配餐表中要尽量包括主食（米、面或其他杂粮）、有色蔬菜（红色、黄色、绿色）与水果、鱼、肉、禽、蛋、奶及豆制品、食用油、调味品、坚果类食品等，这样才能均衡膳食，保证营养。

补充维生素、矿物质很重要

维生素对保证早期胚胎器官的形成发育有重要作用，尤其是叶酸，应该继续坚持补充，以防止胎宝宝神经管畸形。

加强多种微量元素的摄取，因为微量元素锌、铜等也参与了中枢

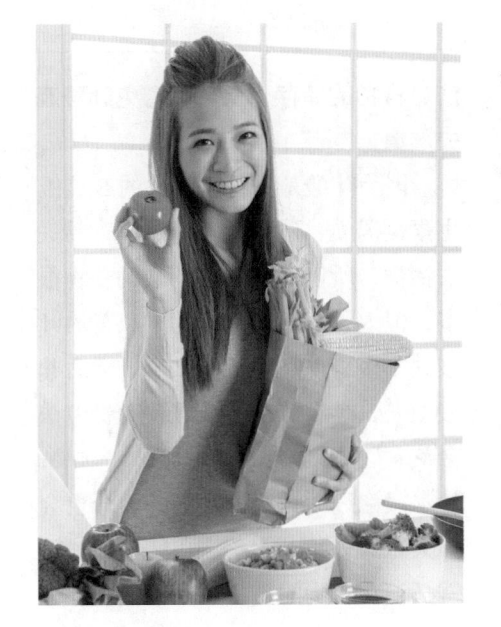

神经系统的发育。可以适当地吃一些香蕉、动物内脏，还有瓜子、花生、松子等坚果类食品，这些食品中富含锌元素。

保证每天 60 ~ 80 克蛋白质

蛋白质的供给不仅要充足还要优质。每天在饮食中应摄取蛋白质 60 ~ 80 克，其中应包括来自鱼、肉、蛋、奶、豆制品等食品的优质蛋白质 40 ~ 60 克。每周吃 1 ~ 2 次鱼；每天保证 1 ~ 2 个鸡蛋、250 毫升牛奶和 100 ~ 200 克肉类。

每天 150 克碳水化合物不可少

受孕前后，如果为孕期提供能量的碳水化合物、脂肪供给不足，准妈妈会一直处于"饥饿"状态，可能导致以后的胎宝宝大脑发育异常，出生后智商下降。同时，考虑到下个月有可能发生妊娠反应而影响营养摄入，准妈妈这个月千万不要节制饮食，以便为以后 2 个月的能量需求做一些积蓄。

保证饮入足够的水

整个怀孕期间，准妈妈体内的液体将大幅增加，因此要保证饮入足够的水。

早饭前先喝一大杯温开水，可以促进胃肠的蠕动，促进排便，防止痔疮。切忌口渴后才喝水，口渴说明体内水分已经失衡，脑细胞脱水已经到了一定程度，应及时地补充水分，最好每天能喝到 8 大杯水，平均每 2 个

小时一次。从现在开始，最好能养成"杯不离手"的习惯，外出办事也别忘了带水。

如何判断自己缺乏哪类营养素

营养素是维系人体健康的重要物质，如果人体中缺乏某种营养素，相应地也会在身体上出现某些细节变化。这些细节变化就像是一盏盏"信号灯"，准妈妈要准确地读懂这些身体变化，及时补充相应的营养，才能保证以良好的身体状态来迎接胎宝宝的"入住"。

通过食物来补充叶酸

孕前准妈妈每天需要补充 0.4 毫克叶酸增补剂，一天一片。为保证足够的叶酸摄入量，从孕前 3 个月补充到怀孕后 3 个月即可。一般来说，按照医生开的剂量补充叶酸，是不会有不良反应的，还可以预防一些疾病的

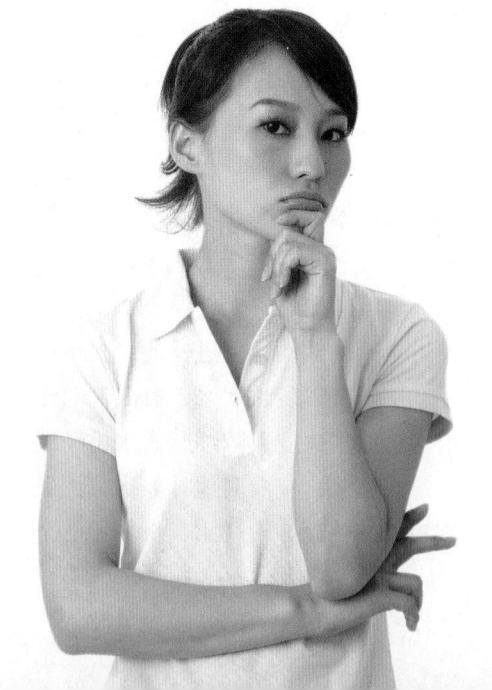

产生，尽可放心服用。

叶酸也可以通过食物来摄取，含叶酸的食物很多，下表中所列的食物，都富含叶酸，准妈妈平时也要注意多加摄取。

动物食品	动物的肝脏、肾脏、禽肉及蛋类、牛肉、羊肉等
蔬菜	莴苣、龙须菜、花椰菜、油菜、小白菜、菠菜、胡萝卜、西红柿、扁豆、豆荚、蘑菇等
谷物	大麦、米糠、小麦胚芽、糙米等
豆类	黄豆、豆制品等
坚果	核桃、腰果、栗子、杏仁、松子等
水果	橘子、草莓、樱桃、香蕉、柠檬、桃子、李子、杏、杨梅、海棠、酸枣、山楂、石榴、葡萄、猕猴桃、梨、胡桃等

注意食物的储存、烹调，避免叶酸流失严重

因为叶酸是一种水溶性的 B 族维生素，遇光、遇热就不稳定，容易失去活性，所以，虽然含叶酸的食物很多，但人体真正能从食物中获得的叶酸并不多。如蔬菜贮藏 2 ~ 3 天后叶酸损失 50% ~ 70%；煲汤等烹饪方法会使食物中的叶酸损失 50% ~ 95%；盐水浸泡过的蔬菜，叶酸的成分也会损失很大。要想从食物中摄入叶酸，就必须在食物的储存、烹饪上多加注

意，比如蔬菜，用凉拌、急火快炒的方式来烹饪，会留住较多的叶酸。

孕期要养成健康喝水的习惯

水是体内重要的溶剂，各类营养素在体内的吸收和转运都离不开水。怀孕后，准妈妈体内的血液总容量将增加40% ~ 50%，因此更要保证水的供给充足。每天喝水6 ~ 8杯，再加上食物中含的内生水共计2000毫升。

孕期正确喝水的方法

1. 清晨起床后喝一杯新鲜的温开水。早饭前30分钟喝200毫升25 ~ 30℃的新鲜开水，可以温润胃肠，使消化液充分分泌，以便促进食欲，刺激肠胃蠕动，有利于定时排便，防止痔疮、便秘。早晨空腹饮水，水能很快被胃肠吸收进入血液，使血液稀释，血管扩张，从而加快血液循环，补充细胞丢失的水分。

2. 切忌口渴时才喝水。口渴说明体内水分已经失衡，脑细胞脱水已经到了一定的程度。准妈妈应每隔2小时饮一次水，每天的饮水量应达到1600毫升。

这些水千万不要喝

1. 不要喝久沸或反复煮沸的水。水在反复沸腾后，水中的亚硝酸银、亚硝酸根离子以及砷等有害物质的浓度相对增加。喝了久沸的水以后，会导致血液中的低铁血红蛋白结合成不能携带氧的高铁血红蛋白，从而引起血液中毒。

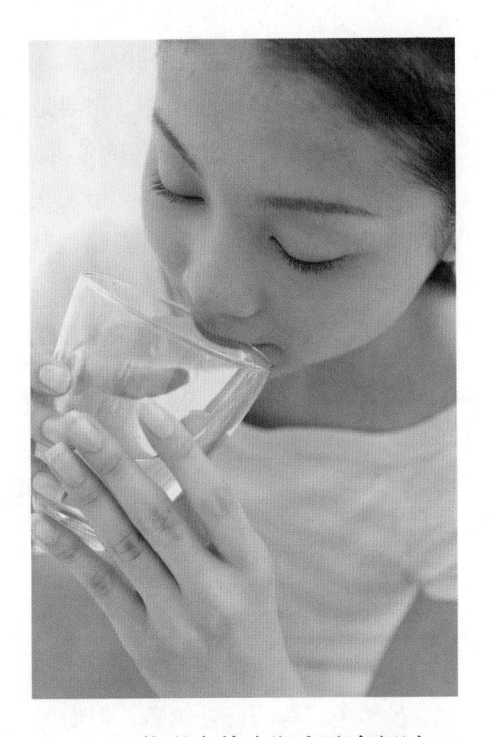

2. 不能喝在热水瓶中贮存超过24小时的开水。随着瓶内水温的逐渐下降，水中含氯的有机物会不断地被分解成有害的亚硝酸盐，对身体的内环境极为不利。

3. 不要喝没有烧开的自来水。自来水中的氯与水中残留的有机物相互作用，会产生致癌物质。

孕事叮咛！

市场上销售的饮料，准妈妈要少喝或不喝，特别是含有糖或糖精、食品添加剂的饮料，对准妈妈来说没有一点好处。如果想喝的话，可以自己榨制果汁饮用，不过要现榨现喝，不要煮沸，还要控制总量。

孕早期要避免刻意进补

刚刚怀孕时胚胎还很小，主要是进行细胞分化，不需要太多的营养。如果一味听信"怀孕后就要一个人吃两个人的饭"的说法，盲目多吃，很有可能胚胎吸收不了过多的营养，多吃的那部分转化成脂肪，导致体重猛增，这对接下来的孕期生活和胎宝宝的发育都是不利的。

补过头没控制好体重，容易产生各种孕期并发症，尤其是妊娠高血压疾病和糖尿病，最终营养过剩导致胎宝宝巨大，难以分娩。

准妈妈吃姜、蒜要注意什么

虽然姜、蒜的好处颇多，但均属于刺激性食品。准妈妈在整个妊娠期间不宜过多吃刺激性食品，所以对姜、蒜的吃法也有一定的讲究。

准妈妈吃适量的姜、蒜有好处

鲜生姜中的姜辣素能够刺激胃肠黏膜，使消化液分泌增多，有利于食物的消化和吸收。姜辣素对心脏和血管都有刺激作用，能使心跳及血液循环加快，汗毛孔张开，有利于体内的废物随汗液排泄。

大蒜含有蛋白质、脂肪、糖以及多种矿物质和维生素。准妈妈吃大蒜

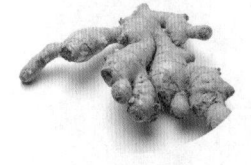
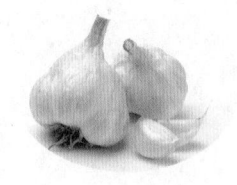

能促进血液循环，还能促进胎宝宝智力发育，大蒜对多种病毒、细菌有杀灭作用，还有抗真菌、抗原虫作用，有利于准妈妈对抗感冒。

准妈妈吃姜要注意的问题

1. 食量适度。生姜辛温，属于热性食物，多吃容易使准妈妈口干烦渴。

2. 准妈妈如生痱子、疖疮、痔疮、肾炎、咽炎或者上呼吸道有感染时，不宜长时间食用，或应禁食生姜，以防病情加重。

3. 生姜红糖水只适用于风寒感冒或淋雨后的畏寒发热，不能用于暑热感冒或风热感冒。

4. 不要食用已经腐烂的生姜。腐烂的生姜会产生一种毒性很强的有机物——黄樟素，能损害肝细胞。

准妈妈吃蒜要注意的问题

1. 吃大蒜不能过量。每天吃生蒜2~3瓣，或熟蒜4~5瓣即可，食用过多可能使肠道变硬，造成便秘。空腹最好不吃，否则可能引起急性胃炎。

2. 把大蒜捣碎吃最有价值。在大蒜的鳞茎中含有蒜氨酸和蒜酸，这两种成分在鳞茎中各自存在，互不相干。只有把鳞茎捣碎使两者接触，蒜氨酸才能在蒜酸的作用下分解，生成有挥发性的大蒜辣素。

3. 阴虚火旺的准妈妈不宜食用。经常有面红、午后低热、口干便秘、烦热等表现的准妈妈不要吃太多大蒜，因为大蒜会让阴虚的状况加剧。

准妈妈怎样防止食物过敏

有过敏体质的准妈妈食用致敏食物后，可能直接危害到胎宝宝的生长发育，或直接损害某些器官，如肺、支气管等，从而导致胎宝宝畸形或罹患疾病。因此，准妈妈学会预防食物过敏十分重要。

如何确认自己属于过敏体质

如果准妈妈不确定自己是否属于过敏体质，可以去医院做相关的食物过敏诊断，如皮肤针刺试验、排除性膳食实验、血清特异性 IgE 水平测定和食物激发试验。

过敏体质可以通过一定的治疗得到改善，如果准妈妈在孕前就发现了自己的过敏体质，可以去医院进行脱敏治疗，减轻过敏的程度。

如何预防食物过敏

1. 以往吃过某些食物发生过过敏现象，在怀孕期间应禁止食用。

2. 在食用某些食物时如发生全身发痒，出荨麻疹或心慌、气喘，或腹痛、腹泻等现象，应考虑到食物过敏，立即停止食用。

3. 不吃易过敏的食物，即使怀孕之前不会过敏的食物，在怀孕期间也可能会发生过敏，如生吃鱼、虾、蟹、贝壳类食物及辛辣刺激性食物。

4. 不要吃过去从未吃过的食物，或霉变的食物。

5. 食用异性蛋白类食物一定要注意烧熟煮透，如动物肉、肝、肾及蛋

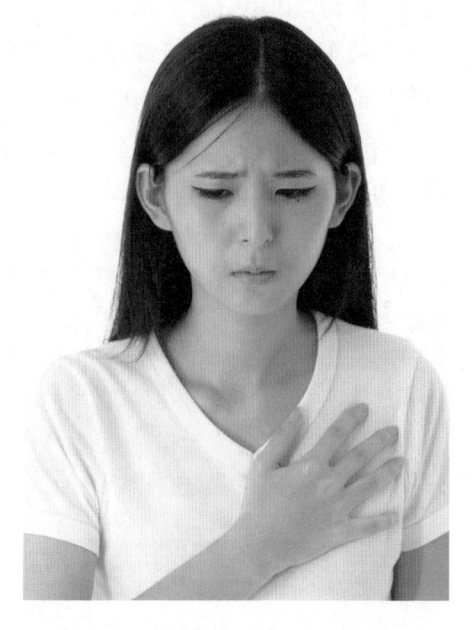

类、奶类、鱼类等。

准妈妈爱吃海鲜要注意什么

很多准妈妈都爱吃味道鲜美的海鲜，不过吃海鲜的时候是有很多讲究的。比如，海鲜往往被污染，其中富集了一些砷。本来五价砷毒性较小，但是如果被维生素 C 之类的还原剂还原成三价砷，也就是砒霜（三氧化二砷），毒性会急剧上升，于是就有了中毒危险。准妈妈在吃海鲜的时候需要注意以下几个方面。

1. 海鲜河鲜多为寒性，肠胃虚弱的准妈妈要少吃。尤其是螃蟹，其性寒凉，有活血祛瘀的功效，对准妈妈不利，应少吃或不吃。

2. 食用海鲜的前后半天内，不要吃维生素 C 片，最好也不要大量吃水果等富含维生素 C 的食物。尤其要少

吃寒凉食物，以免引起腹泻。

3. 蔬菜和粗粮中的纤维可以促进重金属的排出，因此适合搭配食用。

4. 准妈妈每周最多吃 1 ~ 2 次海鲜，而且每次应控制在 100 克以下。

孕事叮咛！

准妈妈在吃海鲜的时候，可以搭配少许姜末和醋汁一起食用，这样可以起到保护肠胃的作用。

孕1月保健护理

职场妈妈怎样给自己打造无烟环境

准妈妈被动吸烟不但会影响到胎宝宝的存活率、出生体重，还有可能会使宝宝成年后的生育能力受到损害，也更容易受到各种疾病的侵扰。职场准妈妈更容易成为被动吸烟者，那么，办公室里的准妈妈如何让自己尽量少受烟雾的侵袭呢？

养一些能吸收化学有毒物质的植物

准妈妈可以在自己的办公桌上放一些能够吸收有毒化学物质的植物，如芦荟、龟背竹、虎尾兰、金橘等，这些植物都能很好地吸收空气中的有害物质，帮助净化空气，让准妈妈少受烟雾的毒害。

办公室注意通风

当办公室里有人吸烟时，准妈妈可以将窗户打开，换换新鲜空气，或者在办公室里准备一个小型的电风扇，将烟雾吹走。

提醒周围的人不要抽烟

如果可能的话，准妈妈要换一个离吸烟的人远一点的位置办公，或者准妈妈告诉周围的人自己怀孕的事情，表达出自己的难处，尽量委婉地让对方理解自己而换个环境抽烟。

提早按孕妇的标准要求自己

这个时期，就算怀孕了，很多准妈妈也感觉不到，但是对备孕期的准妈妈来说，提早按照孕妇的标准来要求自己，是对即将到来或者已经到来的胎宝宝负责。

准妈妈用药要注意

孕 1 月是胚胎组织器官分化、形成的重要时期，也是胎宝宝致畸敏感期，这一时期若是用药不当，极有可能造成胎宝宝畸形。所以，这一阶段准妈妈要远离药物。如果在不知道自己怀孕的情况下服用了药物，在确知后一定要去医院做检查，看胎宝宝的发育是否受到影响。

保持平和的心态

孕 1 月时胎宝宝的脑、脊髓神经系统器官原型已经出现，准妈妈的精神情绪不但会影响到自己的食欲、睡眠、精力、体力等，还会影响胎宝宝的血液供给、胎心率、呼吸。如果这个时期准妈妈的心情过于紧张、焦虑不安，甚至对怀孕所带来的早孕反应感到反感与厌恶的话，就十分不利于胚胎早期的健康形成，对胎宝宝的身心健康和发育也很不利。所以，千万要正确认识自己情绪产生的作用，不要让自己沉浸在大喜大悲或者焦虑不安中，应该让自己保持平和的心态。

有意识地按照孕妇的标准去做

每天要保证 8 ~ 9 个小时的睡眠时间，最好在午间能休息 1 个小时；尽管有些食物是你不爱吃的，可是为了肚子里的宝宝，要适当地吃一些；周末出门要穿平底鞋；睡觉的时候尽量采用左侧睡姿，这样能够减轻子宫的右旋程度，让韧带与系膜的紧张状态得到舒缓，增加血管对胎宝宝的氧供。总之，要时时提醒自己已经是一个孕妇了。

怎样安全使用生活中的化学用品

生活中的一些小细节，对普通人可能没影响，但是对于准妈妈腹中尚处于孕早期的胎宝宝来说，很可能会造成伤害，因此准妈妈要注意到这些细节。

孕期尽量少买新衣服、新家具

在怀孕这段时间准妈妈要尽量少买衣服，最好在孕前就将衣服准备好。衣服买回来后不要立即穿，要用盐水浸泡 15 分钟，之后在阳光下晾晒几个小时，准妈妈才能穿。这一阶段，家里也要尽量避免购买家具，如果非买不可，就要买环保的家具，准妈妈尽量离新买的家具远一点。

日用清洁剂要注意

洗涤剂、柔顺剂、漂白剂、除臭剂、消毒液、空气清新剂这些日用清洁剂中，大多含有对准妈妈有影响的化学成分。所以，在日常生活中要尽可能地少用甚至不用，使用的时候必须戴上优质的防水手套。

清洁剂能不用就不用，能少用就不多用，尽量减少用量，以降低危害。另外，寻找其他不含化学用品的东西来替代也是不错的方法。例如，用蚊

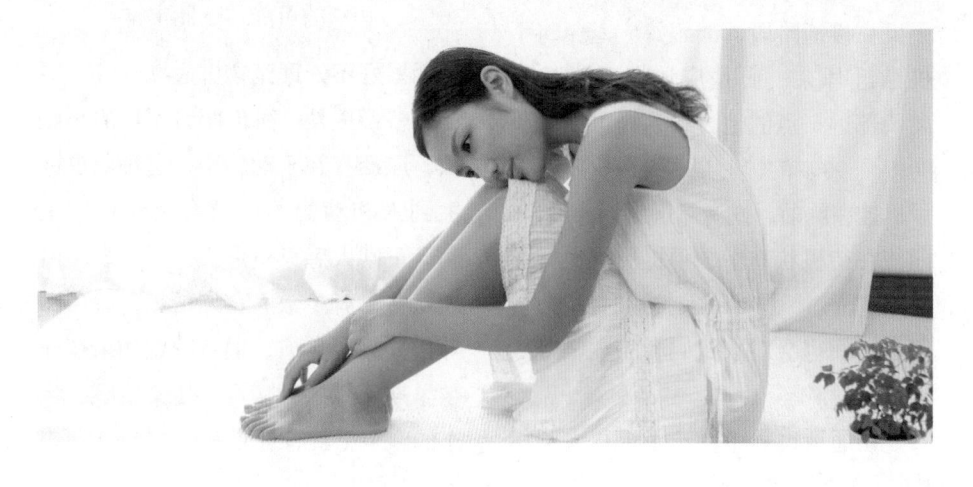

帐来代替蚊香；室内经常通风，就可以不用空气清新剂；衣服经常拿到阳光下去晾晒，就可以不用消毒液了。

孕事 Q + A

Q 怎么选择性质温和的清洁用品呢？

A 购买清洁用品时，最好先看看它的成分，选择那些添加剂少、性质温和的，然后打开盖子闻一闻，气味清淡的为佳，如果气味刺鼻，则尽量不要购买。

孕期怎么安全使用手机

准妈妈在妊娠早期，应尽量少使用手机，以免对胎宝宝造成危害。因为孕早期是胚胎组织分化、发育最为关键的时期，如果准妈妈长期不正确地使用手机可能会对胎宝宝器官发育产生影响。

孕期安全使用手机的方法

手机在接通时，产生的辐射比通话时产生的辐射高出20倍。因此当手机在接通阶段，准妈妈应避免将手机贴近耳朵，而是应该把手机放在离头部远一点的地方，这样可以减少80%～90%的辐射量。此外，不要把手机挂在胸前，或者靠近腹部，因为，即使在待机状态下，手机周围也存在电磁波辐射，虽然不及接通时危害大，但长时间也会对准妈妈和胎宝宝造成伤害。

在通话过程中，让手机与大脑相距15厘米。建议准妈妈最好使用耳机，以避免手机天线靠近头部，从而减少辐射的直接危害。有座机的时候最好改用座机通话。手机的充电器在充电时，周围会产生很强的电磁波，能杀死人体内的免疫细胞，所以，专家提醒，人体应离手机充电插座30厘米以上，切忌放在床边。

孕事叮咛！

经常使用手机和电脑等有辐射电器的准妈妈可以多吃一些胡萝卜、豆芽、西红柿、油菜、海带、卷心菜、瘦肉、动物肝脏等富含维生素C和蛋白质的食物，加强机体抵抗电磁辐射的能力。

孕期养宠物怎样确保卫生安全

据医学专家调查发现，有些猫、狗、禽等动物身上寄生有弓形虫。弓形虫能引起弓形虫病，是人畜共患疾病；怀孕的女性若是感染弓形虫，有30%～40%的可能传给胎宝宝。

孕期最好不处理宠物排泄物

弓形虫是一种肉眼看不见的小原虫，广泛存在于动物中，这种原虫寄生到人和动物体内就会引起弓形虫病。正常人感染弓形虫大多不表现出症状，只有少数人会发低热、流鼻涕等，并且可自愈。但是孕妇如果在怀孕早期感染这种病毒，传染给胚胎状态的宝宝，就有可能引起死胎、流产、

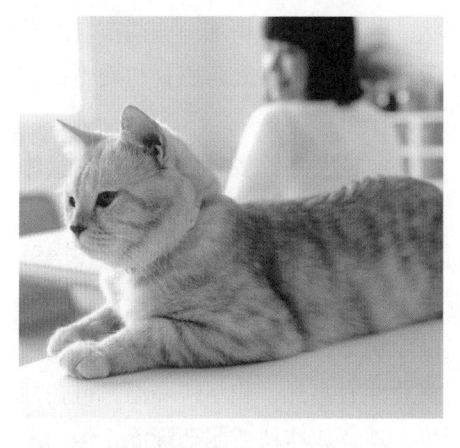

死产或畸形儿等严重后果。

在众多的宠物中，猫的粪便最易传播弓形虫病毒。一只猫的粪便中每天可以排泄数以万计的弓形体卵囊，并且，通过接触猫的唾液、痰或饮用受污染的水，抑或食用受污染的食物，都有被感染的危险。

因此，孕期不建议接触猫、狗的排泄物，即使接触，也一定要确保卫生安全。

孕期养宠物如何确保卫生安全

1. 在计划怀孕之前，带宠物去检查一下弓形虫病毒，防患于未然。

2. 限制猫、狗在一个房间活动，不要让它上床一起睡，接触宠物后要洗手。也不要让猫咪跳上准妈妈怀中走来走去。

3. 减少宠物在外游荡及与其他动物接触的机会，特别注意不要让宠物在外面吃不洁食物。自己动手替宠物清洁或喂饲时，最好先戴上手套，用完的手套也要第一时间彻底清洁或弃掉。当完成清洁或喂饲的工作后，切

记要马上洗手。

4. 处理宠物粪便的工作由家中其他成员代劳，若需要自己清，那就戴手套，并且事后一定要用肥皂洗手。

孕事 Q + A

Q 如果感染了弓形虫，还能怀孕吗？

A 如果在孕前经过检查确诊体内存在着弓形虫感染，应该立即采取治疗，待血清抗体完全转阴性后再考虑怀孕。一旦在怀孕早期感染弓形虫，要马上就医检查，必要的话进行产前诊断及治疗，以防止婴儿患病。

孕事叮咛！

除了宠物外，生肉类食物特别是猪肉、牛肉和羊肉也是重要的传染源，准妈妈在生活中一定要注意，不要吃未熟的肉，在涮肉时一定要确保熟透后再吃，切过生肉的菜板和刀要用开水清洗，加工生肉后、吃东西前都要洗手。另外，食用未经消毒的奶制品，生吃没洗净的蔬菜水果也可造成感染。

冬天不要使用电热毯

因为电热毯通电后会产生电磁场，产生电磁辐射。这种辐射可能影响母体腹中胎宝宝的细胞分裂，使其细胞分裂发生异常改变，胎宝宝的骨

骼细胞对电磁辐射也最为敏感。长时间处于这些电磁辐射当中，最易使胎宝宝的大脑、神经、骨骼和心脏等重要器官组织受到不良的影响。因此，建议准妈妈冬天取暖不要使用电热毯。像电手炉这样的取暖器材，准妈妈在使用时也要注意离肚子稍微远一点，防患于未然。

孕早期感冒怎么应对

感冒后，由于担心用药会对胎宝宝造成不良影响，加之感冒初期又未能很好地进行调护，往往导致准妈妈的病情发展，反而对胎宝宝产生危害。那么，感冒了怎么办呢？

准妈妈感冒后千万不要擅自服药，但也不要畏惧服药，应当在医生的指导下合理用药，并注意多喝白开水。

应对孕早期感冒的具体方法是：

1. 在感冒初起时，可尝试一些食疗法，如鸡汤可减轻鼻塞、流涕的症状，若在鸡汤中稍加一些胡椒、生姜等调味品，具有缓解感冒初期不适症状的作用。

2. 轻度感冒多喝白开水，注意休息并注意保暖。

3. 一旦患了重感冒，应该在产科医生指导下合理用药，尽快控制感染，排除病毒，以防病情加重；感冒较严重并伴有高热，应尽快降温，可在额头、颈部放冰块或服药降温，但一定要在医生指导下进行，避免乱服阿司匹林之类的退热药。

避开容易导致畸形儿的因素

孕早期是致畸敏感期，准妈妈一定要注意避开容易导致胎宝宝畸形的因素。

哪些准妈妈容易怀上畸形儿

1. 整日浓妆艳抹的准妈妈

化妆品中含的砷、铅、汞等有毒物质被准妈妈的皮肤和黏膜吸收后，可透过血胎屏障，进入胎血循环，影响胎宝宝的正常发育。

2. 喜欢与猫打交道的准妈妈

恐怕很少有准妈妈知道猫也是一种导致宝宝畸形的传染病源，其实猫的粪便是传染病传播的主要途径。

3. 孕期精神过度紧张的准妈妈

人的情绪受中枢神经和内分泌系统的控制，内分泌中的肾上腺皮质激素与人的情绪变化有密切关系。准妈妈情绪过度紧张时，肾上腺皮质激素可能阻碍胚胎组织的发育，如果在孕

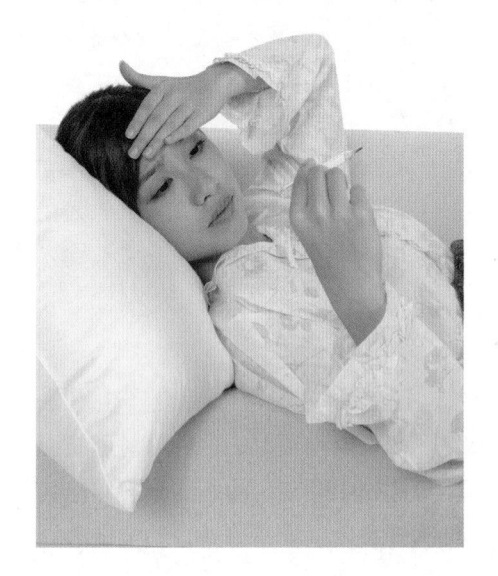

早期，很可能会造成胎宝宝唇裂或腭裂等畸形。

4. 孕早期发高热的准妈妈

在孕早期，准妈妈发高热会造成胎宝宝脑神经细胞死亡，使脑神经细胞数减少。即使胎宝宝出生以后不出现明显的外观畸形，但是脑组织发育也有可能受到不良影响，表现为智力低下，反应和学习能力较差。

5. 误食了霉变食物的准妈妈

若准妈妈误食了霉变食物，霉菌毒素可通过胎盘祸及胎宝宝，引起胎宝宝体内细胞染色体断裂，从而造成宝宝畸形。

6. 爱喝酒的准妈妈

酒精可通过胎盘进入胚胎，对胎宝宝有严重的损害。如果准妈妈在妊娠期每天喝 2 ~ 4 杯酒，胎宝宝则有畸形发育的危险，如脑袋、耳鼻均极小和上嘴唇宽厚等。

怀孕早期流血是怎么回事

怀孕早期的出血现象很容易让准妈妈们慌了手脚，精神紧张，所以这里要提醒准妈妈：不要一见血，就如大祸临头，有些孕早期出血是正常的。

有些出血是安全的

孕早期出血有各种各样的原因，有些是正常现象，有些即使是病理原因也并无大碍，这时候准妈妈的情绪稳定最重要，建议及时就医明确出血原因，胎宝宝可不想有一个大惊小怪的妈妈。

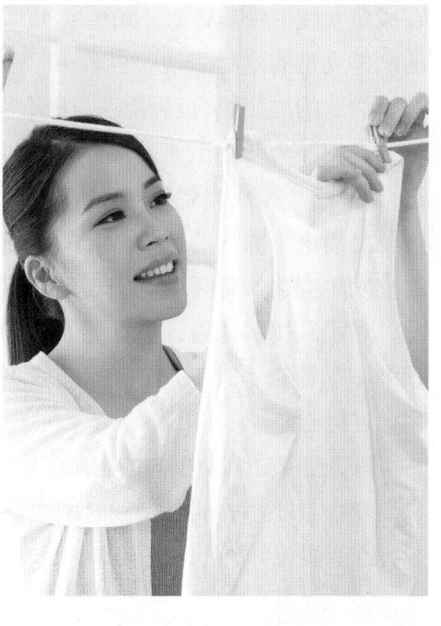

1. 着床出血。在孕早期，受精卵植入子宫时，有的人会有一两天轻微的出血，接下来，胎盘在子宫内壁上着床时，有少量出血也是正常的。

2. 息肉出血。息肉是子宫颈口处形成的良性小疙瘩，从息肉处流出来的血有时会和子宫颈流出来的分泌物混在一起，造成出血现象。有时随着怀孕周数的增加，息肉会长大些，但这一般对胎宝宝的安全没有影响，不需要用保胎措施。当然也有医生会根据实际情况将息肉拿掉，这是一个非常小的手术，没什么可担心的。

3. 黏膜出血。黏膜是阴道或子宫口的红色组织，因为怀孕后黏膜充血，性生活、妇科检查或是提重物时都有可能引起出血。这一般都会在短时间内自行止住。

4. "宫颈糜烂"出血。"宫颈糜烂"

在成熟女性中极其普遍，30%～40%的已婚女性有这种表现。很多患"宫颈糜烂"的准妈妈自己并没有任何感觉，直到因为孕期出血做检查时才知道自己有"宫颈糜烂"。而实际上，怀孕之后由于激素的影响，会使宫颈上皮发生变化，呈现糜烂的表现，因此，对于准妈妈来说，更重要的是宫颈细胞学检查（TCT）没有问题就不用太过担心。

以上都是正常范围内的出血现象，只要出血量不多，而且持续时间也不长，准妈妈大可放心，好好休息。

有问题的出血

怀孕的前3个月，是小生命最脆弱的时候，因为自然流产都发生在这个阶段。自然流产是大自然"优胜劣汰"的法则，强行保胎是无意义的，如果真的是出血量大，伴有腹痛，则可能是先兆流产，应该及时去医院请医生处理。

1. 宫外孕出血。本应该在子宫安家的受精卵却停在了子宫以外的某个地方，比如在输卵管上，胚胎越长越大会把输卵管撑破，导致出血。宫外孕出血一般在怀孕2个月左右的时候出现，并伴有恶心、腹部剧痛等症状。宫外孕破裂是要马上进行手术的，否则会危及生命。

2. 葡萄胎导致的出血。葡萄胎是指形成胎盘的滋养细胞异常生长繁殖，子宫内充满了如葡萄般的水泡状颗粒。往往会伴有持续的阴道出血或持续腹胀，部分患者还可能出现高血压、水肿等异常现象。

3. 性病引起的出血。如果准妈妈患有性病（淋病、梅毒、生殖器疣等），怀孕时也会出现不同程度的流血现象。这种出血也比较好分辨：排出的血液黏稠并伴有腥臭味，同时还有阴道及外阴瘙痒等症状。如果被诊断是性病引起的先兆流产，就应立即进行治疗，必要时需要终止妊娠。

4. 胎盘前置引起的出血。胎盘形成后，一般是靠近子宫底，而如果胎宝宝着床的位置靠近子宫颈口，则称为胎盘前置，也是容易出现先兆流产的现象。即使最终没有导致流产，也很有可能在整个怀孕期间都有稀稀拉拉的出血现象。所以，这样的准妈妈在整个孕期都要静养，杜绝任何形式的剧烈运动。

孕期合理运动好处多

准妈妈孕期若能进行适宜而有规律的体育锻炼与运动，可以促进准妈妈体内胎宝宝的发育和日后宝宝身体的灵活程度，更可以减轻准妈妈分娩时的难度和痛苦。

促进胎宝宝的生长发育

准妈妈适当的运动能够增加胎宝宝的血液供氧，加速新陈代谢，促进胎宝宝的生长发育。准妈妈在做运动时，大脑能够得到充足的氧气以及营养，从而释放出脑啡肽等有益物质，此物质可以通过胎盘进入胎宝宝体

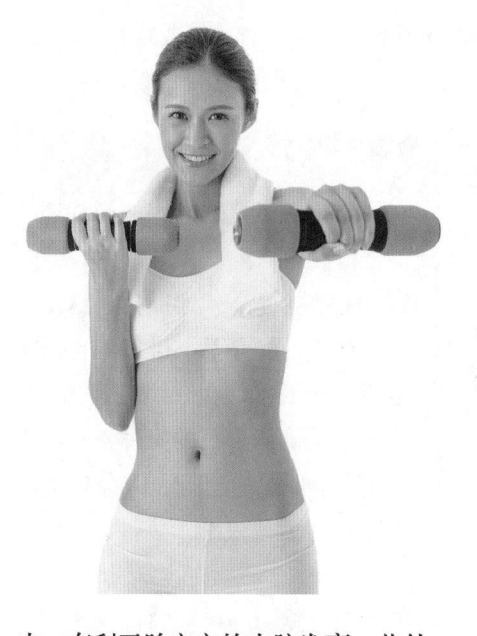

Q 孕早期适宜准妈妈的运动有哪些？

A 孕早期准妈妈要多做缓慢的有氧运动，如散步、瑜伽、爬楼梯等，每天可以定时定量做一两项。日常的家务劳动，如扫地、拖地、擦桌子、买菜也可以做，不过若是出现严重反应，就要减少家务劳动。而像跳跃、快速旋转、球类运动这样的剧烈运动则一定要避免。

内，有利于胎宝宝的大脑发育。此外，准妈妈运动时羊水会跟着摇动，摇动的羊水轻轻地触碰着胎宝宝全身的皮肤，就如同在给胎宝宝做全身按摩一样，同样有利于胎宝宝的大脑发育。

帮助准妈妈吸收钙

准妈妈若是能够经常去公园里参加户外运动，不仅能够呼吸到清新的空气，还能够使皮肤中的脱氢胆固醇转化成维生素 D，增进机体对钙与磷的吸收利用。既能够起到防止准妈妈发生骨质软化症的作用，还对胎宝宝的骨骼发育大有好处。

日后宝宝性格会更好

经常运动的准妈妈身体的疲劳感与不适感会减轻，心情会比较舒畅，准妈妈的好心情自然会影响到胎宝宝，日后宝宝的性格会更好，这也算是一种极好的胎教方式。

散步是准妈妈孕早期的最佳运动

准妈妈的运动，在孕期的不同阶段有不同要求，对孕早期的准妈妈来说，散步是一种很安全有效的运动方式。

散步对准妈妈的好处

1. 有节律而平静的步行，可使腿部肌肉、腹壁肌肉、心肌肌力增强。

2. 散步可以提高神经系统和心肺的功能，促进新陈代谢。在散步中，肺的通气量增加，呼吸变得深沉。

3. 散步可以扩充血管的容量，让肝和脾所储存的血液进入血管。动脉血的大量增加和血液循环的加快，对身体细胞的营养，特别是心肌的营养有良好的作用。

散步要注意的问题

1. 散步的时间很重要。应选择风

和日丽的天气，雾、雨、风及天气骤变不宜外出，以免发生感冒。最好选在清晨。准妈妈还可以根据自己的工作和生活情况安排适当的时间。

2. 要选好散步的地点。花草茂盛、绿树成荫的公园小道是最理想的散步场所。这些地方空气清新、氧气浓度高，尘土和噪声少。准妈妈置身于这样宜人的环境中散步，无疑会身心愉悦。

一定要避开空气污浊的地方，如闹市区、集市以及交通要道，在这种地方散步，不仅起不到应有的作用，反而对准妈妈和胎宝宝的健康有害。

3. 腹部抽痛时，立即停止散步。准妈妈在身体疲倦时很容易产生腹部抽痛的感觉。所以产生明显的疲劳感或腹部疼痛就要立即停止散步。散步时觉得累了就可以停下来休息片刻再

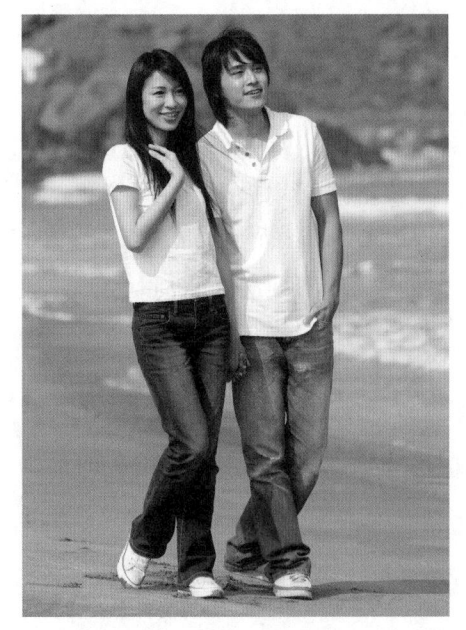

继续走，若出现冒冷汗或眩晕的情况，则应立刻前往医院接受诊断和治疗。

孕事 Q+A

Q 有晨跑习惯的准妈妈孕期还能进行晨跑吗？

A 慢跑能提高代谢能力，稳定心理状态。怀孕后，准妈妈也能进行慢跑锻炼，在继续慢跑锻炼之前，要确认自己的身体不存在任何的问题。先进行 10 分钟的走路热身后，慢跑 3 分钟，接着步行 2 分钟。若是感觉较为舒适，就可以慢跑 10 分钟之后，步行 5 分钟再跑。

孕 1 月妈妈帮

传闻排卵试纸可更早测得早孕，可靠吗

很多女性朋友在用早孕试纸测试出怀孕之前，就用排卵试纸测试出两道杠了，而很多已经怀孕的女性朋友也发现，怀孕后，虽然不是排卵期，但排卵试纸上也会出现两道杠，这是什么原因呢？排卵试纸能比早孕试纸更早测得怀孕吗？

怀孕后排卵试纸会出现两道杠的原理

HCG 有两条链：α 和 β，其中 α 链的结构和 LH、FSH 基本相似，容易发生交叉反应，所以医学上判断是否怀孕一般都以 β 作为标准。正

因为 HCG 和 LH 有交叉，有时候排卵试纸对早孕也有反应。于是，在早孕试纸之前，排卵试纸早就测到了早孕。

为什么早孕试纸测试结果不如排卵试纸早

因为现在的早孕试纸基本上是测试 β HCG，而 HCG 中的 β 含量远远低于 α，当 β HCG 只有 50～100 的时候，α HCG 往往已经达到一两千了。所以会出现排卵试纸阳性早于早孕试纸。

排卵试纸测怀孕是否准确

这种测试方法不是完全可靠的，因为在测试的过程中可能会因某些值的不精确而造成误诊。排卵试纸没有弱阳不表示你没有怀孕，因为交叉反应不是必然的。排卵试纸阳性也不表示已经怀孕，因为可能是你 LH 没有完全撤退，也可能是和 FSH 的交叉反应。何况就算真的是 α HCG 的交叉反应，也不表示怀孕。如果 α HCG 有了，β HCG 没有跟上来，也没有意义的。

怎样发现怀孕的蛛丝马迹

对于进行了长时间备孕的准妈妈来说，在排卵期同房后的每一天都相当紧张，因为那个时候虽然自己急切想要知道结果，但是试纸测不出怀孕，月经期也没有到来，怎样尽早知道自己到底有没有怀孕呢？

以下一些现象常常发生在不知不觉之间，很容易被忽略。

1. 乳房很痛。女性怀孕之后乳房会渐渐肿胀起来，这是我们聪明的身体在加强乳房的供血，为哺乳做准备。同时乳头及乳晕的颜色会加深，也会变得格外敏感，甚至连穿衣服时都会引起刺痛。

2. 口渴。口渴是身体在告诉你：胎宝宝和你需要更多的水分。准妈妈在正常情况下一天内要补充 2000 毫升的水。补水的方式除了要多喝水之外，还可以从果蔬汁、水果和蔬菜中摄取。

3. 尿频。主要是因为怀孕后子宫充血增大，压迫膀胱而使尿意频频。

4. 很像轻微感冒。在怀孕初期，由于孕激素分泌的影响，准妈妈的体温有所升高，有些人还会伴有头痛、鼻塞现象，浑身无力，和感冒的症状特别相似。

5. 脾气很坏。当一系列让人很难适应的状况发生在自己身上，我们的情绪受生理状况的影响自然会变差，而且往往是不由自主的。所以，如果准妈妈突然发现自己莫名其妙的心烦，看谁都不顺眼，甚至有点精神错

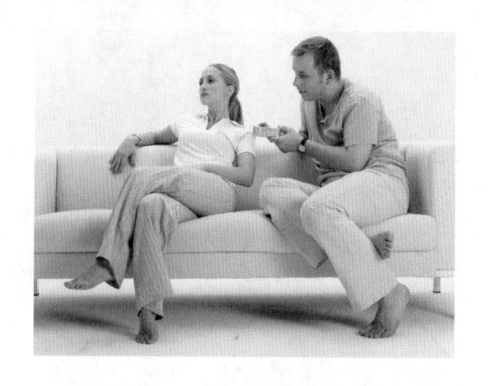

乱的架势，就往好处想一想：我是不是怀孕了？

醉酒后发现意外怀孕怎么办

一般建议准爸妈在孕前3个月就开始戒烟戒酒，但如果在不知情的情况下醉酒后意外怀孕了该怎么办，孩子能要吗？

醉酒怀孕不可盲目流产

并不是喝酒就一定会导致宝宝畸形，只是说存在可能性，也有很多准爸妈在醉酒的情况下怀孕了照样生出健康的宝宝，所以如果真的不小心怀上了，准爸妈也不要过于担心，先去医院和医生说明情况，并在医生的指导下进行孕检，然后就是放平心态，好好给胎宝宝发育补充营养，还要定期做好检查。千万不要盲目选择人工流产，人工流产做多了可能导致不孕，准妈妈要慎重。

准妈妈醉酒20天以后再考虑怀孕

酒精对生殖细胞的毒害作用，不会随酒精代谢物的排出而消失，只有当受损的生殖细胞被吸收或排出后，才可避免胎宝宝畸形的形成，而卵子从初级卵细胞到成熟卵子约需14天。所以，如果准妈妈醉酒，最好是20天后受孕。

准爸爸醉酒80天后再考虑怀孕

男性酗酒可使20%的精子发育不全或游动能力差，如果这种精子和卵子相遇而形成受精卵，发育形成的胎宝宝有可能是不健康的。所以如果准爸爸饮酒过多，则要80天后再考虑受孕，因为男子从精原细胞发育到成熟具有受精能力的精子需80天左右。

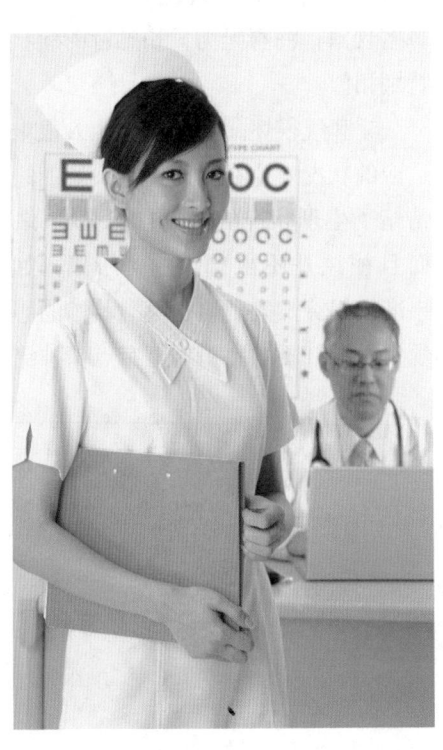

孕事叮咛！

准妈妈除了避免在醉酒的情况下怀孕外，怀孕后更要完全戒酒，否则容易引起胎宝宝酒精综合征，容易造成胎宝宝在出生前和出生后的发育迟缓，还可能引起肢体和器官缺陷。

用药后发现意外怀孕怎么办

早孕期前3周药物对胎宝宝的危害是全或无的影响。要不危害很大，流产了；要不没有影响到，留下来了。

如果实在不放心，准妈妈可以将服用药物的名称、数量、时间等情况详细地告诉医生，然后由医生根据药物的特性、用药时胚胎发育的情况、药物用量多少以及疗程的长短等来综合分析并治疗，以决定准妈妈是否必须终止妊娠。

孕事 Q + A

Q 吃了事后紧急避孕药毓婷，但还是怀上了，孩子能要吗？

A WHO 数据及上海一项大型的临床数据研究结论均提示毓婷不增加畸形概率，但是会增加流产风险，所以如果胎宝宝无异常可以要，注意定期产检和排畸。但若有流产迹象，则一般不要保胎。

孕 1 月胎教时间

胎教从什么时候开始

从广义上来讲，胎教应该从择偶时就开始。选择对象时应考虑对方的思想品质、性格气质、相貌教养、彼此的感情及遗传因素、健康因素等。选择最佳的妊娠或受孕时机，也是胎教的一项重要内容。

从狭义上来讲，胎教从新生命诞生之日起就应该开始了。理想的胎教，应包括受精前至少 3 个月的准备期到胎宝宝娩出这段过程，因为，精子从

精细胞分裂、形成到成熟约需要 90 天的时间。当然并不是说已经怀孕或者孕期过半再做胎教已经没有意义，胎教对怀孕任何一个阶段的胎宝宝来说，都不会过时的。

➕ 胎教重点

胎教是一个循序渐进的过程，十月怀胎，关键是妈妈爸爸要有耐心和恒心，既不能操之过急，也不能三天打鱼，两天晒网，每天怀着轻松的心情与胎宝宝亲密交流，给胎宝宝以良好的刺激！

情绪胎教是孕早期的重中之重

着床后的胚胎慢慢长大，准妈妈可能不会想到，胎宝宝的大脑已经开始发育了，慢慢分化出脑和神经系统。

胎宝宝首先发育的是神经系统

胎宝宝的神经系统发育得很早，在第 4 周时就开始形成。虽然还只是胚胎，但到了第 4 周，胎宝宝的神经管就应该闭合，发育成脊髓和其他神经器官，这样，胎宝宝的感觉会很快变得敏锐。

可是，如果因为一些因素（如叶酸缺乏、意志消沉）而未能完成闭合，就会成为神经管畸形了，可导致脊柱裂、脑损害、残障等中枢神经系统发育缺陷。

准妈妈的好情绪可以让胎宝宝更聪明

准妈妈的情绪可以通过神经递质

的作用影响到胎宝宝，当准妈妈无忧无虑、心情愉悦时，这种良好的情绪会促进胎宝宝大脑的发育，让宝宝将来有较高的智商，而如果准妈妈情绪低落、不安，将对胎宝宝处于敏感期的神经系统的发育不利。

胎教重点

整个孕期，情绪对胎宝宝都很重要，而孕早期保持一个好的情绪，是重中之重，如果情绪不好，建议准妈妈深呼吸，放松；还可以看一些轻松搞笑的节目、读一则小笑话或者找家人倾诉等来调适心情。

改善心情的呼吸法

胎教最大的障碍就是准妈妈持有杂乱、不安的心情，以下介绍的这种呼吸方法，对平复心情和稳定情绪很有帮助。

呼吸法怎么做

在进行呼吸法时，准妈妈要选择一个安静的场所，沙发上、床上都可以。要尽量使腰背舒展，全身放松，微闭双目，手可以放在身体两侧，只要没有不适感，也可以放在腹部。尽量不去想其他事情，要把注意力集中在吸气和呼气上。衣服也要尽可能穿宽松一些。

准备好以后，用鼻子慢慢地吸气，以5秒钟为标准，在心里一边数1、2、3、4、5……一边吸气。肺活量大的准妈妈可以数6秒钟，感到困难时

可以缩至4秒钟。吸气时，要让自己感到气体被储存在腹中，然后缓慢、平静地将气呼出，以嘴或鼻子都可以。呼气的时间是吸气时间的两倍。也就是说，如果吸气时是5秒，呼时就是10秒。就这样，反复呼吸1～3分钟，准妈妈就会感到心情平静，头脑清醒。

胎教重点

准妈妈在每天早上起床时，中午休息前，晚上临睡时，可以各进行一次这样的呼吸法，这样，在妊娠期间动辄焦躁的精神状态可以得到很好的改善。

电影《白兔糖》，体会孩子带来的温暖

导演：萨布

编剧：萨布、琳民夫

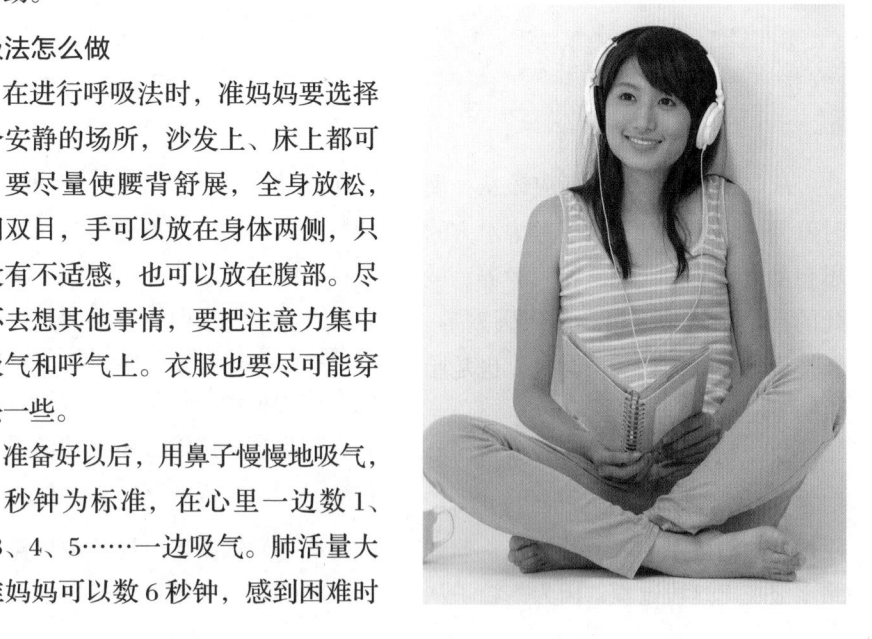

主演：芦田爱菜，松山健一，池胁千鹤，香里奈，风吹纯，木村了，中村梅雀，木泷麻由美，桐谷美玲，佐藤瑠生亮

类型：剧情，喜剧

语言：日语

片长：113 分钟

影片简介

河地大吉在爷爷的葬礼上遇到爷爷的"私生女"——六岁小女孩。爷爷死后小女孩无依无靠，而家人在激烈讨论后都不愿意照顾这个小女孩，认为这个爷爷的"私生女"会带来很大的麻烦。河地大吉不忍心小女孩无依无靠，固执地将她领回了家。河地大吉在和小女孩相处的日子里才发现照顾小孩的种种麻烦和痛苦，然而这并没有使河地大吉退缩。相反，他选择了每天奔波，甚至降级来承担这份责任，而小女孩的体贴和懂事也打动、改变了河地大吉。

影片推荐理由

在为孕育宝宝做所有甜蜜准备的时候，准妈妈的心态会发生潜移默化的变化，变得喜欢孩子和与孩子有关的一切东西，《白兔糖》就是这么一部与孩子有关的温暖电影。

影片以诙谐的情节和演员滑稽的表演，一波三折的剧情，构建了一部"父女"亲情感人至深的轻喜剧。

影片里年轻妈妈说"与孩子度过的时光，也正是我们的时光"。这句

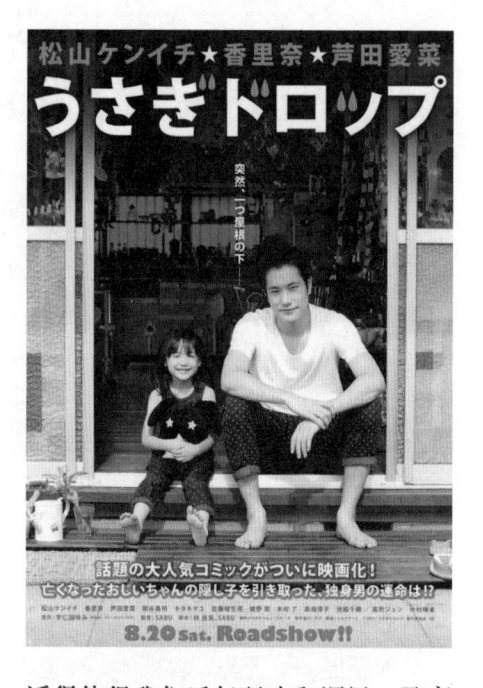

话很值得我们反复玩味和深思，孕育胎宝宝的时光，也是"我们的时光"。有可能这段时光会给准妈妈身体带来颇多不适，给生活带来一些不便，但这也是生命中宝贵又不可或缺的一段生活，如果细细体会，感觉一个生命在慢慢成熟长大，有很多的感动，有时候甚至有要抓住这段时光的冲动，因为它确实过一天就少一天了。

➕ 胎教重点

主演芦田爱菜是一名集天才与天真于一体的小女孩，尤其建议准爸爸也看一看，看一个可爱的孩子是怎样将一个大男孩变成一个暖心的"爸爸"。看完这部电影，准爸爸会对准妈妈腹中宝宝的到来有更多的期待。

怀孕第 2 个月（5 ～ 8 周）

准妈妈的变化和胎宝宝的发育

第 5 周胎宝宝发育

本周，胚胎分裂形成内、中、外 3 个胚层，所有器官和身体部位都将由这些组织发育形成：

外胚层——皮肤、指甲、眼睛、鼻子、神经系统等；

中胚层——肌肉、骨骼、淋巴组织、血细胞、心脏等；

内胚层——舌头、扁桃体、尿道、膀胱等。

神经系统和循环系统最先开始分化，心脏开始成形，刚开始有了搏动，每分钟可达 69 次左右。

这时候，胚胎长 0.4 ～ 0.5 厘米，一个小苹果籽大小，看起来还不像人，更像一只小蝌蚪，胚胎的上面和下面开始形成肢体的幼芽，将来发育成宝宝的手和腿。面部器官本周开始形成，鼻孔已经出现，眼睛的视网膜也逐步成形。形成嘴巴的地方的下面有些小的皱褶，它以后会发育成宝宝的脖子和下巴。

第 5 周母体变化

如果有规律的月经周期，到了这一周，准妈妈会发现月经超期已经有几天了，除此之外，还可能有一种异于往常的充实感，这是激素在起作用，卵巢分泌的激素会随着胚胎的发育分泌得越来越多，身体开始感觉到它带来的变化，这也是提醒准妈妈怀孕的信息，应该考虑验孕。

从外观上看，准妈妈的腹部仍然没有什么变化，但里面的子宫在一天天慢慢膨大，由于怀孕的影响，准妈妈可能开始感觉到口渴、尿频、犯困、乳房增大变软并且触痛等早孕症状，初次怀孕的话，这些表征会更明显。

有的准妈妈早早就会感到胃部不适，有烧灼感，这种感觉可能持续到分娩结束。

第 6 周胎宝宝发育

现在，小胚胎看上去像小扁豆粒般大小，大约 6 毫米长，生长十分迅速。

脑和呼吸系统正在发育，神经管开始连接大脑和脊髓，原肠也开始发育，肝脏开始发育，血液循环系统的器官原型已经出现，四肢的雏形已经出现，只是还不很规则，心脏已经开始划分心室，并进行有规律的跳动及开始供血。

这一周，胚胎形成了与母体相连的脐带，开始漂浮在充满液体（羊水）的羊膜囊中，活像一条快乐游弋在水里的小鱼儿。

第 6 周母体变化

从外观来看，准妈妈依然没有什么明显的变化，但大部分准妈妈开始出现了早孕反应，会食欲不佳，同时伴有恶心、呕吐、唾液分泌多，并且精神不济，常常昏昏欲睡，情绪低落，不愿多说话，不愿做家务，不愿运动，只想静静待在家里。

在雌激素与孕激素的作用下，准妈妈的乳房有些增大，变得柔软，乳晕和乳头的颜色变深，会感到胀痛，乳晕有小结节突出，白带增多，而且会意识到排尿变得频繁。

很多准妈妈会发现自己的情绪波动有些大，有时会很烦躁，但这是胚胎发育的一个关键时期，情绪过分不安会影响胚胎的发育，因此准妈妈要多做些让自己感到愉悦的事情，避开不愉快的场景。

第 7 周胎宝宝发育

这一周，胚胎大约有 13 毫米长，重约 4 克，有了一个与身体不成比例的大头，向胸部弯曲，面部器官十分明显，眼睛就是两个明显的黑点，鼻孔大开着，耳朵有些凹陷，腭部正在发育。

尽管此时胚胎还是很小，但大脑、身体将经历重要的发育时期。

胚胎的神经系统轮廓在这一周已接近完成，头部明显增大，80% 的脑和脊髓的神经细胞开始形成，大脑平均每分钟就有 10000 个神经细胞产生，迅速发育成前脑、后脑和中脑 3 个部分，大脑皮质也已经清晰可见。

胚胎上伸出的幼芽般的四肢长成的胳膊和腿现在看上去很明显，在其末端有裂，以后这些变成手指和脚趾。两条胳膊很像鱼鳍，比腿长一些，而且宝宝的胳膊比腿发育得稍快，这种状况一直会持续到宝宝 3 岁以后。

胚胎有两肺、肠、肝、两肾以及内生殖器官，但均尚未完全形成，心脏已经划分成心房和心室，并有规律地跳动着，每分钟大约跳 150 次（比成人要快 2 倍），开始有血液在胚胎的体内循环。胃和食管正在建造过程当中。舌头很快就会建设完成。此前已经成形的各个器官，也随着胎宝宝的长大不断拉长增大。

第 7 周母体变化

很多准妈妈变得没有胃口、犯恶心，除了恶心、呕吐外，乏力、情绪烦躁的感觉也会非常明显。

也有些准妈妈总是有饥饿的感觉，而且常常饥不择食地吞咽各种食物，这和个人激素有关，都是正常的，在怀孕初期时没必要抑制自己的食欲。

在本周的中间，胚胎开始有轻微的动作，遗憾的是准妈妈还感觉不到，大约需要等到第5个月时准妈妈才能享受到胎动的乐趣。

第 8 周胎宝宝发育

这周，胚胎长到了葡萄大小，身长在 16 ~ 20 毫米，大约一颗葡萄那么大，接下来他会以平均每天 1 毫米的速度继续长大，这个增长速度会一直持续到第 20 周。

胚胎的器官已经开始有明显的特征，两侧颌骨联合起来形成了口腔，

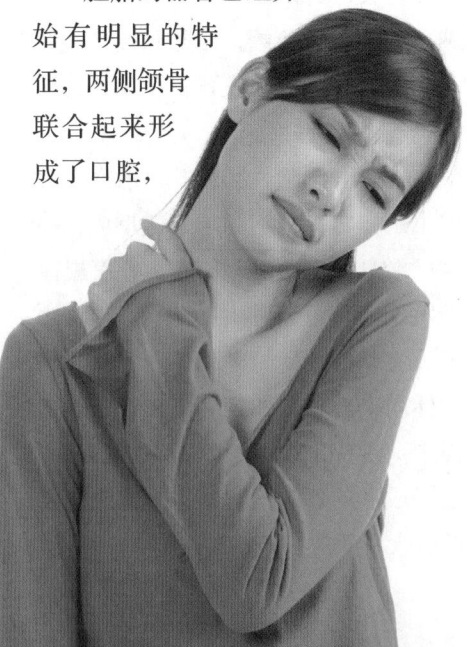

已经有了舌头，牙和腭在发育，耳朵也在继续成形，手指和脚趾间看上去有少量的蹼状物，眼睑开始出现褶痕，位于头部两侧，胳膊在肘部变得弯曲，手脚还会轻柔地动，在羊水中进行类似游泳般的活动。

此时，心脏和大脑已经发育得非常复杂，各种复杂的器官都开始成长，胚胎蜷缩成一团，皮肤像纸一样薄，血管清晰可见，是一个透明的小家伙，它正在像豆子一样跳动。

不过，因为肠道很长，胚胎的身体暂时还没有足够的空间容纳，所以此时要在腹腔外生长，与脐带相连，以后会回到腹腔中去。

第 8 周母体变化

准妈妈的腹部现在看上去仍很平坦，但子宫已有明显变化，它不但增大了，而且变得很软，阴道壁及子宫颈因为充血而变软，呈紫蓝色。

许多准妈妈在这一周第一次有了腹部疼痛的感觉，这是因为子宫在迅速地成长扩张，从而出现了牵拉痛感。

子宫迅速增大还导致了更明显的尿频，因为膀胱紧邻子宫，子宫占据较多位置自然会压迫到膀胱。

对很多准妈妈来说，这一周可能也是很难熬的一周，有的准妈妈在本月开始就明显感到孕吐来袭，对孕吐已经开始的准妈妈来说，这周可能是妊娠反应最严重的时候，变得格外不舒服，因此更需要家人的关怀。

孕2月营养新知

孕2月营养的合理规划

受孕后的3～8周是胎宝宝生长发育非常关键的时期，胎宝宝的神经系统、内脏、五官、四肢等器官，都会在这个月形成雏形，在这个月尤其要注意补充叶酸及其他维生素、矿物质、蛋白质、脂肪等营养素，并避免化学、物理、生物等可能致畸的因素。

少量多餐，克服孕吐

有了早孕反应的准妈妈应选择易消化、易吸收的食物，如烤面包、饼干、大米或小米稀饭及营养煲粥等。正餐时若没有胃口可以少量多餐，一天5～6餐，甚至可以想吃就吃。一定要吃早餐，而且要保证质量。恶心时吃干的，不恶心时吃稀汤。

保证碳水化合物和脂肪供给

碳水化合物及脂肪是为人体提供能量的重要物质，缺乏的话容易造成低血糖、能量不足、体重下降。如果实在不愿吃动物脂肪，也可以多吃些坚果、奶类来补充脂肪。

水果不能代替蔬菜

各种新鲜的蔬菜、谷物、水果等都可以提供各类维生素，但注意不要用水果代替蔬菜来补充维生素。维生素和矿物质如钙、铁、磷等微量元素不足时，可咨询医生看是否需要补充孕妇专用多种维生素（多维片）片。整个孕期要保证足量叶酸的摄取。这

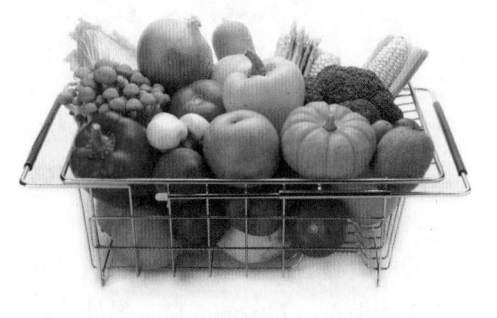

些都有利于胎宝宝的发育，预防畸形。

每天摄入80克左右的蛋白质

可以考虑以植物蛋白代替动物蛋白，豆制品、蘑菇、坚果等食品也可以多吃一些。对于蛋白质的摄入，不必刻意追求一定的数量，但要注意保证质量。

孕事叮咛！

如果准妈妈渴望的是"非食品"，如冰块、黏土、颜料、头发或沙砾等，请立刻咨询医生，很可能患了"异食癖"，意味着体内缺乏某种矿物质。

水果开胃，如何吃对身体更有益

孕早期很多准妈妈没有胃口，看到饭菜就犯恶心，而水果变成了很多准妈妈在这个时期最爱的食物。准妈妈适当吃些水果，不仅能增加营养，帮助消化，补充维生素和矿物质，而且水果还有一些特殊的医疗作用，对准妈妈和胎宝宝的身体健康很有帮助。但是准妈妈应怎样吃水果才更加

健康呢？

水果不宜一次吃太多

水果大多含糖量较高，而其脂肪、蛋白质含量却相对不足，因而过多摄入水果会影响胎宝宝生长发育所必需的蛋白质等的摄入。因此，准妈妈每天吃水果不应超过 500 克，另外，如果喜欢吃香蕉、菠萝、荔枝、柿子之类含糖量较高的水果，就一定要减量。

适当多吃中性水果

中性水果的性质介于寒凉和温热性质水果之间，适合于一般体质，寒凉、热性病症的人都可食用。准妈妈们应尽量选择比较平和，不寒不热的水果进食，如葡萄、苹果、桃、杏、菠萝、甘蔗、乌梅等。这些水果更有利于准妈妈和胎宝宝的健康。

热性、凉性水果根据体质吃

从中医角度来说，准妈妈怀孕之后，体质一般偏热，阴血往往不足。此时，一些热性的水果，如荔枝、桂圆等应少量食用，否则容易产生便秘、口舌生疮等"上火"症状，尤其是有先兆流产的准妈妈更应谨慎，因为热性水果更易引起胎动不安。

有的准妈妈脾胃虚寒，大便溏薄、面色苍白，对于梨、西瓜、香瓜、柚子之类的寒凉性水果就应少量食用，偶尔适当吃些荔枝也许会改善症状。

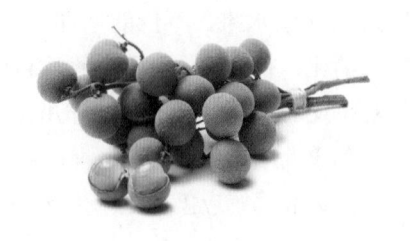

孕事 Q + A

Q 孕期多吃水果，会让胎宝宝皮肤变白吗？

A 很多准妈妈认为多吃水果可以让胎宝宝皮肤变白，其实这是没有科学根据的。胎宝宝的皮肤颜色受父母遗传基因影响，与怀孕期的饮食关系不大。

怎么去除口腔异味

孕期因为准妈妈体内激素等的问题，会出现很多不寻常的现象，如容易口气重，对味觉变得迟钝。

去除口腔怪味的方法

1. 清洁舌苔。当口腔出现怪味时，在刷牙后可以顺便清洁一下舌苔，并彻底清除残留在舌头上的食物，这样有助于消除口腔内的异味，并可恢复舌头味蕾对于味道的正确感觉，而不至于对食物口味越吃越重。

2. 避免食用辛辣、生冷食物。为了顾及准妈妈口味的改变和爱好，各式酸、甜、苦、辣的食物，孕期都可以酌量食用，但应避免食用过于辛辣的食物，以免令肠胃无法负荷。

3. 时常漱口、喝水。准妈妈可以时常漱口，将口中的坏气味去除，也可以准备一些降火的饮料，如茶水、果汁等，以除去口腔中的异味，并且同时注意饮食前后的口腔卫生。

孕事叮咛！

孕期的口腔异味也有可能是牙龈问题引起的，所以准妈妈在怀孕之前检查一下牙齿也是非常有必要的。同时很多疾病也会引发味觉改变或口臭，如上呼吸道、喉咙、鼻孔、支气管、肺部发生感染的时候都会有此现象，而患有糖尿病、肝或肾有问题的准妈妈，也会有口味改变的问题。如果准妈妈有特殊疾病史，或发生口气及味觉显著改变的情形，应由医生诊治以做诊断鉴别。

贪吃的时候不妨放任自己一下

有经验的准妈妈都知道，孕期常常会有极度想吃某种食物的欲望，特别是孕早期。在怀孕期间爱吃某种食物，可能是一种真实反映出身体需求的自然智慧，有些准妈妈在怀孕后会吃一些以前从来不碰的食物，而且随着孕周的增加，爱吃的食物种类也不同，这可能是为了配合身体在不同时期的不同营养需求。

也就是说，准妈妈想吃的，很可能就是身体需要的，不过虽然准妈妈想吃的和身体所需的差异可能不会太大，但也不是百分之百确定准妈妈想吃的食物绝对有足够的营养。如果想吃的都是健康食品，在控制量的前提下，准妈妈通常会没有心理负担地满足口腹之欲，但是，快餐店、大排档、冷冻食物等孕期不大适宜吃的食物，却常常是准妈妈的最爱。

在孕早期，准妈妈如果觉得自己非吃到某种食物不可，如一个冰激凌，这通常是情绪的因素大于身体对营养的需求，可以稍微克制一下，但如果是半夜一定要吃到某个餐厅的外卖，条件允许的情况下，就满足自己吧，也许是身体的需求而不仅仅是解馋。

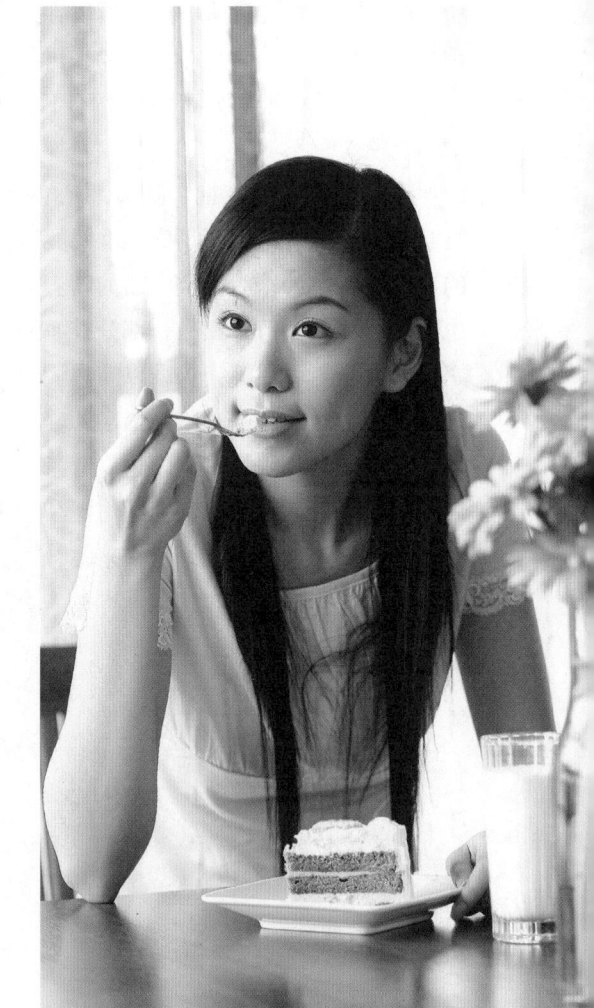

孕早期无须喝孕妇奶粉

如今，市场上出现了各种专门为准妈妈准备的"孕妇奶粉"，它在牛奶的基础上，特别添加了叶酸、钙、铁、DHA等各种孕期所需要的营养成分，那么准妈妈怀孕后就要喝孕妇奶粉吗？

事实上，孕早期胚胎较小，生长比较缓慢，准妈妈所需的热能和营养素基本上与孕前相同。并且怀孕后，准妈妈会比较注意饮食营养，而早期所需的营养又和普通人一样，所以在孕早期不需要马上食用孕妇奶粉，再加上早孕反应，准妈妈可能也喝不下孕妇奶粉。

到了妊娠中、晚期，随着恶心、呕吐等不适慢慢减退、消失，准妈妈的胃口越来越好，胎宝宝所需的营养也越来越多了，但有相当一部分准妈妈由于食量、习惯等，仍难以获得满足胎宝宝生长及自身健康的诸多营养素，尤其是钙、铁等。所以建议有条件的准妈妈可以在孕中、晚期，把孕期所需的牛奶换成孕妇奶粉，来弥补营养不足。

孕事叮咛！

有些准妈妈孕早期也在喝孕妇奶粉，需要注意的是，喝孕妇奶粉的时候，不需要喝牛奶，以免营养超标，同时要注意孕妇奶粉里一些营养素的含量，避免重复摄入营养素，如叶酸及其他维生素。

大部分准妈妈本月出现孕吐反应

进入本月之后，有不少准妈妈会发生早孕反应，其表现之一就是恶心、孕吐。孕吐一般持续到孕3个月结束的时候会逐渐好转。也有些准妈妈孕吐的时间会更长，不过孕3个月后孕吐的程度都会有一定的减轻。只有极少数的准妈妈整个孕期都会孕吐。

不要因为孕吐减少进食

建议准妈妈不要因为怕吐就不吃或少吃，实际上是应该越吐越吃。孕吐最常出现的时间是早上，因为经过一夜的消化吸收，在早上的时候，胃酸较多，烧心感觉严重，引起孕吐，另外一个就是血糖降低，头晕目眩引起恶心呕吐，所以说孕吐都是饥饿引起的，这就要求准妈妈要吃些东西来抑制孕吐。

孕事叮咛！

孕吐时，水分丢失很严重，如果孕吐严重脱水，需要及时补充水分，准妈妈在孕吐期注意多喝水，并适当吃些流质或半流质食物补充水分。

如何通过饮食调节孕吐

孕吐是早孕反应的一种常见症状，一般会在怀孕4～8周的时候开始，在第8～10周时达到顶峰，然后在第

12 周时回落。不过也有部分准妈妈孕吐的现象持续的时间会长一些。

孕吐是孕期的正常反应，不必过于担心，在饮食结构上做一点小小的调整，会对孕吐起到一定的改善作用。

怎么调节饮食，改善孕吐

1. 少吃多餐。准妈妈可以将一日三餐改为每天吃上 5 ~ 6 次，每次少吃一点。或者每隔 2 ~ 3 个小时就吃点东西。在床边放一些小零食，如饼干、糖果等，这样每天在睡前以及起床前都可以吃一点。

2. 避免空腹，不要错过任何就餐时刻。

3. 多喝水。吸收足够的水分才能避免因呕吐造成的脱水。柠檬水有助于平息反胃的情况，准妈妈可以适当地喝一些。

4. 想吃什么就吃什么。不过要避免吃太油腻或辛辣的食物。可以常吃一些富含蛋白质的小吃（如低脂肉类、海鲜、坚果、鸡蛋以及豆类等）。

5. 尝试用冷的食物代替热的（冷的食物散发的味道不是那么强烈）。新鲜水果、酸奶等食物较热食的气味小，有止吐作用，又能增加维生素和蛋白质的供给量，准妈妈可以适量食用。

6. 烹调要符合准妈妈口味。怀孕后很多准妈妈饮食习惯发生了变化，有的喜欢吃酸的，有的喜欢吃辣的，因此要根据准妈妈的口味，选择烹调方法。怀孕后多数准妈妈不喜欢油腻

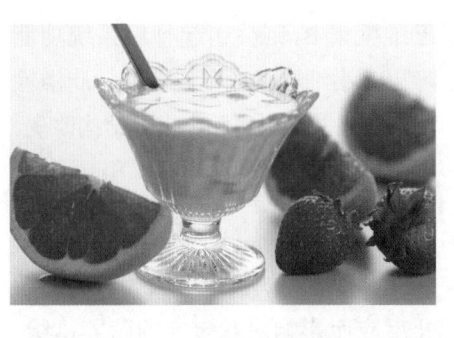

的煎炸食物，所以烹调以炒、炖和清蒸为主。

维生素 B_6 可有效缓解妊娠反应

维生素 B_6 主要参与氨基酸的合成和分解，可以调节体液，稳定神经系统，维持骨骼肌肉的正常功能，并有利尿作用。

吃什么可以补充维生素 B_6

动植物性食物中一般均含少量维生素 B_6，其中含量较多的是：酵母粉、糙米、白米、燕麦、鱼类、鸡肉、动物肝脏、蛋黄等。

缺乏维生素 B_6 对准妈妈和胎宝宝的影响

准妈妈孕期适量服用维生素 B_6 可以有效缓解妊娠呕吐，控制水肿；缺

孕事叮咛！

建议缺乏维生素 B_6 的准妈妈一定要咨询医生后在医生的指导下才可以服用维生素 B_6，因为长期过量服用会使胎宝宝产生维生素 B_6 依赖症，出生后容易出现兴奋、哭闹不安、眼珠震颤，甚至惊厥。

乏维生素 B_6 则会引起神经系统功能障碍、小细胞低血色素贫血、脂溢性皮炎等；并会导致胎宝宝脑结构改变，中枢神经系统发育延迟等。

孕吐后需要补充营养吗

很多准妈妈会担心因为自己的孕吐反应而影响对胎宝宝的营养供给。其实这样的担心是多余的。

因为在怀孕的早期阶段，胎宝宝主要是处于器官形成阶段，而非生长发育期，这时对营养的需求就相对少一些，在胎宝宝的营养需求增加时，准妈妈也会恢复到正常的饮食状态上来。

准妈妈一旦发生孕吐现象，应该顺其自然，因为孕期呕吐症状一般都较轻微，而且多数在妊娠 12 周左右自行消失。除了一些孕吐现象比较严重的准妈妈需要补充营养剂外，一般情况的孕吐是不需要补充营养素的。确定是否需要吃营养剂，需到医院做生化检查，看自己是否存在营养不良的问题，根据医生的建议有针对性地调整膳食并吃补充剂。

虽然孕吐暂时影响了营养的均衡吸收，但只要在后期食欲变好时保证均衡的营养，就能满足胎宝宝生长发育所需。

真正解决孕吐最好的办法是消除思想顾虑，适当调整饮食。

怎样吃可以缓解孕早期腹胀

孕早期被腹胀困扰的准妈妈为数不少，腹胀所伴随的食欲不振、便秘，

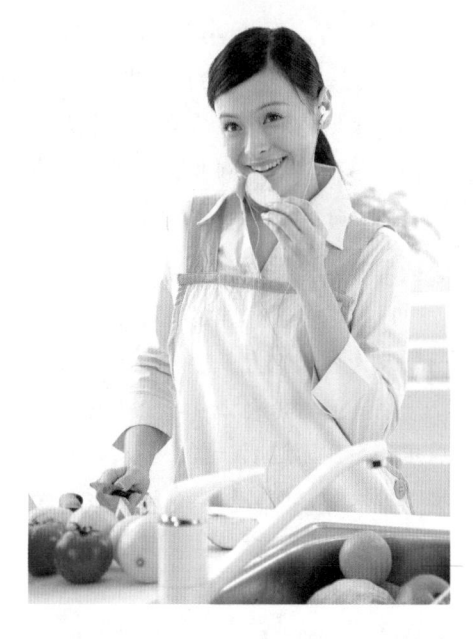

以及因其对准妈妈造成心理压力而导致的不易入眠、作息失调等，都是不可小觑的孕期烦恼。针对这种情况，准妈妈最好去医院检查一下造成腹胀的原因，排除一些危险情况。

缓解孕期腹胀的有效方法

如果只是孕期的生理变化及个人生活习惯所造成的腹胀，准妈妈可以从注意饮食、加强运动等方面着手，来改善孕期的腹胀问题。

1. 少量多餐。准妈妈可采用少量多餐的进食原则，每次吃饭的时候记得不要吃得太饱，便可有效减轻腹部饱胀的感觉。

2. 细嚼慢咽。准妈妈在吃东西的时候应保持细嚼慢咽、进食时不要说话、避免用吸管吸吮饮料、不要常常含着酸梅或咀嚼口香糖等，都可避免不必要的过多气体进入腹部。

3. 补充纤维素。准妈妈可多吃含丰富纤维素的蔬菜和水果，如茭白、韭菜、菠菜、芹菜、丝瓜、莲藕、苹果、香蕉、奇异果等。因为纤维素能帮助肠道蠕动，促进排便。

4. 多喝温开水。准妈妈每天至少要喝 1500 毫升的水，充足的水分能促进排便，如果大便累积在大肠内，胀气情况便会更加严重。

5. 保持愉快轻松的心情。紧张和压力大的情绪，也会造成准妈妈体内气血循环不佳，因此学会放松心情在怀孕期间也很重要。

6. 保持适当运动。准妈妈在怀孕期间做适当运动能促进肠蠕动，舒缓胀气情况，建议准妈妈可于饭后 30 分钟至 1 个小时，到外面散步 20 ~ 30 分钟，可帮助排便和排气。

7. 简单的缓解腹胀按摩方法：温热手掌后，采取顺时针方向从右上腹部开始，接着以左上、左下、右下的顺序循环按摩 10 ~ 20 圈，每天可进行 2 ~ 3 次，但不要在用餐后就立刻按摩，并要稍微避开腹部中央的子宫位置。

孕事叮咛！

准妈妈无论喝什么饮料，均不宜冰镇，最好吃常温或加热后的食物，太冷的食物可使胃肠血管痉挛，以致发生腹胀、消化不良等。

孕期怎样吃酸、吃辣更健康

因为酸味食物能刺激胃分泌胃液，有利于食物的消化与吸收，所以多数准妈妈爱吃酸味的食物。

孕期可以吃的酸性食物

孕期吃酸也要讲究科学性，准妈妈可选择西红柿、橘子、杨梅、石榴、葡萄、青苹果等新鲜蔬果，这样既能改善胃肠道不适症状，也可增进食欲，加强营养，有利于胎宝宝的生长，一举多得。

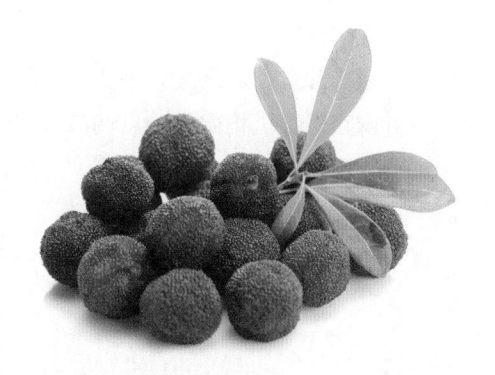

孕期不宜吃的酸性食物

孕期最好少吃或不吃腌制的酸菜或者醋制品，人工腌制的酸菜、醋制品虽然有一定的酸味，但维生素、蛋白质、矿物质、糖分等多种营养几乎丧失殆尽，而且腌菜中的致癌物质亚硝酸盐含量较高，过多地食用对母体、对胎宝宝的健康无益。

对于酸的山楂，虽然其富含维生素 C，但无论是鲜果还是干片，准妈妈都不能多吃。因为山楂或山楂片具有刺激子宫收缩的成分，有可能引发流产和早产，尤其是在孕早期，以及有过流产、早产史的准妈妈更不可多食。

怀孕后可以适当吃辣

怀孕后适当地吃一些辣椒，对准妈妈是有好处的。辣椒营养丰富，含有大量的维生素，对人摄取全面的营养成分有益；吃辣时，辣味刺激舌头、嘴的神经末梢，刺激唾液或汗液分泌，肠胃加倍工作，从而增进食欲；同时，大脑还会释放出具有兴奋作用的内啡肽，使人感到轻松和愉悦。

怎么吃辣比较好

孕期吃辣贵在适度。如果实在想吃，可以在饭菜里稍微放一点调节口味，但一定不要多到令自己感到"烧心"或引发便秘的程度。吃辣椒后，可以喝点绿豆汤之类的清凉饮料降降火气。

孕早期嘴馋，如何健康吃火锅

很多准妈妈在孕早期食欲不好，这也不想吃那也不想吃，想吃的食物又多是一些过来人建议不要吃的，如火锅等，因此特别苦恼。

吃火锅对准妈妈的影响

一些猪、牛、狗、羊肉上藏匿着一些肉眼无法看到的弓形虫幼虫，人们在吃火锅时，习惯把鲜嫩的肉片放到煮开的汤料中稍稍一烫即进食，这种短暂的加热并不能杀死寄生在肉片细胞内的弓形虫幼虫，进食后幼虫可在肠道中穿过肠壁随血液扩散至全身。准妈妈食用后会通过胎盘传染给胎宝宝，从而影响其正常发育。所以过来人会建议准妈妈最好不要食用火锅。

其实只要注意，孕早期也是可以吃火锅的。

火锅如何健康吃

1. 自己动手在家里准备，汤底和材料自己安排，可以保证食物的卫生，此外，不要选择过于辛辣的汤底。

2. 任何食物一定要煮至熟透，才可进食。

3. 避免用同一双筷子取生食物及进食，这样容易将生食上沾染的细菌带进肚里，造成腹泻及其他疾病。

4. 准妈妈最好吃前先喝小半杯新鲜果汁，接着吃蔬菜，然后是肉。这样，才可以合理利用食物的营养，减少胃肠负担，达到健康饮食的目的。

> **孕事叮咛！**
>
> 消化系统不好的准妈妈，要注意节制，千万不要图一时口腹之快而损害了自身及胎宝宝的健康。

感觉口干舌燥总想吃／喝冷饮怎么办

天气炎热，来上一杯冷饮或者一根冰激凌，是再美不过的事情了。可是，对于有着孕育责任的准妈妈来说，不管你多么爱吃这些东西，也要节制。

吃冷饮过多，会引发其他不适

准妈妈若是吃冷饮过多，有可能

会诱发宫缩，引起早产。并且冷饮通常脂肪含量偏高，准妈妈在怀孕期间，激素水平发生改变，代谢异常。再吃脂肪含量高的冷饮极易引发高血脂、脂肪肝等疾病。所以，准妈妈最好不要吃冷饮，夏天尽量不吃冰的东西，冬天则要吃温热的东西。

吃冷饮，会影响胃的消化能力

在怀孕期间，内分泌发生很大变化，大量孕激素导致胃肠道平滑肌的张力减弱，胃肠蠕动减慢，胃酸的酸度降低，所以女性在怀孕期间消化能力会减弱，如果此时吃冷饮，胃肠黏膜受到冷刺激，使胃肠血管突然收缩、胃液分泌减少、消化功能降低，出现食欲不振、消化不良、腹泻、腹痛、胃痉挛等症状，这样会严重影响准妈妈对营养物质的吸收，从而也会影响胎宝宝的健康发育。

推荐健康饮料：西瓜翠衣汤

原材料：西瓜皮（将红瓤去除干净）适量

调味料：蜂蜜少许

做法：

1.将西瓜皮洗净，切成小块。

2.锅中加适量清水，放入西瓜皮大火煮，煮开后转小火再煮30分钟。放温后调入蜂蜜。

功效：西瓜皮具有清热利尿的作用，用它煮成水，放凉之后代替冷饮，是非常健康的解暑饮料。

能辅助调节情绪的食物

孕早期是胎宝宝神经系统发育的关键时刻，准妈妈比任何时候都更需要一个好心情。让心情变得更好，饮食也可以来帮忙哦，有一些食物能让情绪明朗起来，下面给准妈妈推荐几种吃了能辅助调节情绪的食物。

南瓜

南瓜富含维生素 B_6 和铁，这两种营养素能帮助身体所储存的血糖转变成葡萄糖，葡萄糖正是脑部需要的能量。

土豆

土豆是让人的情绪积极向上的食物，因为它能减轻心脏的压力，使心脏减少对身体输送刺激成分。土豆的好处还在于能够迅速转化成能量，所以，平时多吃点土豆做的菜是快乐的秘诀。但是，薯片不属于我们推荐的范畴，因为薯片经过油炸，而且添加了盐，多吃无益。

香蕉

香蕉可向大脑提供重要的物质酪氨酸，使人精力充沛、注意力集中，并能提高人的创造能力。此外，香蕉中还含有可使神经"坚强"的色氨酸，还能形成一种叫作"满足激素"的血清素，它能使人感受到幸福、开朗，预防抑郁症的发生。

豆类食物

大豆中富含有人脑所需的优质蛋白和8种必需氨基酸，这些物质都有助于增强脑血管的功能。身体运行畅通了，心情自然就舒畅了。

葡萄干和其他干果

慢慢地咀嚼这些干果，能吸收大量的微量元素和矿物质，因此能激活大脑中的快乐激素。

海鱼和蘑菇

海鱼和蘑菇是最好的维生素D的供应者，维生素D是促进快乐激素形成的很重要的营养元素，尤其在冬天，阳光不够充足或室外活动减少时更应该多吃点海鱼和蘑菇。

谷物类食品

早在中世纪，欧洲人就把金黄、饱满的谷物称作"快乐粮食"，原因是谷物类的食品能够将太阳的能量很好地储存起来，并且在被人体吸收后

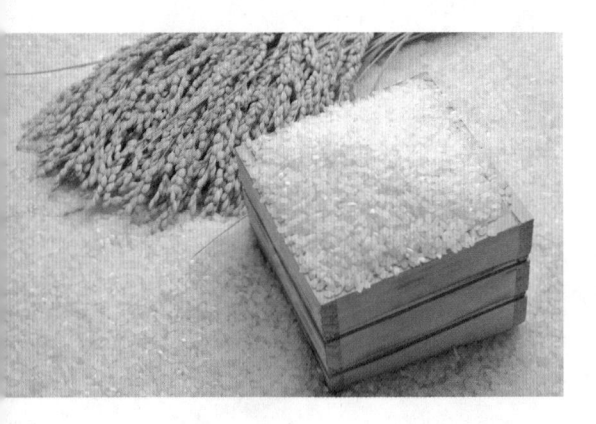

重新释放，给人快乐的能量。

孕2月保健护理

什么时候可以去医院检查

准妈妈在确定怀孕之后，应尽快去医院进行检查，一般情况下，发现停经或者用验孕试纸测出两条杠后，就可以去医院进行检查确认，以便得到进一步肯定及排除宫外孕、生化等妊娠异常情况。

孕早期的3个月内检查一次，以便及时识别早孕症状，及早开始保健；孕中期（孕13～28周）每月检查一次，以便及时筛选高危妊娠，如果发现有高危因素就需要酌情增加检查次数，并给予必要的纠正治疗；孕晚期（孕28～36周）每半个月检查一次，以便及时发现影响正常分娩的各种因素及妊娠期并发症、合并症；孕36周以后至足月妊娠时，每周检查一次，以密切观察准妈妈和宝宝的情况，以便更好地为分娩做准备。

孕事叮咛！

如果准妈妈因为特殊情况延迟了去医院检查的时间，应该向医生说明在没有检查期间所发生的一切情况（如有无腹痛、阴道出血、发热、有毒物质接触、头痛、头晕、眼花等不适，有无胎动异常、阴道流液等）。

去医院验孕要做哪些准备

为了保证检查结果准确和检查方便,准妈妈去医院验孕前做些相应的准备是很有必要的。

1.初诊检查前日晚上休息好,保证良好睡眠。

2.检查时间一般选择在上午9点前为宜,且最好空腹。这样符合相关血液检查的要求。

3.检查当日应穿着宽松易脱的衣服,以有利于妇科检查。

4.选择适合自己条件的医疗单位进行初诊检查,这样既便于孕期情况的连续观察,又免去了转来转去的麻烦,耗费精力。

5.事先明确末次月经时间、早孕反应开始时间等。

6.预约下次检查时间。如果准妈妈的情况适合继续怀孕,医生将告诉准妈妈下次检查的时间。

孕事叮咛!

准妈妈有什么疑问需要向医生咨询,可以事先整理出来,记在日记本上。

哺乳期怀孕需要给大宝断奶

如果哺乳期怀孕的话,建议准妈妈最好能断奶。

首先,哺乳期怀孕会导致乳汁分泌逐渐减少,影响宝宝的正常哺乳。

其次,哺乳期怀孕多出现在哺乳后期,断奶对宝宝的影响不会很大,可结合母乳喂养时间考虑尽快断奶。

最后,哺乳期继续哺乳会影响腹中的胎宝宝。

建议准妈妈可以先断宝宝白天的奶,后断入睡时和夜里的奶。因为白天宝宝有很多活动可以做,不吃奶很容易做到,甚至有的宝宝白天会想不起来吃奶。入睡和夜里的奶对宝宝来说是一种重要的睡眠辅助手段。

准妈妈饭前饭后都要漱口

准妈妈要比平时更注意口腔的卫生,饭后坚持漱口刷牙,这样可以有效地预防口腔疾病的发生。不过在吃饭前,准妈妈最好也能漱漱口,洗洗嘴唇。

准妈妈饭前饭后都要漱口的原因

空气中不仅有大量的尘埃,还混杂有一些污染物,其中不少是有毒物质,如铅、氮、硫等元素。这些污染物会落在人的身上、脸上,还会落在嘴唇上,同时因为开口呼吸和说话,还会进入口腔。所以,准妈妈在吃

孕事叮咛!

准妈妈在用餐后喝一些柠檬水(在水中加上1片柠檬)或漱口,可令口腔保持湿润,还能刺激唾液分泌,减少因鼻塞、口干或口腔内残余食物引起厌氧细菌造成的口臭。

东西前不仅要洗手，还要记得先漱漱口、洗洗嘴唇。因为在没有漱口、清洁嘴唇的情况下喝水、吃东西，就会将外面空气中落在嘴唇和口腔中的很多化学有害物质以及病原微生物吃进肚子里，给胎宝宝造成不必要的伤害。

职场准妈妈工作时间孕吐怎么办

职场准妈妈经常碰到的一件尴尬的事就是不合时宜的孕吐，尤其是有时可能大家正在开会，准妈妈却忍不住地吐了起来，或者领导正在交代工作，又或者在跟同事聊天时突然吐了起来，这都会让领导、同事觉得莫名其妙，也让准妈妈自己感觉到非常尴尬。那么，怎么来避免这些尴尬呢？

事先告知

当开始出现早孕反应时，准妈妈可以事先跟领导、同事说明一下，好让他们有一个心理准备，当准妈妈突然出现恶心、呕吐时，他们才不至于觉得莫名其妙，而准妈妈自己也不至于很尴尬。

孕事叮咛！

苏打饼干能够中和胃酸，减轻孕吐的不适感觉，准妈妈不妨在办公室里放一些苏打饼干，当感觉不舒服时就吃一些，以缓解不适的感觉。

事先做好准备

平时要在办公室的抽屉里准备好塑料袋和毛巾、漱口水，以备孕吐时使用；开会前可以吃个可口的水果，如苹果等，带上手帕。如果卫生间离办公室比较近，发生孕吐时也可以立刻去卫生间，以免尴尬。

缓解孕吐的小窍门

当准妈妈发生呕吐反应时，可以尝试以下的小窍门来缓解呕吐症状。

1. 切两片硬币大小的生姜，然后用开水浸泡 5 ~ 10 分钟。取出生姜，加入红糖、蜂蜜、柠檬或橘皮，一杯姜糖茶就做好了，有孕吐感觉的时候，喝一杯生姜茶，可以帮助缓解孕吐症状。

2. 吃几颗酸梅。酸梅是非常有效

孕事叮咛！

如果准妈妈呕吐得特别剧烈，持续的时间过长，正常的营养摄入都不能保证，导致身体脱水（小便减少，没有小便，或小便是黑黄色），体重下降，并出现眩晕、心跳加速或呕吐次数频繁，不能进食，呕吐物中夹有血丝等症状，一定要尽快咨询专家并去医院了解有无诸如甲状腺功能亢进等怀孕前没有发现的疾病存在。必要时可能需要住院治疗，否则会影响到准妈妈和胎宝宝的健康。

的止吐食物，但是准妈妈一定不要吃得太多。因为酸梅吃得太多，反而会导致胃酸过多而不适。酸梅中的盐分也很高，下肢水肿的准妈妈最好不要吃，以免加重水肿的程度。

3. 起床前，将一勺蜂蜜含在嘴里，可以帮助身体吸收一部分糖，使血糖浓度不致过低，孕吐的次数就减少了。

4. 孕吐厉害的时候，准妈妈可以采取用大拇指轻按内关穴（手臂内侧中央手腕上方两横指宽处）来缓解症状。

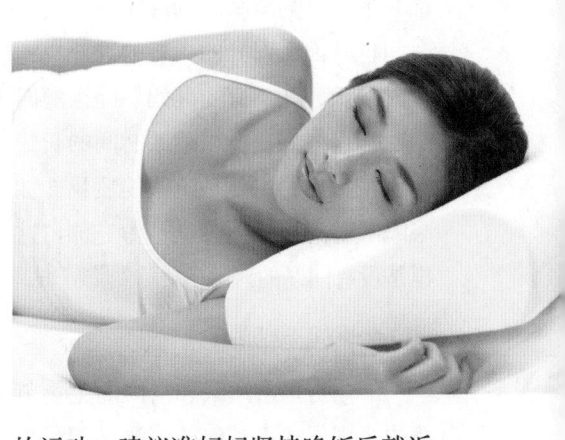

感觉疲劳嗜睡怎么缓解

大多准妈妈在孕早期会感觉疲劳，因为准妈妈的身体受体内激素分泌变化的影响，会变得特别容易疲倦、嗜睡，这种疲倦感在孕早期和孕晚期尤为明显。

保证睡眠质量和睡眠时间

睡眠质量的降低也是准妈妈容易发生疲劳的原因之一。如果因为种种原因晚上真的无法睡好，那么建议准妈妈午休时小憩一会儿，即使是15分钟的小睡也能起到很好的休息作用。

在家午休的准妈妈要注意，午睡的时间不能太久，1个小时已经足够了。午睡时间太久反而会让准妈妈在晚上难以入睡。

做一些轻松的运动可以缓解疲劳

适当的运动能有效改善疲劳的状况。在孕早期可以选择散步这类轻松的运动。建议准妈妈坚持晚饭后就近到公园、广场、体育场、田野、宽阔的马路或乡间小路散步。最好和老公一起去散步，可以一边散步一边聊天，既能解除疲劳，又能增进夫妻间的感情，对准妈妈和胎宝宝的身心健康均有益。散步的时间长短要根据准妈妈的个人感受来确定，每天不要超过1个小时。

用热水泡澡或泡脚

用热水泡澡和泡脚可以起到舒经活络、温暖全身的作用，消除一身的疲劳。

准妈妈每天适宜的睡眠时间

孕期充足的睡眠不但对胎宝宝有利，而且对准妈妈本人身体也十分有利，更重要的是保证有较好的睡眠质量。

保证每天至少睡眠8个小时

一般情况下，正常成年人需要不少于7个小时的睡眠时间，准妈妈因各方面生理变化容易疲劳，睡眠时间要比平时多1个小时，即最少也要保证 8 个小时的睡眠时间。不过，这个时间也是因人而异的，有的准妈妈睡得时间长一些，有的准妈妈睡很短时间精神也很好，所以睡眠时间的长短并不是关键，主要是睡眠的质量，如果睡眠时间短，但感觉精力充沛，这也是没有问题的。

职场准妈妈怎么午睡

午休是正常睡眠和清醒的生物节律的表现规律，是保持清醒必不可少的条件。研究表明，每日午后小睡 10 分钟就可以消除困乏，其效果比夜间

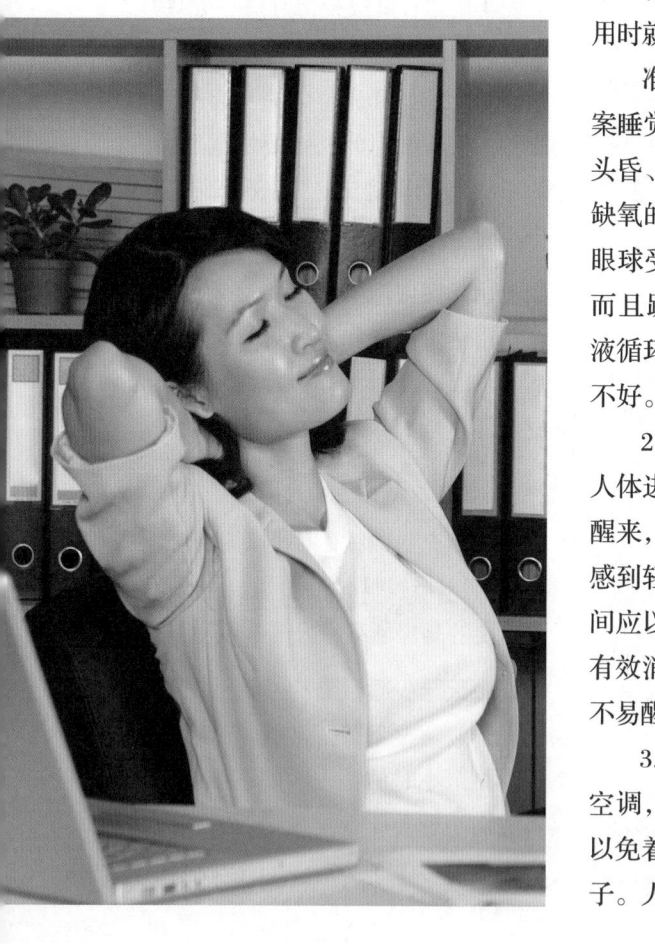

多睡 2 个小时要好得多。职场准妈妈每天若是能够午睡一会儿，对恢复体力和精力都有很大帮助。

职场准妈妈怎么午睡更舒服

1. 选择合适的睡姿。最好能够睡在沙发上，没有沙发也可以把几把椅子摆在一起，将其中一把椅子的椅背调整为最低状态，然后靠在上面，腿尽量伸展开放在椅子上，这样可以避免腿部水肿。还可以自己带个小褥子，或者小靠枕之类的道具，让午睡更舒服。如果办公室够大，准妈妈可以自带一张折叠床，中午睡觉时铺开，不用时就收起来藏在桌下，也很方便。

准妈妈最好不要趴在桌上睡，伏案睡觉会减少头部供血，睡醒后出现头昏、眼花、乏力等一系列大脑缺血缺氧的症状。同时，用手当枕头会使眼球受压，久而久之容易诱发眼病，而且趴在桌上会压迫胸部，影响血液循环和神经传导，对颈椎和脊椎也不好。

2. 午睡时间不宜过长。睡得过久，人体进入深睡眠状态，如果这时突然醒来，会出现暂时性脑供血不足，会感到轻微的头痛和全身无力。午睡时间应以 1 个小时以内为宜，这样既能有效消除疲劳，又不至于睡得过沉而不易醒来。

3. 注意保暖。写字楼通常有中央空调，夏季应避免在出风口处午睡，以免着凉。最好在办公室准备一条毯子。人在睡熟之后，全身毛孔处于开

准妈妈睡醒后不要马上站起身，先慢慢坐起来活动一下，然后喝杯热水再进行工作。尽量不要饮用含有糖分的饮料，因为糖分会令人感到疲劳倦怠。

放状态，如果不注意保暖，醒来后往往容易受凉。

孕早期尿频怎么应对

孕期尿频是正常的妊娠反应，因为膀胱受到日益增大的子宫的压迫，使得膀胱的容量变小，常常会有尿频的现象发生。孕早期发生尿频属于正常现象，感觉尿频时，准妈妈不妨多上几次厕所，尽量不要憋尿。如果准妈妈觉得晚上老是起夜上厕所很麻烦，可在临睡前的两个小时尽量少喝水。还有一种减少排尿次数的方法，就是排尿时身体向前倾，可以彻底排空膀胱。

减轻尿频的方法

1. 晚上少吃利尿食物，如西瓜、茯苓、冬瓜、海带等。

2. 调整饮水时间，在白天保证水分摄入，控制盐分，为避免在夜间频繁起床上厕所，可以从傍晚时就减少喝水。

3. 有了尿意应及时排尿，切不可憋尿。如果憋尿时间太长，会影响膀胱的功能，以至于最后不能自行排尿，

造成尿潴留。

4. 坚持锻炼骨盆底肌肉的张力，有利于控制排尿。

骨盆放松练习：四肢跪下呈爬行动作，背部伸直，收缩臀部肌肉，将骨盆推向腹部，并弓起背，持续几秒后放松。这有助于预防压力性尿失禁。注意做这个动作时要量力而行，不可勉强。

5. 休息时要注意采取侧卧位，避免仰卧位。侧卧可减轻子宫对于输尿管的压迫，防止肾盂、输尿管积存尿液而感染。

不要因为尿频减少饮水量

尿频确实很恼人，有些准妈妈便想通过少喝水来减少排尿，其实，这样做是不对的。

孕早期尿频的真正原因是子宫增大压迫位于其正前方的膀胱，只要子宫一天没上升到腹腔，它对膀胱的压迫就不会解除，尿频、尿急、总是有尿意的现象就不会消失。为了防止排尿而少喝水，只能减少一两次排尿，无法从根本上消除频频产生的尿意（那才是令准妈妈感到不适的因素）。

喝水过少容易使准妈妈缺水，给准妈妈和胎宝宝的健康带来不利影响，所以每天保证一定的饮水量是必需的。

孕早期要注意哪些危险信号

孕早期准妈妈若出现阴道流血、妊娠剧吐、突发腹痛等危险信号，千万要引起重视。

阴道流血

先兆流产最先出现的症状往往是阴道出血，根据流血量和积聚在阴道内的时间的不同，颜色可为鲜红色、粉红色或深褐色。先兆流产的原因有很多，如果是胚胎异常引起的，建议不要盲目保胎。另外，发生宫外孕时也会发生阴道流血。少见的阴道流血原因还有葡萄胎。

妊娠剧吐

在孕早期，准妈妈会出现食欲减退、恶心、呕吐的现象。一般在怀孕3个月后会自行消失，这属于正常生理现象。但一些准妈妈出现过分剧烈的孕吐就应引起重视了，这有可能是因为怀孕出现异常，造成HCG（绒毛膜促性腺激素）过高（最典型的是双胎、多胎或葡萄胎）引起的。

突发腹痛

多见于先兆流产、宫外孕、恶性葡萄胎、早产和胎盘早剥等，准妈妈应及时就医查明原因。

发现葡萄胎、宫外孕怎么办

宫外孕和葡萄胎等异常妊娠可能会给准妈妈带来生命危险，越早发现越好。

宫外孕

宫外孕指受精卵在宫腔外着床发育，以输卵管妊娠最多见。发生宫外孕的准妈妈，一般会在怀孕6~8周（不知道自己怀孕时，一旦出现长时间的停经后，也应注意宫外孕的可能）出现不规则阴道流血，血量可多可少，同时伴有下腹一侧出现隐痛或胀痛，有排便感，疼痛为阵发性或持续性时，应立即送医院救治。

如果准妈妈以前就发生过宫外孕，在彻底治愈后必须坚持避孕一段时间，待医生检查认为一切正常后方可考虑怀孕，以免再次引发危险的宫外孕。

葡萄胎

葡萄胎是一种病理妊娠，是胚胎异常发育的滋养细胞绒毛水肿增大，形成大小不等的水泡，相连成串，像葡萄一样，故称葡萄胎。

发生葡萄胎的准妈妈，一般表现为闭经后的 6～8 周不规则阴道流血，最初出血量少，为暗红色，后逐渐增多或继续出血。可伴有阵发性下腹痛，腹部呈胀痛或钝痛，一般能忍受，常常发生于阴道流血前，也可伴有妊娠呕吐。患有葡萄胎的准妈妈，在孕早期就有妊娠高血压疾病征象，如高血压、下肢水肿和尿中有白色絮状沉淀。在妊娠 4 个月左右，临近自行排出时可发生大出血，并可见到葡萄样组织。

孕早期怎么预防流产

准妈妈在孕期需要注意的事情很多，例如，要精神愉快、情绪稳定、睡眠充足、饮食合理、搞好卫生和劳动保护、预防疾病等，这样才能保证身体健康和胎宝宝的正常发育。

生活有规律

起居应以平和为上，如早晨多吸收新鲜空气，适当地活动，每日保证睡眠 8 个小时，条件允许可以午睡一会儿。既不要过于贪睡，也不要太过劳累。养成每日定时大便的习惯，保证大便通畅，但避免用泻药。

注意个人卫生

勤换衣，勤洗澡，但不宜选择盆浴。因为脏水和细菌会进入阴道引发感染。特别要注意阴部清洁，防止病菌感染；衣着应宽大，腰带不宜束紧；平时应穿平底鞋。

合理饮食

薏米、山楂、螃蟹、甲鱼不宜多吃或尽量不吃。选择富含各种维生素及矿物质的食品，如各种蔬菜、水果、豆类、蛋类、肉类等。

影响腹部的动作要注意

避免使腹部紧张或受压迫的动作，如弯腰、搬动重物、伸手到高处去取东西及频繁地上楼下楼等活动。

保持心情舒畅

自然流产可能是因为准妈妈大脑皮层下中枢兴奋亢进所致，实验证明神经系统的功能状态对流产起着重要的作用，因此妊娠期精神要舒畅，避免各种刺激。

> **孕事叮咛！**
>
> 如果孕早期发生自然流产，准妈妈不要太过于伤心，自然流产是一种淘汰缺陷胎宝宝的机制，不是完全有害的，流产后，一定要注意坐个小月子，养好身体。

小心易导致流产的食物

妊娠期间，准妈妈应注意营养的摄入，但同时也该注意到有些饮食会对自己或者胎宝宝产生不良影响。准妈妈要熟悉对保胎、安胎不利的食物。

易导致流产的食物表

薏米	对子宫平滑肌有兴奋作用，可促使子宫收缩，因而有诱发流产的可能
马齿苋	性寒凉而滑利，对于子宫有明显的兴奋作用，能使子宫收缩次数增多、强度增大，易造成流产
桂圆	性温味甘，极易助火，动胎动血。准妈妈食用后可能会出现燥热现象，甚至引起腹痛、"见红"等流产症状，甚至引起流产或早产
杏、杏仁	味酸性热，有滑胎作用
山楂	对子宫有收缩作用，准妈妈若大量食用山楂食品，会刺激子宫收缩，甚至导致流产
芦荟	芦荟含有一定的毒素，准妈妈若饮用芦荟汁，会导致子宫出血，甚至造成流产
螃蟹	性寒凉，可用于活血祛瘀，也因而对准妈妈不利，尤其是蟹爪，易引发流产
甲鱼	性寒，有滋阴益肾的功效，但同时还有着较强的活血散瘀作用，准妈妈若食用容易造成流产

孕事叮咛！

如果准妈妈在不了解的情况下食用了左表中的食物，只要身体没有异常的表现，就不要过于惊慌，甚至耿耿于怀，因为食物的功效毕竟有限，只要食用量不是太多，一般不会出现危险。

孕早期尽量避免出远门

准妈妈在怀孕早期应尽量避免外出旅行，如果实在不得不外出，应注意以下几个方面：

1. 首先要确定是否为宫内正常妊娠。因为异位妊娠极有可能发生异位妊娠灶破裂，从而导致大出血。所以，外出前一定要经过超声检查，确认是宫内正常妊娠。

2. 以往有习惯性流产史的准妈妈，怀孕早期要避免外出旅行。因为外出时长途旅行，由于疲劳或路途颠簸极有可能引起流产。同时要注意妊娠中是否出现阴道出血等先兆流产现象或者是腹痛现象。

3. 外出旅行最好选择火车卧铺，软卧或者硬卧的下铺，不要乘坐飞机或者颠簸的大巴。最好结伴而行。

4. 预防感冒和感染风疹等疾病，并注意做好卫生防护，勤洗澡、勤换内衣，多喝水，以防由于长途旅行抵抗力降低，导致泌尿系感染和阴道炎的发生。

5. 尽量避免用药。

孕事叮咛！

一旦出现腹痛、阴道出血症状，应立即就近就医。

确定怀孕后最好暂停性生活

孕早期，胚胎正处在发育阶段，特别是胎盘和母体子宫壁的连接还不紧密，如果这时进行性生活，很可能由于动作的不当或精神过度兴奋时的不慎，使子宫受到震动，极容易使胎盘剥离引起流产。因此，孕早期最好暂停性生活，如果性生活一定要小心谨慎。

准爸爸要理解和体贴准妈妈

这一时期由于准妈妈体内内分泌发生变化，加之对胎宝宝的担心，准妈妈对性生活可能缺乏兴趣，甚至会表现出对准爸爸的讨厌和不满意。准爸爸要对准妈妈给予理解和体贴，与准妈妈探讨采用别的方式来交流夫妻感情。准爸爸绝对不能只顾着满足自己的欲望，而不顾准妈妈的感受以及肚中的胎宝宝。

准妈妈也要理解和体贴准爸爸

如果准妈妈对性生活缺乏兴趣，或者担心性生活对宝宝不利而不愿意进行性生活的话，也可以鼓励准爸爸自慰，或是彼此互慰，以免影响夫妻感情。

哪些准妈妈孕期不宜过性生活

如果准妈妈有以下 5 种情形中的一种或以上，在孕早期甚至整个孕期都应该避免性生活。最好是咨询一下妇产科医生。

1. 有习惯性流产史的准妈妈。

2. 有子宫颈机能不全史的准妈妈。

3. 有早产史或早期破水症状的准妈妈。

4. 有阴道炎或重大内科疾病的准妈妈。

5. 有产前出血或前置胎盘情形，应绝对禁止较深入的性交方式，以免引起大量出血。

孕早期泡澡、泡脚有什么讲究

热水泡澡和泡脚可以起到舒经活络、温暖全身的作用，消除一身的疲劳感。但孕期泡澡与泡脚还需注意以下事项。

1. 温度。水温以 35 ~ 39℃为佳。因为高于39℃的水温只需要 10 ~ 20 分钟的时间就能够让准妈妈的体温上升至38.8℃甚至更高，由于准妈妈的血液循环有其自己的特点，在热水的过度刺激后，心脏和脑部可能会负荷不了其刺激，很可能会出现休克、晕眩和虚脱等情况。

2. 时间。泡澡的时间不能超过30分钟。否则长时间浸泡在热水中，会使母体体温暂时升高，破坏羊水的恒温，损害胎宝宝的中枢神经系统。泡脚的时间控制在20分钟左右，泡脚时间过长的话，会引发出汗、心慌等症状。

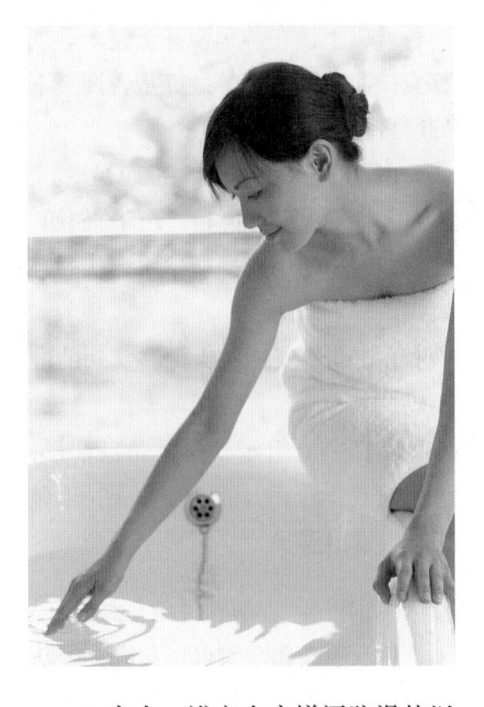

3. 安全。浴室内应增添防滑垫以防滑倒。泡完之后不要随意对脚部进行按摩，因为脚底是身体的很多部位的反射区，如果随意按摩，可能引起宫缩，导致流产。按摩型的洗脚盆，怀孕期间就不要再使用了。此外，除非有专业人士的指导，否则泡脚时不要随意在水中添加药材。患有脚气的准妈妈，病情严重到起疱时，不宜热水泡脚，因为这样很容易造成伤口感染。

孕2月妈妈帮

"酸儿辣女"的说法正确吗

准妈妈怀孕期间喜欢吃什么，就预示着将来生男或生女，这种说法是没有科学根据的。

在受孕的那一刻，胎宝宝的性别已经由精子中的性染色体决定了。爸爸的精子所携带的性染色体有两种，一种携带 X 染色体，另一种携带 Y 染色体。受精时，若携带 X 染色体的精子与卵子结合，宝宝就是女孩；若携带 Y 染色体的精子与卵子结合，宝宝就是男孩。

所以，仅以口味的变化来判断胎宝宝的性别是毫无科学根据的。生男生女完全是随机的，无论是男孩还是女孩，都是爸爸妈妈的宝贝，都应该以最愉快的心情来接受。

孕事叮咛！

由于准妈妈的食欲受到妊娠反应的影响，而一些酸的、辣的食物可以刺激食欲、起到开胃作用，因此会得到准妈妈的偏爱。

领取《母子健康手册》

高龄产妇发生孕产期合并症的风险增大。为了更好地保证孕产妇的生命安全，我国在全国范围内推广使用统一的《母子健康手册》。

准妈妈在知道自己怀孕后，应该到户口所在地或居住地的基层医疗卫生机构，如社区卫生服务中心等了解如何领取《母子健康手册》。《母子健康手册》包含国家惠民利民卫生计生政策、免费提供的妇幼健康服务内容、重要的医学检查记录、健康教育知识、

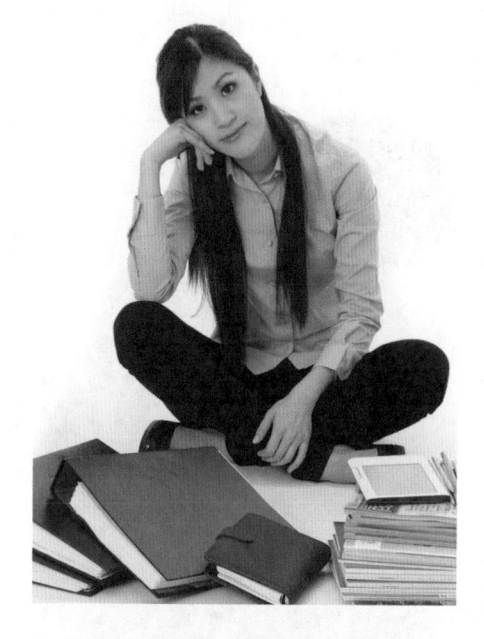

孕产妇的经历感受及孩子的成长记录五个部分内容，分为孕前篇、孕产期篇、儿童篇和预防接种篇。

妊娠反应很快就消失了，是胎宝宝有问题吗

准妈妈在妊娠 5 周左右，大部分会开始有孕吐症状，在妊娠 6 周左右，常有挑食、食欲不振、轻度恶心呕吐、头晕、倦怠、厌油腻、喜酸食等症状，在晨起空腹时，恶心症状尤为明显。

有的准妈妈只是在某一天清晨起来感觉有妊娠反应，次日就没有了，有的症状比较轻，只是恶心，有的比较重，剧吐到脱水。有的准妈妈在停经 30 天左右出现妊娠反应，有的准妈妈停经 50 天后才出现妊娠反应。

因此妊娠反应很快就消失并不能就此认为胎宝宝有问题，但为了慎重

起见，建议做尿液 HCG 测试，如果转为阴性或者弱阳性，就要去医院进一步做超声检查。

职场准妈妈享有的合法权利

孕期的准妈妈是有专享特权的，职场准妈妈不妨了解一下，看看你孕期有哪些专享特权。

孕事叮咛！

如果准妈妈在孕产期间遇到了不公平待遇，可以先和单位的人力资源部门进行协商。如果协商不成，可以向当地的劳动局申请仲裁（记得保留劳动合同及有法律效力的证件、证明），或者寻求其他支持（如委托律师、媒体支持等）。

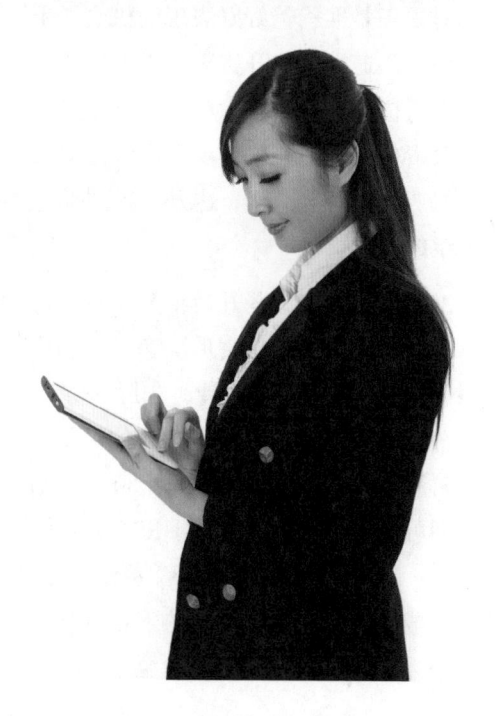

孕 2 月胎教时间

准爸爸胎教：给准妈妈做两道开胃菜

孕 2 月是大部分准妈妈感觉特别难熬的一个月，早孕反应越来越严重，常常一整天都没有什么胃口，好不容易有胃口了，可是吃完不久又吐了，充满爱心的准爸爸不妨在这个月学会做几道开胃菜。

准爸爸的菜充满了爱的味道

很多准爸爸在准妈妈怀孕前很少做家务，更不用说下厨房了，可是现在准妈妈有了更重要的任务——怀有一个未来的家庭成员，而且妊娠反应大多比较严重，闻不了油腻味，甚至胃口不适，吃不下东西，因此，这个时候正是准爸爸好好表现的机会，下厨做两道简单的开胃菜，让准妈妈开开胃口，这并不会太难，但是却是老公责任心和爱心的体现，不仅是对准妈妈的支持与鼓励，也是一份对胎宝宝的爱意。

准爸爸可以做这些开胃菜

1. 腌黄瓜。将黄瓜洗净后，切成细条，用盐腌 15 分钟，去除多余水分，加少许醋、白糖搅拌均匀，用保鲜膜封住碗口放入冰箱内，30 分钟后即可吃，如果觉得冰，可以晾一会儿。

2. 糖醋卷心菜。卷心菜择洗干净，切成小块，炒锅放油烧热下花椒炸出香味，倒入卷心菜，煸炒至半熟，加

酱油、白糖、醋、盐，急炒几下，盛入盘内即可。

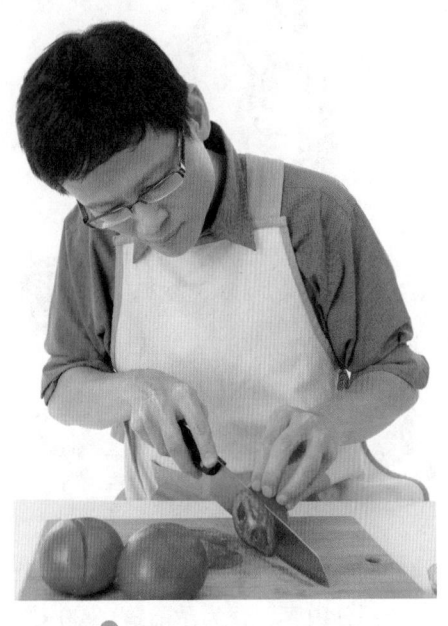

胎教重点

酸豆角对于准妈妈来说可能生津又开胃，不过这样的腌制食品还是要少食用，可以把豆角焯熟后放入白醋中浸泡半小时左右，也能达到酸豆角的口味，还能吃得更健康哦。

名画《开花的杏树》，感受新生的力量

开花的杏树凡·高

胎宝宝对图形及颜色往往会表现出浓厚的兴趣，准妈妈不妨多看一些情感美好的世界名画，这些名画将引领宝宝感悟艺术的魅力，插上想象的翅膀。

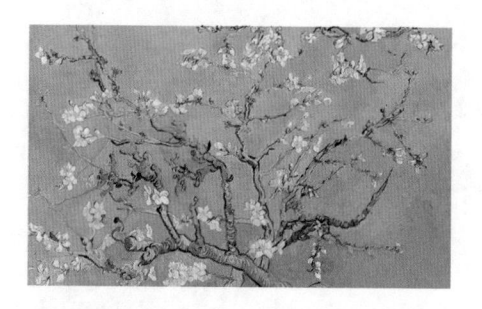

名画赏析

这幅画是凡·高送给刚出生的侄子文森特受洗的礼物。凡·高很喜欢日本的版画画风，这幅画有青色背景的天空，简简单单的粗枝上开着白色的杏花，很有东方特质，白色的花瓣就好像是覆上了一层圣洁的白色光圈，纯洁、温暖、平静，有一种强烈的新生向上的感觉，旺盛的生命力深入人心，白色的小花像快乐的孩子一样，无忧无虑，带着欢乐的呼吸而开放，令观者在不经意间被触动。

➕ 胎教重点

准妈妈可以通过欣赏经典名画，获得美的熏陶，并将这种熏陶间接传递给胎宝宝，从而达到改善胎内外环境，促进胎宝宝发育的效果。

《歌声与微笑》，让情绪更快乐的音乐

请把我的歌带回你的家
请把你的微笑留下
请把我的歌带回你的家
请把你的微笑留下
明天明天这微笑将是遍野春花将是遍野春花

请把我的歌带回你的家
请把你的微笑留下
请把我的歌带回你的家
请把你的微笑留下
明天明天这歌声飞遍海角天涯飞遍海角天涯

请把我的歌带回你的家
请把你的微笑留下
请把我的歌带回你的家
请把你的微笑留下

明天明天这歌声飞遍海角天涯飞遍海角天涯
明天明天这微笑将是遍野春花将是遍野春花
明天明天这歌声飞遍海角天涯飞遍海角天涯
明天明天这微笑将是遍野春花将是遍野春花

➕ 胎教重点

这是很多准妈妈儿时特别熟悉的一首歌，这首歌旋律优美，感情真挚，节奏和谐，可以给人带来美的享受和情感的熏陶。在哼唱这首歌的时候准妈妈会情不自禁地憧憬胎宝宝出生后的美好时光，也会回想起自己儿时的欢乐时光。这样的憧憬和回忆，可以让准妈妈在听、唱歌曲的过程中获得愉快的情感享受。

怀孕第3个月（9~12周）

准妈妈的变化和胎宝宝的发育

第9周胎宝宝发育

现在胎宝宝大约身长25毫米，越来越像个小人儿了。

胚胎期的小尾巴已经消失不见了，身体开始变直，尽管头弯向胸前，但却更加成形了。五官越来越全，眼睑覆盖住了眼睛，只是暂时还不能控制眼睛开合，也还没有长出眼睫毛。鼻子慢慢长出。耳朵也隆起，只是暂时待在颈部，还没有到头部。味蕾正在发育，所有牙齿的幼芽都各就各位。

胎宝宝四肢渐渐清晰，可以看见小肩膀了，且生长迅速，手臂更加长了，臂弯处肘部已经形成，胳膊能在胸前相交，腿也长到足以在身体前面相交了，手指和脚趾基本发育完毕，手部在手腕处有弯曲，两脚开始摆脱蹼状的外表，可以看到脚踝。为了让自己更舒服一些，胎宝

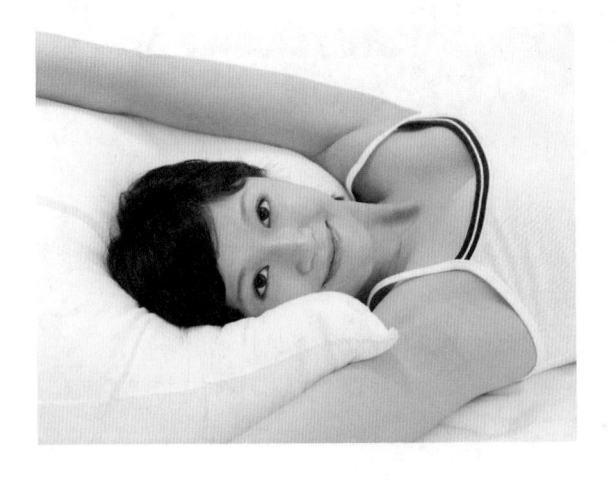

宝会不断地动来动去，不停变换姿势。

此时皮肤变成了半透明，有少量的绒毛长出，像一层毛玻璃护着身体内部的世界。所有的器官、肌肉、神经都已经开始工作。

在本周，膈肌会发育出来，从而把原本相通的胸腔和腹腔分开，腹腔的容积逐渐增大，把之前待在腹腔外的肠道收纳了进去。

第9周母体变化

尽管已经怀孕第3个月了，但体重并没有增加太多，也还看不出怀孕的迹象。

乳房的变化更加明显，不仅乳头和乳晕颜色更深了，而且由于乳房不断变大，准妈妈需要考虑换大一点的内衣。

体内激素在继续起作用，使准妈妈头发长得更快，准妈妈可能感觉头发很厚、有光泽，或者油腻、薄、柔软。激素也对皮肤产生影响，不过不同的准妈妈受影响的表现不同，有的准妈妈本来很好的皮肤变差了，也有的

准妈妈本来很差的皮肤变好了。总体来说，大多数准妈妈都有色素沉淀加深，出现程度不一的妊娠斑的情况。

子宫已经膨大到拳头大小了，尿意比之前更频繁，子宫的增大也压迫到直肠，便秘、腰酸和下腹痛这样的身体不适感也可能纷至沓来。

当然，本周多数准妈妈还是会觉得恶心，甚至更加强烈，一些饮食习惯也会发生改变，比如，以前很爱吃的东西，现在碰都不想碰。少数准妈妈还出现了体重下降的情况。

第 10 周胎宝宝发育

这一周，胎宝宝身长大约 4 厘米，体重大约 10 克，形状如同一枚橄榄。

胎宝宝面部已经比较清晰了，眼睛、鼻子、嘴巴都在正常的位置上，不过眼皮还没有张开，黏合在一起。

胎宝宝 90% 的器官已经建立，并且很多已经开始工作，在工作中不断完善自己。心跳每分钟在 140 次左右，胸部移动，就像在呼吸。肾脏和输尿管开始发育，并具有一点点的排尿功能，胃能产生一些消化液，肝脏也开始制造血细胞，肺叶长出许多细支气管。

另外，胎宝宝的齿根、声带、上牙床和上颚开始形成，味蕾出现。

胎宝宝颈部的肌肉在不断发达起来，以便支撑起自己的大脑袋，手臂更长了，肘部更加弯曲，手腕和脚踝已经清晰可见，骨骼还处于软体状态，

富有弹性，左右腿会交替做类似踢腿的屈伸动作。手指和脚趾也长了一点，而且对手指、脚趾有保护作用的指甲和趾甲开始生长。

现在胎宝宝的生殖器也开始发育，胎盘已经发育得很好，可以支持产生激素等大部分重要功能。

第 10 周母体变化

如果是初次怀孕，现在身体变化依然不会明显，有过怀孕生产史的准妈妈腹部可能稍有突出。

准妈妈胸部变得更大，乳头上可能会长出白色的小微粒，这些微粒内含有白色的润滑剂，是提早为母乳喂养做准备的。

虽然从外观上还不大能看出准妈妈已经怀孕，但子宫不断膨大，这一两周准妈妈可能会感觉到绷紧的子宫，有一种被充实起来的感觉，同时

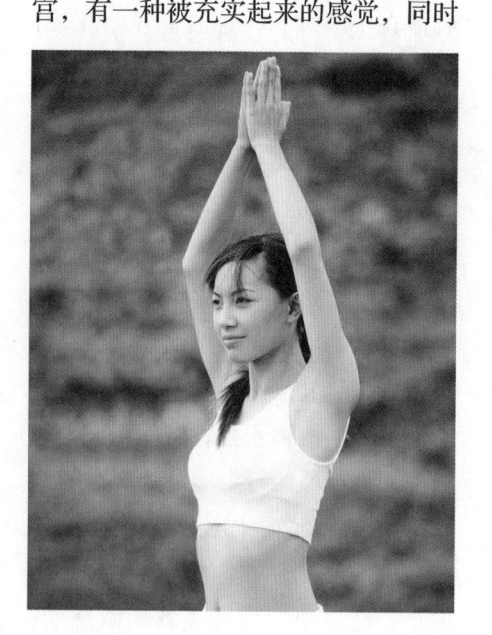

下腹有些被压迫感，还有些微的腹胀感觉，尿频、便秘、腰酸背痛也仍然存在。

妊娠反应仍然持续，准妈妈的情绪变化会很剧烈，刚才还眉开眼笑，转眼间就会闷闷不乐，这是激素变化引起的，要注意调整心绪。

准妈妈体味可能加重了，而且特别容易流汗，要注意经常洗澡、更换内衣，尽量保持身体的干燥、清洁。

牙龈可能会水肿，刷牙时容易出血，需要注意口腔卫生。

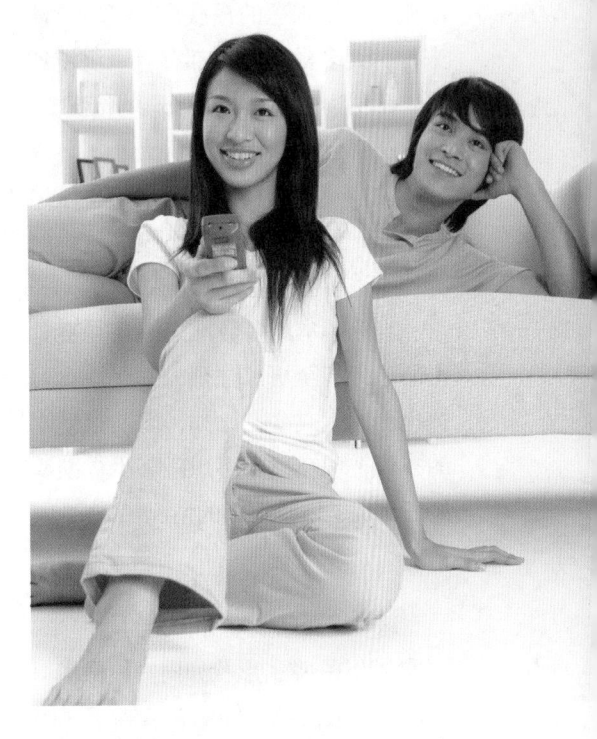

第 11 周胎宝宝发育

孕 11 周时，胎宝宝身长达到 4.5 ~ 6.3 厘米，体重达到 14 克，生长速度加快，此时的胎宝宝仍然是头大身子小，但是比例已经比之前要协调一些了，头只占到整个身体的 1/2，肢体在不断加长，骨骼也开始变硬，脊神经开始生长。

细微之处也在发生着变化，比如出现了细小的绒毛和指甲，眼睛的虹膜也开始发育，可清晰地看到手指、脚趾和绒毛状的头发等。

胎宝宝此时的能力也在增长，可以把自己的手放到嘴里吮吸，会吞咽羊水、打哈欠，另外，手脚也会经常活动一下，两脚还会做交替向前走的动作，进行原始行走。只是现在的这些动作还很轻微，你还感觉不到。

另外，因为基本的器官发育都已成形，已经成功度过了致畸敏感期，抵抗外界干扰的能力大大增强，发育畸形的概率逐渐下降。

第 11 周母体变化

大部分准妈妈的子宫将会在本周增大到突出骨盆腔，换句话说，就是准妈妈能够发现自己的腹部有点突出了，此后用手轻轻触摸耻骨上缘，可以感觉到子宫的存在。

另外，仔细观察的话，还会发现臀部开始变宽，腰部、腿部、臀部肌肉增加，脂肪也开始增厚，且结实有力，这意味着腰身可能变粗了，这都是为将来分娩所做的准备。

很多准妈妈会发现在小腹部有一条竖线，随着孕期的推进会继续增粗，颜色也会逐渐变深，而且会越来越多，这是妊娠纹，不过这无须担心，大部分准妈妈的妊娠纹会在产后逐渐变轻，甚至消失。

不少准妈妈的妊娠反应已经没有那么严重了，食欲逐渐变好，但这不是普遍情况，有的准妈妈仍然有比较严重的妊娠反应，甚至有的准妈妈从这个时候才开始感觉到孕吐不适。

第 12 周胎宝宝发育

胎宝宝现在身长大约有 9 厘米，重约 20 克，仍然很小，但是从牙胚到指甲已发育俱全，身体的雏形已经构造完成，尤其是面部，五官的位置比以前更接近成人，耳朵已经由颈部移到头部两边的正常位置，整体看上去，就像一个微雕的小宝宝。

现在这部小小的"人体机器"正在欢快地运转着：

脾脏已经开始造血，肝脏开始分泌胆汁，肾脏开始制造尿液等，这将在很大程度上减少外来药物和感染对他造成的损害，肾脏制造的尿液还将进入膀胱，进而排泄到羊水里，羊水的成分将因此而改变。

胎宝宝还有了完整的甲状腺和胰腺，不过它们还不具备完整的功能，这两个腺体的形成对胎宝宝来说意义非凡，甲状腺可分泌甲状腺素，甲状腺素是维持人体代谢的基础物质，而胰腺分泌胰液和胰岛素，帮助消化，并调节全身生理功能，都是非常重要的。

胎宝宝现在还有了触感，当准爸妈抚摸腹部时，他可能也感受到了，会把头转开，还会有手指、脚趾张开，嘴巴开合，四肢舞动等反应，当然，这一切准妈妈自己还感受不到。

第 12 周母体变化

这是非常令人期待的一周，不仅意味着即将迎来美妙的孕中期，同时也意味着胎宝宝已经稳稳地住进了子宫中。

虽然不是绝对的分水岭，但是有很多准妈妈的早孕反应确实在这个时候逐渐减轻，疲劳、嗜睡、反胃都有所好转，因为身体已经在适应激素带来的变化，而且体内激素分泌将逐步稳定下降而趋于缓和，所以身心开始趋于舒适、愉悦。

现在，准妈妈可能已经有了真实的怀孕感受了，如小腹部会有胀满的感觉，或者突然变换姿势的时候，会感觉腰际有轻微、短暂刺痛感，这是因为子宫比以前扩张得更大了，这对准妈妈也是一种很好的提示：腹中有了一条小生命，往后动作要轻柔些。

一些准妈妈会发现自己的脸和脖子上不同程度地出现了黄褐斑，这是妊娠斑，是孕期正常的反应，在宝宝出生后就会逐渐消退，不要担心。

有的准妈妈会有一些奇怪的症状，如唾液过多，感觉总是有吐不完的口水，这种症状一般到孕 4～5 个月会渐渐消失。

孕3月营养新知

孕3月营养的合理规划

孕3月，胎宝宝的骨骼、大脑、心脏、眼睛、口唇、四肢等器官，开始进入快速生长时期，准妈妈在这个月仍然要注意补充叶酸及其他维生素、矿物质、蛋白质、脂肪等营养素，满足胎宝宝生长发育的需要。如果妊娠反应比较严重，并因此造成体重减轻的话，需要咨询医生看是否需要补充维生素D，以促进钙的吸收。

优质蛋白质的补充

植物蛋白和动物蛋白都可以。喜欢吃肉，可以选择猪肉、牛肉、鸡肉等禽畜肉，如果什么肉都吃不下去，可以选择鱼、虾等含蛋白质丰富的水产品，还可以选择豆制品及菌类，来补充蛋白质。

每天摄入800毫克钙

现阶段，准妈妈每天钙的补充量应在800毫克左右。多喝牛奶，一袋250毫升的牛奶可补充250毫克的钙。建议每天喝2袋牛奶即可。其中一袋应该在晚上睡前喝，这样可以维持夜间血钙正常，防止腿抽筋。

乳糖不耐受的准妈妈，可以改喝酸奶，酸奶补钙效果也很好。一袋150毫升的酸奶的含钙量，相当于一袋250毫升的牛奶。严重缺钙的准妈妈应该在医生指导下服用钙片补充钙质。

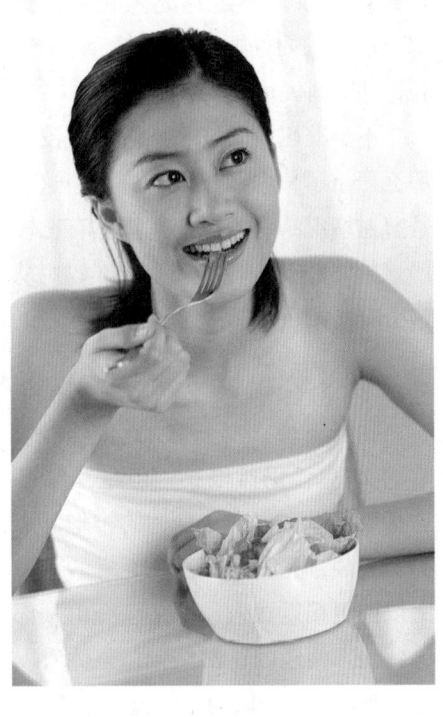

补充维生素D

早孕反应严重的准妈妈现在尤其要注意加强维生素D的补充。但过多的维生素D会导致胎宝宝的大动脉和牙齿发育出现问题。所以，在补充维生素的时候不可擅自妄为，一定要咨询自己的营养医生或妇产科医生。

注意补碘

应在食物里增加碘的含量——胎宝宝的脑发育必须依赖母体内充足的碘，碘是制造甲状腺素的主要原料，而甲状腺素是促进大脑、身体发育的重要原料。缺碘的胎宝宝出生后智力低下，个子矮小，有可能得克汀病。准妈妈每天需碘量应在175微克左右，一般情况下食用加碘盐，经常吃含碘丰富的食物，如海带等，就可以满足身体所需。

保证水的供应

养成定时喝水的习惯，保证每天水的供应。不要喝久沸的水及没有烧开的自来水。

孕事 Q + A

Q 市面上的保健饮料能喝吗？

A 市售的饮料要少喝或不喝，可以自制保健茶饮用，如用菊花、枸杞子、红枣泡茶等，不仅可以补充微量元素，而且具有增强机体的免疫力、滋肾润肺、美白作用。

咨询医生是否需要补充孕多维

准妈妈营养状况的好坏，不仅直接影响胎宝宝的生长发育，而且对胎宝宝脑细胞及智力的发育也至关重要。有条件的准妈妈可以去医院做一下检查，及时发现自己是否存在营养不良的问题，然后有针对性地调整膳食并吃营养补充剂。

一般情况下，产科医生大多建议准妈妈服用针对孕妇设计的多元维生素制剂，作为日常饮食的补充。

综合营养素片一般含有孕期所需要的叶酸、维生素、钙、铁等营养素，适当地吃一些对准妈妈有好处。那么准妈妈应该选择什么样的综合营养素制剂呢？建议准妈妈选择针对孕妇设计的多维片，如爱乐维、斯利安等，虽然价格相对普通维生素来说高一些，但更符合孕期准妈妈的身体需求。如果条件允许，建议准妈妈还是改服孕妇专用营养素。

孕事叮咛！

服用营养补充剂应该严格按规定的剂量服用，需要大量服用时，需要咨询营养科医师或药师。

孕早期要注意补碘

准妈妈补碘的关键时间是在孕早期，怀孕5个月后再补充则意义不大了。

孕早期补碘的作用

胎宝宝在前5个月不能自行分泌甲状腺激素，发育所需的甲状腺激素都来源于准妈妈。如果准妈妈碘摄入不足，所生成的甲状腺激素就无法满足胎宝宝的需要，会使胎宝宝全身的脏器及骨骼系统发育停滞，还会严重损害胎宝宝的中枢神经系统以及内分泌系统，造成死胎、流产、早产以及先天畸形。

常用的补碘方法

1. 食用加碘盐是补充碘的一个重要途径，不过在食用过程中要注意下面几点：加碘盐应该随吃随买，一旦拆封就要用密闭的容器装起来，不用的时候将盖子盖紧；炒菜时不要一开始就放盐，而要等到菜快要炒好装盘时再放盐，这样才能不破坏食物的营养，盐中的碘才能发挥效用；不能用油来炒碘盐。

2. 因为炒菜时盐放得太多对身体不好，尤其是准妈妈吃菜要清淡，所以通过盐来补充碘很有限，准妈妈还需要吃一些碘含量高的食物，如海带、紫菜、鲜带鱼、干贝、淡菜、海参、海蜇等海产品来补碘。

3. 如果缺碘比较严重，可以在医生的指导下服用含碘的制剂（如碘油）来补充碘。

胃口仍不佳，准妈妈此期多偏爱吃蔬菜

大部分准妈妈在孕早期会更偏爱吃清淡的蔬菜，对荤食比较抵触，蔬菜富含人体所需的必要营养物质和大量纤维，是整个孕期不可缺少的食物。怎样正确地吃蔬菜对准妈妈和胎宝宝的健康十分有利？

蔬菜生吃好还是熟吃好

哪些蔬菜可以生吃，哪些蔬菜应该熟吃，这要根据蔬菜所能提供的营养及其特征来取舍。

一般来说，凡是能生吃的蔬菜，最好生吃；不能生吃的蔬菜，也不要炒得太熟，以尽量减少营养的损失。因为蔬菜中所含的维生素C和一些生理活性物质很容易在烹调中受到破坏，生吃蔬菜，可以最大限度地获得其营养价值。

蔬菜除了生吃，熟吃也是必不可

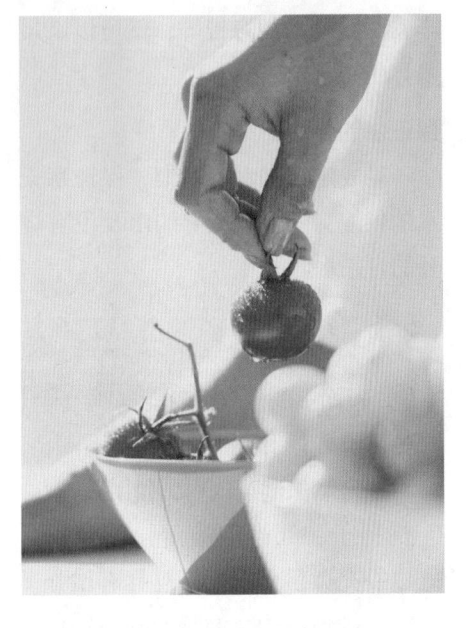

少的，颜色深绿或橙黄的蔬菜中含有丰富的胡萝卜素，最好能够熟吃，采用高温短时的加热方式能够较好地保存蔬菜的营养素，而长时间地油炸、炖煮、先煮再炸、先炸后烧、先蒸后煎等复杂的烹调方式不适合烹调蔬菜，另外，余烫也是保存蔬菜营养的一种方式。

蔬菜的生熟吃分类

适宜生吃的蔬菜有：西红柿、胡萝卜、黄瓜、柿子椒、生菜等。生吃时最好选择无公害的绿色蔬菜或有机蔬菜。生吃的方法包括自制新鲜蔬菜汁，或将新鲜蔬菜凉拌，可适当加点醋，少放点盐、橄榄油。

适宜熟吃的蔬菜：含淀粉的蔬菜，如土豆、芋头、山药等必须熟吃，否则其中的淀粉粒不破裂，人体无法消化；含有大量的皂苷和血球凝集素的

扁豆和四季豆，食用时一定要熟透变色；豆芽一定要煮熟吃，无论是凉拌还是烹炒。

需要氽烫一下的蔬菜有：十字花科蔬菜，如西蓝花、菜花等氽烫过后口感更好，它们含有丰富的纤维素也更容易消化；菠菜、竹笋、茭白等含草酸较多的蔬菜也最好氽烫一下，因为草酸在肠道内与钙结合成难吸收的草酸钙，干扰人体对钙的吸收；大头菜等芥菜类的蔬菜含有硫代葡萄糖苷，氽烫一下，水解后生成挥发性芥子油，味道更好，且能促进消化吸收。

孕事 Q+A

Q 怎样炒菜能保留蔬菜更多的营养？

A 用大火快炒的方式，蔬菜中的维生素C损失仅15%，若炒后再小火焖一会儿，菜里的维生素C将损失60%左右，所以炒菜要用旺火，如果在烧菜时加一点醋，更有利于维生素的保存。

准妈妈如何吃鸡蛋更健康

准妈妈每天吃1~2个鸡蛋，能很好地满足身体所需的营养，鸡蛋中含有丰富的蛋白质、卵黄素、卵磷脂、胆碱等，对神经系统和身体发育非常有利，同时还具有益智健脑、改善记忆力、促进肝细胞再生的功效。不过要想让鸡蛋的营养充分地被吸收，要学会科学地吃鸡蛋。

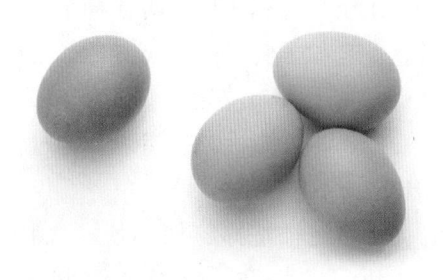

怎样吃鸡蛋更营养

鸡蛋吃法多种多样，就营养的吸收和消化来讲，煮蛋为100%，炒蛋为97%，嫩炸为98%，老炸为81.1%，开水、牛奶冲蛋为92.5%，生吃为30%~50%。由此来说，煮鸡蛋是最佳的吃法。

孕事叮咛！

吃鸡蛋时要注意细嚼慢咽，否则会影响消化和吸收。另外，鸡蛋是高蛋白食品，多食会增加肾脏的负担，准妈妈每天吃两个鸡蛋营养就足够了。

准妈妈此期爱吃的清淡食物推荐

在怀孕期间，准妈妈体温相应增高，呈内热型，肠道也比较干燥，多吃清淡食物有利于爽身利口，而且清淡食物比较容易消化吸收。清淡食物多为植物性食物，符合胎宝宝发育阶段的特点以及所需的营养。

1. 苹果什锦饭

材料：白米饭1碗（约150克），

苹果1个，火腿3片，西红柿1个，青豆、玉米粒各少许，芹菜1根。

做法：

1. 苹果洗净、切丁，用盐水泡过、捞起，沥干水备用。

2. 西红柿洗净、切小块；火腿切小块，芹菜去叶、洗净、切小丁，备用。

3. 起热锅，放1小匙油，将芹菜丁炒香，加入苹果丁、西红柿、火腿、芹菜及青豆仁、玉米粒、调味料翻炒。

4. 再放进熟米饭，以大火迅速炒匀，即可起锅食用。

2. 绿豆南瓜粥

材料：老南瓜500克，绿豆50克。

做法：

1. 绿豆清水洗净，趁水气未干时加入食盐少许（3克左右）搅拌均匀，腌制几分钟后，用清水冲洗干净。

2. 南瓜去皮，瓤用清水洗净，切成2厘米见方的块待用。

3. 锅内加水2碗，烧开后，先下绿豆煮沸2分钟，淋入少许凉水，再煮沸。

4. 将南瓜入锅，盖上锅盖，用文火煮沸约30分钟，至绿豆开花，加入少许食盐调味即可。

科学补充维生素C

维生素C在胎宝宝脑发育期起到提高脑功能敏锐的作用，孕期准妈妈充足地摄取维生素C，可以提高胎宝宝的智力。还有，维生素C对于胎宝宝的皮肤、骨骼、牙齿以及造血器官的生长发育有促进作用。另外，维生素C能够增强机体的免疫力，促进钙和铁的吸收，有效防止缺钙和缺铁。

怎样科学补充维生素C

1. 可通过食用富含维生素C的蔬果来补充，如西红柿、青椒、黄瓜、菜花、大枣、草莓、柑橘、猕猴桃等。

2. 蔬菜不要浸泡或煮得过久。

3. 蔬菜尽量先洗再切，这样可以减少维生素C溶于水中的量。

4. 蔬菜被撕碎、挤压都会造成维生素C的流失，因此应尽量吃新鲜蔬菜。

5. 炒菜时，为了绿色蔬菜更青翠好看，有时会加点小苏打，维生素C就这样流失了。

维生素C过量也有危害

准妈妈适量补充维生素C，每日大约130毫克，可预防胎宝宝先天性畸形，但是如果摄入过量，超过1000毫克，则会影响胚胎发育，长期过量服用还会使宝宝在出生后发生坏血

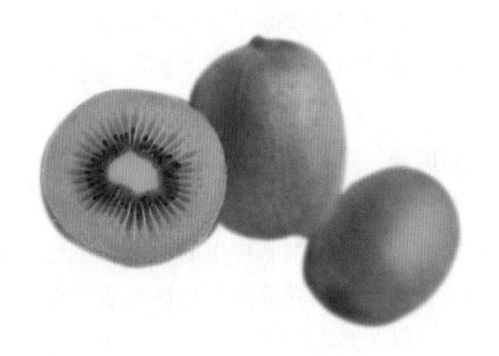

症。此外，超过正常剂量很多倍服用维生素 C，可能刺激准妈妈胃黏膜致出血并形成尿路结石。

牛奶和酸奶都是孕期补钙好帮手

酸奶跟牛奶都是最受欢迎的奶类。

从营养成分上来看，酸奶和牛奶的差别不大，它们之间的差别最主要体现在营养的吸收利用与两者的功效上。相对而言，酸奶中的钙、磷等矿物质更容易被人体吸收，而且酸奶中含有益生菌群，对肠道非常有好处，准妈妈适当饮用可以加强肠胃的消化吸收功能，还可以缓解孕期便秘。而牛奶具有很好的安神功效，准妈妈在孕期饮用，可以减少失眠的困扰。准妈妈可以根据自身的需要来进行选择。

营养专家推荐，准妈妈最好每天喝 250 ~ 500 毫升的牛奶，以满足孕期对钙的需求量的增加。

在妊娠中后期，准妈妈每日需要的钙摄入量又有所提高，所以建议在选择奶制品时，最好是牛奶和酸奶交替喝，这样可对补钙起到更好的效果。

蜂蜜营养丰富，孕期可适量进食

蜂蜜富含人体所需营养成分，它含有与人体血清浓度相近的多种无机盐以及维生素、铁、钙、磷等多种有机酸和有益人体健康的微量元素，以及葡萄糖、淀粉酶、果糖等，具有润燥、滋养、解毒的功效。蜂蜜可促进消化吸收，增进食欲，镇静安眠，提高机体抵抗力，对促进胎宝宝的生长发育有着积极作用。另外，蜂蜜不仅可以有效地预防妊娠期高血压疾病、妊娠期贫血、妊娠合并肝炎等疾病，还能有效地预防便秘及痔疮出血，因此，孕期准妈妈可适量进食蜂蜜。

怎么挑选好的蜂蜜

1. 看。纯正的蜂蜜光泽透明，仅

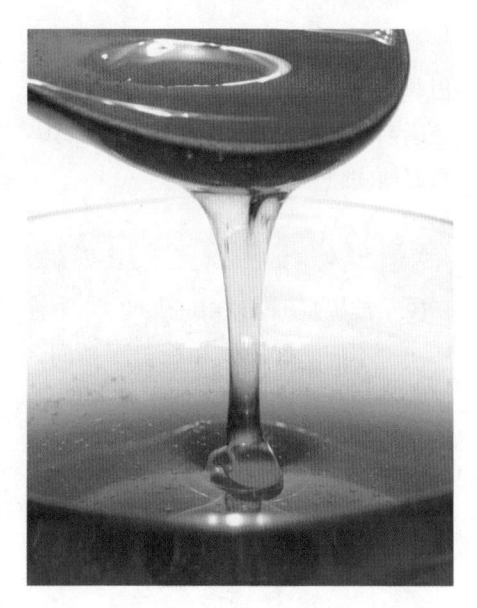

孕事叮咛！

牛奶和酸奶都不宜空腹饮用，并且很多准妈妈可能有乳糖不耐反应，喝了牛奶之后会发生腹泻的状况，这时最好用酸奶来代替牛奶。

有少量花粉渣沫悬浮其中。

2. 闻。开瓶后，新鲜蜂蜜有明显的花香，陈蜜香味较淡。加香精制成的假蜜气味令人不适。

3. 品。纯正的蜂蜜不但香气宜人，而且品尝会感到香味浓郁。

4. 溶。将蜂蜜溶解在水里，搅拌均匀，静置，若蜂蜜中有杂质则会上浮或下沉。蜂蜜是一种天然产品，少量杂质并不影响蜂蜜本身的质量。

另外，在选择蜂蜜时，一定要选择表面有微小气泡的蜂蜜，因为那是活性生物酶不断运动所产生的，吃这种蜜对人身体才最好。

泡蜂蜜时要注意水温

蜂蜜之所以能改善便秘是因为其中的活性生物酶成分起的作用。所以，准妈妈喝蜂蜜时要用45℃以下的温水冲，这样可以保持蜂蜜中的营养和活性不被破坏。

另外准妈妈可以喝适量的蜂蜜，但每天不宜超过一大勺，约15毫升。在睡前喝一杯蜂蜜水可以帮助准妈妈更好地安睡。

孕事 Q+A

Ⓠ 准妈妈可以吃蜂王浆吗？

Ⓐ 不能。蜂王浆和蜂蜜不是同一个概念，准妈妈不能吃蜂王浆。因为蜂王浆中的激素会刺激子宫，引起宫缩，干扰胎宝宝在子宫内的正常发育。

孕3月保健护理

该去医院进行第一次正式产检了

产前检查在很大程度上可以为准妈妈和胎宝宝的健康提供保证。定期进行产前检查，与医生保持密切的联系，是每个准妈妈都应该积极去做的。

第一次产检什么时候去

一般来说，系统的产前检查从怀孕11～13周开始。但各地医院的规定可能略有差异，特别是医疗资源颇为紧张的大城市，如北京、上海等，第一次产前检查的时候最好提前到6～9周，准妈妈最好提前询问自己选择的医院的具体规定。

第一次产检有哪些项目

第一次产检时，医生会测量准妈妈的身高、体重、血压、宫高、腹围，进行全身体格检查，并核对孕周。此外，准妈妈还需进行一系列实验室检查，包括血常规、血型、乙丙肝抗体、艾滋病抗体、梅毒抗体、肝功能、尿检、心电图检查。

孕事叮咛！

准妈妈最好在上午空腹去医院，因为需要进行各种血常规检查。还应带一瓶水。做过全身体检者可以带上体检报告，有些检查项目就不必重复检查了。

孕 11 周进行 NT 排畸检查

NT 检查实际上是超声检查胎宝宝颈项透明带。有相关的研究发现，在准妈妈怀孕 11 ~ 13^{+6} 周时，若孩子的颈项透明带增厚，就说明胎宝宝可能有问题。颈项透明带增厚也与胎宝宝染色体核型、胎宝宝先天性心脏病以及其他结构畸形有关，颈项透明带越厚，胎宝宝异常的概率越大。

因此，NT 检查的目的是在妊娠较早阶段筛查染色体疾病和发现多种原因造成的胎宝宝异常。

医生可通过超声进行 NT 检查胎宝宝的颈项透明带的厚度。若测量值小于 3 毫米则属于正常，若是超过 3 毫米就需要进一步检查，如进行羊水穿刺等。

NT 检查最好在怀孕 11 ~ 13^{+6} 周做，比做中孕期血清唐氏综合征筛查的时间更早。而过了 14 周，过多的液体可能被宝宝正在发育的淋巴系统吸收，检查会不准确。

孕事叮咛！

NT 检查，然后再配合抽血化验，唐氏综合征的检出率能达到 85% 以上。

建档都需要做什么准备

有些医院要求满孕 12 周才给建档，有的医院孕 6 周就开始预建档，有的则要求在孕 16 周时才建档。如果此前都没有做过产检，在建档时需要先做超声，若胎宝宝在宫腔中，有胎心，就可以建档了。建档需要携带的材料也不同，有些医院只要夫妻双方的身份证就可以了，有的则要求必须带准生证或围产卡、母子健康档案等。决定了在哪家医院建档后，最好先向医院咨询清楚，做好准备。

如果之前没做过检查，医生会让你先做超声，看胎宝宝是否正常。胎宝宝正常，医生会填一张表，内容包括姓名、年龄、家庭住址、结婚年龄、月经情况、既往怀孕情况、既往病史、有无外伤史、药物过敏史、家族中有无遗传病、怀孕前后有没有用过药物、有无接受过放射线等，以及丈夫年龄、有无特殊疾病、家族遗传病等。回答这些问题时要实事求是，这对保证胎宝宝无缺陷和准妈妈的孕期健康都很重要。

填完表之后，医生会安排准妈妈做一系列检查，大概有身高、体重、血压、宫高、腹围、胎方位、胎心、尿常规、血常规、心电图等。

家中不宜摆放的花草植株

准妈妈在家中摆放花草植株的时候，一定要弄清楚它的生态习性。因为并非所有的绿色植物都绝对安全、环保，有些绿色植物非但不环保，反而要吸收氧气或释放有毒气体；还有一些绿色植物会释放一些令人不愉快的气体或使人皮肤过敏。

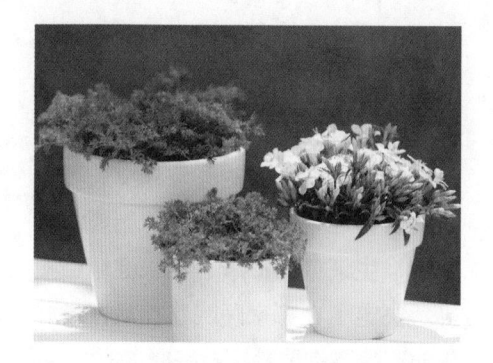

1. 使人产生过敏的花草。如紫荆花、洋绣球等。紫荆花所散发出来的花粉如与人接触过久，会诱发哮喘症或使咳嗽症状加重；洋绣球花（包括五色梅、天竺葵等）散发的微粒，如与人接触，会使人的皮肤过敏而引发瘙痒症。

2. 松柏类植物。包括玉丁香、接骨木等，这类植物会分泌脂类物质，释放出较浓的松脂味，对人体的肠胃有刺激作用，闻久了，会引起恶心、食欲下降，尤其是对准妈妈影响较大。

3. 本身含有毒性的花草。夹竹桃、郁金香、含羞草、秋水仙等有微毒。如过多接触含羞草还会引起人的毛发脱落、眉毛稀疏；夹竹桃可分泌一种乳白色液体，长期接触会使人中毒，出现昏昏欲睡、智力下降等症；郁金香花朵含有一种毒碱，接触过久，会加快毛发脱落。

4. 耗氧性花草。如夜来香、丁香等，它们进行光合作用时，大量消耗氧气，影响人体健康。夜来香在晚上还会散发出大量刺激嗅觉的微粒，闻的时间太久，会使准妈妈感到头晕目眩、郁闷不适，甚至失眠。兰花、百合花的香气也会让准妈妈过度兴奋而引起失眠。

孕期洗脸有哪些方面要注意

皮肤护理也是准妈妈在孕期需要做好的工作之一，脸部的清洁工作——洗脸，便是护肤的重要环节。

孕期洗脸要注意什么

1. 洗脸最好用软水，不能用硬水。软水是指河水、溪水、雨水、雪水、自来水。硬水是指井水、池塘水。因为地下的硬水富含钙、镁、铁，直接用硬水洗脸，会使皮肤脱脂，变粗糙，毛孔外露，皱纹增多而加速皮肤衰老。硬水需要通过煮沸使之软化后再使用。

2. 洗脸时水温控制在34℃左右。此时水的性质与生物细胞内的水十分接近，不仅容易透过细胞膜，溶解皮脂，开放汗腺管口使废物排出，而且

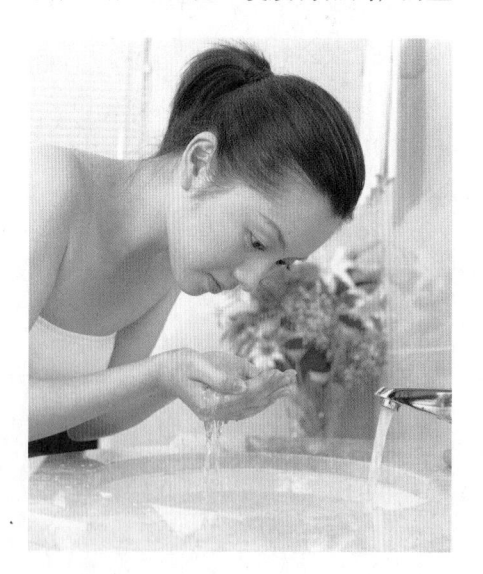

有利于皮肤摄入水分，使面部柔软细腻富有弹性。温度低于20℃会对皮肤的滋养不利，还会引起面部血管收缩，使皮肤苍白，枯萎多皱。如果高于38℃，则会引起血管和毛孔张开，使皮肤松弛无力，容易出现皱纹，还会使血管的弹性减弱，导致皮肤出现淤血。

3. 为保持脸部的清洁，准妈妈应该每天多洗几次脸。一般冬天早晚各一次，夏天可多洗几次，特别是在看完电视后、外出活动后、大量流汗后都要记得洗脸。

孕事叮咛！

在孕期，准妈妈最好选用性质温和、泡沫丰富的纯植物洗面奶，有些平常用起来挺好的洗面奶，可能在孕期使用时会产生皮肤过敏，建议准妈妈换更适合此期的洗面奶或者直接用清水洗脸，不用洗面奶。

准妈妈怎样避免皮肤过敏

准妈妈出现皮肤过敏时要远离过敏原，使用温和、无刺激的护肤品，还要多吃新鲜果蔬，保证充足的睡眠和适当的运动。

准妈妈怎样预防皮肤过敏

1. 使用温和、无刺激、经过过敏性皮肤测试的护肤品。

2. 避免接触有可能导致过敏的过敏原，容易过敏的准妈妈应停止吃虾等容易导致过敏的食物和辛辣食物。

3. 多吃新鲜的水果、蔬菜，饮食要均衡，最好包括大量含丰富维生素C的水果蔬菜，以及富含B族维生素的食物。

4. 平时多用温水清洗皮肤，在春季花粉飞扬的地区要尽量减少外出，避免引起花粉皮炎，可于早晚使用润肤霜，保持皮肤的滋润，防止皮肤干燥、脱屑。

5. 洗衣时随身衣物应冲洗干净，以免残余在衣物、毛巾中的洗涤剂刺激皮肤，引起过敏反应。

6. 保证充足的睡眠，让身体拥有更好的抗过敏能力。

7. 坚持运动，以增进血液循环，增强皮肤抵抗力，有利于皮肤恢复正常。

是时候换更合适的文胸了

准妈妈的乳房，随着孕期的增加不断地增大，而且乳头也变得非常的敏感。不合身的文胸会压迫到乳房，令准妈妈感到不适。从怀孕到生产，乳房约增加原先罩杯的两倍，这些变化都要求准妈妈适当地根据怀孕时间和乳房大小来选择适当的文胸。

准妈妈选择文胸要注意什么

1. 在孕期最好选择全罩杯的文胸，并有软钢托支撑。面料应选择舒适、吸汗、透气的纯棉质面料。色调应该选择明亮、轻快的，如白色、粉色、淡蓝色等可以带来好心情的颜色。

2.合适的肩带应该在肩胛骨和锁骨之间，这样才不会有束缚感。在选购的时候，最好试穿一下，可以举手、耸肩，看看它是否会掉下来或感到不适。

3.临产前的准妈妈还可以选择特别为哺乳设计的哺乳文胸，其特点是具有活动式扣瓣肩带，哺乳时不用将整个文胸脱下，只需轻轻按下扣瓣，罩杯前端即可翻下，方便哺乳。

胸围与文胸尺码的关系

上下胸围与准妈妈文胸的尺码对照可参考下表：

文胸尺码	70C	75C	80C	85C	90C
下胸围尺寸(cm)	70	75	80	85	90
上胸围尺寸(cm)	85	90	95	100	105

文胸尺码	80D	85D	90D
下胸围尺寸(cm)	80	85	90
上胸围尺寸(cm)	98	103	108

内裤也要及时更换

孕早期，虽然准妈妈的腹部外观没有明显的变化，但可以明显感到腰围变粗了。这期间就应尽快将自己的内裤更换成孕妇专用内裤。

准妈妈选择内裤要注意的问题

目前市场上有一种为准妈妈设计的专用内裤，这种内裤一般都有活动腰带的设计，方便妈妈根据腹围的变化随时调整内裤的腰围大小，十分方便。一般裤长是加长的，高腰的设计可将整个腹部包裹，具有保护肚脐和保暖的作用。还有一种低腰无痕孕妇内裤，侧边采用低腰交叉收腹设计，避免腹部紧勒，不会有束缚感，更加舒适透气。

由于准妈妈的阴道分泌物增多，因此最好选择透气性好、吸水性强及触感柔和的纯棉质内裤。因为纯棉材质对皮肤无刺激，不会引发皮疹。

在妊娠晚期，准妈妈还可以选择有前腹加护的特殊准妈妈内裤，这种内裤可以起到托腹带的功效，减轻准妈妈的身体负担，让准妈妈轻松度过孕期。

腰围、臀围与内裤尺码的关系

腰围、臀围与准妈妈内裤尺码的对照可参考下表：

内裤尺码	M～L	L～XL	XL～XXL
腹围尺寸(cm)	78～92	85～110	98～120
臀围尺寸(cm)	85～95	90～103	100～115

私密处的护理要更精心

准妈妈在怀孕以后，体内雌激素随妊娠的进展而增多，雌激素有促进宫颈腺体和子宫内膜腺体分泌的作用，使阴道黏液量增加，因此白带要比怀孕前多一些，呈乳白色，无臭味。

不过即使是正常情况下的白带增多,准妈妈也要注意保持外阴清洁,不要让细菌有任何可乘之机,因为一旦护理不当就很容易感染上炎症。

孕期护理私密处卫生的具体方法,准妈妈可以参照以下建议。

1. 保持外阴清洁,每天至少用温开水清洗外阴 1 次。

2. 勤换内衣、内裤,洗净的衣裤不要放在阴暗角落晾干,应放在太阳底下曝晒。内裤要以中性肥皂单独清洗,不要和其他衣服一起洗。

3. 大便后,要从前面向后面揩拭,避免将肛门周围的残留大便或脏物带入阴道内。

4. 不要穿着太紧的裤子或裤袜,尽量保持外阴处通风干燥。

准妈妈做家务的注意事项

在孕期,准妈妈也可以在不疲劳的前提下,做一些力所能及的家务活。如做饭、收拾屋子、扫地等。适当的体力劳动要掌握在不累、不搬动重东西、震动较小、不压迫腹部的范围内。

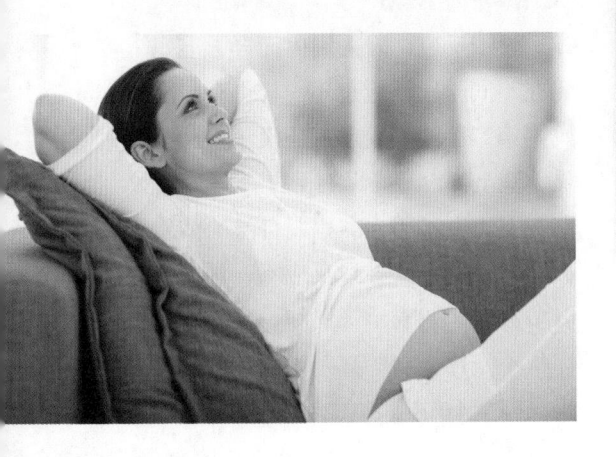

这样不仅能得到适当的锻炼,而且可以调剂生活。

准妈妈做家务时的注意事项

1. 经常下厨做饭的准妈妈,应在厨房安装一台大功率抽油烟机。因为煎炒食物产生的油烟等对准妈妈及胎宝宝不利。有条件的准妈妈应少进厨房,并尽可能把停留在厨房里的时间缩短,厨房里应保持良好的通风换气。

2. 洗衣服时用温水,而且用力不要过猛,姿势要稳,不要蹲着洗,因为蹲位可使胎宝宝受压,影响血液的循环。晒衣服时动作要轻柔,不要向上伸腰,晒衣绳应放得低一些。

3. 洗菜、刷洗碗碟时尽量不要把手直接浸入冷水里,因过凉受寒有可能诱发流产。

4. 避免久站,做家务一段时间后休息一会儿,不可太劳累。

孕事叮咛!

在做家务时,准妈妈要以不影响身体的舒适为主,如果突然出现腹部阵痛,这表示子宫收缩,也就是活动量已超过准妈妈身体可以承受的程度了,此时要马上停止手里的活,并躺下休息,如果还不能缓解疼痛,应及时去医院。

孕期牙龈炎的防治

准妈妈牙龈炎症可发生于个别牙或全口牙,前牙区重于后牙区。以牙

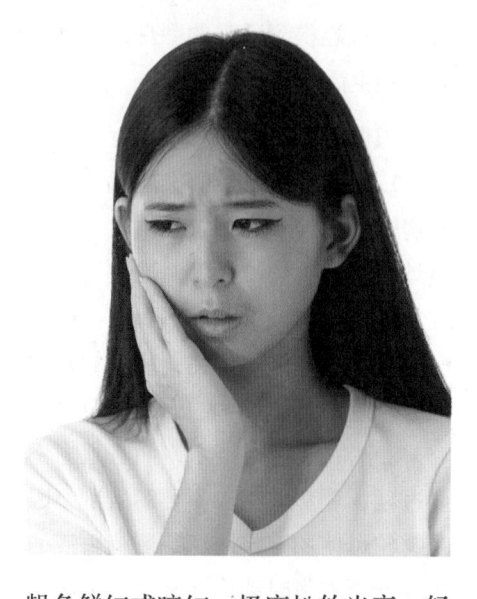

峰，分娩后 2 个月时，牙龈炎大部分会有所缓解或消失。

防治妊娠牙龈炎的方法

1. 进行细致的口腔健康维护，吃东西后用淡盐水或者温开水漱口。

2. 注意均衡营养，补充维生素和钙质。

3. 孕期患了牙龈炎，必要时应去看牙科医生，但不要接受放射线照射和麻醉，同时尽量避免使用抗生素等消炎药，以免影响胎宝宝。

龈色鲜红或暗红，极度松软光亮，轻触之下极易出血，有时甚至自动出血为特征。一般无疼痛症状，但重症者龈缘可有溃疡和假膜形成，有轻度叩痛。牙齿可出现松动，龈沟加深。

引发妊娠牙龈炎的原因

孕期牙龈炎主要是由于准妈妈体内的孕激素增多，使牙龈毛细血管扩张、弯曲，弹性减弱，血液瘀滞等原因而引起的。口腔卫生差，有牙垢，牙齿排列不整齐和喜欢张口呼吸等因素也容易导致准妈妈发生妊娠期牙龈炎。

妊娠本身不会引起牙龈炎，只是因为妊娠时性激素水平的改变，使原有的慢性牙龈炎加重和改变特性。所以，如果准妈妈孕前就患有牙龈炎，那么孕期患牙龈炎的概率就会大大增加。一般妊娠牙龈炎从妊娠 2～3 个月开始出现症状，至 8 个月时达到高

孕事叮咛！

孕早期因为胎宝宝不稳，出现牙病时治疗限制颇多，如果牙病比较严重，建议准妈妈在稳定的孕中期去看牙科医生。

孕 3 月妈妈帮

怀第二胎与怀第一胎时反应大不同，正常吗

妊娠反应，因人因时而异，准妈妈在不同阶段反应也不一样。有的准妈妈第二胎的妊娠反应还没第一胎明显，甚至都没有妊娠的反应。

因为生二胎，准妈妈自身的体质会有所不同，会导致反应不一样，所以多数准妈妈表示二胎和一胎的妊娠症状不一样，这些都是很正常的，准妈妈完全不用担心。

超声检查会伤害胎宝宝吗

超声不存在电离辐射和电磁辐射，是一种声波传导，这种声波对人体组织没有什么伤害。但如果声波密集在某一固定地方，又聚集很长时间的话，就会有热效应，这种热效应达到一定程度时，可能会对人体组织产生不良的影响，影响细胞内的物质。理论上高强度的超声波可通过它的高温及对组织的腔化作用，对组织产生伤害。

学会看超声检查单的数据

整个孕期，准妈妈一般会遵照医嘱去医院做 3 ~ 4 次超声，有的准妈妈因为身体原因，可能做超声检查的次数更多，报告单上会给出目前胎宝宝的许多数据。一般情况下，孕早期和孕中期时，准妈妈应该关注胎宝宝的几个发育测量的指标，如双顶径、头围、腹围和股骨长度；到了孕后期，准妈妈则需要注意羊水指数、胎盘位置、脐血流指数等指标。报告单上的测量数据是否在正常范围内，准妈妈可以参考以下的"孕期正常参数值表"。〔双顶径（BPD）：胎宝宝头部从左到右最长的部分；腹围（AC）：胎宝宝肚子一周的长度；股骨长（FL）：胎宝宝大腿骨的长度〕

孕周	双顶径（平均值）/ cm	腹围（平均值）/ cm	股骨长（平均值）/ cm
16 周	3.62±0.58	10.32±1.92	2.10±0.51
18 周	4.25±0.53	12.41±1.89	2.71±0.46
20 周	4.88±0.58	14.80±1.89	3.35±0.47
22 周	5.45±0.57	16.70±2.23	3.82±0.47
24 周	6.05±0.50	18.74±2.23	4.36±0.51
26 周	6.68±0.61	21.62±2.30	4.87±0.41
28 周	7.24±0.65	22.86±2.41	5.35±0.55
30 周	7.83±0.62	24.88±2.03	5.77±0.47
32 周	8.17±0.65	26.20±2.33	6.43±0.49
34 周	8.61±0.63	27.99±2.55	6.62±0.43
36 周	8.81±0.57	29.44±2.83	6.95±0.47
38 周	9.08±0.59	30.63±2.83	7.20±0.43
39 周	9.21±0.59	31.34±3.12	7.34±0.53
40 周	9.28±0.50	31.49±2.79	7.40±0.53

孕事叮咛！

如果准妈妈发现胎宝宝的情况和以上提供的参照有出入的话，不必过于担忧，可以咨询检查医生，看医生怎么说。因为每位胎宝宝在子宫中的发育状况都不可能是完全一样的，有时候胎宝宝体位不同、医生操作差异等，都会引起数字有误差。

职场准妈妈什么时候向老板汇报孕事

告诉上司自己怀孕的消息一定要趁早进行，不要让老板成为最后一个得到你怀孕消息的人。

建议准妈妈怀孕 3 个月，胎宝宝较稳定后，就要找个合适时机主动跟老板或上司汇报自己怀孕的情况。这样有利于获得上司和同事支持，避开较繁重的工作，也有利于上司提前准备，及早考虑工作安排和交接。在跟老板汇报怀孕消息时，准妈妈还需要注意，汇报的方式和时机也要慎重选择。

选择合适的方式

1. 提前预约时间谈。提前跟老板约好时间，这样会比较从容。而且老板明白你是有重要的事情跟他谈，那么他会有充分的时间来思考你提出的问题，寻找解决的办法。

2. 发送邮件。如果准妈妈在大公司或外企上班，也可以根据你们的工作习惯，给上司发一封正式的 E-mail，告诉上司自己怀孕的消息，很多人更善于用笔表达，这样可以避免面谈的尴尬，还能把自己的需求和困难都讲清楚。

选择合适的时机

职场准妈妈要告诉老板自己怀孕的情况，得学会挑日子。千万不要拿着自己的检查报告径直走进他的办公室，这样会显得很突然。最好是选择一项工作或任务圆满完成时，或者工作暂时告一段落，自己还完成得不错的时机。这就等于告诉老板，你没有因为怀孕而影响工作，这样在谈话时才更有说服力，不至于使自己的立场很被动。

孕事叮咛！

对自己怀孕之后的工作安排，如果老板或领导的确有为难之处，准妈妈也可以积极出谋划策，帮助他分析情况，提出合理解决的办法。

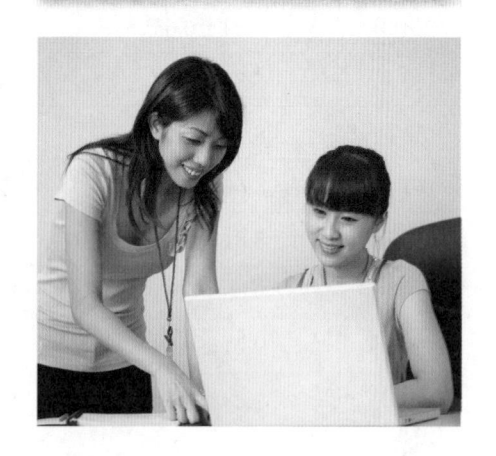

怀孕后坚持上班有什么好处

有些准妈妈怀孕以后，担心劳动会引起流产或对胎宝宝不利，在整个孕期不愿上班，经常请假休息，家务活也全都包在丈夫或家人身上。其实这种想法和做法都是过度担忧的结果，是背离科学的，对准妈妈及胎宝宝并无帮助，相反地还会产生很多不良影响，而孕期坚持工作反而有诸多好处。

孕期坚持工作的好处

1. 减少"致畸幻想"。一部分抑郁或敏感体质的准妈妈，在怀孕的兴奋之余，会产生"致畸幻想"，担心孩子生下来兔唇、斜颈或长六根手指等，而这种担心在一个人独处时会明显加重。忙碌会分散准妈妈去担忧其他事情的精力，在职场准妈妈会比较控制自己的情绪，尤其是当见面的所有同事都表扬你"气色很棒""一定能生个漂亮聪明的宝宝"时，致畸幻想会不知不觉消失。

2. 缓解妊娠反应。上班族因为有良好的工作生活习惯，妊娠反应也会有所减轻，而集中精力工作对缓解妊娠反应也有明显效果。

3. 减少便秘发生。准妈妈因为生理原因，胃肠蠕动减弱，如果没有外出工作的动力，人会"懒惰不思动"，活动减少，则更易出现消化功能降低，将导致体重激增和便秘发生，同样也不利于胎宝宝的发育和分娩。

孕 3 月胎教

电影《小淘气尼古拉》，温情浪漫的剧情带来好心情

中英文名：小淘气尼古拉 / *Little Nicholas*

地区 / 时间：法国 / 2009

影片类型：家庭 / 喜剧

影片时长：91 分

影片简介

刚上学不久的小学生尼古拉有一群很要好的朋友，总是在一起玩耍。尼古拉和朋友们很淘气，只要他们所到之处总会变得乱七八糟。

学校附近新开了一家书店，放学后尼古拉和伙伴们一窝蜂地涌进了店里。这可把老板高兴坏了，这么多孩子，得卖多少本书呢。可是，尼古拉和伙伴们只是好奇地东翻翻，西看看，一转身还"稀里哗啦"碰倒一堆书。结果，尼古拉和伙伴们什么也没买便一阵风似的蹿出了书店，一路上聊着

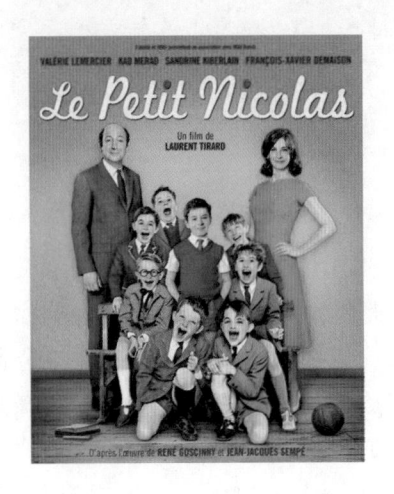

"这地方真好玩""老板真和气""下次还来"。

和书店老板同样无可奈何的还有交通警察、老师、医生等。尽管如此，尼古拉和伙伴们天真烂漫的生活却总是让大人们很快乐。

影片推荐理由

《小淘气尼古拉》是两位法国漫画大师勒内·戈西尼林和让·雅克·桑贝合作的杰作，借此改编而成的电影延续了漫画的幽默风格，用鲜活的人物与生动的故事上演了一幕幕发生在家庭和学校里的轻喜剧。每一个观看电影的人都从中获得了巨大的快乐和满足。

胎教重点

有孩子后，准妈妈会发现，自己的心变得柔软起来，经常会想起过去的一些美好回忆，也会展望有孩子后的美好画面。观看这部影片，会让准妈妈准爸爸回忆起自己幸福的童年生活。互相讲述一下童年趣事吧，这会让准妈妈的心情变得更好，也可以让夫妻之间的感情变得更融洽。

音乐《维也纳森林的故事》，让心情宁静而美丽

约翰·施特劳斯是奥地利作曲家、指挥家、小提琴家，施特劳斯家族的杰出代表，被誉为"圆舞曲之王"。

音乐创作背景

约翰·施特劳斯的外祖父在维也纳森林中的扎尔曼村拥有一所爬满海青藤的乡间小舍，小施特劳斯就是在这里度过了他的青少年时光。自1829年起，他常常在维也纳森林中度假，林中百鸟啼鸣，空气芬芳，流泉鸣咽，微风低吟，这一切大自然的天籁之声都激发了他的创作灵感，《维也纳森林的故事》圆舞曲便诞生了。

音乐赏析

虽然这首乐曲没有具体的"故事"情节，但浓郁的奥地利乡村音乐特点，乐曲中直接使用的奥地利民间乐器齐特琴，以及奥地利民间舞蹈连德勒的风格特征，无一不清晰地打上鲜明的民族印记，无一不给人以美丽的维也纳森林的联想。乐曲中的五支圆舞曲，可以说一个比一个动听，到处充满着温柔的抒情诗和蓬勃的朝气。

怎么听

准妈妈在听这首乐曲的时候，可以想象自己在春天的早晨，身处美丽的蓝色的多瑙河畔，远处群山起伏，田野一望无际。晨曦的阳光透过大树茂密的叶子洒在挂满露珠的草地

胎教重点

一曲《维也纳森林的故事》，宛如人间天堂。准妈妈们，在假日的清晨，敞开你的心扉，迎接这美丽的森林吧！

上，山边小溪波光粼粼。羊儿在草地上吃草，小鸟在林间婉转啼鸣，牧童吹着短笛，猎人吹响号角，马蹄"嘚嘚"……

情绪胎教：种绿植让心情更清新

很多的水果种子可以发芽，准妈妈可以把种子留下来做盆栽，还可以给孕期的生活创造一些小小的乐趣。

种桂圆

1. 把果核充分洗净，用清水浸泡7天，每天换水。

2. 待果核发芽后，就可以把它们移植到花盆中了，注意发芽的一端要朝上露出土面。

3. 几天后，一盆别致的绿植就长出来了。

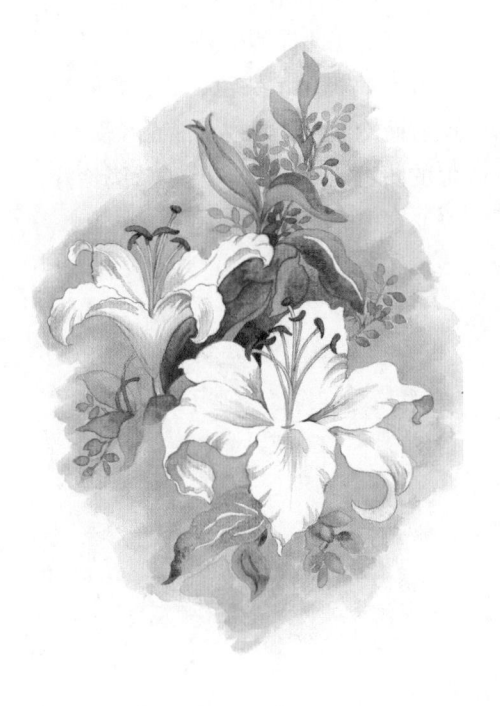

生豆苗

1. 挑选一把成熟饱满的黄豆，用清水浸泡2～3天，每天换水1～2次。

2. 待黄豆发芽后，把它们放到敞口玻璃瓶中，不要再加水浸泡。

3. 每天用喷壶把豆芽喷湿。

4. 几天后，绿绿的叶子就会伸出瓶口来了，这就是常说的生豆苗。

胎教重点

桃子、苹果、橘子、橙子、地瓜等，都能够发芽，都可成为准妈妈手中培育的绿植。没事的时候就动手做一下吧，在学习的同时还能陶冶情操。说不定胎宝宝也会因此爱上园艺，成为一个了不起的园艺师呢。

准爸爸胎教：给准妈妈更多的理解和陪伴

准妈妈最好的倾诉对象不是朋友，也不是妈妈，而是准爸爸。所以准爸爸要主动和准妈妈沟通，做准妈妈最好的倾诉对象。

准爸爸要多多理解准妈妈

准妈妈怀孕之后会变得比以前安静，不太爱说话，喜欢胡思乱想，朋友圈也明显地变小了。生活平淡又无趣，特别是当家里只剩下准妈妈一个人时，会觉得整个世界都抛弃了她和胎宝宝，此时准妈妈需要一个可以让她诉说心事的对象。这时，准爸爸千万不要觉得这是准妈妈的无理取闹，也不要觉得准妈妈怀孕之后只会想着让自己吃好、睡好。准妈妈会比以前想得更多，方方面面，每天都在幻想着一家人的幸福未来，当然也会有担忧。所以需要准爸爸跟准妈妈一起分享心中美好的未来。

准爸爸要主动陪准妈妈学习孕产知识

掌握充足的孕产知识，可以让准妈妈和准爸爸更好地应付孕期中的各种问题和突发事件。

准妈妈心理状态不佳，很多原因是担心自己和胎宝宝出现各种不测，以及害怕分娩。准爸爸要与准妈妈一起学习孕产知识，对各种异常情况的预防和处理也要有所了解。这样，有助于消除准妈妈的紧张。

由于情绪上的多变和心理上的紧张、焦虑，准妈妈通常一个人无法安心看书学习孕产知识。这个时候，准爸爸不管多忙都要抽时间多陪陪准妈妈，跟准妈妈一起学习孕产知识，甚至自己阅读完孕育书后，一有时间就给准妈妈讲读自己学到的知识，让准妈妈更安心、更轻松地度过孕期。

准爸爸的拥抱对准妈妈很重要

在准妈妈情绪激动的时候，准爸爸给准妈妈一个拥抱，有时候比任何语言都有效。

准妈妈的情绪变坏，是因为体内的生理变化，如血糖、血压、激素、水和电解质等发生的急剧变化而造成的，知道了这点，准爸爸应该就可以

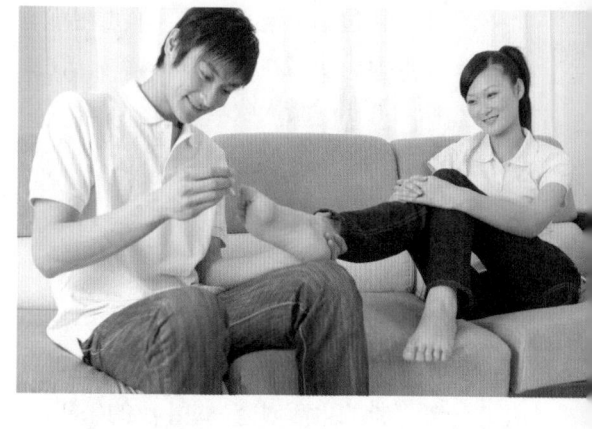

更加理解准妈妈了。

在准妈妈无理取闹的时候，给准妈妈一个拥抱，让她暂时安静下来，等平静了，再好好沟通，消除误会。在准妈妈开心时，记得给准妈妈一个拥抱，准妈妈会觉得准爸爸在肯定她的喜悦；在准妈妈伤心时，更应该给准妈妈一个拥抱，让准妈妈有个依靠，觉得准爸爸时刻在关心自己。

需要在此提醒的是，如果准爸爸发现准妈妈过度哭泣，或异常安静，孤僻而冷漠，准妈妈可能正经受着抑郁的折磨，这时，应及时就医治疗，改变这种抑郁症状。

✚ 胎教重点

准爸爸应该每天抽些时间主动跟准妈妈沟通，问问准妈妈有什么不开心的事或开心的事，让准妈妈觉得她不只是一个人，她有家人。准爸爸的这份细心体贴，会给准妈妈带来幸福感，而这份幸福，又会通过准妈妈传递给胎宝宝。

怀孕第 4 个月（13 ~ 16 周）

准妈妈的变化和胎宝宝的发育

第 13 周胎宝宝发育

本周，胎宝宝从头到臀长约 7.6 厘米，重量大约 28 克，各器官已经基本发育成形，接下来就是进一步完善和长大。

在本周之前，胎宝宝的头一直是耷拉着的，因为脖子还没发育到足以支撑起头部，本周这种状况已得到改善，现在脖子已经足以支撑起头部了。

胎宝宝的脊神经开始生长，能看到脊柱的轮廓，神经元迅速增多，神经突触形成，条件反射能力增强。另外，胎宝宝的牙槽内在本周开始出现乳牙牙体，声带也开始形成。

一个重要的身份识别信息，手指和脚趾纹印开始形成，这是独一无二的，在孩子出生后，脚纹将被印在出生记录单上作为证明。

这一周，胎盘和脐带发育完成了，对胎宝宝来说，这可是一条生命线，胎宝宝通过它们吸收母体中的营养。从现在起，胎宝宝将努力通过脐带把胎盘内的营养和氧气吸收到自己体内，并把代谢废物通过脐带运送出去。

第 13 周母体变化

痛苦的孕吐正在慢慢缓解，这是由于胎盘替代了激素的产生，再过两周甚至更短的时间，就彻底不会再有无法控制的恶心感了。

外观上也可以看出怀孕了，此时子宫底在脐与耻骨联合之间，下腹部轻微隆起，用手可摸到增大的子宫。

有的准妈妈会感到乳房的皮肤痒痒的，乳房正迅速地增大，虽然距分娩还有好几个月，但乳房已经开始制造初乳了，乳头上可以看到一些乳白色的垢，甚至可以挤出乳汁，这是孕激素增长引起的，为产后哺乳做准备，属于正常现象，假如实在瘙痒难耐，应该寻求医生的帮助。

现在，准妈妈有更多精

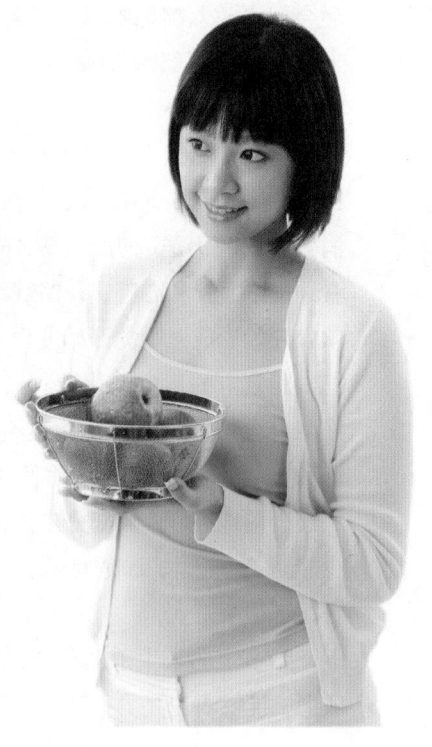

力去感受怀孕的真实存在，这种感觉很真切，以至于常常会有一些不自觉的行为改变。比如，会习惯性地轻抚肚子，与胎宝宝进行交流；偶尔会走神，沉浸在对胎宝宝的想象中；也会放慢走路的速度；等等。

第 14 周胎宝宝发育

这一周，胎宝宝从头到臀约有 9 厘米长，重约 42.5 克。

胎宝宝身体的生长速度开始超过头部，头重脚轻的状况将得到很大改善，而且他的颈部更加伸展、更加有力，有时候还能把头抬起来。

胎宝宝胳膊的生长速度超过腿部，而且灵活性也优于腿部，会时不时挥动胳膊，并做出抓或握的动作，还会把手放入嘴里吮吸。另外，胎宝宝开始锻炼面部的肌肉，经常会出现皱眉、斜眼等动作。

本周，胎宝宝长出了胎毛，全身都被胎毛覆盖，这些胎毛会在出生后消失。皮肤仍是透明的，从外观可以看到皮下血管和心脏，骨骼继续发育，软骨开始形成，听觉开始发育。

胎宝宝的胃内消化腺和口腔内唾液腺也会形成，脏器功能在不断地锻炼和完善中，他能正常地饮用羊水，每天少量地进食，大部分进入消化道，少量进入肺，协助吮吸运动，吞咽、排尿都很平常。

胎宝宝的外生殖器目前已经基本成形，能够看出是男孩还是女孩了。

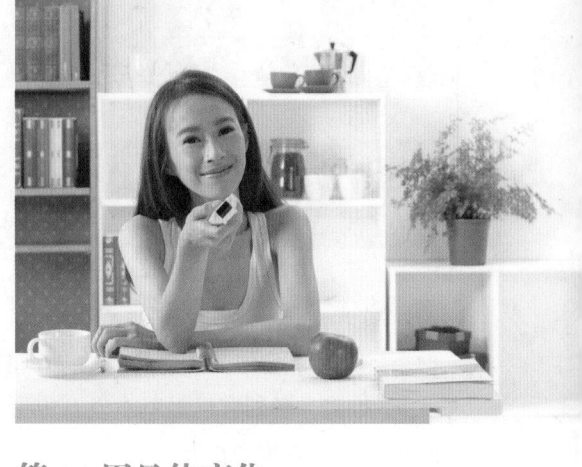

第 14 周母体变化

到了这一周，肚子就要显露出来了，大部分准妈妈的食欲明显好转，身材开始丰满，子宫底部已经超过耻骨上缘，对膀胱和直肠的压迫减小，所以烧心、便秘、尿频的症状较之从前稍微好些了，也有些准妈妈的尿频症状加重了，这是胎宝宝的代谢能力增强、代谢物增多的缘故。

乳房这个时候会继续增大，形状也会有所改变——乳房的下端向两侧扩张，从外观上看，准妈妈的上围更加丰满了，另外，由于体内雌激素的增加，头发可能越来越乌黑发亮，很少有头垢或头屑，这是一生中难得的优良发质。

准妈妈现在体内雌激素水平较高，盆腔及阴道充血，阴道分泌物增多，皮肤偶尔会有瘙痒的症状出现。

第 15 周胎宝宝发育

本周胎宝宝坐长已经达到 15 厘米，体重也达到 70 克，身体的发育速度超过前面一段时期，腿部也将超过胳膊的长度，这样，胎宝宝整个身体变得更加协调。

胎宝宝的头发和眉毛也会在本周出现，眼睛虽然闭着，但是已经能感觉到光线强弱了，如果遇到明显的光线刺激，可能会微微眨动眼皮或者将脑袋转开。

胎宝宝在不断地吞咽和吐出羊水，这可以促进他肺部的发育。这时胎宝宝的胸部会随着吞咽而有节律地起伏，紧接着，呼吸的前兆——打嗝就会出现，但是打嗝还不能像成人一样发出声音，因为此时气管中充斥的是液体而不是气体，而且准妈妈此时完全感觉不到胎宝宝打嗝。

这个时期，胎宝宝的动作更多了，

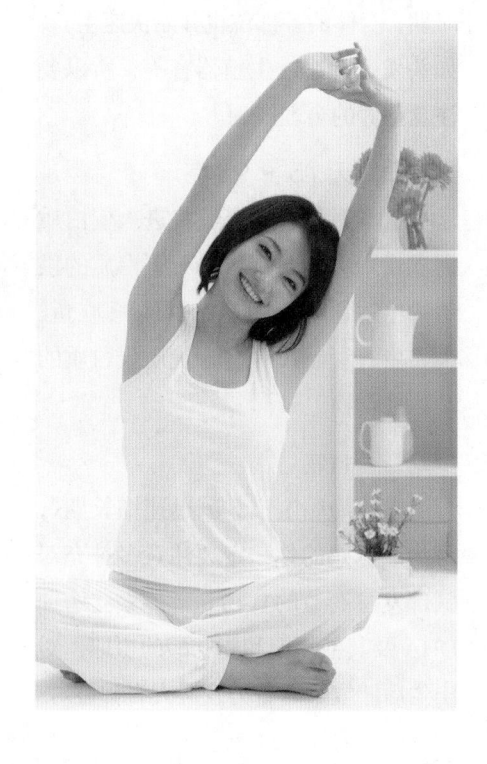

可以转头、握拳、眯眼、斜视、皱眉头、做鬼脸，并会吸吮自己的大拇指，他的关节全部发育完成而且可以自由运用了。

第 15 周母体变化

准妈妈的子宫还在继续增大，以往穿着正好的衣服，现在可能已经显得紧绷绷的了，这会令人感觉不太舒适，要及时更换宽松一点的衣服。

由于身体内血容量的增加，血液循环速度的加快，加上本身体温比普通人略高，很多准妈妈的皮肤看起来比以往要好，红润而且有光泽，再加上早孕反应的逐渐减轻，整体看起来越来越容光焕发。不过有的准妈妈肤色原本就比较黑，怀孕后皮肤色素沉着会看起来更黑，等到分娩之后会恢复的。

随着胎宝宝的发育，准妈妈的心肺负荷增加、心率增速、呼吸加快加深，散步时走得快一点或者远一点就会有喘息现象。

到了本周仍然有恶心想吐、头晕、食欲不好等妊娠反应的准妈妈不在少数，反应时间长短存在个体差异，但不用太担心，尽量平复情绪，良好的情绪可以促进身体更快地适应怀孕，结束妊娠反应。

第 16 周胎宝宝发育

胎宝宝从头到臀有 12 厘米长，重约 100 克，头部明显更直立了，身体比例协调多了。

虽然此时胎宝宝还比较小，但已经接近完美，小胳膊小腿也发育完成了，关节活动更灵活，神经系统也开始工作，肌肉对于刺激有了反应，现在是胎宝宝非常快乐的时光，能够做出各种各样的活动，玩弄脐带、吃拇指、握拳、伸脚、眨眼、吞咽、转身，甚至还会翻跟头，但由于羊水的缓冲作用，很少有准妈妈现在就能感受到这样的小动作，胎宝宝生长很迅速，也许很快就能感受到了。

胎宝宝的循环系统几乎都进入了正常的工作状态，可以把尿排到羊水中，即使这样，羊水仍然是安全的，因为胎宝宝的尿液是干净无毒的，其中的代谢废物早已经随着准妈妈的循环系统排出体外，胎宝宝很喜欢吞咽羊水的游戏，这可以帮助他练习呼吸。

另外，胎宝宝的眼珠子开始慢慢转动，不过此时眼睛仍然不能睁开，手指甲也完整地形成了，生殖器官已经形成。

第 16 周母体变化

在这一周，大多数准妈妈的肚子都有些"显山露水"了，朋友们可以通过外观猜出怀孕的事实，不过少数身材高大或本身较消瘦的准妈妈可能还看不出来，也可以趁此机会和他们分享你的好消息。

现在，准妈妈的体重可能增加了 2 ~ 4.5 千克，子宫重 250 克左右，羊水继续增加，目前约有 250 毫升，血量、羊水、胎盘和胎宝宝以及变大的胸部都会促使体重增加。

大多数准妈妈会发现自己肚子上长出了比以前长得多的汗毛，有的准妈妈还发现头发变多了，这是孕激素的作用，分娩之后它们就会脱落。

大约 30% 的准妈妈在本周可以感觉到第一次胎动，胎动是非常兴奋的体验，感觉到胎动的准妈妈都会精力充沛、充满活力，还没有感受到胎动的准妈妈也不要着急，80% 以上的准妈妈是在 17 ~ 20 周感受到胎动的。

孕 4 月营养新知

孕 4 月营养的合理规划

孕 4 月是胎宝宝的脑部迅速增长时期，身体的各部位也开始快速生长，如头发、指甲、生殖器官等，所以要注意营养的合理规划。

蛋白质每天 75 ~ 95 克

从本月起，准妈妈将进入蛋白质需求量最大的时期，每天蛋白质的供给量应达到 75 ~ 95 克。可以多吃鱼、肉、蛋、豆制品等富含优质蛋白质的动物性食物。

多吃益智食物

本月为胎宝宝"脑迅速增长期"，身为准妈妈的你一定要注意多补充对脑部发育有益的食物和营养素。增加 DHA 及其他不饱和脂肪酸的摄取，对出生后胎宝宝的智力发展大有裨益。

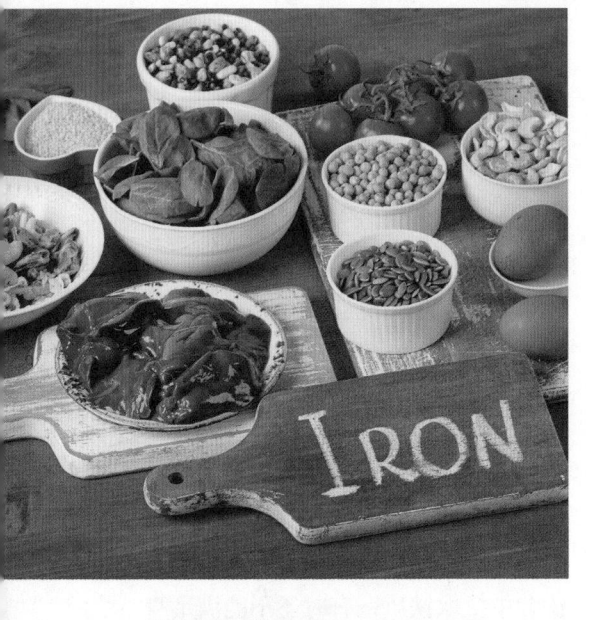

补充钙与维生素 D

本月是胎宝宝长牙根的时期，建议准妈妈多吃含钙的食物，让胎宝宝长出坚固的牙根。补钙的同时注意补充维生素 D，以促进钙的吸收。每日的维生素 D 需要量为 10 毫克。

补铁防贫血

这个阶段胎宝宝铁需求量大，一旦准妈妈发现自己有心慌气短、头晕乏力等贫血症状时，可以去医院咨询医生后合理地补充铁质。尤其是孕前就有贫血现象的准妈妈，更应该注意补充铁剂。

合理平衡营养

过了孕早期，现在大部分准妈妈胃口会变好，胎宝宝的营养需求也加大了，需要趁此机会增加各种营养的摄取，要做到不挑食、不偏食，并且少食多餐，在早中晚加餐 3 次是正常

的，不过不要一连几天大量食用同一种食品，一天所吃的食物最好能控制在计划总量内。

血容量增加，要注意补铁

从怀孕第 4 个月开始，由于胎盘血循环的建立，准妈妈的血容量和红细胞总数都在不断增加，临产前 3 个月将增加得更多，这可能导致缺铁性贫血，因此需要通过饮食或者营养素制剂来增加造血原料铁元素的供给。

准妈妈缺铁的危害

对准妈妈的危害：严重贫血会引起循环系统方面的转变，而对母体造成最严重的影响是引发心脏衰竭。

对胎宝宝的危害：贫血可使胎宝宝在子宫内发育迟缓，出生体重降低，还可导致出生后智力水平下降，严重的话还会出现早产甚至死胎。因此，预防孕期贫血是非常重要的，同时患有贫血症状的准妈妈也需及时改善。

孕事叮咛！

一般情况下，准妈妈至少要在妊娠的中期和后期检查 2 次血红蛋白，多次反复化验血能够及早发现贫血，采取相应措施纠正贫血。如果血红蛋白在 110 克以上，可以通过食物解决贫血的问题；如果血红蛋白低于 110 克则需要在食补的基础上增加药物，不过一定要在医生的指导下进行药物补充。

孕期防治贫血该怎么吃

准妈妈如果出现疲倦、乏力、头晕、耳鸣、食欲不振、消化不良、烦躁不安、注意力不能集中、口唇及口腔黏膜呈苍白色等情况，就应考虑是否患贫血了。如果准妈妈的指甲变薄变脆、呈现苍白色、缺少光泽时，有可能已经是重度贫血了，应尽早去医院进行检查。

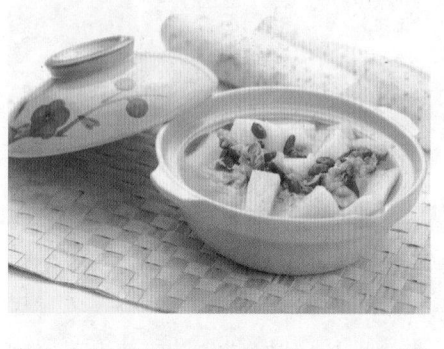

增加铁元素的摄入量

鸡肝、猪肝等动物肝脏富含矿物质，一周可吃两次。鸭血汤、蛋黄、瘦肉、豆类、菠菜、苋菜、西红柿、红枣等食物含铁量都较高，可经常吃。

食物要多样化

经常进食牛奶、胡萝卜、蛋黄，多吃含维生素 C 丰富的果蔬，这些食物可以补充维生素 C，有助于铁的吸收。还可于三餐间补充些牛肉干、卤鸡蛋、葡萄干、牛奶、水果等零食，也是纠正贫血的好方法。

妊娠中后期多吃高蛋白食物

妊娠中后期胎宝宝发育增快，准妈妈要多吃高蛋白食物，如牛奶、鱼类、蛋类、瘦肉、豆类等，这些食物对贫血的治疗有良好效果，但要注意荤素结合，以免过食油腻东西伤及脾胃。

做菜多用铁炊具烹调

做菜时尽量使用铁锅、铁铲，这些传统的炊具在烹制食物时会产生一些小碎铁屑溶解于食物中，形成可溶性铁盐，容易让肠道吸收铁。

在医生指导下服用铁剂

对某些准妈妈来说，孕期单单从饮食中摄取铁质，有时还不能满足身体的需要，对于有明显缺铁性贫血的准妈妈，可在医生的指导下选择摄入胃肠容易接受和吸收的铁剂。

胃口见好，注意加餐补充营养

进入孕中期之后准妈妈的食欲会变得更好一些，这个时候需要增加更多的营养，很多准妈妈在正餐的时候吃得不多，剩下的一部分量就只能放在加餐的时候吃。准妈妈在加餐的时候要注意食物的多样化和营养的均衡。

加餐时的营养应怎样搭配

一般准妈妈餐后 2 ~ 3 个小时就可以加餐了，加餐的内容里面一定要稍微有一点主食即粮食类的东西，如全麦面包或者燕麦片等，这是基础。剩下的就是一天要求补充的 500 毫升奶，这 500 毫升奶建议分 2 ~ 3 次喝。

2～3次最好有一部分放到加餐里面，早上喝一点，加餐的时候喝一点，晚上临睡之前的加餐也可以包括奶。还有一类就是水果和坚果，也是互相搭配，一天可能加上三次，每次分一点。

准妈妈在加餐的时候最好不要喝饮料。很多准妈妈爱喝果汁，如果是鲜榨的果汁还好，但是含糖饮料就不要喝了。另外，膨化食品和腌制食品都不要吃，比如，薯片、豌豆脆、腌制的火腿肠等。

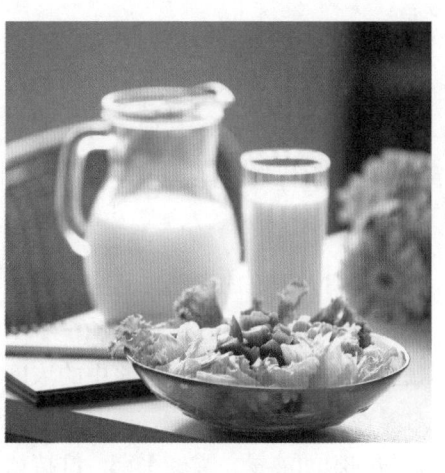

孕事叮咛！

准妈妈在加餐的时候要注意，同一类食物不要重复食用，变着花样地吃最好，每天都换换样儿，既补充营养又不会吃腻。

职场准妈妈怎么吃工作餐营养更均衡

职场准妈妈在胎宝宝发育的整个过程中，几乎所有的午餐都要在外解决，千篇一律的工作餐怎么保证准妈妈摄取均衡的营养呢？

自带营养食物

准妈妈可以每天带一些营养食物作为工作餐的补充，如牛奶、酸奶、水果、面包等，也可以自制一些方便携带的营养面点，如豆奶饼和能量棒，可以增加维生素、蛋白质、不饱和脂肪酸等营养素的摄入，从而在一定程度上补充午餐中缺乏的营养。

饭前30分钟，可以吃水果，以补充午餐中所缺乏的维生素；饭后30分钟，可以喝一杯酸奶，帮助消化，同时增加营养。

剔除油炸、味重食物

工作餐是必须吃的，为了使孕期的工作和营养保健两不误，准妈妈可以剔除掉工作餐里不适合孕期食用的食物，自己补充一些"小菜"，一样可以将工作餐吃得既安全又营养。

工作餐中的油炸类食物，在制作过程中使用的食用油难免不是已经用过若干次的回锅油。这种反复沸腾过的油中有很多有害物质，准妈妈最好

孕事叮咛！

如果单独在外就餐，食物种类会比较少，建议准妈妈跟2～3个同事搭档点几个菜，降低成本、避免浪费，同时能丰富食物种类。

不要食用工作餐里的油炸食物。太咸的食物易导致体内水钠潴留，引起血压上升或双足水肿。其他辛辣、调味重的食物也应该明智地拒绝。

盐摄入要适量

人们天天吃的食盐，其主要成分是氯化钠。钠是人体生命活动中不可缺少的物质。钠与氯在血浆中的浓度对渗透压有重要的影响，同时，对血浆与细胞间液量、酸碱平衡、维持体细胞的电子活性以及心血管系统的功能都是必不可少的。

健康准妈妈摄入盐的标准

世界卫生组织建议每人每天食盐摄入量为 3～5 克，最多不超过 6 克。准妈妈在怀孕后和怀孕前在食盐的摄入上差别不是很大，也适用这个标准。

盐摄入过多和过少的危害

过多的钠会加重妊娠高血压疾病的三个症状，即水肿、高血压和蛋白尿。如果准妈妈多吃盐，就会加重水肿且使血压升高，甚至引起心力衰竭。由于钠离子是亲水性的，会造成体内水潴留，开始时会使细胞外液积聚，如果积聚过多，会导致准妈妈水肿。

但是如果准妈妈长期低盐饮食，或者不能从食物中摄取足够的钠时，就会使人食欲不振、疲乏无力、精神萎靡，严重时发生血压下降，甚至引起昏迷。如果身体内缺少盐分，水分也少。在这种情况下除了产生口渴的感觉外，血液也会变得黏稠，流动缓慢，以致营养不能及时地输送到身体的各个部位，废物也不能及时地排出体外。时间一长，对准妈妈身体危害很大。

怎样健康吃粗粮缓解便秘

粗粮中保存了许多细粮中没有的营养，膳食纤维比较多，富含 B 族维生素等。对于准妈妈来说，适当补充一些粗粮，不但可以弥补细粮中所没有的营养，而且粗粮里的纤维素有促进肠胃蠕动、帮助消化的作用，可以防止孕期便秘。

准妈妈吃粗粮要注意什么

1. 控制食用量。准妈妈每天粗粮的摄入量以 60 克左右为宜，且最好粗细搭配，比例以 60% 粗粮、40% 的细粮最为适宜。粗粮不容易消化，准妈妈过多摄入粗粮会导致营养缺乏，长期过多摄入纤维素，会使人的蛋白质补充受阻，降低准妈妈免疫抗病的能力。

2. 吃粗粮要补水。粗粮中的纤维素需要有充足的水分做后盾，才能保障肠道的正常工作。

3. 粗粮不能和奶制品、补充铁或钙的食物或药物一起吃，最好间隔 40 分钟左右，因为纤维素会影响对微量元素的吸收。

适合准妈妈吃的粗粮

玉米。玉米含有丰富的不饱和脂肪酸、淀粉、胡萝卜素、矿物质、镁等多种营养成分。准妈妈经常食用，

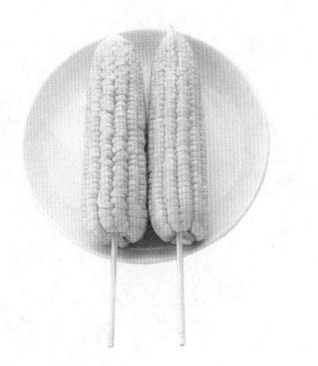

可以加强肠蠕动，促进身体新陈代谢，加速体内废物排泄。

红薯及其他薯类。富含淀粉、钙、铁等矿物质，而且其所含的氨基酸、维生素都要远远高于那些精制细粮。红薯还含有一种类似雌性激素的物质。准妈妈经常食用，能令皮肤白皙细腻。

糙米。糙米胚芽含有蛋白质、维生素以及含锌、铁、镁、磷等矿物质，这些营养素都是准妈妈每天需要摄取的。

荞麦。荞麦含有丰富的赖氨酸成分，能促进胎宝宝发育，增强准妈妈的免疫功能。

孕事叮咛！

米和面在精制过程中，会使有益于大脑的成分丧失很多，剩下的基本就是碳水化合物了，碳水化合物在体内只能起到"燃料"作用。而大脑需要的是多种营养，所以久吃精白米和精白面而不搭配粗粮，不利于胎宝宝的大脑发育。

孕期吃什么肉好、怎样吃肉更健康

妊娠反应结束后，很多准妈妈又能接受荤食了，这时候，饮食里要适当增加肉。肉类含有丰富的优质蛋白质，我们平时经常吃的肉类包括猪肉、牛肉、羊肉、鸡肉和鱼肉，这些肉类的蛋白质含量在16%~26%，而且这些肉类中所含的氨基酸最容易被人体吸收利用，同时肉类也是我们每天所需的铁、铜、锌、镁等营养元素的最好的来源之一。

准妈妈最适合吃哪些肉

1. 鱼肉。鱼类尤其是海鱼含有多不饱和脂肪酸以及丰富的DHA，能预防流产、早产和胎宝宝发育迟缓。尤其是鳗鱼，建议准妈妈每周最好能够吃2~3次。

2. 牛肉。牛肉中不仅含有丰富的

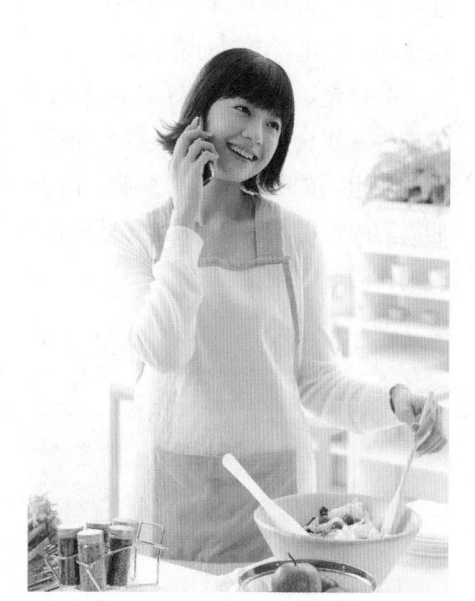

蛋白质、铁和铜，而且 B 族维生素含量也很高，脂肪含量相对较低，因此也是准妈妈餐桌上不错的选择。

3. 兔肉。蛋白质含量高，脂肪含量低，非常适合怀孕前就比较胖或者体重超标的准妈妈食用。

4. 鸡肉。蛋白质含量高，容易消化和吸收，脂肪含量低。

准妈妈如何吃肉更健康

1. 掌握食用量。对于健康的准妈妈来说，每天肉类的摄取量在 200 克左右为最佳，而每个星期所摄入的肉类中最好能包括 300 克鱼肉。如果每天摄入的肉类过多，日积月累就会导致高脂血症、动脉粥样硬化，甚至会使心血管系统或其他脏器发生病变。

2. 和豆类、豆制品一起食用。肉与富含植物蛋白、植物脂肪的豆类、豆制品一起食用，可以降低血液中的胆固醇，增加多不饱和脂肪酸的含量，减少动脉硬化等疾病的发病率。

3. 补充足够的膳食纤维。膳食纤维能够减少食用肉类后，脂肪、胆固醇在肠道内的吸收，有降血脂、降低胆固醇的作用。还能有效地预防便秘，是肉食的最佳配餐。

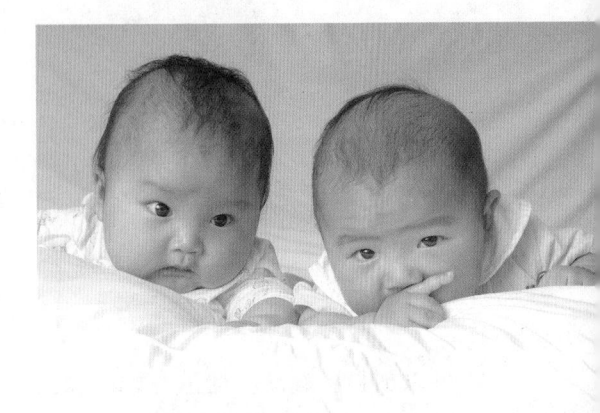

双胞胎准妈妈如何保证孕期营养

对怀有双胞胎或者多胞胎的准妈妈来说，身体里的营养确实会消耗很大。因此要格外关注孕期营养。

比普通准妈妈增加 10% 的膳食摄入

双胞胎准妈妈的负担比普通准妈妈重得多，两个胎宝宝生长所需营养量较大，因此准妈妈应调节饮食摄入的量与质。怀双胞胎的准妈妈大约需比一般准妈妈增加 10% 的膳食摄入，包括主食、肉类和蔬果等。

双胞胎准妈妈要多补铁

铁质在整个健康的怀孕过程中都是十分重要的，特别是怀双胞胎的妈妈。双胞胎准妈妈的血流量比平时高出 70% ~ 80%，双胎妊娠合并贫血发病率约为 40%，所以，双胞胎准妈妈尤其要注意多吃含铁较多的食物，如猪肝和其他动物内脏，以及白菜、芹菜等。

双胞胎准妈妈要多补钙

一个人吃，三个人补的双胞胎准

孕事叮咛！

民间传说吃兔肉后会生下兔唇宝宝，这些都是子虚乌有的事情，准妈妈不要偏听偏信。

妈妈，需要更多的钙质来满足自己和两个胎宝宝生长发育。准妈妈平时可多喝一些牛奶、鲜榨果汁，多吃各种新鲜蔬菜、豆类、鱼类和鸡蛋等营养丰富的食物。

选择营养补充剂

虽然多吃食物能够给多胞胎宝宝提供许多他们所需的营养，但大部分准妈妈在怀孕的时候都没有做好充分的营养准备，例如她们可能会缺乏蛋白质、铁质等，所以准妈妈特别是怀有多胞胎的准妈妈，可以在医生的帮助下选择营养补充剂补充营养。

孕4月保健护理

按常规做唐氏筛查

唐氏筛查是一种对胎宝宝无损伤的检测方法，通过抽取准妈妈静脉血2毫升来进行检测。通常在孕15～20周进行。准妈妈于抽血后2～3周即可得知结果。

做唐氏综合征筛查可检查胎宝宝是否存在神经管畸形、21三体综合征、13三体综合征及18三体综合征等高危孕妇。

检查时医生会将甲胎蛋白值、绒毛膜促性腺激素值、游离雌三醇值以及准妈妈的年龄、体重、怀孕周数等数值输入电脑，由电脑计算出胎宝宝出现唐氏综合征的危险性。如果化验结果显示危险性低于1/270，就表示危险性比较低，胎宝宝出现唐氏综合

征的机会不到1%。但如果危险性高于1/270，就表示胎宝宝患病的危险性较高，应进一步做羊膜穿刺检查或绒毛膜采样检查，这样可以查出80%的先天愚儿。

以前认为只有35岁以上的准妈妈怀孕才有可能生这样的孩子，经过研究只有25%～30%的唐氏综合征发生在35岁以上的年龄组，70%～75%的病例出生于年轻的孕妇。也就是说每一个怀孕的准妈妈都有可能孕育先天愚儿，因此每个怀孕的准妈妈都应该常规做唐氏综合征筛查。

孕事叮咛！

唐氏筛查的时间非常严格，一般是在孕期的15～20周，无论是提前或是错后，都会影响检查结果的准确性。如果错过了时间段，无法再补检，只能考虑别的筛查或诊断方法。

孕期护理头发要注意的问题

准妈妈怀孕以后，头发由于受到雌激素的影响而变得光洁、浓密、服帖，并且很少有头垢和头屑，所以准妈妈一定要抓住这一契机，打造出一头秀美的头发。在日常护理的时候需注意洗发用品、洗头姿势以及一些护理常识等。

洗发姿势要注意

短发的准妈妈头发比较好洗，可坐在高度适宜、可让膝盖弯成 90° 的椅子上，头往前倾，慢慢地清洗；长发的准妈妈最好坐在有靠背的椅子上，请准爸爸帮忙冲洗。

选择适合自己发质的洗发水

如果原先使用的品牌性质温和，最好能沿用，不要突然更换洗发水。特别是不要使用以前从未使用过的品牌，防止皮肤过敏。

洗头后，要及时将头发上的水吸干

因为干发帽和干发巾的吸水性强、透气性佳，所以很快就能弄干头发，不过要注意选用抑菌又卫生、质地柔软的干发帽、干发巾。

孕期不要染发、烫发

在怀孕期间，准妈妈应避免染发、烫发，以免一些化学物质损伤皮肤和影响胎宝宝的发育。

多吃富含 B 族维生素的食物

B 族维生素是能让头发强韧的好朋友，因此怀孕期间，准妈妈可以多食用一些 B 族维生素含量高的食物，如小麦胚芽、糙米、肝脏、香菇、包心菜等。

孕中期有必要准备一双舒适的低跟鞋

怀孕期间，准妈妈经常因为血容量增加，血压下降，导致四肢肿胀。准妈妈穿鞋最需注意的是要考虑安全性，所以选择鞋子时应遵循松软、合脚、鞋跟高低适宜的原则。

准妈妈孕期购买鞋子的时候，要注意看自己的脚背部分是不是能与鞋子紧密结合，有没有能牢牢支撑身体的宽大的后跟；鞋后跟的高度要在 2 ~ 3 厘米，鞋底上带有防滑纹，能正确保持脚底的弓形曲线。选择布鞋的时候，要注意选择透气性好、舒适大方的布鞋，以防产生湿气，刺激皮肤，形成脚癣。到了妊娠后期，脚部有不同程度的水肿，还得换成稍大一些的鞋子。

平底鞋后跟太低也不好，反而令人难以行走，震动会直接传到脚上。随着妊娠月份的增加，脚心受力加重，会形成扁平足状态，这是造成脚部疲劳、肌肉疼痛、抽筋等的原因。

孕事 Q + A

Q 小腿抽筋听说是缺钙，为什么医生会建议补镁？

A 医生要求补镁是有理由的，因为镁对钙的吸收有促进作用，如果缺镁，人体就不能正常吸收利用钙，从而引发抽筋。

开车上下班的职场准妈妈要注意什么

为了避免各种意外，自己驾车上下班的职场准妈妈一定要遵守以下安全守则。

限制车速

准妈妈要时刻牢记肚子里还有个宝宝，因此要把爱开快车的习惯改掉。

只走熟悉的路线

熟悉的路况可以令准妈妈得心应手，而不必过于紧张。

避免长时间开车

长时间驾驶需要全神贯注，付出更多的精力，而坐的时间过久，会使准妈妈腰部承受太大压力，导致腹压过大。同时，长时间处于震动和摇晃之中，对准妈妈来说过于疲劳，可能会引起胎动异常和腹痛。因此，连续驾车不应超过1个小时，每开一段时间车就要下车适当活动一下，以保持良好的血液循环。

避免紧急刹车、转弯

准妈妈开车时要注意平稳操作，加速、转弯和刹车时，都要保证车辆的平稳性。这样才能避免方向盘冲撞腹部，并保护胎宝宝不受激烈的摇摆和晃动，也会尽可能地避免事故的发生。

系上安全带

有些准妈妈认为系安全带会压迫到胎宝宝，因此驾车或乘车时选择不系，其实这是不正确的。只要方法得当，系安全带对胎宝宝是没有影响的，准妈妈的身材特殊，系安全带的方法也必须适当，需要注意一些细节：安全带的肩带应置于肩胛骨的地方，而非紧贴脖子，安全带的肩带部分以穿过胸部中央为宜，不要压迫到隆起的肚子。安全带的腰带应置于腹部下方，固定髋部而不要压迫胎宝宝。身体姿势要尽量坐正，以免安全带滑落压到胎宝宝。

孕事叮咛！

到孕晚期时，准妈妈最好不要开车，因为那时准妈妈的腹部变得很大，极易撞上方向盘或仪表板，造成损伤。

孕中期是最佳性爱时机

孕中期可以说是孕期的最佳性爱时机，但需要注意的是要保持性生活卫生，动作也要温柔。

要做好个人卫生

不注意卫生容易引发细菌感染，

所以一定要注意清洁。不过手部的卫生往往被准爸爸准妈妈忽视，其实在做爱时，如果不清洁的手与性器官接触，同样会导致细菌感染，因此做爱前，准爸爸准妈妈都要充分对手掌以及指甲等进行清洗，并且要养成勤剪指甲的习惯。

动作要温柔

选择不压迫腹部的体位，并且准爸爸的动作要温柔。如果一种体位让准妈妈感觉疼痛、辛苦或者腹部受压，千万不要强迫自己忍耐，而应该马上换别的体位。另外，精液中含有使子宫收缩的前列腺素，因此曾经有过剖官产、早产和腹部易肿胀的准妈妈，在做爱时最好让准爸爸戴上安全套。

前戏不要过于激烈

有些准妈妈会由于乳头过度刺激而引发腹部肿胀，因此要尽量避免过度抚摩胸部。特别是在发生乳头流出液体的现象时，最好不要再进一步刺激乳房。另外，还要尽量避免过于激烈地爱抚阴道。

如果感到疼痛，就要暂时中断一下

如果准妈妈感到腹部肿胀或疼痛，应暂时中断休息一会儿，待肿胀感消失后，再继续做爱。另外，准妈妈仰卧做爱时有时会因血压下降而感觉不舒适，此时也要暂时中断休息一下，并适当地将身体左右倾斜调整，不适感就会慢慢消失。

孕事 Q + A

Q 孕期做爱要戴安全套吗？

A 出于对卫生、安全和优生的考虑，建议准爸爸还是戴安全套。原因在于：一是由于精液中含有催产作用的前列腺素成分，容易引起子宫收缩；二是由于男性生殖泌尿感染都无显著症状，万一准爸爸受到感染与准妈妈做爱，很可能使准妈妈和胎宝宝受感染。

孕事叮咛！

若准妈妈本身属于"前置胎盘"的情况，那么性生活时，阴茎插入有可能会碰到子宫颈，造成早产、流产或大出血的情况，所以不适宜有性行为。

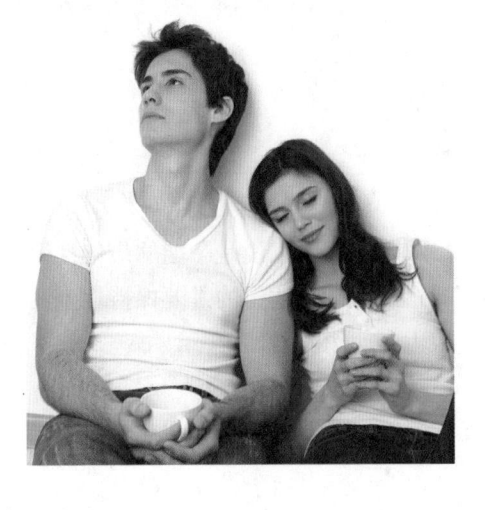

经常感觉头晕眼花怎么办

准妈妈在孕期的不同时候，都会多多少少出现这样一些症状：有时候，走路的时候突然觉得头晕、全身无力、双腿发软。有时候，蹲一会儿后站起来的时候，头就会感到晕眩，眼前发黑，要定住站一会儿才能恢复正常的感觉。

造成准妈妈头晕眼花的原因

1. 为了适应胎宝宝的生长需要，准妈妈体内的血容量会增加。此时准妈妈的血循环量可增加30%～40%，其中血浆增加约40%、红细胞增加20%左右，血液相应地稀释，形成生理性贫血，使准妈妈感到头晕或站立时眼花等。

2. 进入孕期后准妈妈的植物神经系统失调，调节血管的运动神经变得不稳定，在平时的生活中，如果体位突然发生改变，就会因脑缺血出现头晕等。

3. 由于早孕反应引起的进食少，常伴有低血糖，因而孕期容易引起头晕和眼花。特别是在长时间站立、突然站起或在拥挤的人群中时更易发生。

4. 准妈妈不时会有头晕眼花的现象，因为血液较多地集中在有子宫的下腹部，加上增大的子宫又压迫下腔静脉的回流，使回心血量减少，致使心排出量下降，就引起了低血压及暂时性脑缺血。

怎样预防孕期头晕眼花的现象

为预防孕期头晕眼花现象的发生，准妈妈平时改变体位动作时，应缓慢一些，给自己的运动神经一个调节的过程，这样就不会出现一过性脑缺血了。站起来的时候速度要慢，并避免长时间站立，如果发生头晕症状应立即蹲下，或躺下休息一会儿。

孕期怎样护理皮肤

很多准妈妈怀孕后皮肤会出现一些变化，具体分为以下几种情况。

1. 出现妊娠纹。随着妊娠子宫的增大，腹壁被撑大，纤维断裂，因此出现了条纹状的妊娠纹。妊娠纹一旦出现就不会消退，只能由紫红色的转变成白色的，准妈妈在孕期应加强防范，控制体重，增强腹壁的弹力。

2. 色素沉着。面部会出现黄褐斑、蝴蝶斑；腹部及外阴部出现明显的色素沉着；乳头乳晕变黑。这是孕期肾上腺皮质分泌增加的缘故。一般这类色素沉着在产后会逐渐消退，准妈妈不必太担心。

3. 皮肤脱皮。由于孕激素的关系，皮肤失去了以前的柔软感，而略粗糙甚至会很干燥，有些区域会出现脱皮

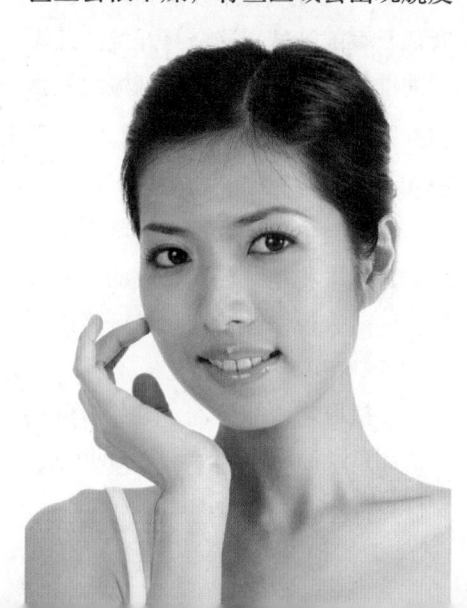

现象。这时，准妈妈不宜频繁洗脸，避免加重脱皮现象。

4. 皮肤出油。由于新陈代谢缓慢，皮下脂肪大幅增厚，汗腺、皮脂腺分泌增加，全身血液循环量增加，面部油脂分泌旺盛的情况会加重，皮肤变得格外油腻。此时，准妈妈应多饮水，适当地活动，注意皮肤清洁。

孕事叮咛！

准妈妈在孕期要提早做好皮肤护理，对一些孕期没法消除的妊娠纹也不用太担心，大部分准妈妈在产后妊娠纹都会变浅甚至消失。

从现在开始预防妊娠纹

由于受到子宫增大的影响，准妈妈的皮肤弹性纤维与腹部肌肉开始伸长，当超过一定限度时，皮肤弹性纤维发生断裂，于是，在腹部会出现粉红色或紫红色的不规则纵形裂纹。除腹部外，它还会延伸到胸部、大腿、背部及臀部等处，这个月开始长妊娠纹的准妈妈特别少，但是妊娠纹的预防最好能从此时开始。

起居、营养

1. 控制孕期体重增长速度，避免脂肪过度堆积是减轻妊娠纹的有效方法。一般来说，怀孕期间最好将体重增加控制在 10 ~ 12 千克。

2. 摄取均衡的营养，避免摄取过多的甜食及油炸物，改善皮肤的肤质，

让皮肤保持弹性，减少妊娠纹的发生。准妈妈可适当多吃富含维生素 E 的食物，如卷心菜、葵花籽油、菜籽油等，增强皮肤抗衰老的能力。

3. 随着孕期的增加，如果准妈妈觉得肚子过大、过重，身体和皮肤都感觉到沉重的压力时，可以使用托腹带，分担腹部的重力负担，以减缓皮肤过度的延展拉扯。

运动、按摩

1. 适当锻炼身体，一方面可以增加腹部肌肉和皮肤的弹性，另一方面可以控制体重增长速度。其中，游泳对于恢复皮肤弹性也很有好处，可以借助水的阻力进行皮肤按摩，促进新陈代谢，消耗多余脂肪，因此建议有条件的准妈妈在产后体质恢复以后，可以适当游泳。

2. 适度的按摩可以增加皮肤弹性，减轻妊娠纹。建议准妈妈从怀孕 3 个月开始到生完后的 3 个月内坚持腹部按摩，可以有效预防妊娠纹生成或淡化已形成的细纹。可以配合使用准妈

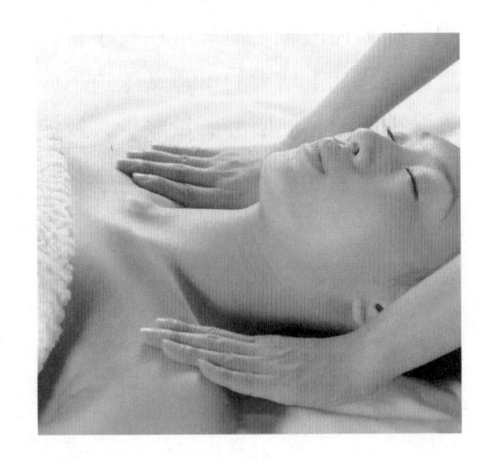

妈专用的除纹霜，产后还可以配合使用精油按摩。

孕期胃灼热的缓减方法

50% 以上的准妈妈，会在怀孕期间发生胃部灼热的症状。通常"胃灼热"发生于怀孕中期及末期，大部分准妈妈在生产后，即可恢复正常。

造成孕期胃灼热的原因

怀孕期间，胎盘会分泌一种叫黄体酮的激素，使子宫的平滑肌变得松弛。但这种激素也会使隔离食道和胃的阀门（也叫贲门）变松，导致胃酸回流到食道里，从而产生不舒服的烧灼感。黄体酮还会抑制食道和肠的波状收缩，使消化变慢。这些都会导致准妈妈从胸部到咽喉之间产生烧灼感。也就是所谓的胃灼热。

到怀孕后期，随着胎宝宝的不断长大，腹部的空间越来越小，胃部会被挤压，从而造成胃酸被"推"回食道，导致胃部反酸，造成烧灼感。

如何减轻孕期胃灼热

1. 发生胃灼热期间，少吃少喝引起胃肠不适的食物和饮料，如巧克力，酸性食物，辛辣、味重、油炸或脂肪含量高的食物以及碳酸饮料，含咖啡因饮料。

2. 白天应尽量少食多餐，使胃部不要过度膨胀，即可减少胃酸的逆流。睡前2个小时内不要进食，饭后半个小时至1个小时内避免卧床。

3. 放慢吃饭的速度，细嚼慢咽。不要在吃饭时，大量喝水或饮料，以免胃胀。吃东西后嚼块口香糖，可刺激唾液分泌，有助于中和胃酸。

4. 穿着宽松舒服的衣服，不要让过紧的衣服勒着腰和腹部。睡觉时多垫几个枕头或楔形的垫子。垫高上半身有助于使胃酸停留在胃里，促进消化。

孕 4 月妈妈帮

选购几套漂亮得体的孕妇装

"瞒三不瞒四"，准妈妈的身材很快就要显山露水了，普通的衣服穿不下，作为爱美的准妈妈，需要准备几套漂亮得体的孕妇装。

选购孕妇装时怎样选择漂亮款式

1. 身材瘦削的准妈妈可以多穿背心裙，注意领口不要太低，此外还要

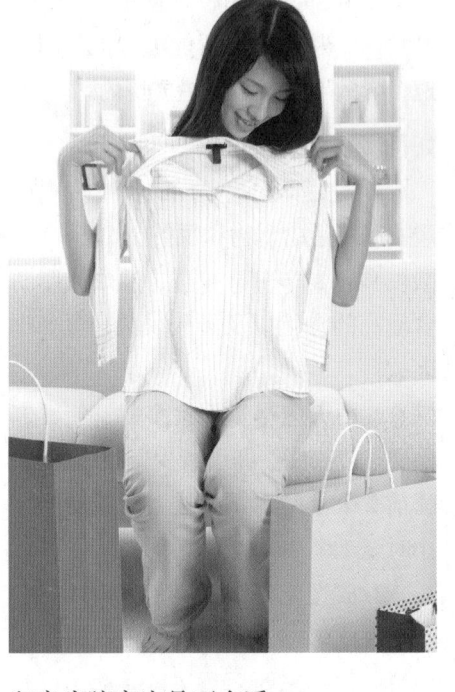

留意肩膀宽度是否合适。

2. 胸部丰满的准妈妈不要穿细肩带的衣服或洋装，以免看起来不平衡，同时避免穿高腰的衣服，以免胸部显得更明显。

3. 身材娇小的准妈妈应选择轻巧、可爱的孕妇装。若是两件式的套装，需要注意上衣不要太长，这样会让身形看起来比较修长。

4. 身材高壮的准妈妈在购买衣服时一定要考量胸部、肩膀的宽度，布料上不要挑选太蓬松的衣服，以免看起来显得更臃肿。

选购孕妇装时面料和色彩要注意

1. 选择质地柔软、透气性强、吸汗性能好的衣料，因为怀孕期间皮肤非常敏感，如果经常接触人造纤维的面料，容易引起过敏。天然面料包括棉、麻、真丝等，而以全棉最为常见。尤其是贴身的衣物，最好选择全棉的。

2. 最好选择色调明快、柔和甜美的颜色，这些色彩可以让准妈妈消除疲劳、抑制烦躁、控制情绪。

进入孕妇学校进行学习

孕妇学校主要是对准妈妈及家属进行培训宣教的，通过胎教、孕期营养、孕期合并症及预防、临产与分娩、剖宫产与自然分娩的比较、母乳喂养知识、新生儿预防接种、新生儿洗澡、新生儿抚触等的讲解，使准妈妈及其家属对孕前、孕中、孕后知识有充分的了解。

作为围产期保健的重要环节，孕妇学校是准妈妈接受孕期健康教育的极好去处，准妈妈最好能跟准爸爸一起去。除了能增加与医护人员的沟通、学习到孕产期保健知识，还能结交到很多朋友。

孕事叮咛！

准妈妈还可以加入一些孕妇交流群，或者在一些大型网站，如"妈妈帮""宝宝树"，会认识很多同样处于孕期的朋友，在遇到问题的时候，大家一起讨论，对于缓解孕期心理压力颇有好处。也可下载一个幸运妈咪 App，学习医务人员筛选的正确知识。

在孕期怎样与婆婆处好关系

婆媳关系很敏感、很微妙，尤其是在怀孕后，很多事情发生变化，婆媳关系处理起来相对会更麻烦，但是也不要视婆媳关系如猛虎，只要处理得当，一切都会很顺的。

婆媳相处原则一

保持距离。婆媳尽可能避免住在一起。这个距离，并不是指心理上，而是指地理居住。如果条件允许，而且公婆可以自理生活的话，那么分开住，有的时候可以避免很多矛盾与问题。

婆媳相处原则二

不要抱太大的期望。很多媳妇怀孕后会指望婆婆打电话对自己嘘寒问暖或是为孩子准备东西，或者指望婆婆来照顾自己或是照顾孩子，如果婆婆没做到，就会觉得不满。而不抱期望的话，就不会出现这样的状况。因为要孩子说到底还是夫妻俩自己的决定和责任，不要将这个责任转移到公婆头上。

婆媳相处原则三

媳妇买东西或是给婆婆钱，多数婆婆会认为那是自己儿子让给的，是儿子对自己好，而不是媳妇。更有婆婆认为那是天经地义。所以媳妇要献殷勤可以，但是不要指望回报。

婆媳相处原则四

不要比较。婆婆对自己的女儿、儿子比对媳妇好，那是天性，没有必要嫉妒。婆婆对别的媳妇好，媳妇也可以理解，这很正常。婆婆对老公的兄弟好，那更可以理解，那是你老公的问题不关你的事。永远不要拿婆婆和妈做比较。

婆媳相处原则五

在内心中把婆婆当成自己的亲妈一样对待一样孝敬。同时也要注意，她并不是亲妈，所以有些对于亲妈能够做的事，不要在婆婆身上做，比如，和妈妈也许会闹个小口角等，虽然你妈妈会伤心，但是不会伤你们的母女感情，但是如果你和婆婆发生点小口角，可能就会影响到你们之间的感情。

怎样引导大宝欣然接受即将到来的小宝

很多家庭想要生二胎，但是无奈，大宝各种哭闹相逼，不想要弟弟/妹妹，甚至有新闻报道妈妈在妊娠十几周后，因为大宝用极端方式相逼，妈妈不得不忍痛放弃腹中的胎宝宝。那么怎样引导大宝欣然接受即将到来的小宝呢？

第一，要经常给大宝说有弟弟/妹妹的好处，比如，多一个玩伴，又或者如果大宝喜欢家里的舅舅，妈妈可以跟他说，如果生了妹妹，以后他还可以当舅舅。总之，让大宝认为有一个弟弟/妹妹不但是正常的事情，而且是一件很值得期待的好事情。

第二，要让大宝觉得父母不管在什么时候都是爱他的。在合适的场合

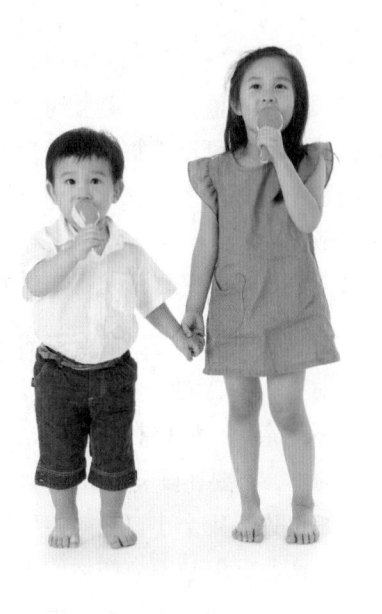

下告诉他并让他感受到这种爱。因为让大宝坦然接受小宝的基础就是要让他感觉自己的地位是稳固的，是不可能受到威胁的。

第三，让大宝树立威信，建立责任感。可以经常跟他说："妈妈真的希望弟弟／妹妹能和你一样聪明可爱，你是怎么做到的啊。"这样的话小孩子听起来会觉得自己很有信心，他会自觉地希望自己能当弟弟／妹妹的榜样，并约束自己做得更好。

孕事叮咛！

其实，父母给孩子"手足"这份情，孩子长大后一定会明白，在成长的过程中，有一个同龄人去分享他们成长的喜怒哀乐，这是件幸事，决定去做了，就一定要尽力去做好。

孕 4 月胎教

触觉发育，可以经常抚摸胎宝宝

抚摸胎教是通过轻轻抚摸、触压准妈妈的腹部，让腹中的胎宝宝感觉到父母的存在并做出反应。把父母对宝宝的关爱传达给他，在宝宝出生前就建立良好的亲子关系。

抚摸胎教的好处

抚摸胎教可以锻炼胎宝宝皮肤的触觉，促进胎宝宝的智力发育和运动神经发育。经常受到抚摸的胎宝宝，对外界环境的反应也比较机敏，出生后翻身、抓握、爬行、坐立、行走运动等方面的能力，要比一般婴儿超前发育。

怎样做抚摸胎教

准妈妈选一个舒服的姿势，放松腹部，从上至下、从左至右来回抚摸腹部，并用手指轻轻按下再抬起，然后轻柔地做一些按压和拍打的动作，刺激胎宝宝的触觉。要持之以恒，一般需要几周时间，胎宝宝才会有所反应，如身体轻轻蠕动、手脚转动等。

➕ 胎教重点

准妈妈在抚摸胎宝宝时，动作要轻柔，切忌粗暴。如果感觉到胎宝宝用力挣扎或蹬腿，或来回扭动身体，表明他不喜欢，应立即停止。

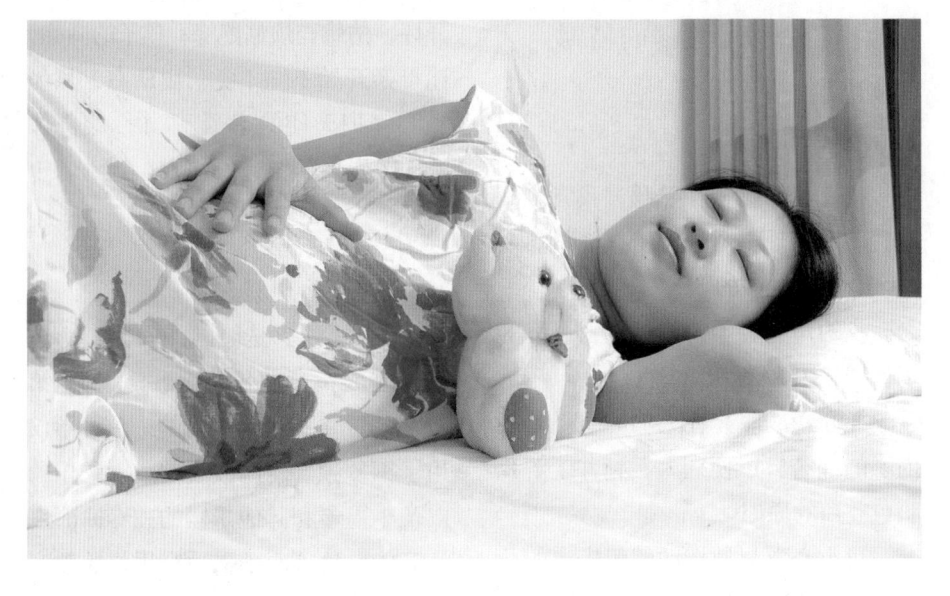

开始时每次5分钟，等胎宝宝做出反应后，每次5~10分钟。

听觉发育，给胎宝宝取个乳名并与之对话

在怀孕到4个月后，胎宝宝有了听觉，准妈妈和准爸爸可以用亲切、生动、形象的语言与胎宝宝对话，这样的对话不但对胎宝宝的生长发育有益，还能让夫妻关系变得更甜蜜。

给胎宝宝起个乳名

准妈妈可给腹中的胎宝宝取一个乳名，经常呼唤胎宝宝的乳名，胎宝宝会记忆深刻。胎宝宝出生后，当呼唤其乳名时，他听到曾经熟悉的名字时，可有一种特殊的安全感，烦躁、哭闹会明显减少，有时还会露出高兴的表情。

和腹中的胎宝宝说话

每天定时和胎宝宝说话，每次时间不宜过长，1~3分钟即可。说话的内容不限，可以问候、聊天、讲故事、朗诵诗词、唱歌等，但应以简单、轻松、明快为原则。最好每次都以相同的词句开头和结尾，以加深记忆，这样循环发展，不断强化，效果会很好。

在开始的时候，准妈妈可以向胎宝宝重复一些简单的字，如奶、干、湿、尿、口、鼻、水等。以后，除了重复单字练习外，还可以对胎宝宝进行系统性的语言诱导。

胎教重点

胎宝宝特别喜欢准爸爸的声音，因为男性的声音低沉、浑厚，让准爸爸多对胎宝宝讲话，他会更有参与感，这样不仅增加夫妻间的恩爱，而且能增强准爸爸为人父的责任感。

给胎宝宝朗诵温馨的诗歌《甜蜜》

甜蜜

我怀着的孩子在熟睡，我脚步静悄悄。我怀了这个神秘的东西以来，整个心情是虔诚的。

我的声音轻柔，仿佛加上了爱的弱音器，因为我怕惊醒他。

如今我的眼光在人们的脸上寻找内心的痛苦，以便别人看到并了解我脸色苍白的原因。

我小心翼翼地拨动鹌鹑安巢的草丛。我轻手轻脚地走在田野上。我相信树木也有熟睡的孩子，所以低着头在守护他们。

（文/加布里埃拉·密斯特拉尔，节选自《母亲的诗》）

诗歌赏析

因为孩子的到来，母亲成了另一个人，他在肚中沉睡，所以母亲轻轻地移步；他在肚中微笑，所以母亲也

开怀，仿佛与烦恼绝缘；孩子的降临，让母亲开始不知不觉付出所有，只为倾心守护天使的幸福，"如今腹部像心一般崇高"。

名曲《春之歌》，展开春的想象画卷

《春之歌》是德国作曲家门德尔松著名的钢琴曲集《无歌词集》（第62号作品）中最为著名的一首，不仅用于钢琴独奏，还被改编成管弦乐曲以及小提琴和其他乐器的独奏曲而广为流传。这首曲子很适合用作胎教音乐，准妈妈在听这首歌的时候，会被音乐流水般轻柔的浪漫旋律吸引，带入一种快乐的气氛中去。

创作背景

此曲创作于1842年6月，当时门德尔松正在英国伦敦，在初夏晚春的坎伯韦尔大草坪附近，他写下了这首风一般悠扬的名曲。

乐曲赏析

《春之歌》描写了大地春回，万物复苏的蓬勃气象。主旋律绚丽多姿、委婉迷人，串串音符犹如飘飞的花絮，展现出春光的明丽与妩媚。而伴奏部分流畅跃动的琶音，就像是竖琴奏出；仿佛淙淙溪水，款款流过，更烘托出春的意境与活力。与主旋律相伴，还有一支旋律意在刻画人们置身于春色之中激动兴奋的心情，它装束在《春之歌》的中间部分，使这幅春色画图

➕ 胎教重点

这首诗歌很容易让准妈妈产生共鸣，轻轻地抚摸腹中的胎宝宝，将自己的心思用这样的语言轻轻地告诉他，胎宝宝一定会感受到妈妈浓烈的爱。喜欢文字的准妈妈也可以把自己对胎宝宝的爱意用文字的方式写出来，可以是诗歌，也可以是散文。

胎教重点

到了妊娠第4个月时，准妈妈和胎宝宝听的音乐可以丰富一些，种类也可以多一些。准爸爸低音唱歌、大提琴独奏曲或歌声和乐曲之类，胎宝宝最容易接受。准妈妈亲自哼唱歌曲，如哼唱几首自己喜欢的抒情歌曲，或是优美而又富有节奏的小调、摇篮曲等，也会得到十分满意的效果。

更增添几许迷离，产生一种心旷神怡的愉悦感和一种春深似海的神秘感。这首乐曲的结尾再现了明媚如歌的主旋律，又回顾了激荡兴奋的惜春之情，在寂静安恬的气氛中，音乐渐渐弱下来，消逝在无尽的春光之中。含蓄而平静的终止，给人以余韵未绝、意蕴愈深的奇妙联想，使《春之歌》仿佛获得永恒的生命。

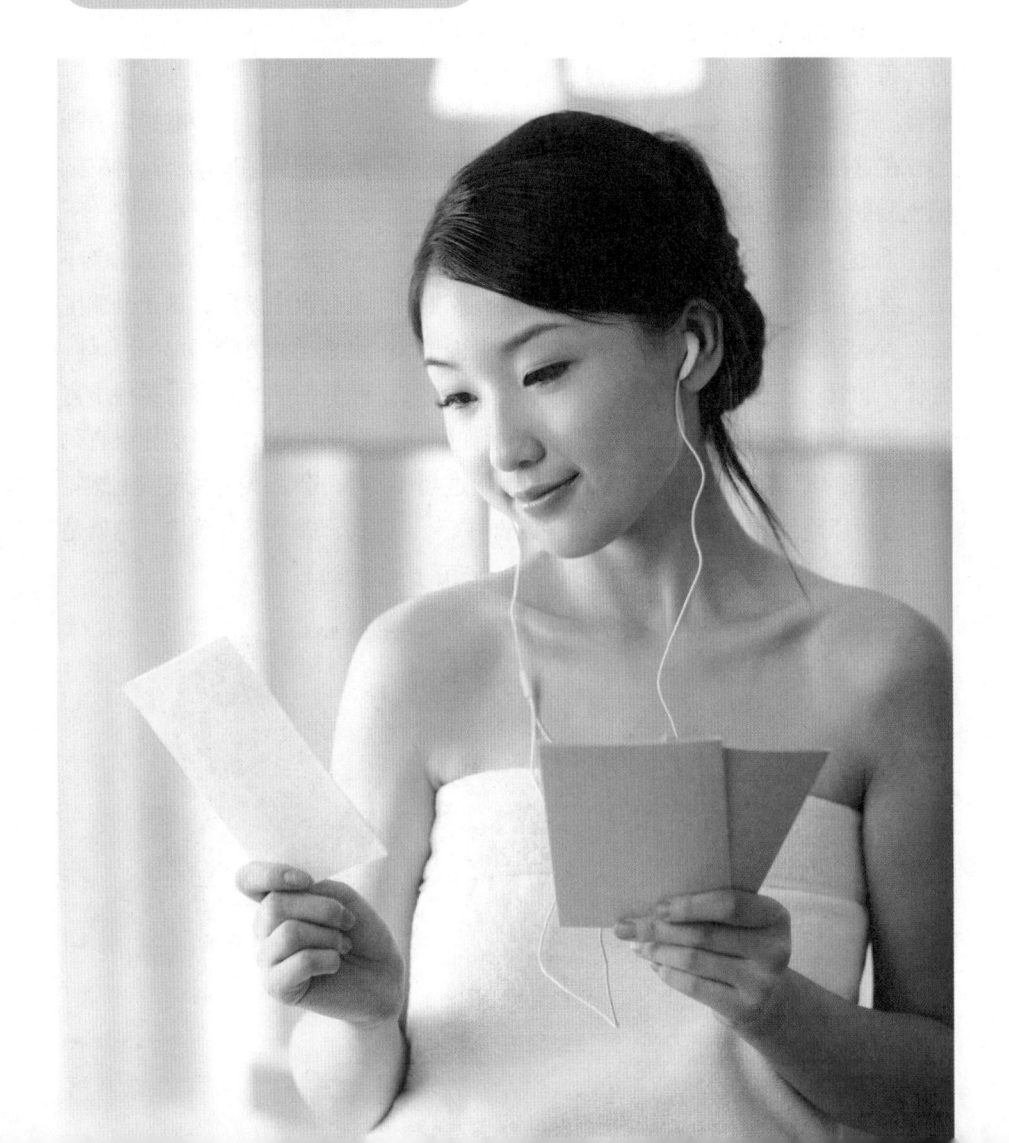

怀孕第 5 个月（17 ~ 20 周）

准妈妈的变化和胎宝宝的发育

第 17 周胎宝宝发育

在这一周，胎宝宝顶臀长约 13 厘米，体重约 140 克，生长速度有所减慢，不过在此后 3 周，会再次加快，重量和身长都将增加两倍以上。

本周胎宝宝的心脏发育几乎完成，搏动有力，每分钟约 145 次。其他的脏器也在成熟和完善。

在这段时间，胎宝宝的棕色脂肪开始形成。棕色脂肪可以在孩子出生后释放热量，帮他保温。不过，现在的胎宝宝还没有囤积太多的脂肪，看起来很苗条。皮肤也因为下面没有脂肪层，看起来呈透明状，可以清晰地看到里面的血管、肋骨。

脐带长得更粗、更强壮了，骨骼开始变硬，保护骨骼的卵磷脂也形成并覆盖其上，通过超声检查可以隐约看到胎宝宝排列整齐的脊柱。

越来越强健有力的身躯给了胎宝宝活动的自由，他的动作越来越多，经常会抓着脐带玩耍，还会拳打脚踢，当力气增大到可以让准妈妈感觉到时，你会惊觉："小东西在踢我！"这就是胎动，胎动可以让你感觉到宝宝在腹中如此真实的存在。

第 17 周母体变化

本周，很多准妈妈清晰地感觉到了胎动，这种感觉好像下腹有一只小虫在一下一下地蠕动，或者感觉像小鱼在腹中游动，这正是胎宝宝在羊水中蠕动、挺身体、频繁活动手和脚、碰撞子宫壁而引起的，当动作很有劲时，会真实地在腹壁上感觉到，并且能够确信，这就是胎动。

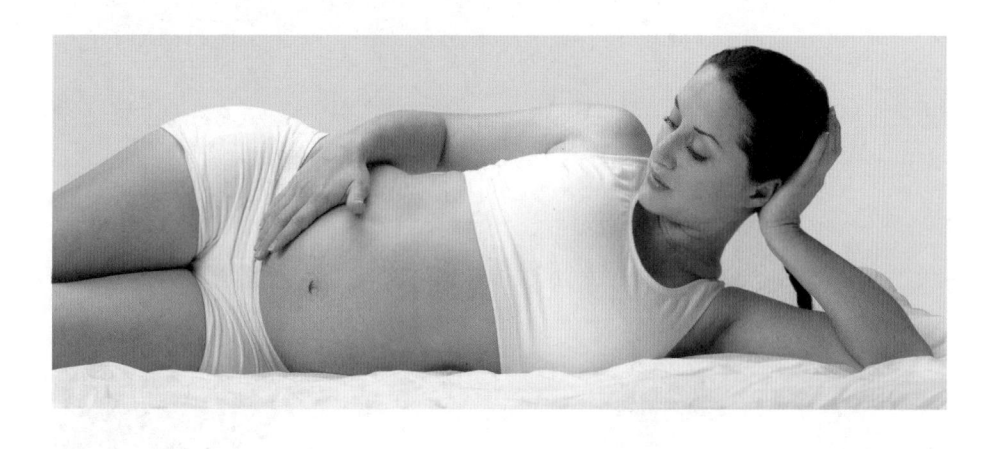

到了这一周，准妈妈的体重可能已经增加了不止 2 千克，有些准妈妈也许会增加 5 千克，子宫长得很大，有时腹部会有阵阵的剧痛，还有的准妈妈会感到背痛，这是由于腹部韧带拉伸、变软导致的。

激素分泌变化还会让有些准妈妈发生鼻出血，一般情况下，这种现象会逐渐自行减轻。如果鼻出血严重，应警惕妊娠高血压疾病，及时请医生检查处理。

第 18 周胎宝宝发育

这一周，胎宝宝顶臀长接近 14 厘米，体重大约 200 克。胎宝宝身体比例更趋协调，下肢比上肢长，下肢各部分也都成比例。

胎宝宝听觉能力已经发育得不错了，会经常微眯着眼，倾听妈妈身体里的肠鸣声、血流声以及心跳声，或者外部人们说话的声音，以后听觉还会更发达，此时，触觉和味觉已经非常发达了。

胎宝宝此时的脑发育已趋于完善，大脑神经元树突形成，大脑的两个半球不断扩张，逐渐接近仍在发育的小脑，小脑两个半球也正在形成。胎宝宝此时的大脑具备了原始的意识，但是还不具备支配动作的能力，因为中脑还没有充分发育。

胎宝宝在羊水中不受重力影响，行动如太空人一样自由，子宫的空间还较大，他可以像鱼儿一样在里边快活地游动。随着胎宝宝越来越爱动，胎动会越来越频繁，这时做超声，可能会看到胎宝宝做吮吸、踢腿、抓脐带等动作。

胎宝宝消化道开始积攒羊水，变成糊糊状的胎便，胎便的量很少，一直到出生后才会排出身体。

第 18 周母体变化

孕 18 周，准妈妈的臀部渐渐浑圆起来，乳房还在持续增大，腹部也更突出，那种速度简直可以用膨胀来形容，体态明显丰满。

现在可以在脐下方约 2.5 厘米的位置摸到子宫，准妈妈的体重增加了 4.5 ~ 6 千克。由于腹部的突出，腹部韧带拉伸越来越多，所以有些准妈妈会不时感到腹部有一阵阵的撕扯般的疼痛感（走路的时候更明显），而且身体的重心也在发生变化，行动上可能有些不那么灵活了，此时应注意保护自己，尽量穿有一点点跟的低底鞋。

由于胃口变好，精神高涨，精力恢复，不少准妈妈出现性欲增强的现象，这是由于体内雌激素大量增加，导致盆腔内血流量增多，使性欲提高，并更易达到高潮。

第 19 周胎宝宝发育

进入孕 19 周，胎宝宝顶臀长大约有 15 厘米，体重约 260 克。

胎宝宝的十二指肠和大肠开始固定，具备了一定的消化功能，通过不断地吞咽羊水，胃逐渐增大，整个消化器官开始最初的运行。

本周胎宝宝的最大变化是感觉器官开始分区域迅速发展，到了本周末，他的味觉、嗅觉、触觉、视觉、听觉等都在大脑中占据了专门的区域。另外，他的大脑神经元之间的连通开始增加。

调皮的胎宝宝除了睡觉就是运动，不时动动小手、踢踢小腿，如果有强烈的阳光照射到腹部，他会用手去挡，一刻也不得闲了，大多数的准妈妈已经感觉到胎动。

现在，胎宝宝的皮肤增厚了，并且变得红润有光泽，身体表面逐渐被一层白色的脂肪覆盖，这是胎脂，胎脂是由皮脂和脱落的上皮细胞结合形成的，这说明胎宝宝的皮脂腺已经开始分泌皮脂。这层胎脂可以保护胎宝宝皮肤不受羊水的浸润，使之不至于发生皲裂、硬化或擦伤，一直到宝宝出生后 1 ~ 2 天会被皮肤自行吸收，不用特别处理。

第 19 周母体变化

准妈妈此时体重增加了 3 ~ 7 千克，子宫仍在不断增大，腹部隆起，在肚脐下方约 1.8 厘米的地方很容易就可以摸到子宫了，乳房不断增大，乳腺也很发达了，这是在为哺育宝宝做准备。

膨大的乳房和隆起的腹部让准妈妈的身体重心越来越往前，腰酸背痛是适应这种变化的自然症状，慢慢地，准妈妈就会习惯这样的改变，重新找回平衡感。

乳房皮肤上有很清晰的静脉血管，尤其在乳房下方，这些都是孕期的正常表现。这个时候，换上合适的孕妇胸衣是非常有必要的，这样可以避免增大的乳房组织受到下垂的牵拉。

随着孕周的增加，水肿的情况可能会逐渐加重，也有可能出现静脉曲张的情形，要注意适时运动，不能久坐或久站，睡觉时用枕头等垫高腿部，穿宽松柔软的鞋子，尽量让自己舒适些。

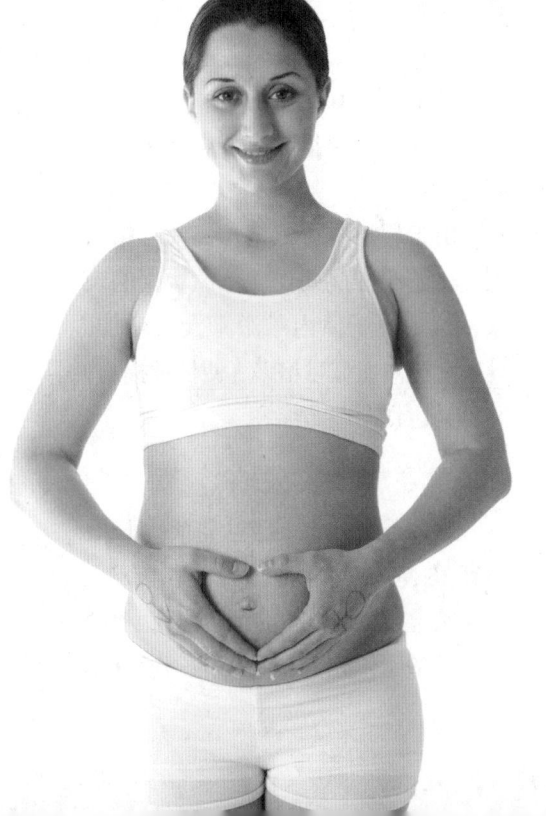

第 20 周胎宝宝发育

胎宝宝现在大概重 320 克，从头到臀的长度约为 16.5 厘米，从头到脚

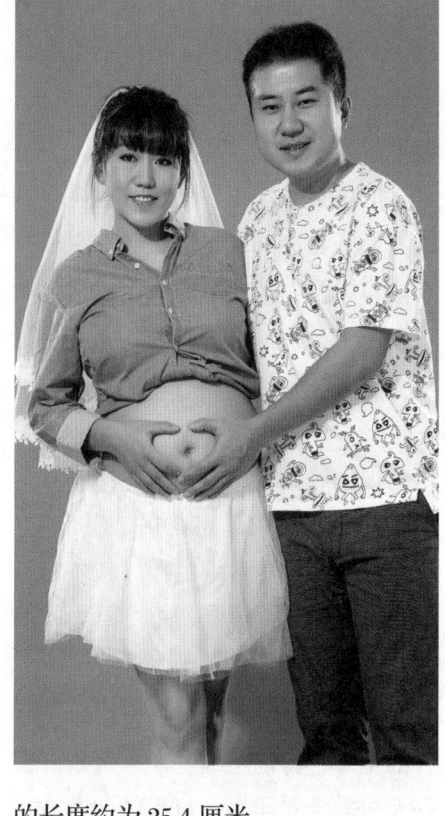

的长度约为 25.4 厘米。

胎宝宝越来越好看了，嘴变小了，只是鼻孔仍然很大，而且是朝天鼻，不过鼻尖慢慢会发育起来，并且鼻孔变得朝下，那时就会更漂亮了。

此时的子宫对不大的胎宝宝来说还比较宽敞，胎宝宝会像鱼儿一样在子宫里慢慢游动，嘴巴不断开合吞咽羊水，眼珠子也不停地转来转去。

骨骼发育开始加快，胎宝宝的四肢、脊柱已经进入骨化阶段，此时需要较多的钙、磷和维生素 D。消化道的功能在进一步完善，其腺体开始发挥作用，胃内也出现了分泌黏液的细胞，肠道内的胎便也开始积聚。

此时的胎宝宝大脑具备了记忆功能，已能听到外界较强的声音，能够像新生儿一样时睡时醒，他会逐渐形成自己的作息规律，这可以从胎动的频率看出来，胎宝宝醒着时，胎动多而有力；胎宝宝睡眠休息时，胎动少而弱。

另外，女孩已经在卵巢里产生了600 万个卵细胞，而男孩的外生殖器也已有了明显特征。

第 20 周母体变化

从 20 周起，子宫底大概会以每周 1 厘米的速度增高，现在子宫底仍然在脐部以下，宫高 16 ~ 20 厘米，不久后就会到脐部上方，向胃部、肺部移动，准妈妈现在腹部和腰身看起来又膨大了一些，已经接近典型孕妇的体形。

体重进入增长期，预计每周准妈妈的体重平均会增加 0.45 千克左右，膨大的腹部破坏了整体的平衡，使准妈妈易感疲劳，有时候会腰痛，睡觉的时候偶尔出现腿部痉挛。

因为此时的胎宝宝时睡时醒，可以感觉到的胎动也时频繁时稀少，胎宝宝醒着的时候，胎动比以往更加活跃，伸胳膊、踢腿，经常会把准妈妈的肚皮撞击得凹凸鼓动，有趣的亲子互动日子已经来临，多与胎宝宝玩乐、说话、唱歌、看书、讲故事、抚摸、听音乐、做体操等，一家人的胎教时光会很快乐的。

孕 5 月营养新知

孕 5 月营养的合理规划

这个阶段为适应孕育胎宝宝的需要，准妈妈体内的基础代谢增加，子宫、乳房、胎盘迅速发育，需要适量的蛋白质和能量。胎宝宝开始形成骨骼、牙齿、五官和四肢，同时大脑也开始形成和发育。因此，保证对营养素的足量摄取至关重要。

主食要多变花样

胎宝宝大脑发育需要充足的能量，这些能量的主要来源是碳水化合物，因此要保证粮谷类食物的摄取量。为满足热能需要，应注意调剂主食的品种花样，如大米、高粱米、小米、玉米、薯类等。这样不仅能满足基础代谢率增加所消耗的能量，还能提供胎宝宝脑细胞形成和活动所需的能源。

少量多餐防胃胀

由于食欲增加，进食量逐渐增多，有时准妈妈会出现胃中胀满。此时可每天分 4 ~ 5 次吃饭，既补充相关营养，也可改善因吃得太多而胃胀的感觉。

吃鱼补脑

鱼肉既含丰富的蛋白质，还含有两种不饱和脂肪酸，即 22 碳六烯酸 (DHA) 和 20 碳五烯酸 (EPA)。这两种不饱和脂肪酸对大脑发育非常有好处。DHA 和 EPA 在鱼油中的含量要高于鱼肉，而鱼油又相对集中在鱼头内。从这个意义上讲，适量吃鱼头有益于胎宝宝大脑发育。

重视早餐

把早餐当作正餐来吃，重视早餐的质量和营养均衡。既可以加强营养和能量供给，又不至于使体重增长得过快。

每天摄入 800 ~ 1200 微克维生素 A

考虑到胎宝宝骨骼发育和即将开始的视网膜发育，准妈妈应注意补充维生素 A、钙和磷。食物中动物肝脏、奶、蛋黄及鱼等含维生素 A 较多，还应吃些胡萝卜、南瓜、杏、李等。

吃动物肝脏每周应少于 2 次

动物肝脏含有大量的蛋白质和多种维生素，特别是维生素 A 及磷、铁等无机盐含量丰富，可提供孕期需要的铁和维生素 A。但也有人认为肝脏含胆固醇高（每 100 克中含有 40 毫克），而且作为代谢器官可能含有毒性物质，吃多了有害身体。所以，建议准妈妈每周吃动物肝脏不要超过 2 次。烹制肝脏前要充分浸泡冲洗。

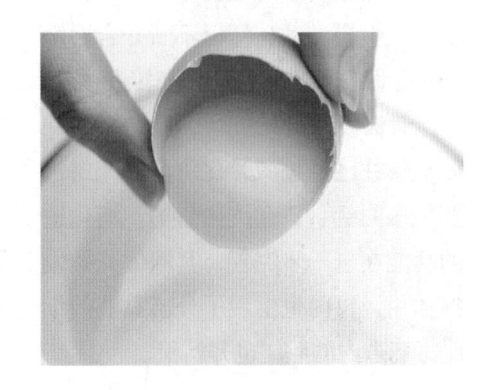

补充钙质是此期的营养重点

本月是胎宝宝骨骼成形的关键时期，准妈妈对钙的需求量大增，日常饮食可能无法满足该需求。因此，从本月开始，准妈妈可以在产科医生或者营养师的指导下适当补充一些含钙营养素制剂。

维生素 D 可以促进钙的吸收，提高补钙的效率。如果准妈妈只顾着增加高钙饮食或钙补充剂的摄入，却不注重维生素 D 的补充，往往容易造成"钙补了很多，效果却很差"的情况。

补充维生素 D 最好的办法是晒太阳。一般情况下，成人每天接受 30 分钟的户外光照（不擦防晒霜，暴露 40% 以上的皮肤），就能生成足够的维生素 D。

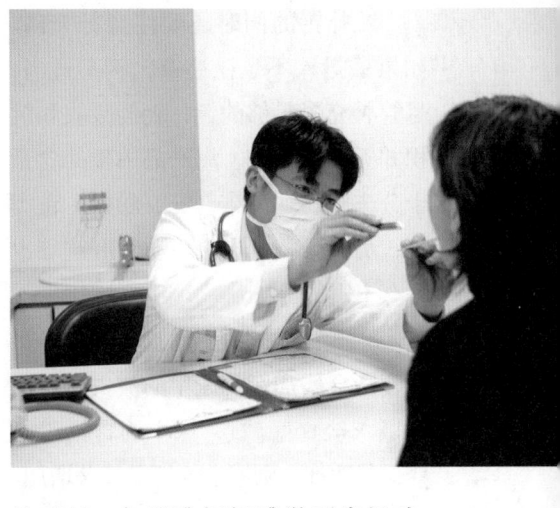

怎样判断自己是不是缺钙

缺钙的一些常见症状有小腿抽筋、牙齿松动、关节或骨盆疼痛。如果准妈妈发生了以上症状的一种或者几种，应及时求助产科医生，确认是否缺钙，以及制订治疗方案。

小腿抽筋

一般在怀孕 5 个月时就可出现，往往在夜间容易发生。但是，有些准妈妈虽然体内缺钙，却没有表现为小腿抽筋，容易忽视补钙。

牙齿松动

钙是构成人体骨骼和牙齿硬组织的主要元素，缺钙能造成牙齿珐琅质发育异常，抗龋能力降低，硬组织结构疏松，如果准妈妈感觉牙齿松动，可能是缺钙了。

妊娠期高血压疾病

缺钙与妊娠期高血压疾病的发生有一定的关系，如果准妈妈正被妊娠期高血压困扰，那么就该警惕自己是否缺钙了。

关节、骨盆疼痛

如果钙摄取不足，为了保证血液中的钙浓度维持在正常范围内，在激素的作用下，准妈妈骨骼中的钙会大量释放出来，从而引起关节、骨盆疼痛等。

怎样饮食更有利于补钙

准妈妈在饮食中应有意安排富含钙质的食物，特别是早期孕吐反应剧烈的准妈妈更要加强。

1. 进行可靠有效的食补。多吃一些虾皮、腐竹、黄豆以及绿叶蔬菜等含钙量丰富的食物，并且保证每天 2 袋牛奶的摄入量。

2. 补钙的同时还要注意补充磷。如果磷摄入不足，钙磷比例不适当，尽管补充了足够的钙，钙的吸收和沉积并无明显增加。海产品中磷的含量十分丰富，如海带、虾、蛤蜊、鱼类等，另外蛋黄、肉松、动物肝脏等也含有丰富的磷。

3. 不要过多地摄入食盐。过多摄入食盐会增加钙从尿中的流失量。成人摄入盐 6 克 / 日，尿中的含钙量不变，若增加，则尿中的钙量显著增加。

4. 酒精、可乐饮料、菠菜等食物中含有植物酸、草酸和鞣酸，会与钙离子结合形成不溶性的钙盐，影响钙的吸收，准妈妈在补钙期间需要注意。

5. 铁对钙的吸收有一定的抑制作用，同样钙对铁的吸收也不利，如果准妈妈有缺铁性贫血，那么补钙与补铁的时间最好隔开。

6. 蔬菜中含有的草酸，与钙结合形成草酸钙，不利于钙的吸收。像菠菜、苋菜、韭菜、茭白等，含草酸就比较高，建议准妈妈在食用之前用开水汆烫一下，使草酸溶于水中。

孕事叮咛！

准妈妈在两餐之间服用钙制剂可避免食物中不利因素的影响，有利于钙的吸收利用，而且分次服用钙剂比集中服用的效果更好。

补钙应该避免的饮食误区

很多准妈妈在补钙上有一些认识误区，要注意避免，下面是常见的几个关于补钙的饮食误区。

1. 吃蔬菜太少

蔬菜不仅含有大量的钾、镁等元素，可以帮助人体维持酸碱平衡，减少钙的流失，本身还含有不少钙。绿叶蔬菜（如小油菜、小白菜、芥蓝、芹菜等）大多是钙的重要来源，是不应被忽视的补钙食物。

有人担心蔬菜中的草酸会妨碍钙的吸收，其实，只要在烹饪前先用开水将蔬菜汆烫一下，就可以除去大部分草酸，准妈妈再吃就没什么问题了。

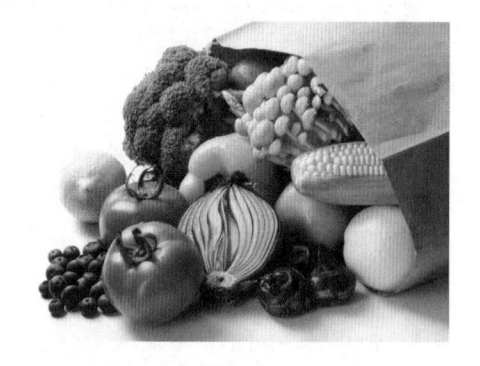

2. 相信喝了骨头汤就不会缺钙

很多人认为骨头含钙量高，只要经常喝骨头汤就不会缺钙，其实不然。实验证明，高压锅蒸煮骨头两小时之后，骨头里的脂肪会大量浮出，汤里的钙含量却很低。可见，骨头中的钙并不容易溶解出来。所以，喝骨头汤只能作为辅助，不要把它当成法宝而不采取其他补钙措施。

3. 用内酯豆腐补钙

豆腐之所以能补钙，除了豆类本身含钙较多，制作时用含钙的"卤水"作凝固剂也是一个重要原因。内酯豆腐的凝固剂是葡萄糖酸内酯，本身并不含钙，再加上内酯豆腐的水分较多，豆类原料的含量很低，含钙量自然要比传统豆腐低很多。

除了内酯豆腐，不含豆类成分的"日本豆腐"也不可用于补钙。

孕期补钙要适量

我国营养学会推荐的钙供给量为成年人每天 800 毫克。为保证胎宝宝骨骼的正常发育，又不动用母体的钙，到孕中期以后，准妈妈每天需补充 1000 毫克钙，晚期更可达 1200 毫克。

孕期补钙不足的影响

钙是人体内含量最多的矿物质，准妈妈怀孕以后消耗的钙量要远远大于普通人，若准妈妈没有注意补充钙，血钙浓度就会降低，会出现抽筋、酸痛、水肿等现象，严重的话会导致高血压、难产、牙齿松动、骨质软化症、产后乳汁不足等病，进而影响未来的健康。

同时胎宝宝发育所需要的钙是由母体通过胎盘来供给，其中有 99% 用来制造骨骼，如果准妈妈饮食摄取的钙不足，可导致胎宝宝的骨骼与牙齿发育不良，新生儿也因为血钙低而容易惊厥，易有水肿发生。所以，孕期补钙是准妈妈的一项重要工作。

孕期补钙过量的坏处

准妈妈需要注意的是，补钙并不是越多越好，摄入钙过多，可能干扰其他微量元素对于人体的吸收利用，也可能导致患肾结石的危险性增加。而且过度补钙会使钙质沉积在胎盘血管壁中，引起胎盘老化、钙化，分泌的羊水减少，使得胎宝宝头颅过硬，影响分娩。

准妈妈要避免几种食物的搭配

在孕期，准妈妈应不挑食、不偏食，尽量摄取全面的营养，不过，同时也要注意一些食物的搭配常识，一些食物如果搭配不当的话，反而会引起身体的不适，严重的话还会导致中毒，一定要多规避。

日常饮食容易被误搭的食物

1. 小葱拌豆腐——阻碍钙吸收

豆腐中的钙与葱中的草酸，会结合成沉淀物——草酸钙，会造成人体对钙的吸收困难。

2. 菠菜与豆腐搭配——易患结石症

豆腐里含有氯化镁、硫酸钙这两种物质，而菠菜中则含有草酸，两种食物遇到一起可生成草酸镁和草酸钙。这两种沉淀物不能被人体吸收，不仅影响人体吸收钙质，还容易患结石症。

3. 水果与海鲜搭配——不容易消化

吃海鲜的同时，若再吃葡萄、山楂、石榴、柿子等水果，就会出现呕吐、腹胀、腹痛、腹泻等。

4. 萝卜与橘子搭配——易诱发甲状腺肿大

萝卜会产生一种抗甲状腺的物质硫氰酸，如果同时食用大量的橘子、苹果、葡萄等水果，水果中的类黄酮物质在肠道经细菌分解后就会转化为抑制甲状腺作用的硫氰酸，进而诱发甲状腺肿大。

大脑发育加速，准妈妈多吃鱼好处多

胎宝宝在孕5月进入大脑加速发育期，这个时期，准妈妈多吃鱼有利于胎宝宝大脑更好的发育。

准妈妈吃鱼有哪些好处

准妈妈多吃鱼对胎宝宝的发育有利，尤其是脑部神经系统。因为鱼类含有丰富的氨基酸、卵磷脂、钾、钙、锌等微量元素，这些都是胎宝宝发育的必需物质，特别是神经系统。

另外，鱼中所含的不饱和脂肪酸——二十碳五烯酸（EPA）不仅能降低血液的黏稠度，防止血栓形成，还能扩张血管，方便准妈妈给胎宝宝运输充足的营养物质，促进胎宝宝的发育。不仅如此，EPA还可以有效地预防妊娠高血压疾病的发生。

准妈妈吃多少鱼合适

准妈妈以一个星期吃2次鱼，一次大约200克为佳。

吃鱼的其他注意事项

1. 要多吃深海鱼类，如鲑鱼、鲭鱼等。

2. 烹调的方式最好是蒸或者炖，以最大限度地保留鱼的营养。

3. 如果准妈妈对鱼类过敏，切不可勉强吃鱼，以免造成身体的不适。

4. 少吃罐头鱼，因为大多数罐头鱼的汞含量严重超标，一旦被胎宝宝吸收，就会严重影响到胎宝宝脑部神经的发育。

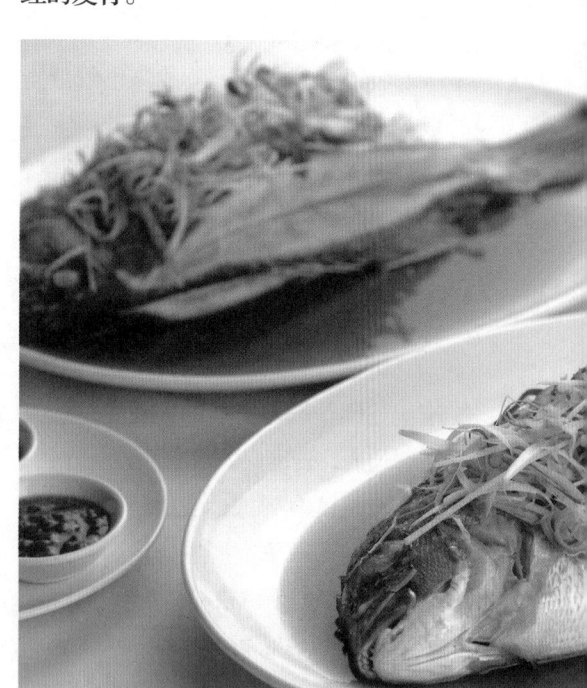

孕事 Q+A

Q 如何识别受污染的鱼呢？

A 1. 看形状，受污染的鱼一般体态畸形，与正常鱼不一样。

2. 看鱼眼，眼睛混浊，甚至鼓出来的鱼一般也是受污染的鱼。

3. 闻气味，正常的鱼有一股鲜腥味，受污染的鱼则往往有一股难闻的味道，有的呈大蒜味，有的散发出氨味，甚至还有的闻起来有煤油味。

对胎宝宝脑发育有助益的坚果

坚果中富含蛋白质、脂肪、碳水化合物以及维生素，各种矿物质，膳食纤维等营养成分。吃坚果对改善脑部营养很有益处，对胎宝宝也能起到补脑作用，特别适合准妈妈食用，尤其是在胎宝宝大脑加速发育的孕5月。

核桃

补脑、健脑是核桃的第一大功效，另外其含有的磷脂具有加强细胞活力的作用，能增强机体抵抗力，并可促进造血和伤口愈合。另外，核桃仁还有镇咳平喘的作用。以秋冬季节新上市的核桃为佳，准妈妈可以把核桃作为首选的零食。

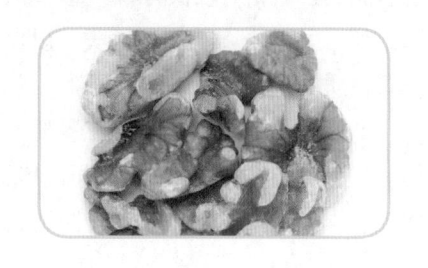

花生

花生富含蛋白质，而且易被人体吸收。花生仁的红皮还有补血的功效。花生可以与红枣、莲子等一起做成粥或甜汤，也可以做成菜肴，如宫保鸡丁。

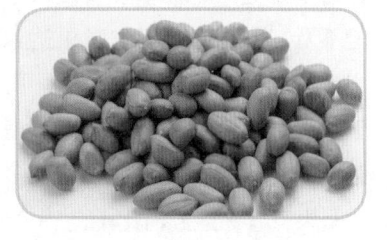

杏仁

杏仁有降气、止咳、平喘、润肠通便的功效。对于预防孕期便秘很有好处。但是杏仁微毒，一次不宜多食，每次食用3～5粒即可。

瓜子

准妈妈多吃南瓜子可以防治肾结石病；多吃西瓜子润肠、健胃；而多吃葵花籽能起到降低胆固醇的作用。

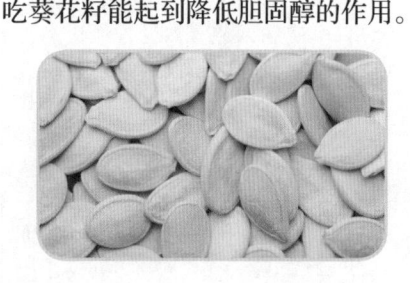

松子

松子含有丰富的维生素A和维生素E，以及人体必需的脂肪酸、油酸、亚油酸和亚麻酸，还含有其他植物所没有的皮诺敛酸。它不但具有益寿养颜、祛病强身的功效，还具有防癌、抗癌的作用。准妈妈可以直接生吃，或者做成美味的松仁玉米来吃。

孕事 Q+A

Q 孕期每天吃大量坚果，对准妈妈有益吗？

A 坚果对准妈妈和胎宝宝虽然有诸多好处，但凡事要有度，过犹不及。准妈妈每天吃坚果达到50克就可以了，不要吃太多。由于坚果类食物油性大，准妈妈消化功能在孕期会减弱，食用过多的坚果，容易造成消化不良。

不利于胎宝宝脑发育的食品

胎宝宝的大脑开始逐渐形成，准妈妈应该少吃以下不利于脑发育的食品。

不宜多吃的食品	原因
食用白糖	糖能够直接进入血液中，使血流不畅通。糖进入脑细胞，可带进水分，使脑细胞呈"泥泞"状态，不仅有损大脑，还可导致脑出血、脑血栓。准妈妈吃白糖多，对胎宝宝大脑细胞的发育不利
含过高脂肪的食品	脂肪容易滞留在血管壁上，妨碍血液流动。脑中为数众多的毛细血管是输送脑细胞所需营养的，若是脂肪使毛细血管不畅，则会引起大脑缺乏营养，导致大脑正常发育受阻
过咸的食品	过咸的食物会影响脑组织的血液供应，造成脑细胞的缺血缺氧，导致记忆力下降、智力迟钝

续表

不宜多吃的食品	原因
含过氧化脂质的食物	过氧化脂质会导致大脑早衰或痴呆，直接有损于大脑的发育。腊肉、熏鱼等曾在油温200℃以上煎炸或长时间曝晒的食物中含有较多的过氧化脂质，准妈妈应当少吃

偏胖准妈妈从现在开始要控制体重

准妈妈过于肥胖可导致分娩巨大儿，并造成妊娠糖尿病、妊娠期高血压疾病、分娩困难、产后大出血等。

因此，准妈妈在妊娠期间一定要合理营养，平衡膳食，不可暴食，注意防止肥胖，已经肥胖的准妈妈，不能通过药物来减肥，可在医生的指导下，通过调节饮食来减轻肥胖。

怎样通过饮食调节来减肥

1. 每日摄入应兼顾营养和控制热量。

多吃蔬菜、水果和粗粮；食盐限制在每日6克以下；注意补充各种维生素和铁质；控制糖类食物和高脂肪含量的食物，米饭、面食不宜。尽量选择脂肪含量相对较低的鸡、鱼、虾、蛋、奶，并适当增加一些豆类，以保证蛋白质的量。

2. 饮食要有规律，一日三餐要准时。休息时间不宜过长，做到早起床，餐后室外活动20分钟以上，并进行

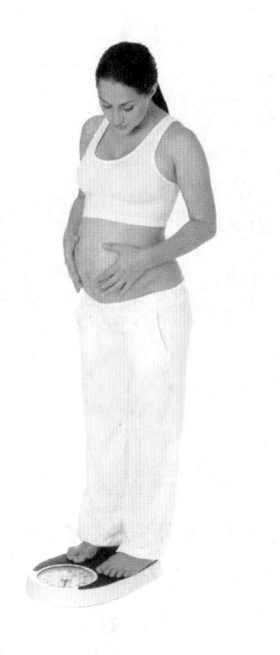

一些力所能及的体力活动。

3.进食时要细嚼慢咽，避免吃油炸、煎、熏的食物，多吃蒸、炖、烩、烧的食物，少食面制品、甜食、淀粉高的食物，两餐之间饿了时，可选择热量比较低的水果，如苹果做零食。

孕事叮咛！

合理的运动有助于减轻体重，这个时期，最适宜偏胖准妈妈的运动是散步，准妈妈可以每天散步30～40分钟。

偏瘦准妈妈从现在开始要加强营养

随着孕期的推进，偏瘦的准妈妈在这时可能会增加了一些体重，但是也有不少本来就瘦的准妈妈，在经历孕早期不适后，到现在，体重甚至都

不如孕前。这个时候，为了胎宝宝的健康成长，偏瘦的准妈妈更应注意营养的补充。

偏瘦准妈妈在孕期发生贫血、低钙和营养不良的倾向比普通妈妈要大，流产、早产、胎宝宝发育不良的发生概率也会大于体重正常准妈妈，因此，偏瘦准妈妈在孕期应坚持加强营养。

偏瘦准妈妈要怎样吃

偏瘦准妈妈除了保证食物的质量，满足优质蛋白、钙、磷、铁等矿物质和多种维生素外，还要经常变换食品花样，食物应做得美味些，尽量增加食欲，必要时可增加用餐次数，可以多喝些浓汤，如排骨汤、鱼骨汤或鸡汤等，增加热量及营养素的摄取。

一般在吃完饭后再喝汤，以免喝了汤之后就吃不下其他食物了。另外，可以用少骨、少刺、多肉，取代多骨费时的食物，如以鸡腿肉块取代鸡翅、鸡爪等，这样能让偏瘦准妈妈获得更多的营养。

孕事叮咛！

若是孕期体形太过瘦弱，准妈妈不妨请专业的营养专家指导，也可适当辅以一些营养药物和适当的补品，并坚持做好产前检查，以便及时发现异常情况。另外，矮小的准妈妈难产风险高，应坚持适当锻炼，以增强肌肉力量。

晚上容易肚子饿，可以吃夜宵吗

很多准妈妈在孕期有睡着了被饿醒的经历，可是吃夜宵又害怕对身体不利。

吃夜宵容易导致准妈妈肥胖

夜间身体的代谢率会下降，热量消耗也最少，因此容易将多余的热量转化为脂肪堆积起来，造成体重过重的问题，导致产后恢复能力变差，无法恢复到怀孕前的正常体重，而需要产后减重。

吃夜宵影响准妈妈睡眠

依照人体生理变化，夜晚是身体休息的时间，吃夜宵之后，容易增加胃肠道的负担，让胃肠道在夜间无法得到充分的休息。不少准妈妈都容易产生睡眠问题，如果再吃夜宵，更加影响睡眠质量。

如何科学地吃夜宵

对一些容易肚子饿，甚至半夜经常被饿醒的准妈妈，适当合理地吃些夜宵会让身体更舒服，那么，怎样科学合理地吃夜宵呢？

1. 控制吃夜宵的时间。吃夜宵的时间与睡眠之间一定要间隔一定的时间，最好在睡觉前2小时就将夜宵吃完。

2. 控制吃夜宵的量。夜宵的量一定要小，不能超过全天进食份额的1/5，品种可以多样一点。

3. 夜宵最好喝粥。粥中的淀粉能

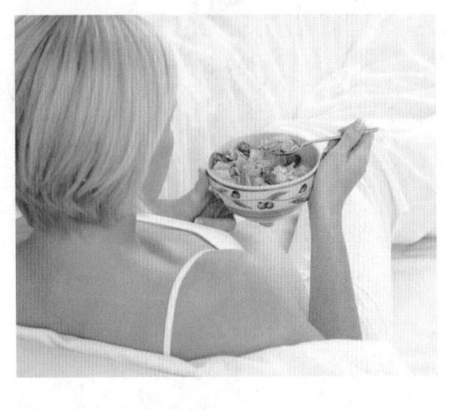

够与水分充分地结合，不但能提供一定的热量，还能提供一定的水分，并且粥营养美味又容易消化，不会给肠胃造成负担，所以是夜宵的首选食物。鱼片粥、猪肝粥、八宝粥都是不错的选择。

孕5月保健护理

可以预约排畸超声了

因为排畸超声基本上是专家做的，而且需要的时间比较长，有的不能一次成功还需要做第二次甚至第三次，一般一天就只能给十几个准妈妈做，所以很多大医院做排畸超声是需要提前预约的，而且一般是提前一个月，考虑到孕20～24周是做排畸超

孕事叮咛！

不是所有医院的排畸超声都需要预约，有些私人医院可以做到随去随做，有条件的准妈妈也可以选择这些医院。

声的最佳时间，建议准妈妈在这个月做孕检的时候预约一下排畸超声。

本月是进行羊膜穿刺的最佳时间

羊膜穿刺主要是检查准妈妈的羊水状况，是针对胎宝宝的检查。通过羊膜穿刺，医生可以进一步确认胎宝宝是否有染色体异常、神经管缺陷以及能被羊水酶或基因检查反映出来的遗传性代谢疾病。

检查时间

怀孕第 16 ~ 22 周是进行羊膜穿刺最适宜的时间。这个阶段准妈妈体内的羊水量适宜，羊水中胎宝宝脱落细胞的活性较佳，容易培养成功，有利于做染色体核型分析。

哪些准妈妈需要做

1. 年龄大于 35 周岁。

2. 曾经生育过异常婴儿（如脑积水等）。

3. 有不明原因的胚胎停止发育现象。

4. 唐氏筛查结果为"高风险"的准妈妈。

5. 家族中其他女性有过孕育畸形或有先天性疾病婴儿的历史。

需要注意些什么

1. 检查前 3 天停止过性生活。

2. 检查前最好洗个澡，保证身体清洁。

3. 检查前 10 分钟排空小便。

4. 本人有过敏史，检查前一周内如果有感冒、发热、皮肤感染等异常，应在进行检查登记时告诉医生。

5. 做完检查后至少静坐 2 小时再起身活动。

6. 做完检查的当天不宜长途跋涉。

7. 做完检查后 24 小时内不要洗澡，避免穿刺部位沾水。

8. 做完检查后三天内多休息，避免剧烈运动和过重的家务劳动，不要搬运重物。

9. 做完检查后 2 周内杜绝过性生活。

10. 如果出现腹痛、腹胀、阴道流水、阴道出血、发热等症状，立即到医院请医生诊治。

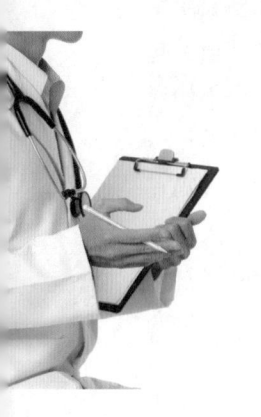
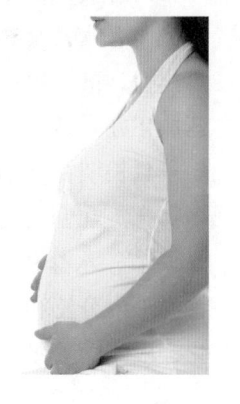

孕事叮咛！

现在的羊膜穿刺都在超声引导下进行，可以避开胎宝宝和胎盘，不会伤到胎宝宝。正规医院的医生操作比较规范，消毒措施严格，一般也不会引起宫内感染。

了解孕期胎动的规律

准妈妈怀孕 5 个月以后，就能明显地感觉到胎动了。如果用手触摸腹部，胎宝宝就会在抚摸的地方踢几下。胎宝宝的活动也有自己的规律。昼夜胎动变化规律为上午均匀，下午减少，夜间 8 ~ 11 点胎动最多。

孕期胎动的规律

首先，从早孕到孕足月，一般早、中期妊娠，因为羊水相对较多，活动空间较大，所以胎动次数多，幅度大；到妊娠晚期，羊水相对较少，胎宝宝大，活动范围受限而使胎动减少但力度会变得更大。

还有，胎宝宝在睡眠—觉醒的周期，一般为 20 分钟，睡一会儿，活动一会儿，这也是胎动的规律。再有，在一天当中胎动也有变化，一般下午 2 ~ 5 点时胎动最少；下午 6 ~ 11 点时胎动最活跃，次数最多；而早晨及上午胎动介于二者之间。

孕事叮咛！

准妈妈能感觉到胎动，一般就是胎宝宝处于清醒期，这时胎宝宝不仅能感觉到抚摸，对准妈妈的情绪感知也更加明显。所以当准妈妈在良好的情绪下抚摸胎宝宝时，宝宝的胎动就会是有力量的，而准妈妈在情绪低落的时候和胎宝宝互动，胎动可能会是慢慢地蠕动的感觉，力气好像也不大，似乎胎宝宝也能感觉到妈妈的伤心。

职场准妈妈如何预防"空调病"

很多职场准妈妈长时间在空调环境下工作，因空气不流通，环境得不到改善，会出现鼻塞、头昏、打喷嚏、耳鸣、乏力、记忆力减退等症状，有些准妈妈还会出现皮肤过敏的症状，如皮肤发紧发干、易过敏、皮肤变差等。

夏季和冬季办公室空调的使用率非常高，对于身体抵抗力偏弱的准妈妈来说，掌握以下几点，就能更好地保护自己与宝宝。

预防空调病

1. 注意通风。每天到办公室后要先打开窗户换气，使室内空气保持新鲜。

2. 夏天要避免冷风直吹。不要让通风口的冷风直接吹在身上，大汗淋漓时更加不要直接吹冷风，降温太快，非常容易发病。

3. 夏天有些使用中央空调的办公室，室温常常极低，准妈妈可以准备一件薄外套放在办公室。而冬天使用空调时，常常会感觉干燥，甚至引起鼻出血，准妈妈可以准备一个小加湿器放在办公桌上。

4. 长期在空调房工作的准妈妈宜多喝粥。在密闭的空调房间，人的体温调节、水盐代谢以及循环、消化、神经、内分泌和泌尿系统都会发生变化，限制营养吸收。而喝粥是一种很好的补充营养的办法，它能增强食欲、补充水分，有效防止便秘，预防感冒，防止喉咙干涩，调养肠胃。

职场准妈妈办公室小运动

职场准妈妈静多动少，这就会限制血液循环，对胎宝宝的发育是很不利的。因此，准妈妈应该利用工作的间隙做一些在座位上就能完成的动作，以保证一定的活动量。

脚腕的运动

1. 背靠椅子，摇摆脚腕，左右各10次。

2. 背靠椅子，转动脚腕，左右各10次。

3. 前后活动脚腕，充分伸展、收缩跟腱10次。

腹肌运动

1. 单腿曲起、伸展、曲起、伸展，左右各10次。

2. 双膝曲起，单腿上抬，放下，上抬，放下，左右各10次。

脚部运动

1. 把一条腿搭在另一条腿上，然后放下来，每抬1次高度增加一些，然后换另一条腿，重复10次。

2. 两腿交叉向内侧夹紧、紧闭肛门，抬高阴道，然后放松。重复10次后，把下面的腿搭到上面的腿上，再重复10次。

颈部运动

先挺直前望，然后弯向左边并将左耳尽量贴近肩膀；再将头慢慢挺直，右边再做相同动作，帮你改善颈部肌肉酸痛。

肩部运动

先挺腰，再将两肩往上耸以贴近耳，停留10秒，放松肩部，帮你改善肩部肌肉酸痛。

腰部运动

将肩胛骨往背内向下移，然后挺胸停留10秒，帮你减轻"腹"荷。

手肘运动

手部合十，将手腕下沉至感觉到前臂有伸展感，停留10秒，接着再将手指转向下，将手腕提升至有伸展的感觉，帮你缓解手腕痛及手肘痛。

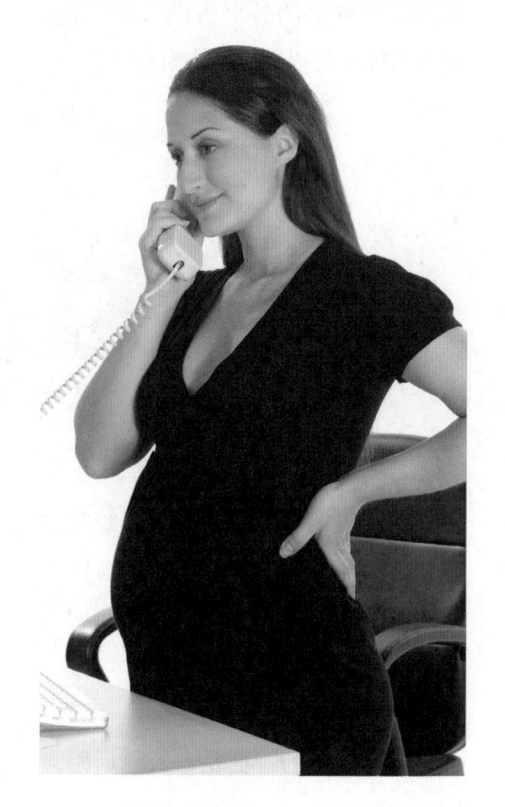

开始进行乳房护理

很多准妈妈会在产后选择母乳喂养，但有时会因为各种乳房问题而导致准妈妈不能顺利哺乳，如乳头内陷、乳腺管不畅通、乳头皲裂等。准妈妈只有在孕期提前对乳房进行护理，才能避免产后哺乳时一些不必要的麻烦。

如何科学护理乳房

1. 先将乳痂清除掉，然后用温热的毛巾将表面的皮肤清洁干净。

2. 用热毛巾对清洁好的乳房进行热敷。

3. 用手做按摩。将拇指同其他四指分开然后握住乳房，从根部向顶部轻推，将乳房的各个方向都做一遍，每天这样做可以保证乳腺管畅通。

孕事叮咛！

准妈妈贴身内衣应为棉制品，并应经常换洗、日光照射。乳头如有发红、裂口的迹象时，内衣应进行蒸煮消毒。

警惕孕期的恶性打鼾

睡眠中上呼吸道堵塞会影响胎宝宝的发育。打鼾可分为良性和恶性两大类。如果是恶性打鼾，准妈妈应及时治疗。

良性打鼾

良性打鼾的特征是，入睡后鼾声较轻且均匀，或偶尔出现的打鼾（如疲劳、饮酒后的打鼾）。这类打鼾对身体并没影响，所以准妈妈不要太担心。

恶性打鼾

恶性打鼾的特征是，入睡时不仅鼾声很大（一般超过 60 分贝），而且不均匀，总是打着打着就停止了呼吸，或呼吸停止达十几秒钟后被憋醒，急速地喘气。一夜反复多次发作，早晨起来感觉头昏脑涨，好像整夜没睡一样。这类打鼾往往会带来严重的后果，故称为恶性打鼾。

预防孕期的恶性打鼾

1. 准妈妈要防止身体发胖，因为肥胖是引起打鼾的重要原因之一。

2. 饮食上必须注意膳食结构合理均衡，一日三餐有所节制。常吃些富含维生素 A、维生素 C 及叶酸的蔬菜水果，尽量少吃或不吃高脂高糖类食物，以免热量过剩造成肥胖。

3. 如果准妈妈已经发胖，就要在医生指导下进行适度的运动，既可减肥，又有利于母婴健康。睡觉时，采取左侧卧位比较适宜。尽量不要采取仰卧体位，因为肥厚的喉部肌肉和舌根，很容易后坠堵住气道，从而引发打鼾。

怎样让眼睛感觉更舒适

准妈妈在妊娠后由于体内激素水平的变化，身体最娇嫩的器官——眼睛也面临着一些考验，常常会出现眼干、眼酸痛、结膜发炎等症状，通过按摩的方法可以帮助准妈妈在孕期保护好眼睛。

以下这些方法可以帮助准妈妈消除眼部疲劳，刺激容易老化的眼睛肌肉，恢复活力。

按压眉间法

双手食指腹部贴在眉毛根部下方凹处，轻轻按压或转动。重复做3次。眼睛看远处，眼球朝右—上—左—下的方向转动，头部不可晃动。

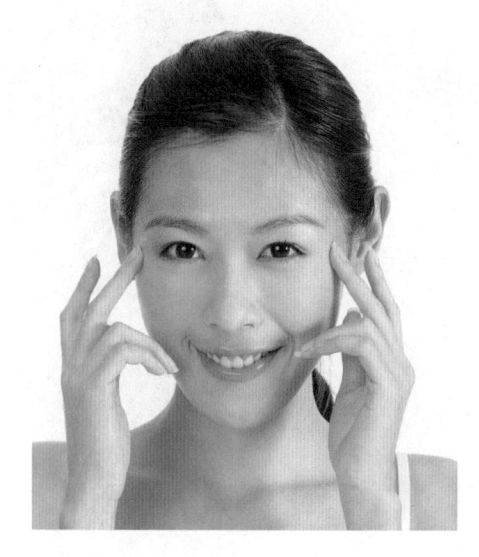

按压眼球法

闭着眼睛，用食指、中指、无名指的指端轻轻地按压眼球，也可以旋转轻揉。不可持续太久或用力揉压，20秒左右就停止。

按压额头法

双手的各三个手指从额头中央，向左右太阳穴的方向转动搓揉，再用力按压太阳穴，可用指尖施力。如此眼底部会有舒服的感觉。重复做3～5次。

除此之外，用力眨眼、闭眼，也能消除眼睛疲劳。

孕事叮咛！

很多准妈妈都会关心这个问题：眼睛难受的时候能不能用一些眼药来缓解呢？眼药包括眼药水和眼药膏，品种很多，大部分属抗菌消炎药或含激素的眼药，准妈妈不要随意使用任何药物，最好在告知医生的前提下，由医生指导用药，尤其是在孕早期和即将临产的阶段。

警惕滴虫性阴道炎

预防滴虫性阴道炎的唯一方法就是讲究卫生，日常生活和性生活中都要注意养成好的卫生习惯。

孕期滴虫性阴道炎的危害

滴虫性阴道炎是一种常见的阴道炎症，它是由阴道毛滴虫感染而引起的。滴虫不仅在准妈妈阴道内的皱襞上寄存，还可侵入尿道，甚至上行到膀胱、肾盂，引起泌尿道的感染。如果没得到及时的诊治，可能会引起急性肾盂肾炎，严重时还会导致准妈妈患上败血症。

而且一旦准妈妈患了滴虫性阴道炎，往往会继发其他细菌感染，感染可由阴道上行蔓延到子宫腔，进一步引起宫腔感染。在孕早期感染滴虫性阴道炎容易引起流产、胎宝宝发育畸形，孕中期感染滴虫性阴道炎可引起绒毛膜发炎，造成胎膜早破、胎盘早剥，同时通过胎盘直接引发胎宝宝感染。

预防孕期滴虫性阴道炎

1. 准妈妈一定要注意孕期卫生，不要光顾不正规的游泳、洗浴场所。

2. 孕期检查要选正规的医院，避免去不正规的医疗单位做器械检查而发生间接感染。

3. 准爸爸患病，应严禁同房，积极治疗，以免引起滴虫的直接传播。

4. 患病准妈妈用过的内裤、浴巾及洗浴用盆，应该采取 5 ~ 10 分钟的煮沸消毒。

孕事叮咛！

已经患有滴虫性阴道炎的准妈妈，必须先向医生进行咨询，然后在医生指导下进行治疗，以免对胎宝宝造成影响。

孕 5 月妈妈帮

父母的小矛盾影响胎宝宝的发育

夫妻间感情融洽是家庭幸福的重要条件之一，在美满幸福的家庭中，胎宝宝会安然舒畅地在母腹内顺利成长，生下的胎宝宝往往聪明健美。

准爸爸和准妈妈感情不和时，对胎宝宝的影响

倘若准爸爸和准妈妈感情不和睦，彼此间经常争吵，长期的精神不愉快，过度的忧伤抑郁，会导致准妈妈大脑皮层的高级神经中枢活动障碍，可引起内分泌、代谢过程等发生紊乱，并直接影响到胎宝宝。

在激烈争吵时，准妈妈的内分泌发生了变化，会影响到胎宝宝的发育；并且，准妈妈的盛怒可致血管收缩，

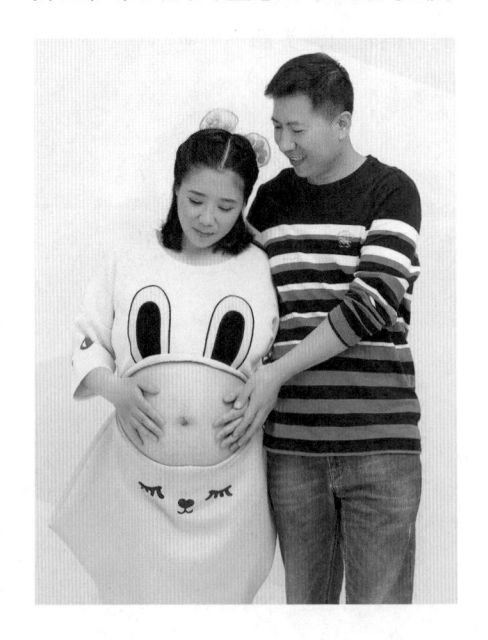

血流加快，也会殃及胎宝宝；还有，争吵时的高声怒气，对胎宝宝来说无异于噪声，也在危害着胎宝宝。可见，夫妻间的争吵，对腹中的胎宝宝来说，无疑是一种灾难。

孕事叮咛！

夫妻双方应互相尊重、互相理解，注重感情的培养，不要为一点小事就争吵不休，互不相让。应耐心倾听对方的意见，理智、心平气和地对待彼此间的分歧。这样才能生出一个自己期盼的宝宝。

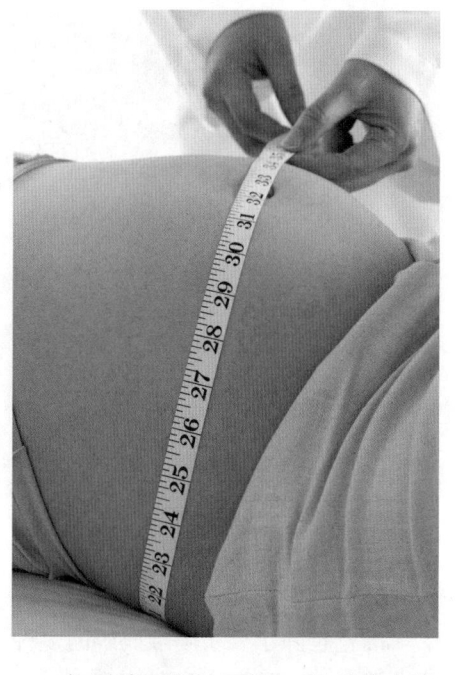

学会测量宫底高

这个月的产检，医生就会为准妈妈安排子宫底高的检测项目了，结合腹围情况，就可以估计胎宝宝在宫内的发育情况，准爸爸可以用软皮尺来帮准妈妈测量一下，记录好数据，这需要一点耐心，也恰恰是一个表达爱意的好机会。

测量子宫底高的方法

子宫底高是指从下腹耻骨联合处至子宫底间的长度，测量的难点是如何找到子宫底，子宫底在饱腹时不容易找到，空腹时则相对容易，准妈妈平躺的时候比较容易找到。

寻找子宫底时，先让准妈妈平躺下来，找到耻骨，然后在肚脐上、下或平的位置轻轻触摸，直到摸到一个圆圆的轮廓，这就是子宫底了。

如果找不到，可以一只手放在肚脐的位置，另一只手轻轻从腹股沟的位置上下推动，这时可以明显感觉到子宫被上下移动了，找到子宫底也就比较容易了。

找到子宫底后，拿软尺量出从耻骨联合处到子宫底的长度并记录下来就可以了。

子宫底高可以每周测 1 次，如果不是很有把握，可以在这个月产检时请教医生后再自行操作。

子宫底高的规律

怀孕 24 周之后，子宫底高度根据不同孕周会有相应的正常范围。假如测量数据与正常值差异多次超过 1 厘米，增加可能意味着多胎妊娠或羊水过多，减少则提示宝宝可能发育不良，要引起注意，并及时向医生反映。

按摩可以缓解疲劳增进夫妻感情

准爸爸除了要了解准妈妈的多种变化外，还应该把理解付诸行动，身体力行地帮准妈妈应对不良妊娠反应，让准妈妈觉得，怀孕真的不是一个人在战斗。在应对腰腿痛、下肢水肿等不良妊娠反应时，准爸爸可以做的有很多，按摩就是帮助准妈妈缓解这些症状的好方法之一。

1. 在开始按摩前，准爸爸应先摘掉戒指、手镯或手表，并搓暖双手。

2. 在开始时，要轻轻按摩，逐渐

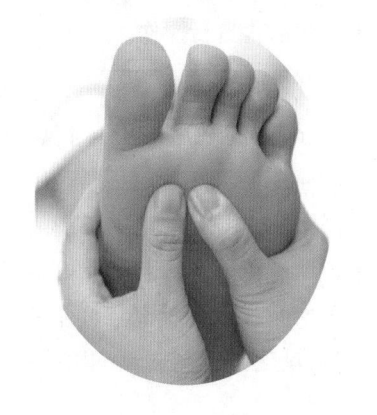

增加力量，但要保证让准妈妈感到舒服，而且动作一直要慢。

3. 准妈妈的合谷、三阴交、肩井穴位是不能承受强烈刺激的，按摩这些穴位易引起流产。

孕5月胎教

准妈妈学绘画帮助胎宝宝脑发育

画画不仅能提高人的审美能力，产生美的感受，还能通过笔触和线条，释放内心情感，调节心绪平衡。画画具有和音乐治疗一样的效果，即使不会画画，准妈妈在涂涂抹抹之中也会自得其乐，因此，准妈妈学绘画也是极好的胎教方式。

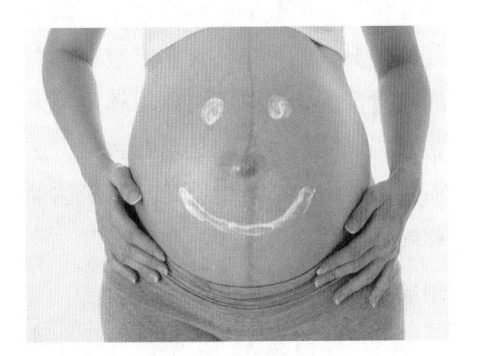

准妈妈学绘画要注意哪些

准妈妈准备一支小画笔，在画画的时候，不要在意自己是否画得好。准妈妈可以持笔临摹美术作品，也可以随心所欲地涂抹，只要感到是在从事艺术创作，感到快乐和满足，就可以画下去。还可向胎宝宝解释你画的内容。当然准妈妈如果能临摹一些儿童画，看看自己的笔下有没有童趣和稚拙感，你就会通过笔触步入儿童世界。

➕ 胎教重点

剪纸，也是艺术胎教的一种，准妈妈如果想尝试画画之外的乐趣，那就动手剪剪纸吧。你可以先勾轮廓，而后细细剪，剪个胖娃娃或胎宝宝的属相又或者是其他的东西都可以。剪好剪坏没有关系，主要是你可以把心中的"爱"和"美"的信息传递给胎宝宝。

讲故事《小猫为什么没钓到鱼》

三心二意的小猫

这一天，天气晴朗，万里无云，猫妈妈准备出去钓鱼。小猫看到了，也要跟着妈妈去，妈妈说，好吧！于是它们就扛着渔竿出发了。

到了水塘边，它们架好渔竿，就开始等鱼上钩……

等了没一会儿，小猫坐不住了，开始东瞅瞅西望望。忽然它看到飞过来一只蜻蜓，于是它就放下渔竿，过去追蜻蜓。可是蜻蜓一飞飞到草窝里看不到了，小猫只好回到水塘边。

又坐了一会儿，鱼还没有上钩，小猫又着急了。这时飞过来一只蝴蝶，小猫又放下渔竿，跑去捉蝴蝶。可是蝴蝶一下飞到花丛中，找不到了，小猫又回到水塘边，看到妈妈钓起了一条大鱼，羡慕极了。小猫对妈妈说，

为什么我就不能钓上一条鱼呢？

猫妈妈说，你一会儿捉蜻蜓，一会儿追蝴蝶，三心二意，怎么能钓到鱼呢？

小猫听了后知道自己错了，就坐下专心致志地钓鱼啦。

不一会儿，小猫也钓上了一条大鱼。它和妈妈兴高采烈地带着自己钓的鱼回家啦！

故事赏析：

故事讲述了一只可爱的小猫钓鱼的经历，当它三心二意的时候，一条鱼也钓不到，而当它专心致志的时候，终于跟猫妈妈一样钓到了一条大鱼。准妈妈在说这个故事的时候可以告诉胎宝宝，做事情专心才能有所收获。

➕ 胎教重点

准妈妈可以给胎宝宝描述一下猫咪的样子，也可以学几声小猫的叫声给胎宝宝听。

名画《向日葵》，提升艺术素养

这幅名作是凡·高所画，凡·高是一位生活在法国的荷兰画家，具有强烈的个性和坎坷的人生经历，因此，他的艺术语言有奔放而热烈的情绪。这幅名为《向日葵》的画作，是凡·高一生中最重要的艺术作品。

凡·高《向日葵》名画赏析

凡·高笔下的向日葵不仅是植物，

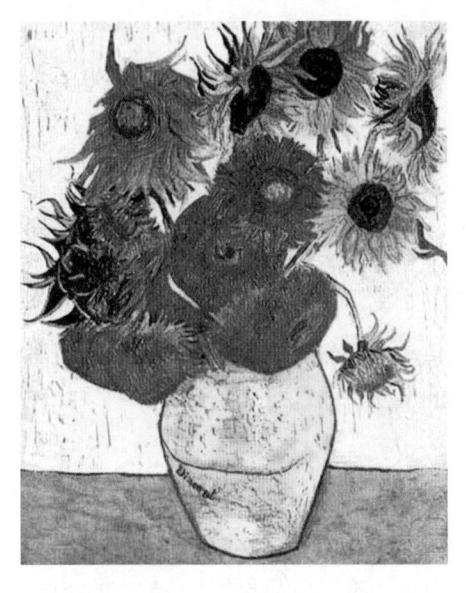

还是一首赞美阳光和旺盛生命力的欢乐颂歌。他以大胆恣肆、坚实有力的笔触，把向日葵的黄色画得极其刺眼，每朵花如燃烧的火焰一般，细碎的花瓣和葵叶像火苗一样布满画面，整幅画犹如燃遍画布的火焰。那种充满激情的色彩，那种畅神达意的线条，脱却了自然物象的束缚，而进入了颇为自觉的艺术状态。

孕事叮咛！

这幅画给人强烈的视觉冲击，在欣赏这幅画作的时候，准妈妈可以将自己的感受传达给胎宝宝。有兴趣的准妈妈也可以临摹名画，没有绘画基础的准妈妈可以去买那种填色的数字油画，按照上面的说明，只要有耐心，就能填出一幅美美的油画作品。

准爸爸胎教：制作专属于准妈妈的胎教音乐集

准妈妈也许会难以置信：胎宝宝很快就能听得到外界的声音了。

这个月，宝宝的听力逐渐形成，准妈妈的心跳声、肠鸣声他听得很真切，外界的声音也透过子宫传进来，若隐若现，让他对世界充满了好奇。

如果经常给胎宝宝播放舒缓、优美的音乐，会给他留下美好的记忆，并把这种好印象深深刻在脑海里，大多数受过音乐熏陶的胎宝宝出生后会喜欢听音乐。

音乐的神奇之处还在于，当人们听自己喜欢的音乐时，都会激起内心的幻想，从而让心灵得以安慰或愉悦，所以听音乐会让准妈妈心旷神怡，进而促进胎宝宝大脑发育。

音乐是胎教必不可少的一部分，如果能收集一些准妈妈喜欢又好听的胎教音乐，将它们集中到一张 CD 或 U 盘上，在播放时将会十分方便，准爸爸不妨花点小心思，制作这样一份礼物给准妈妈一个惊喜。

什么样的音乐适合做胎教音乐

一般来说，优美抒情的中国民乐、西方古典乐如《摇篮曲》或《圆舞曲》等对母子身心健康都是有益的，经典胎教音乐经过了时间和历代人的考验，一般都是比较适合的。

此外，每个人都有各自不同的喜好，准爸爸可以留心将找好的音乐找机会放给准妈妈听，观察她是否喜欢，如果不喜欢，就不要入选了。

但如果准妈妈倾向于听歌词复杂、曲调时而低沉时而高亢甚至近乎嘶吼的音乐，也要谨慎选择，因为相比这样的音乐，胎宝宝更喜欢单纯、优美的旋律。

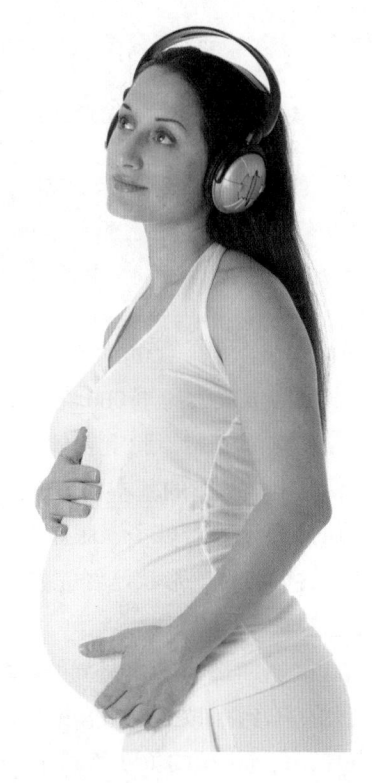

✚ 胎教重点

音乐刻录或下载好后，准爸爸应该先试听一下，如果音质不好，杂音大，都会降低音乐胎教的效果，甚至成为噪声，刻录一次受用无穷的事情，准爸爸耐心一点是值得的。

音乐《小狗圆舞曲》，放给胎宝宝听的音乐

这首曲子是钢琴家肖邦的代表作之一，弗雷德里克·弗朗索瓦·肖邦，波兰作曲家和钢琴家，他是欧洲19世纪浪漫主义音乐的代表人物，也是历史上最具影响力和最受欢迎的钢琴作曲家之一。

乐曲创作背景

传说肖邦的情人乔治·桑喂养着一条小狗，这条小狗有追逐自己尾巴团团转的"兴趣"。肖邦依照乔治·桑的要求，把"小狗打转"的情景表现在音乐上，做成了这首乐曲。乐曲以快速度进行，在很短的瞬间终了，因此又被称为《瞬间圆舞曲》或《一分钟圆舞曲》。

乐曲赏析

全曲为简单的三段体。在四小节序奏后，主旋律以反复回转的形态出现，其速度之快令人目不暇接，中段则是甜美而徐缓的旋律，与第一段的急促形成鲜明的对立；第三段为第一段之反复。

✚ 胎教重点

从妊娠第5个月开始，准妈妈可以尝试有计划地进行音乐胎教，每天播放1~2次，每次15~20分钟，在进入孕6月之后就可以真正开始有计划地音乐胎教了，具体的方法和注意事项，在下个月中会详细介绍。

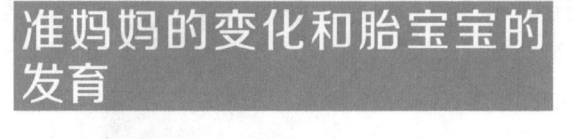

怀孕第6个月（21～24周）

准妈妈的变化和胎宝宝的发育

第21周胎宝宝发育

本周胎宝宝大约重380克，身长将近26.6厘米，从这周开始，胎宝宝体重大幅度增加。现在，胎宝宝身体的基本构造进入最后完成阶段，从外观上看，鼻子、眼睛、眉毛、耳朵、嘴巴都各归各位，形状已经完整，整个身体看上去也是非常协调。

胎宝宝在时刻注意着外界的声音，外界突然比较大的声音，如关门时发出的巨响、瓷碗打碎的声音、夫妻之间的争吵和刺耳的电话铃声等，可能会惊醒睡眠中的胎宝宝，并使他做出较大的反应，要注意不要让这类声音打扰他。

胎宝宝的味觉器官正逐步完善，味蕾已经形成了，所以他现在也有味觉了，准妈妈注意不要偏食，多品尝各种食物的味道，这对宝宝出生后形成不偏食的饮食习惯有一定的帮助。

胎宝宝现在已经有了固定的活动和睡眠周期，不过活跃期不一定都是在白天，也有可能在晚上或其他时间段。

第21周母体变化

孕期已经过去了一半，准妈妈如果孕前体重在正常范围内，现在已经增重了4～6千克，子宫在平脐的位置，肚子增大到已经分不出哪里是腰，哪里是肚子了。

这时，准妈妈可能觉得呼吸比以前要急促多了，特别是上楼梯的时候，走不了几级台阶就会气喘吁吁的，这是因为日益增大的子宫压迫了肺部，这种情况以后还会更加明显，等胎宝宝入盆后会好起来的，另外，子宫增大不仅压迫肺部，还会压迫到肠胃，使得准妈妈经常感觉胃胀不适，消化不良，同时出现便秘症状。

随着孕期的推进，准妈妈的汗液和油脂分泌变得越来越旺盛，脸上、身上容易出油，有的准妈妈脸上还会长出少量痤疮，这些痤疮一般在分娩后就会自行消失不见，不必太过忧虑。

第 22 周胎宝宝发育

22 周的胎宝宝体重将近 450 克，长约 27.7 厘米，这个时候胎宝宝看上去已经很像小宝宝的样子了。

目前，胎宝宝因为脂肪较少，只占到全身重量的 1%，皮下脂肪也很薄，全身皮肤红而多皱，所以整个身体显得皱皱巴巴，像一个小老头，只有等胎宝宝体重上升到一定程度，皮下脂肪才会将皮肤绷紧，让胎宝宝呈现出圆润光滑的可爱模样。对于现在的胎宝宝来说，最重要的任务就是从准妈妈那里摄取丰富的营养，增加体重，并使身体各器官发育得更完善。

如果胎宝宝正在睡梦中，大的声音会把他吵醒；当他醒着时，就像是个小运动健将，平均一个小时要动 50次，差不多是一分钟就要动一次；如果听到喜欢的音乐，他会变得更加活跃，喜欢听来自外界的音乐、谈话，特别是准妈妈温柔的声音。

虽然真正出牙要等到出生后 6 ~ 7个月时，但胎宝宝长牙的准备已经做好，恒牙牙胚也逐渐发育，牙尖出现在了牙龈内。

胎宝宝的生殖系统逐渐发育，男孩的精子初步形成，女孩的阴道中间形成中空。内脏器官一直都在井然有序的工作中不断完善着，为了适应子宫外的生活，胎宝宝现在开始用胸部做呼吸运动了。

第 22 周母体变化

这个阶段，准妈妈的体重增加会很迅速，每周会增加 350 克左右，腹部已经明显地突出，子宫底高度逐渐超越脐，这在外观上表现为腹部继续变大，从外观上看，已经有十足的孕妇相了。

本周进入了"胎动期"，胎动变得规律起来，肢体活动增加，而且很有力，动作也都是大幅度的，腹壁较薄的准妈妈经常可以看到腹部的凹凸

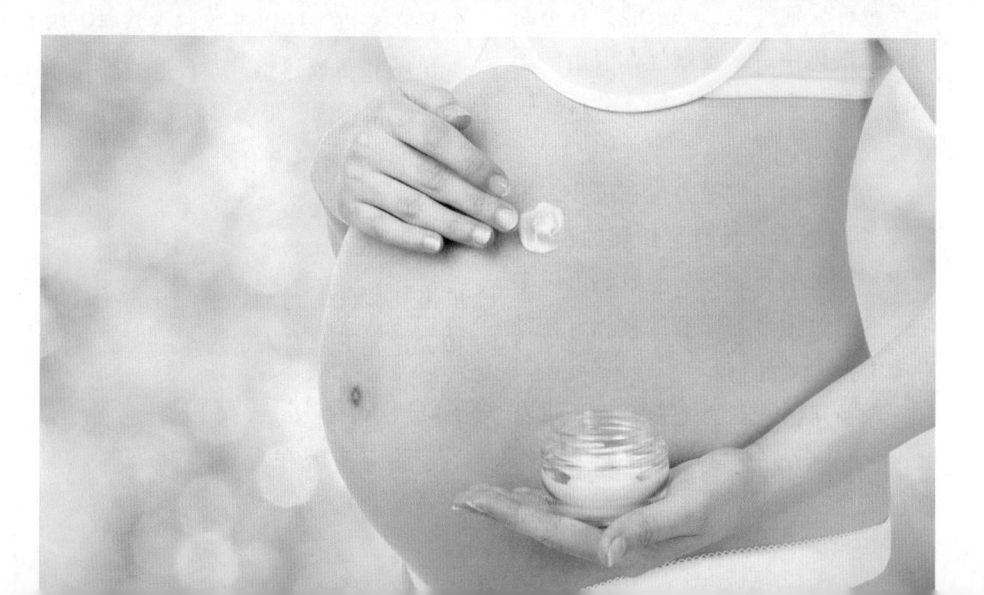

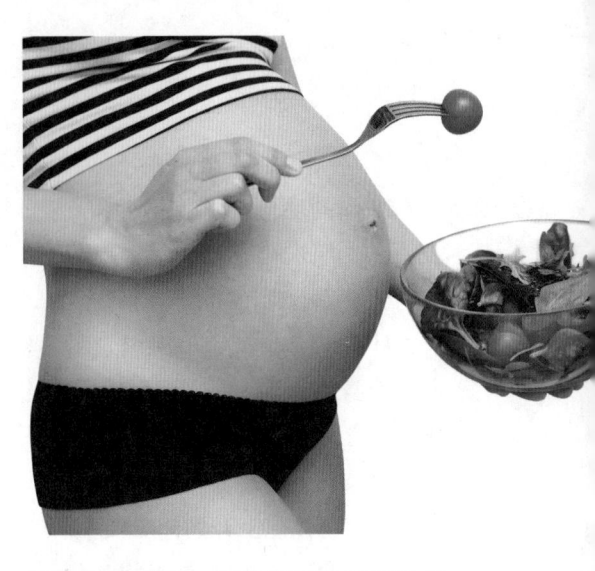

变化，那是胎宝宝踢腿、伸胳膊或跳跃时碰触腹壁导致的。有时候准妈妈会发现肚子的某个地方凸出来，比其他地方大，不用担心，这是胎宝宝所在的地方，可能是因为他调皮地撅起了小屁股。

有些准妈妈会发现乳头分泌出金黄色的分泌物，那是初乳，不用担心，此时分泌少量的乳汁还能使乳头保持湿润，保护哺乳时的乳头。因为双腿水肿可能更加严重了，所以你需要避免长时间的站立。

第 23 周胎宝宝发育

23 周的胎宝宝重 540 克左右，身长约 28 厘米，因为皮下脂肪尚未完全产生，所以胎宝宝看上去比较瘦弱，但体重已经在快速增加了，所以看上去比以前圆润些，皮肤呈现半透明，透过皮肤可以清晰地看到毛细血管，血管的红色使整个身体都呈现出红色。

胎宝宝的肺部血管正在形成，呼吸系统在快速建立，呼吸能力在不断的吞咽锻炼中进一步增强，但是他还不能排便，直到出生后他才会自己独立完成这件事情。

胎宝宝的视觉能力也在进步，视网膜逐渐形成，具有了微弱的视力，可以模糊地看见东西。准妈妈可以多吃一些含维生素 A 丰富的食物，帮助胎宝宝视力发育。

现在胎宝宝的心跳每分钟有120 ~ 160 次，非常有力，如果准妈妈的腹壁较薄，直接将耳朵紧紧贴着腹部，就可以比较清晰地听到胎心搏动。

第 23 周母体变化

此阶段子宫底进一步上升，宫高约 23 厘米，跟孕前相比，体重可能已经增长了 5 ~ 7 千克，看上去比前胖了许多。

随着子宫的增大，胃肠被迫向上推移，致使胃肠蠕动减弱，从而使胃的排空变慢，所以准妈妈常常有上腹饱足感和胃灼热感，建议准妈妈每餐不要吃得过饱，少食多餐会舒服一些，饭后散步将有助于消化。

子宫增大还导致心率加快，准妈妈有时候会感觉心慌气短。此时，有的准妈妈此时行动仍然像往常一样敏捷，这属于个人体质差异。

第 24 周胎宝宝发育

胎宝宝现在身长约30 厘米，重

约 630 克，开始充满整个子宫，此时胎宝宝身体的比例慢慢匀称，只是看上去仍然显瘦，皮肤表面的小皱纹还是很多。

胎宝宝肺部血管更加丰富，胎宝宝的肺里面，负责分泌表面活性物质（一种有助于肺泡更易膨胀的物质）的肺部细胞也正在发育，呼吸功能越来越完善，如果胎宝宝在此时出生，在医生精心照料下也不是完全没有可能存活，但存活的可能性较小。

胎宝宝的大脑发育进入了成熟期，大脑内部数百万神经正在发育，数目已经接近成人，并且连接成形。神经鞘也已逐渐形成，神经有了保护。因而大脑功能也有了进一步发育，逐渐对各种感官传递过来的信号都有了意识，能够区别苦味、甜味，对听觉、视觉系统接收到的信号都有感受，这时可以多给他一些锻炼，各种胎教都可以进行，促进大脑发育。

这时候，胎宝宝会打嗝了，他打嗝时，你能感觉到肚子里像有个小人在打鼓一样，动作形式并没有多少变化，手仍然喜欢抓脐带、触摸四周，当手漂浮到嘴边的时候，就会含住吮吸一会儿。

第 24 周母体变化

怀孕第 24 周，子宫现在在脐上一横指位置，腹部还在继续膨大，体重也在大幅增加，带来的感觉是身子越来越沉重了，身体的负担让不少准

妈妈觉得自己变得笨拙了。

准妈妈的体态渐渐会发生这样的变化：脊椎向后仰、身体重心向前移。因为准妈妈对自己身体的这种变化还不太习惯，可能会容易出现倾倒；在坐下或站起时常感到有些吃力，腰部和背部容易疲劳，所以要多多注意休息。

随着体重的大幅增加，支撑身体的双腿肌肉疲劳加重，隆起的腹部压迫大腿的静脉，使身体越来越沉重。有些准妈妈会感到腰部和背部容易疲劳，甚至腰酸背痛。

令人烦恼的是水肿，因为体液增加了好几升，或多或少会令身体出现水肿，如果血液循环不畅，下肢水肿会很明显，由于子宫的压迫，很多准妈妈在脚掌、脚踝、小腿等部位出现水肿，直到产后才会消失，如果碰上天热，水肿会更严重，所以建议准妈妈平时不要站立或蹲坐太久，坐立时，可以把脚抬高，饮食上不宜过咸。

孕 6 月营养新知

孕 6 月营养的合理规划

孕 6 月的营养规划是要保证每天摄入 1000 毫克的钙，注意补铁和增加蛋白质的摄入、不要过多地摄入糖类食品、多吃些润肠通便的食品、少吃些辛辣食物。

每天摄入 1000 毫克钙

保证钙的摄取量至少达到每天

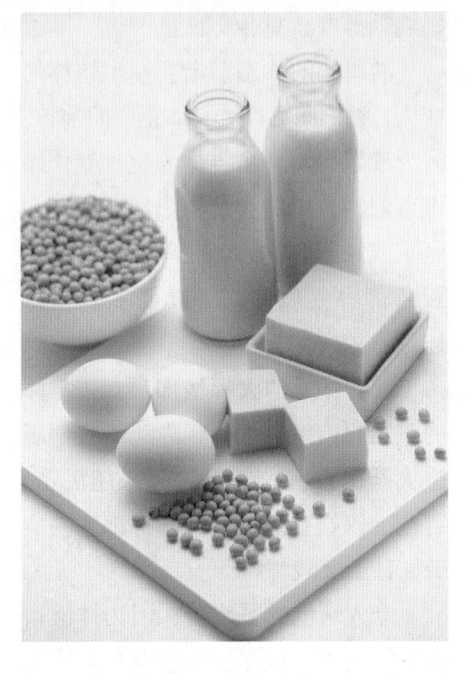

1000 毫克。补充钙质应以食补为主，注意不要超量，准妈妈可以到医院做有关钙的检查，确定体内钙的代谢情况，如果缺钙严重，要在医生指导下补充钙剂。

可以多吃豆制品。一般来讲摄取 100 克左右的豆制品，就可摄取到 100 毫克的钙。乳酪也是不错的补钙食品，它浓缩了相当于 10 倍牛奶的蛋白质、钙和磷，而且营养的吸收率达到 96%。还有健胃、固齿的作用。注意吃奶酪前后 1 小时不要吃水果，因为果酸易与钙结合，不利于吸收。

注意补铁

多吃富含铁质的食物，如瘦肉、鸡蛋、动物肝、鱼、含铁较多的蔬菜及强化铁质的谷类食品，如有必要，也可在医生的指导下补充铁剂。还应注意多吃一些含维生素C较多的食品，以帮助身体吸收更多的铁质。

素食妈妈要增加蛋白质的摄入

世界卫生组织建议，孕中期的准妈妈每日优质蛋白质应比孕前增加 9 克（相当于牛奶 300 毫升或鸡蛋 2 个或瘦肉 50 克）。如果准妈妈在孕期一直以植物性食品为主，则每日应增加蛋白质 15 克（相当于干黄豆 40 克或豆腐 200 克或豆腐干 75 克或主食 200 克）。

控制糖类食品的摄入

这段时间还要注意不要摄入过多简单的糖类食品（如蔗糖、果糖、葡萄糖等），注意能量平衡，否则易引发妊娠糖尿病。

多吃润肠通便的食物

这个时期的准妈妈很容易被便秘困扰，发生便秘现象后，要注意饮食调节，多吃一些润肠通便的食品，如各种粗粮、蔬菜、黑芝麻、香蕉、蜂蜜等。也应该注意适当运动，促进肠蠕动，有利于消化。不要自己随便服用泻药。

少吃辛辣食物

香辛性的食物佐料，如辣椒、花椒、胡椒、小茴香、八角、桂皮、五香粉等，容易消耗肠道水分，使胃肠分泌减少，造成肠道干燥、便秘。而便秘容易在排便时造成腹压增加，压迫子宫内的胎宝宝，对胎宝宝的健康发育不利。

孕事叮咛！

如果准妈妈血糖比较高，主食，包括米饭、面食等也都要少吃一点，尽量吃营养丰富的蔬菜。

准妈妈常吃甜食容易得糖尿病吗

孕期吃甜食过多，影响最大的首先是准妈妈的身体健康。吃进去的糖分，主要靠胰腺中胰岛 β 细胞分泌的胰岛素分解，准妈妈在孕期如果吃进去的糖分过多，分泌胰岛素不足以分解糖的话，多余的糖就会积蓄在体内，孕期准妈妈若吃了过多甜食，会增加患妊娠糖尿病的风险。

此外，甜食的热量也比较高，准妈妈在孕期虽然需要增加热量摄取，但是过量摄取就会造成肥胖，还会导致腹中胎宝宝过于肥大，导致分娩时间延长，难产的概率也会增加。准妈妈偏好甜食，胎宝宝出生后也会偏好甜食，到了长牙期，甜食对胎宝宝来说可是非常不利的。

但也不能因噎废食。毕竟糖作为一种营养丰富的食物，对于准妈妈的身体和胎宝宝的发育都是非常重要的。建议那些喜欢吃甜食，一时口味调整不过来的准妈妈，要适当、适时地减少吃甜食的量和次数，注意均衡营养分配，不要爱吃甜的就全是甜食。

患妊娠糖尿病的准妈妈该怎么吃

在怀孕期间患妊娠糖尿病的准妈妈，比普通准妈妈更要注意饮食。

少吃多餐

为维持血糖值平稳及避免酮症发生，餐次的分配非常重要。因为一次进食大量食物会造成血糖快速上升，且母体空腹太久时，容易产生酮体。而且糖尿病准妈妈可能会有"加速饥饿状态"，也就是说每顿吃不多，但是容易饿的情况，所以更强调少量多餐，每天吃 4 ~ 6 顿比较好。

注重蛋白质摄取

如果在孕前已摄取足够营养，则妊娠初期不需增加蛋白质摄取量，妊娠中期、后期每天需增加蛋白质的量各为 6 克、12 克，其中一半需来自高生理价值蛋白质，如蛋、牛奶、深红色肉类、鱼类及豆浆、豆腐等黄豆制品。最好每天喝至少两杯牛奶，以获得足够钙质，但千万不可以牛奶当水喝，以免血糖过高。

油脂类食物要注意。烹调用油以植物油为主，减少油炸、油煎、油酥的食物，以及动物的皮、肥肉等。

多摄取食物纤维

在可摄取的分量范围内，多摄取高纤维食物，如以糙米或五谷米饭取代白米饭、增加蔬菜的摄取量、吃新鲜水果而勿喝果汁等，如此可延缓血糖的升高，帮助血糖的控制，也比

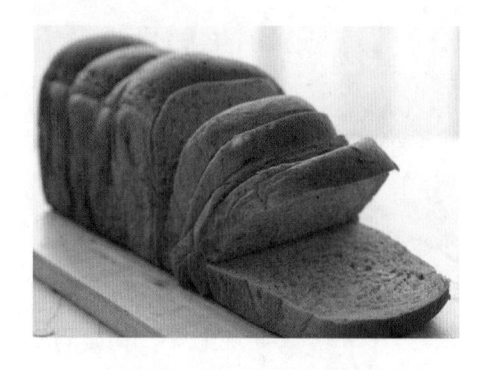

较有饱足感。但千万不可无限量地吃水果。

准妈妈要少吃或不吃的调味料

不少调味品吃多了对准妈妈和胎宝宝的健康是不利的，准妈妈在选择调味料的时候要慎重。

孕期不宜吃的调味品有哪些

怀孕后吃小茴香、大茴香、花椒、桂皮、辣椒、五香粉等热性香料，以及油炸、炒等热性食品，容易消耗肠道水分，使胃肠腺体分泌减少，造成便秘。发生便秘后，准妈妈用力排便，令腹压增大，压迫子宫内胎宝宝，易造成胎动不安、羊水早破、自然流产、早产等不良后果。

孕期不宜多吃的调味品有哪些

1.味精。味精主要成分是谷氨酸钠，血液中的锌与其结合后便从尿中排出，味精摄入过多会消耗大量的锌，不利于胎宝宝神经系统的发育。

2.食盐。食盐量与高血压发病率有一定关系，食盐摄入越多，发病率越高。孕期若过度吃咸食，容易并发妊娠高血压疾病，严重者可伴有头痛、眼花、胸闷、晕眩等自觉症状。准妈妈每日摄入食盐最多不能超过 6 克，酱油中含有 18% 的盐，准妈妈在计算盐的摄入量时要把酱油计算在内。

3.酱油。酱油中含有防腐剂，准妈妈不必忌食酱油，但饮食以清淡为好。

孕 6 月保健护理

进行孕期第一次超声排畸

怀孕第 20～24 周是超声排畸检查的时间，准妈妈最好及时到医院检查。如果由于某些原因在这个时间段内无法检查，最晚应该在怀孕 28 周前到医院检查，及时了解胎宝宝的发育情况，避免在不知情的情况下孕育畸形儿，给准妈妈和家庭带来不必要的负担。

检查项目

超声排畸检查的项目包括：

1.常规胎宝宝检查。包括胎宝宝大小、胎盘位置、羊水量等。

2.胎宝宝器官检查。主要包括头颈（脑室、脉络丛、透明中隔）、胸廓（心脏的空四腔室）、腹部（肠胃、肾、膀胱、脐带与腹壁连接处）、脊椎、四肢等部位的检查，检查有无无脑、脑积水、脊柱裂、肢体畸形、先天性心脏病等。

3.鼻、唇部检查。检查有无唇腭裂等。

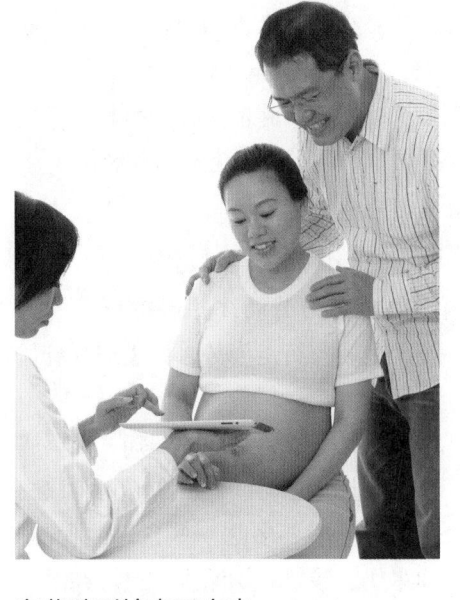

有些畸形检查不出来

说起超声排畸，许多人认为只要做了就能检查出所有畸形，其实这是个误区。

胎宝宝的畸形种类繁多，除了能被超声检查检测到的有明显形态改变的畸形，一些没有明显形态改变的染色体异常和不伴有胎宝宝结构异常的器官异常（如听力障碍、智力障碍、视力障碍、代谢性疾病等），超声排畸检查是查不出来的。此外，每一次的超声检查只能了解胎宝宝在检查时的状况，检查过程中还会受到母体情况、孕周、胎位、羊水量、胎宝宝活动、胎宝宝骨骼声影等多种因素影响，如果时机不恰当，许多器官或部位可能无法显示或显示得不清楚，也使超声排畸检查存在一定的漏诊率。

所以，准妈妈千万不要以为做了一次超声排畸检查就万事大吉了，按时参加孕期的每一次产检，发现异常及时进行深入检查，才是最妥当的做法。

本月准妈妈需要做"糖耐"检查

孕期糖尿病防治不当，是非常危险的，容易引发乳腺炎、肾盂肾炎等疾病，对胎宝宝也有威胁，可能出现巨大儿、发育迟缓等，严重时还会出现胎停育，因此，准妈妈一定要重视糖尿病的筛查。有以下情形的准妈妈更要注意：

1. 年龄超过 35 周岁。

2. 孕前有糖尿病或在以往妊娠中患过糖尿病。

3. 直系亲属中有人患糖尿病或者患过妊娠糖尿病。

4. 生育过体重大于 4 千克的巨大儿。

5. 孕前体重超标或孕后体重增加过于迅速，增加过多。

6. 多囊卵巢综合征。

孕事叮咛！

四维彩超可以通过电脑合成技术，把胎宝宝的图像在电脑屏幕上显示出来，不但图像更加清晰，检查结果更加准确，准爸妈也可以趁机一睹宝宝在胎宝宝期的模样。准妈妈可以保留下这张宝宝在你肚子中的影像，留作纪念。

7. 曾有过不良的孕育历史，如胎死宫内、呼吸窘迫、反复自然流产等。

糖尿病检查的时间听从医生安排。高风险者在第一次检查时就会被要求做筛查，普通风险的通常安排在孕 24 ~ 28 周。

妊娠糖耐量检查的做法

到了这个月，准妈妈去医院体检时，医生会要求做妊娠糖尿病筛查。准妈妈要记得空腹去医院。妊娠糖耐量检查的做法是：

糖耐检查是先空腹 12 小时测 1 次血糖水平，正常标准值为小于 5.1 毫摩尔每升，然后将 75 克葡萄糖粉溶于 300 毫升水中，5 分钟内喝完，1 小时后、2 小时后分别抽血检测 1 次血糖值，标准值分别为 1 小时后小于 10.0 毫摩尔每升、2 小时后小于 8.5 毫摩尔每升。测量值共 3 个，若 3 个监测值有 1 个值超过标准，就会被诊断为妊娠期糖尿病。

孕中期腿痛的防治

进入怀孕中期，准妈妈的小腿和大腿的后面，可能会发生疼痛，与坐骨神经痛相似。

孕期腿痛的原因

1. 妊娠期间受卵巢松弛激素的影响，使腰椎附近韧带较正常松弛。

2. 由于脊椎过度前凸，使椎间盘受到异常挤压，因而导致疼痛。如果准妈妈同时还患有下肢静脉曲张，则疼痛会更加剧烈。

3. 孕期缺钙也会引起准妈妈的腿痛，主要表现为双腿抽筋引发的疼痛。

4. 孕期水肿也同样会引起准妈妈的腿痛，主要表现为腿部有水肿。

怎么防治

腿部疼痛的准妈妈应尽量少做或不做重体力劳动，并保持正确的站姿、坐姿与行走姿势，尽量减少身体的负荷。

如果是缺钙引起的腿痛，准妈妈应该增加休息时间，卧床时可将双腿垫高，同时要多吃一些含钙的食品，如牛奶、酸奶和奶酪等，也可在向医生咨询后吃一点钙片。

如果是水肿引起的腿痛，建议准妈妈坐下时把腿抬高，放在椅子或者高度适宜的桌子上，以减轻对血管造成的压力。睡觉时采取左侧卧的姿势，这样静脉血液容易回流心脏，改善血液循环。

孕中期鼻出血怎么防治

孕期鼻出血的原因

准妈妈在孕期休息不好、营养不均衡，体内雌激素水平升高，致使血管扩张充血，鼻子内部的血管很丰富，血管壁也较薄，很容易出现鼻出血。

孕期鼻出血怎么办

一旦发生鼻出血，千万不要慌张，可走到阴凉处坐下或躺下，抬头，用手局部捏住鼻子，然后将蘸冷水的药棉或纸巾塞入鼻孔内止血。如果不能在短时间内止血，则可以在额头上敷上冷毛巾，并用手轻轻地拍额头，从而减缓血流的速度。

鼻血止住后，鼻孔中多有凝血块，不要急于将它弄出，尽量避免用力打喷嚏和用力揉，防止再出血。出血量大时应到耳鼻喉科就诊，对出血的鼻黏膜血管进行治疗。

孕期怎么防治鼻出血

建议准妈妈不要抠鼻子，或使劲揉鼻子。如果天气干燥，准妈妈应多吃苹果、梨、西瓜等滋阴的水果，少食辛辣食物，保持大便通畅。也可每天用温热水泡脚，凉水洗脸，预防鼻出血。

对内热较大的鼻出血准妈妈，可在咨询中医师后，适当用些清热凉血的中草药，如栀子、金银花、菊花、黄芩，泡水喝或煎煮饮用。

孕事叮咛！

若准妈妈有严重的鼻腔感染，一定要在医生指导下用抗生素治疗，因为感染本身也会影响胎宝宝发育，青霉素、头孢类抗生素对准妈妈和胎宝宝来说，都是安全的。

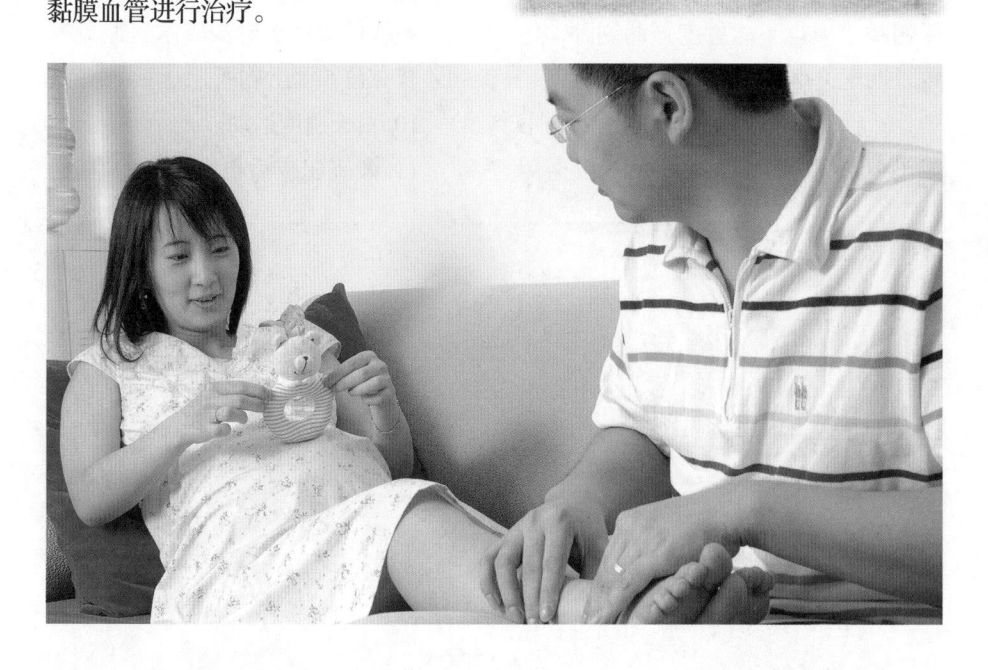

睡眠质量下降怎么办

不少准妈妈发现孕期的睡眠质量有所下降。导致睡眠质量下降的原因有不少，比如，体内激素分泌的变化会导致准妈妈在精神上和心理上都比较敏感，容易发生失眠；而晚间的尿频、腿抽筋又会打断睡眠，让准妈妈苦恼不已。怎么做才能让准妈妈睡个舒服觉呢？

1. 给自己营造睡眠气氛。不在卧室内办公，不要在床上打电话、看电视或进行其他活动，只把床当成一个睡眠的场所。

2. 改正睡眠姿势。不正确的睡眠姿势也会降低睡眠的质量。孕期最好的睡觉姿势是侧卧，左侧卧尤佳，这种姿势可以令更多的血液和养分送达胎盘处，并且保持腿和膝盖弯曲，可以在两腿之间垫一个枕头。避免仰睡或俯睡。但也不能过度强调侧卧，导致长期压迫疼痛。

3. 临睡前不要看刺激性强的图书或电视节目，睡前半个小时内要避免做过分劳心或劳力的工作。即使明天要参加考试，也绝不带着思考中的难题上床。临睡前听听轻音乐，有助于睡眠。

4. 保证规律的作息，最好能做到定时入睡，建立身体生物钟的正常节律。建议准妈妈每天晚上保证在11点之前进入睡眠。

5. 安排了午睡的准妈妈要注意控制午睡时间，如果午睡时间太长，反而会使晚上睡不着。午睡的时间1个小时已经足够了。

6. 在有睡意的时候才上床，早早上床的结果往往是"欲速则不达"，只会加重心理压力。

7. 晚饭后可以跟准爸爸一起出门散步15分钟，放松身心。

8. 睡前用温热水浸泡双足约20分钟可以帮助准妈妈尽快入睡。

9. 睡前2个小时少喝水，避免夜间膀胱充盈频繁上厕所。

10. 白天适度运动。

11. 锻炼起夜后再次入睡的本领，

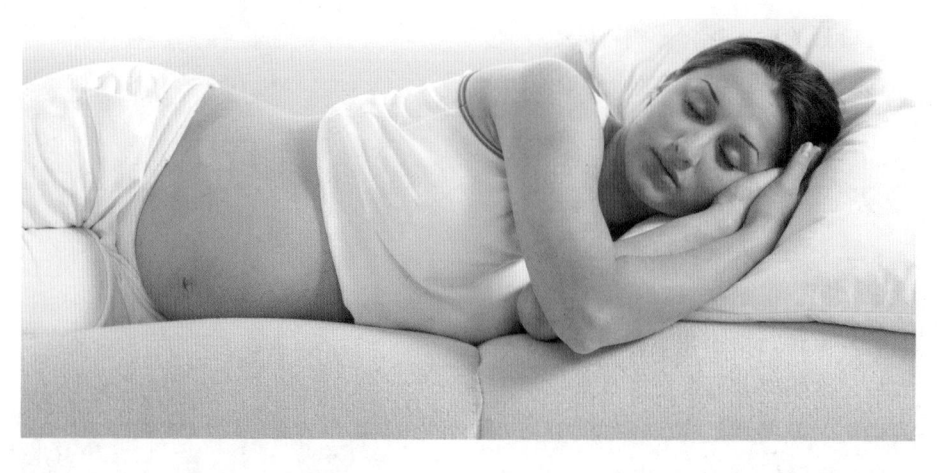

因为生宝宝之后喂奶也需要这种本事。

肚子变大，什么睡姿最合理

妊娠 4 个月以前，由于腹部增大还不明显，睡眠体位对胎宝宝和母亲的影响比较小，准妈妈可以采取自己感觉舒适的姿势。但到了孕 6 个月，准妈妈肚子越来越大，这个时候，就要巧妙调整睡姿了。

左侧卧位是最佳睡眠姿势

左侧卧位可减轻妊娠子宫对下腔静脉的压迫，增加回到心脏的血流量。可使肾脏血流量增多，尿量增加；另外由于妊娠子宫大多向右旋转，左侧卧位可改善子宫血管的扭曲，改善胎宝宝的脑组织的血液供给，有利于胎宝宝的生长发育。睡觉时上面的腿向前弯曲接触到床，这样腹部也能贴到床面，感觉稳定、舒适。

偶尔变换姿势选择右侧位

准妈妈若是一直坚持左侧睡容易压迫左腿导致发麻并疼痛难忍，无法入睡，可偶尔变换一下睡姿，选择右侧卧位，这样准妈妈可以舒服些，避免外力的直接作用。

仰睡对身体不好

仰卧时，增大的子宫压迫位于脊柱前的下腔静脉，阻碍下半身的血液回流到心脏，而出现低血压，准妈妈会感觉头晕、心慌、恶心、憋气等症状，且面色苍白、四肢无力、出冷汗等。供应子宫、胎盘的血流量也相应减少。仰卧时增大的子宫还会压迫骨

孕事叮咛！

准妈妈在睡觉时恰当利用靠枕，可减轻睡眠不适。如腹部稍有隆起时，身边放一个长形抱枕，以方便倚靠，将抱枕夹在两腿之间会更舒服。腿部水肿时，侧卧后在脚下放一个松软的枕头，稍微抬高双脚，可以改善脚部的血液循环。也可以去孕婴专卖店买孕妇睡觉专用的 U 形枕。

盆入口处的输尿管，影响排尿量，使准妈妈下肢水肿加剧，加重痔疮症状。

孕中期正确的走姿、站姿和坐姿

肚子在一天一天地变大，虽然感觉很幸福，但是越来越笨拙的身体让准妈妈觉得行动不便了起来，肚子增大后，准妈妈尤其要注意日常生活中的走姿、站姿和坐姿，正确的姿势在让自己更轻松的同时，也更安全。

孕期舒适的走姿

抬头，伸直脖子，挺直后背，绷紧臀部，使身体重心稍向前移，并能使较大的腹部抬起来，保持全身平衡地向前行走，眼睛既能远眺前方又能平视脚前。这样一步一步踩实了再往前走，既可防止摔跤，又能轻松不累。

在上楼梯时，应按照先脚尖、后脚跟的顺序，将一只脚置于台阶上，同时挺直腰部，将重心前移，用后脚向前推进。

孕期舒适的站姿

因为准妈妈身体负担较重，正确的站立姿势既有利于稳定，更显得人精神有力。站立时放松肩部，将两腿平行，两脚稍微分开，距离略小于肩宽，双脚平直。这样站立，身体重心落在两脚之中，不易疲劳。如长时间站立时，则将两脚一前一后站立，并每隔几分钟变换前后位置，使体重落在伸出的前腿上，这也可以减少疲劳。

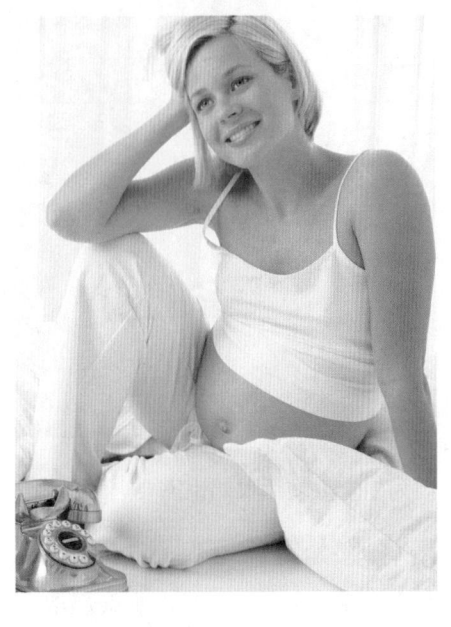

孕期正确的坐姿

深坐椅中，后背笔直靠椅背，膝关节成直角，大腿呈水平位。这样可以减轻长时间坐姿带来的疲劳感。

孕事叮咛！

当准妈妈从地面捡东西时，不要直接弯腰，那样会压迫腹部，压迫胎宝宝。正确的姿势应该是先屈膝，然后落腰下蹲，将东西捡起。放东西在地上时也一样，先屈膝，然后落腰下蹲，放下东西后，双手扶腿慢慢起立。

观察指甲判断身体的健康状况

准妈妈平时多注意观察指甲上的微妙变化，便可了解身体的一些健康状况。

指甲症状	可能会引起的疾病	解决方案
甲色苍白	如果准妈妈的指甲形状像一个小匙子，甲色苍白，那么就有贫血的可能	查血常规，根据结果请医生判断食补还是补充铁剂
出现凹痕	如果准妈妈的指甲上出现凹痕，那么可能缺钙就比较严重了。如果孕期摄钙不足会造成肌肉痉挛、抽筋，骨头酸痛，还可导致准妈妈骨质疏松，引起骨软化症	平时要多吃一些含钙高的食品，如牛奶、奶酪、鸡蛋、豆制品、海带、紫菜、虾皮等
指甲无光	如果准妈妈的指甲无光并且全部是白色的，这可能是妊娠合并有肝部疾病的征兆。准妈妈常会觉得手脚发凉、精神很差、易疲劳，而且皮肤特干燥、粗糙，毛孔粗大	一方面要增强血液循环，减少代谢产物和毒素对肝脏的损害。另一方面，饥饱不匀的不良饮食，会引起消化液分泌异常，导致肝脏功能的失调。白指甲的准妈妈产检的时候别忘了化验肝功能
指甲发黄	如果准妈妈的指甲发黄，很容易折断，做家务的时候轻轻碰撞一下，指甲就会整片整片地往下掉，那就要警惕有没有妊娠期糖尿病了	抽血筛查和做糖耐量试验

孕6月妈妈帮

与准爸爸一起策划一些短途旅游

孕6月的时候，胎宝宝情况稳定，准妈妈可以和准爸爸一起策划安排一些适当的短途旅行。但要注意，外出难免会存在对准妈妈不利的因素，所以准妈妈要旅行时，应做好多方准备，确保旅途安全。

制订合理的旅行计划

行程安排上一定要留出足够的休息时间。若行程难以计划和安排，有许多不确定的因素，最好还是不去。

途中要有人全程陪同

最好是由准爸爸、家人或好友等熟悉你的人陪伴前往。

随身携带药品

适宜孕妇服用的常用药品，如果是有特殊身体情况，旅行前一定要咨询医生意见。一些治疗外伤的药水药膏、创可贴等可以酌情携带，但一定要了解是否适合孕妇。

运动量不要太大或太刺激

例如，不要玩过山车、自由落体、高空弹跳等，如果是爬山，不要选择坡度较陡，难以行走的地方，应以修身养性，轻微适量运动为衡量标准。

旅途中随时注意身体状况

若有任何身体不适，如下体出血、腹痛、腹胀等，应立即就医，不要轻视身体上的任何症状而继续旅行，以免错过最佳诊治时机。

孕事叮咛！

旅游前最好先咨询产科医师，以确定是否适合旅游。途中带好病历，以备不时之需。

让胎宝宝感受妈妈的微笑

腹中的胎宝宝虽然看不见准妈妈的表情，却能感受到准妈妈的喜怒哀乐。

准妈妈的情绪对胎宝宝有直接影响

准妈妈的情绪对胎宝宝的影响极为重要。准妈妈的焦虑、恐惧和不安所引起的一系列生理变化，严重地影响着胎宝宝的生活环境。这些消极因素会导致母体对胎宝宝的供养减少，使胎宝宝也置于不安与恐惧之中。有调查发现，夫妻吵架、邻里不和所导致的不良心境对胎宝宝的影响最大。

特别是准妈妈发怒时，大声哭叫能引起胎宝宝不安和恐惧，而且发怒时体内分泌大量去甲肾上腺素，使血压上升，胎盘血管收缩，引起胎宝宝一过性缺氧，从而影响身心健康，严重者可引起胎盘早剥，使胎宝宝有生命危险。因此，准妈妈应注意保持良好的情绪状态，使胎宝宝得以健康成长。

准妈妈多微笑能让胎宝宝变得更美好

人的情绪变化与内分泌有关，在情绪紧张或应激状态下，体内一种叫乙酰胆碱的化学物质释放增加，促使肾上腺皮质激素的分泌增多。在准妈妈体内，这种激素随着母体血液经胎盘进入胎宝宝体内，而肾上腺皮质激素增多对胎宝宝有明显的危害。如果准妈妈长期情绪波动，就可能造成胎宝宝畸形。所以，准妈妈每天都应该多一些微笑，保持轻松愉快的心情。

怀孕期间，不仅准妈妈要常常微笑，准爸爸也要常常微笑，因为准爸爸的情绪常常影响着准妈妈的情绪。如果准妈妈快乐，会将这种良好的心态传递给胎宝宝，让胎宝宝也快乐。胎宝宝接受了这种良好的影响，会在生理、心理各方面健康发育。因此，微笑也是一种胎教。

怀孕期间，准妈妈心情的好坏，

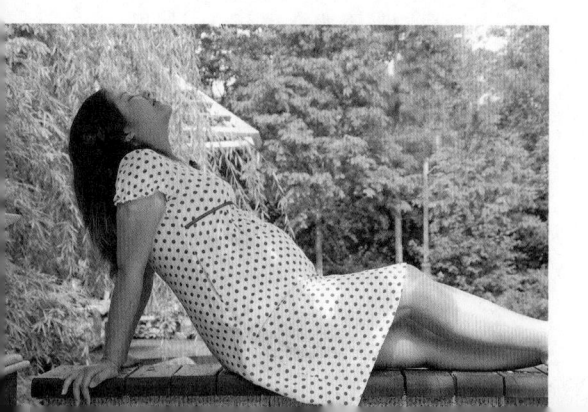

孕事叮咛！

有的准妈妈还没有做好准备，胎宝宝就来临了，所以孕期一直处于一个矛盾的状态。其实子宫里的胎宝宝能够注意到准妈妈潜意识里的矛盾情绪和内心深处对他的排斥心理，这类胎宝宝出生后，大多数有行为问题和肠胃问题。所以准妈妈一定要调节好自己的情绪，以一颗充满母爱的心，去浇灌这个小生命。

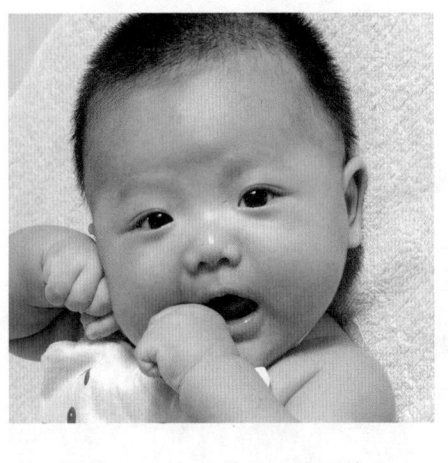

是决定胎宝宝性格好不好的一个至关重要的因素。随着胎宝宝一天天的长大，胎宝宝和准妈妈的心灵感应也会日渐明显，如果准妈妈的心情好，胎宝宝自然也会安静愉快；如果准妈妈的心情乱糟糟，那么胎宝宝也会躁动不安、缺乏耐性。

孕6月胎教

神奇的遗传

神奇的亲子遗传会让准爸妈在宝宝身上看到自己的影子，准妈妈还可以对照自己和准爸爸的五官，想象一下未来的宝宝会是什么样。

大眼睛。眼形是遗传的，而且大眼睛相对小眼睛是显性遗传的。如果父母一方是小眼睛，而另一方是大眼睛，生下大眼睛宝宝的可能性非常大。

双眼皮。如果父母都是双眼皮，那胎宝宝绝对是双眼皮了。有的可能看起来像单眼皮，但随着年龄的增长也会变。据统计，幼儿时双眼皮只有20%，中学时有40%，到大学时约占50%。

长睫毛。长睫毛属于显性遗传，如果父母的睫毛又长又卷，胎宝宝的睫毛将非常浓密。

皮肤。一般来说，皮肤会长得像父母的"平均数"，但这并不是一成不变的，妈妈在孕期的好的饮食习惯会让胎宝宝更有可能拥有白嫩的肌肤。

鼻子。如果父母中有一个是鼻梁挺直的，胎宝宝的鼻梁很有可能也是挺直的。

准爸妈可以共同讨论，为胎宝宝做一个形象设计：取各人相貌中最理想而具有特点的部位，如准爸爸宽阔的额头、俊俏的剑眉，准妈妈传神的大眼睛、高高的鼻梁、轮廓分明的嘴唇等加以组合，想象成未来小宝宝可爱的形象。久而久之胎宝宝就会按照准妈妈的意愿生长发育，接近或达到准妈妈理想的相貌。听着好像有点不可思议吧，不过这也是有些胎宝宝比父母长得漂亮的缘由之一。

红色的、黄色的、黑色的或者是选择自己喜欢的颜色。

工具：剪刀、胶水

制作步骤：

1. 在红色纸上剪出一个鱼形。

2. 在黄色纸上剪出两个稍大的黄色椭圆形，用来做小鱼的眼眶。

3. 在黑色纸上，剪两个小的黑色圆形，黑色小圆则是鱼儿的眼睛。再剪 8 个其他颜色的小圆，用来当作鱼鳞。

4. 对折刚才剪下的红色鱼形。

5. 将鱼眼、鱼鳞粘在相应的位置。

6. 最后将剪出的一根红色小条两端稍卷，粘在鱼儿的前端，这就是鱼须。一条活灵活现的小鱼就做好了，轻轻压动鱼尾，小鱼儿就"游动"起来了。

✚ 胎教重点

有绘画技巧的准妈妈可以结合四维彩超图像，将脑中构想的胎宝宝的样子画下来，不会画画的准妈妈可以用自己的话来描述一下想象中胎宝宝的样子，以后再回来看一定也别有一番趣味。也可以对着漂亮宝宝的照片，说说自己对宝宝的期望，这也是一种很好的美学胎教。

✚ 胎教重点

准妈妈在剪纸的时候，可以给胎宝宝描绘一下小鱼的模样、习性、在哪里生活等，也可以告诉胎宝宝纸张的颜色，怎样剪的，如何粘贴的。有阳光的午后，一边剪纸一边跟腹中的胎宝宝对话，这画面再温馨不过了。

促进大脑发育的艺术胎教：剪纸小鱼

卡通剪纸是一种很有意思的胎教方式，通过手的活动，可以促进胎宝宝大脑的发育。准妈妈只要简简单单的几张彩色纸，就可以剪出许多可爱的小动物。

怎样剪出可爱的小鱼

制作材料：几种不同颜色的纸张，

看电影《千与千寻》，感受孩子的单纯美好

中文名：千与千寻

其他译名：千与千寻的神隐、神

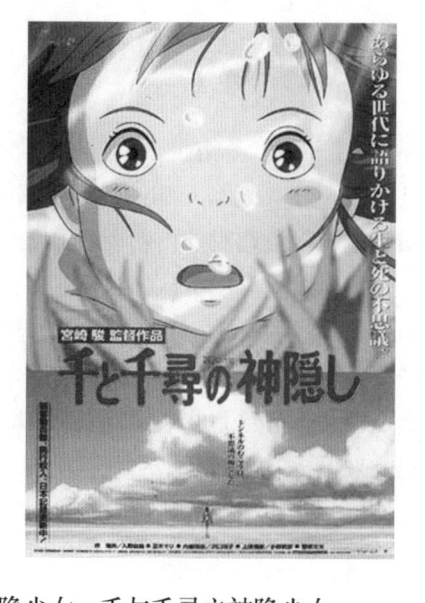

隐少女、千与千寻之神隐少女

制片地区：日本

导演：宫崎骏

类型：动画、冒险、家庭、奇幻

片长：125分钟

电影简介

千寻在和爸爸妈妈去郊外新家的路上，爸爸将车意外开到了一个古老的城楼前，城楼下面有长长的隧道。好奇的父母带着她走了进去，结果隧道的那边是另外一个世界，父亲却误以为这是以前经济泡沫未破时盖的仿古游乐城。父亲循着诱人的饭香来到了空无一人的小镇上，屋子里摆满了可口的食物，父亲和母亲迫不及待地大快朵颐。但是当千寻再看父母时，他们已经变成了猪。这时渐黑的小镇上亮起了灯火，而且一下子多了许多样子古怪、半透明的人……

经典台词

①曾经发生的事不可能忘记，只是暂时想不起来而已。②"我们还会在那里相逢吗？""一定会的。""一定噢。""一定。你去吧，记得别回头噢。"③别害怕，我跟你是同一边的。④"对不起，我刚才呼吸了。""不，千寻已经很努力了。"⑤名字一旦被夺走，就再也找不到回家的路了。⑥我到现在都想不起自己的名字。可是真是不可思议，我居然还记得你的名字。⑦你不懂吗？这就是爱。⑧放心吧，你一定可以做得到的。

➕ 胎教重点

电影里，成人世界有贪婪，而孩子却是最为单纯美好，也最为勇敢的，准妈妈欣赏这部影片的同时，不要忘了跟宝宝说说千寻小朋友身上的美好品质还有千寻和白龙真挚的友情哦。

唱给宝宝听的英语儿歌

准妈妈可以选择一些节奏欢快或者温柔舒缓的英文歌曲来作为胎教的音乐，这也是对胎宝宝进行英语启蒙教育的一种。

Hush-a-bye, baby,

Daddy is near,

Mammy's lady,

And that's very clear.

不要吵，小宝宝，

爸爸陪你来睡觉；

妈妈不是男子汉，

这件事情你知道。

Bye，baby bunting,

Daddy's gone a-hunting,

Gone to get a rabbit skin,

To wrap the baby bunting in.

睡吧睡吧胖娃娃，

爸爸打猎顶呱呱，

剥下一张兔子皮，

回家好裹胖娃娃。

Bbb， baaa，black sheep,

Have you any wool？

Yes，sir，yes，sir,

Three bags full；

One for the master,

And one for the dame,

And one for the little boy,

Who lives down the lane.

咩咩咩，黑绵羊，

多少羊毛身上长？

先生先生你来看，

三个口袋鼓囊囊；

一袋主人面前放，

一袋是为主妇装，

一袋送给小男孩，

住在前面小街巷。

准爸爸胎教：给胎宝宝唱儿歌

孕6月，随着大脑的持续发育，胎宝宝能很快地对外界刺激做出反应了，甚至渐渐形成了自己的个性特征与爱、憎、惧、喜、怒等不同情感，准爸爸可以在这个时候更多地和胎宝宝互动，下面这首儿歌就特别适合准爸爸来唱。

厨房歌

锅铲子唱歌嚓嚓嚓，

水龙头唱歌哗哗哗，

谁在那儿忙？

我呀，我呀，未来的好爸爸。

为了宝宝和他的妈，

爸爸我，辛苦一点不算啥！

像医学博士顶呱呱，

像幽默大师乐哈哈，

谁的本领大？

我呀，我呀，未来的好爸爸。

为了宝宝和他的妈，

爸爸我，叫我干啥我干啥！

➕ **胎教重点**

英文儿歌在唱的时候应用一种欢快、俏皮的曲调，不要太过死板。不会唱歌的准妈妈可以将歌曲下载之后播放，效果也很好。

➕ **胎教重点**

准爸爸给胎宝宝唱儿歌在某种程度上比准妈妈唱效果更好，因为胎宝宝更喜欢低沉浑厚的男声。除了给胎宝宝唱儿歌，准爸爸还可以呼唤胎宝宝的乳名与其说话，并教胎宝宝学知识等。

怀孕第7个月（25～28周）

准妈妈的变化和胎宝宝的发育

第25周胎宝宝发育

25周的胎宝宝身长约32厘米，重约700克，胎宝宝在准妈妈的子宫中已经占据了相当多的空间，渐渐充满整个子宫。

胎宝宝大脑细胞迅速增生分化，体积增大，这标志着他的大脑发育进入了又一个高峰期，在接下来的4周时间里，他的脑沟脑回逐渐增多，脑皮质面积也逐渐增大，接近成人脑。相应地，胎宝宝意识越来越清晰，对外界刺激也越来越敏感，准妈妈的任何动静都有可能引起他的反应，此时做胎教能得到比较明显的回应。

另外，胎宝宝的运动能力更强了，因而准妈妈能感觉到胎动次数明显增加。由于胎宝宝身体发育速度仍然很快，皮下脂肪虽然还是不够多，但整个身体却显得饱满起来，子宫里的空间较前段时间已经有些小了，但整体上来讲还不影响他的活动，他仍可以伸胳膊、踢腿、翻身或者滚动。

现在胎宝宝头发的质地和颜色有所表现，不再像以前一样完全没有特色了。

第25周母体变化

进入孕7月，准妈妈肚子大得更明显了，可能会发现自己很难有精力去维持以前从容不迫的心态，因为身体出现了很多需要你去面对的小状况，比如之前提到的妊娠纹、妊娠斑、身体水肿、小腿抽筋等都会随之而来或加重。

此外，身体每天都承受着越来越大的重量，难免会出现皮肤瘙痒、腰腿痛的情况，如果双腿的压力大，还有可能出现静脉曲张，有的准妈妈还会感到眼睛不适，怕光、发干、发涩，更烦恼的是，还很容易感到疲惫。

这个月，很多准妈妈会发现自己的头发变得比从前更浓密、更有光泽了，这是因为本来应该脱落的头发没有脱掉，准妈妈可能还会发现体毛变得更粗更黑了，在下巴、上唇、下颌、脸颊、乳房或肚子上也会有毛发萌

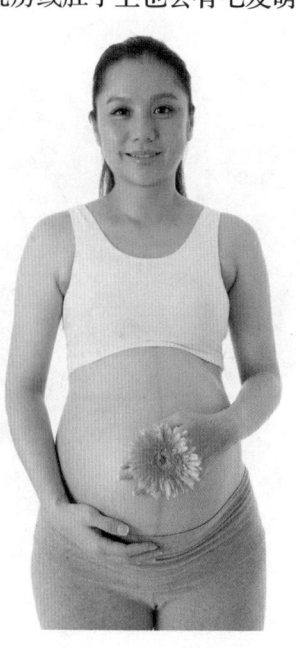

出，这些情况在宝宝出生几周后一般会恢复正常。

第 26 周胎宝宝发育

26 周的胎宝宝体重不到 800 克，从头到脚长约 33 厘米，从现在到出生，随着宝宝皮下脂肪慢慢增多，他的体重会增长 3 倍以上。

为了支持身体，胎宝宝的骨骼更结实了，脊椎也越发坚固，不过现在还不足以支撑起胎宝宝的身体。子宫的空间相对还够大，胎宝宝仍可以在里边尽情打滚，所以，如果目前超声检查发现胎宝宝是臀位并不需担心，很可能很快就调整成头位了。

胎宝宝听觉神经系统几乎发育完全，除了可以听到准妈妈心跳的声音和肠胃蠕动时发出的咕噜咕噜的声音外，还能听到一些大的噪声，如吸尘器发出的声音、开得很大的音响声、邻居家装修时的电钻声，这些声音都会使胎宝宝躁动不安，听到突然的声音时，会做出弹跳或蠕动的动作。

此时胎宝宝的皮肤已经不是那么透明了，但是皮下脂肪仍然很少，皮肤上的皱纹还存在。另外，胎宝宝的脐带变得厚而富有弹性，外面包了一层结实的胶状物质，这样可以减少其缠绕打结，保持血流顺畅，维护胎宝宝安全。

胎宝宝开始有了呼吸，现在，胎宝宝的肺部尚未发育完全，他继续在羊水中小口地呼吸，这是他在为出生后第一次呼吸空气打基础。

第 26 周母体变化

到本周，准妈妈的体重大概会增加 8 千克，腹部还在增大，变得越来

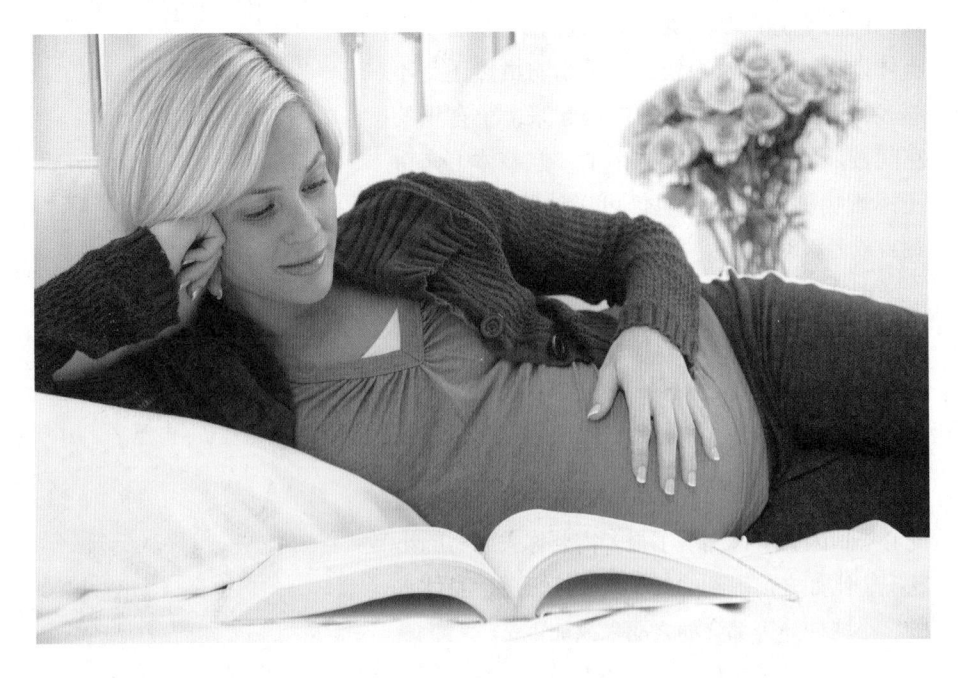

越臃肿，低着头可能都看不到自己的脚了，以前比较轻松就能做的事情，现在做起来会觉得有点吃力。为了保证行动安全，建议准妈妈走路要缓慢、稳当，避免跌倒，不要做剧烈运动，不要搬动重物。

这时准妈妈可能会觉得心神不安，睡眠不好，经常做一些记忆清晰的噩梦，这是正常的，如果受到噩梦困扰，可以向准爸爸或者朋友们诉说内心感受，他们都能够帮助你放松下来。

这个时候准妈妈感觉到整个肚子往下坠是非常正常的，因为胎宝宝长得很快，如果胎动正常的话，感觉肚子下坠就是胎宝宝在长大。

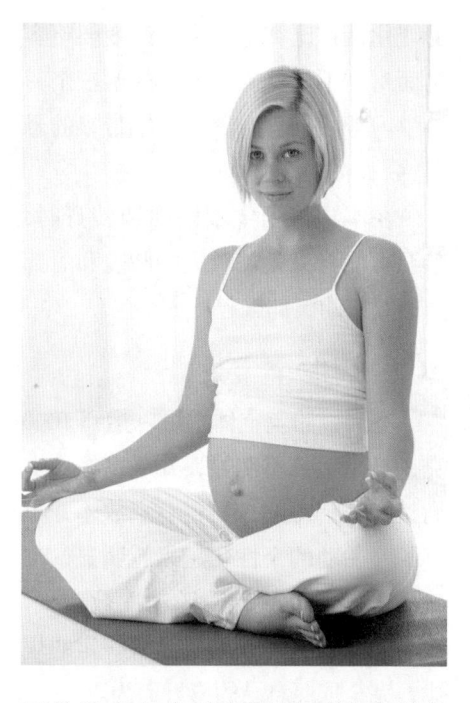

第 27 周胎宝宝发育

27 周胎宝宝身长大约 34 厘米，体重约 900 克，胎宝宝发育得较大了，身体几乎可以碰到子宫壁。

胎宝宝的眼睛已经可以睁开和闭合了，同时有了睡眠周期，胎宝宝大脑活动在此时已非常活跃，大脑皮层表面开始出现特有的沟回，脑组织快速增长，大脑已经发育到开始练习发出命令来控制全身功能的运作和身体的活动程度，同时，神经系统和感官系统的发育也较显著。很多胎宝宝在这周已经长出了头发。

准妈妈可能感觉到胎宝宝一些有节奏的运动，这是因为胎宝宝会经常打嗝，每一次通常只持续几分钟，打嗝是胎宝宝在子宫里的正常生理现象，不用担心他会因为打嗝而不舒服。

准妈妈的腹壁变得更薄，外界的各种声音都可以传达到胎宝宝的耳朵里，胎宝宝会在子宫内开始记忆听到的声音，嗅觉也已形成，掌握了寻找母乳的本领。

第 27 周母体变化

到了第 27 周，准妈妈的子宫底高度会继续上升，整个子宫底高度大约为 25 厘米，这表示准妈妈的身体负荷又加重了，重心继续前移，腰酸背痛的感觉会更加明显。平常要格外注意保持端正的立、坐、卧姿。

由于子宫更加接近肋缘，呼吸急促、心悸的感觉也更明显一些，不必担心，由于身体每一天都在适应这样的变化，这比突如其来的改变要更容易面对，不妨趁着生产前的两三个月多学习分娩知识，缓解未知带来的恐惧感。

在本周，当宝宝踢腿和转身时，甚至可能看见骨骼较大的膝盖和肘部从准妈妈的腹部鼓起一个小包。

第 28 周胎宝宝发育

本周，胎宝宝体重可以达到 1000 克，身高增长不明显，几乎已经快占满整个子宫空间，显得有点放不开手脚了，胎动的个性化越来越明显，文静的孩子胎动规律，胎动次数较少，活泼的孩子胎动频繁且没有一定的规律，完全依照自己的喜好而为。

这一周，胎宝宝的眼睛能够开闭自如，同时有了比较原始的睡眠周期，醒着和睡着的时间间隔变得比较有规律，睡觉时甚至会做梦，醒着的时候，会不停地玩耍——踢踢腿、伸伸腰、拉一拉脐带……也经常会把大拇指或其他手指放到嘴里去吸吮。

此时胎宝宝大脑活动非常活跃，甚至有了浅浅的记忆。胎宝宝的内脏系统构造已经几乎与成人无异，功能也在快速发育，包括呼吸功能，虽然还不是很完善，但是胎宝宝如果在此时出生，他可以依靠呼吸机辅助呼吸，逐渐学会自主呼吸，存活的概率非常高。

第 28 周母体变化

这时胎宝宝的生长非常迅速，子宫底继续升高，已达脐上 3 横指。如果以前还感觉不明显，这时就会明显觉得呼吸有些困难，因为腹部沉重，睡觉时平躺的姿势也会觉得有些不舒服了，最好采取侧卧的姿势。

本周之后，随着胎宝宝的飞速生长，胎动开始变得更有力，如果仔细摸的话，还能摸出胎宝宝的小脚、小手，这是为数不多可以很容易摸到胎宝宝的头与肢体的时候，虽然此时胎动有时会令准妈妈感觉不舒服，但仍然会非常开心。

孕 7 月营养新知

孕 7 月营养的合理规划

现在是孕中期的最后一个月，也是胎宝宝大脑飞速发育的时期，在注意各方面营养均衡的同时，准妈妈尤其要注意吃核桃、鱼等补脑食物。

保证营养更充分并均衡

胎宝宝进入了快速生长期，准妈妈应在前期的基础上，适当增加热能、蛋白质和必需脂肪酸的摄入量，适当限制碳水化合物和脂肪的摄入。强调营养的多样化、合理性，不偏食，适

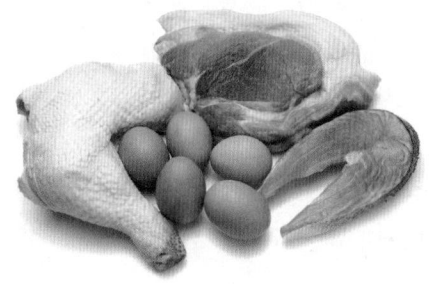

当补充维生素 A 和维生素 D，注意体内钙、磷平衡等。

多吃谷物、豆类

从现在开始到分娩，应该增加谷物和豆类的摄入量，如全麦面包及其他全麦食品、豆类食品、粗粮等。这两类食物富含膳食纤维、B 族维生素，对胎宝宝大脑的生长发育有重要作用，而且可以预防便秘。

保持食物的酸碱平衡

肉类、鱼类、蛋类、虾贝类、糖类等食物属于酸性食物。蔬菜、草莓、葡萄、柠檬等属于碱性食物。两类性味不同的食物合理地搭配起来，才能保证身体健康。

为了预防下肢水肿，准妈妈还可以多吃一些鲤鱼、鲫鱼、黑豆、冬瓜等有利水作用的食品，以有利于体内水分由肾排出，缓解水肿症状。

粗细搭配控制体重

如果准妈妈现在体重增加较快的

孕事叮咛！

罐头食品在制作过程中都会加入一定量的添加剂，如人工合成色素、香精、防腐剂等。这些添加剂对胎宝宝的健康不利。另外，罐头食品营养价值并不高，经高温处理后，食物中的维生素和其他营养成分都已受到一定程度的破坏。所以还是少吃为妙。

话，可以用玉米、土豆、白薯、山药、南瓜、板栗、莲藕代替白米白面作为主食。反之，可以多吃一些米、面、巧克力、甜点，及核桃、松子、瓜子、肉类等食物。

各种米搭配吃营养更好

不同的米营养价值不尽相同，功效也各有优势，准妈妈在日常饮食中，可以根据自己具体的身体情况来选择米类，最好是能够将各种米搭配来食用。

粳米最滋补

粳米就是普通大米，含有人体必需的淀粉、蛋白质、脂肪、维生素 B_1、烟酸、维生素 C 及钙、铁等营养成分，可以提供人体所需的营养、热量。

粳米对滋养人体的阴液和肾精大有裨益，最适宜患者、准妈妈和老人食用。

糙米最健康

糙米就是将带壳的稻米在碾磨过程中去除粗糠外壳而保留胚芽和内皮的"浅黄米"。其蛋白质、脂肪、维生素含量都比精白米多。

糙米有助于胃肠蠕动，对患有胃病、便秘或者痔疮等消化道疾病的准妈妈十分有益，同时，糙米血糖指数低，有更好的饱腹感，对于有糖尿病和肥胖的准妈妈也特别有益。

要注意的是，糙米煮起来比较费时，建议煮前淘洗后用冷水浸泡过夜，然后连浸泡水一起投入压力锅，煮半小时以上再食用。

糯米最排毒

糯米又叫江米，因其香糯黏滑，常被用以制成风味小吃，糯米中含有蛋白质、脂肪、糖类、钙、磷、铁、维生素 B_2、淀粉等营养成分。

糯米可补中益气、养胃健脾、止泻、安胎、解毒疗疮，准妈妈冬天吃糯米还可以提高御寒能力。

不过，糯米不好消化，不宜食之过量，脾胃虚弱的准妈妈尤其要注意。

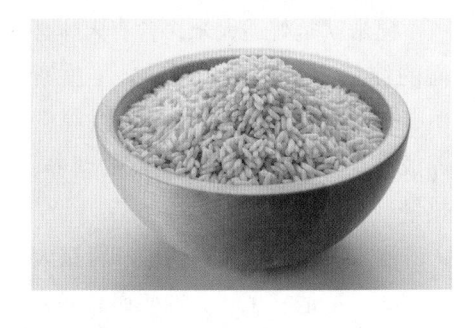

黑米最补肾

黑米含有蛋白质、脂肪、B 族维生素、钙、磷、铁、锌等物质，营养价值高于普通稻米。

黑米能明显提高人体血红蛋白的含量，有利于心血管系统的保健，有利于胎宝宝骨骼和大脑的发育，还可促进准妈妈产后恢复。

但是，黑米不易煮烂，应先浸泡一夜再煮，此外，消化功能较弱和体弱生病的准妈妈不宜食用。

小米最养胃

小米富含蛋白质、脂肪、糖类、维生素 B_2、烟酸和钙、磷、铁等营养成分，非常容易被人体消化吸收。

小米具有健脾和中、益肾气、清虚热、利小便、治烦渴的功效，是治疗准妈妈脾胃虚弱、体虚、食欲不振的营养康复良品。

小米性稍偏凉，气滞、体质偏虚寒、小便清长的准妈妈不宜过多食用。

不能用营养素补充剂代替正常饮食

有的准妈妈因为担心孕晚期吃得太多，引起肥胖，从而不利于分娩和产后恢复，于是会尽量控制饮食，并食用各种营养补充剂来补充胎宝宝发育所需的营养。这样是不行的。无论营养素补充剂的营养价值如何，它永远都无法取代天然食物，在两者都可以食用的情况下，应优先选择天然食物。有的营养补充剂可能会对人体产生一些不良反应，比如，吃铁剂容易引起便秘、食欲不佳等。

合理的饮食结构和适当的运动才是控制体重的最佳手段。

孕事叮咛！

当然，如果准妈妈身体缺乏某种营养素，并不能单单通过饮食来补充时，有必要在医生指导下，服用营养素补充剂来弥补营养缺陷。

半夜腿抽筋是否因为缺钙

准妈妈在孕中期和孕晚期容易发生小腿抽筋，一个比较常见的原因是缺乏钙、镁等矿物质。这一时期胎宝宝对钙的需求量迅速增加，如果准妈妈没有摄入充足的钙，胎宝宝就会从准妈妈的骨骼中吸收钙质，使血液中的钙水平下降，神经、肌肉的兴奋性增加，引起腓肠肌痉挛（小腿抽筋）。加上孕期体重逐渐增加，双腿负担加重，腿部的肌肉经常处于疲劳状态，夜间血钙水平比日间要低，所以小腿抽筋常常在夜里发作。

另一个原因与腹部增大有关，增大的子宫压迫通向腿部的主要血管，导致下半身的供血量减少，这也可能引起小腿抽筋。

如果确定是缺钙，准妈妈应该加强补钙，多吃牛奶、豆及豆制品、坚果类、芝麻、虾皮等富含钙质的食物。还要注意在饮食中补充维生素 D，多晒太阳，从而促进对钙的吸收和利用。缺钙严重的准妈妈则需到医院治疗，补充钙剂。

孕事叮咛！

抽筋时小腿蹬直、肌肉绷紧或局部按摩小腿肌肉，都可以缓解疼痛甚至使疼痛立即消失。如果准妈妈不是偶尔的小腿抽筋，而是经常的肌肉疼痛，或者腿部肿胀或触痛，应该去医院检查。因为这可能是下肢静脉血栓的征兆，需要立即治疗。虽然孕期血栓很少见，但是也应谨慎防范。

妊娠中后期如何正确补铁

进入本月之后，随着胎宝宝的不断生长发育的需要，以及准妈妈自身血容量的不断增加，对矿物质铁的需求量日渐增加。为了避免出现缺铁性贫血，准妈妈应注意及时补充铁质。

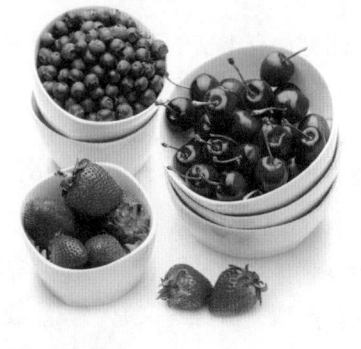

多吃富铁食物

适当多吃瘦肉、家禽、动物肝及血（鸭血、猪血）、蛋类等富铁食物。豆制品含铁量也较多，肠道的吸收率也较高，要注意摄取。主食多吃面食，面食较大米含铁多，肠道吸收也比大米好。

多吃有助于铁吸收的食物

水果和蔬菜不仅能够补铁，所含的维生素 C 还可以促进铁在肠道的吸收。因此，在吃富铁食物的同时，准妈妈最好一同多吃一些水果和蔬菜。

正确选择补铁剂

如果准妈妈贫血比较严重，就需要在专业医生的指导下服用补铁剂了。准妈妈最好选择硫酸亚铁、碳酸亚铁、富马酸亚铁、葡萄糖酸亚铁，这些铁剂属二价铁，容易被人体吸收。铁剂对胃肠道有刺激作用，常引起恶心、呕吐、腹痛等，在饭后服用为宜。多糖铁复合物可以降低不良反应，可试着换药。反应严重者可停服数天后，再由小量开始，直至所需剂量。若仍不能耐受，可改用注射剂。

准妈妈吃红枣有好处

红枣含有丰富的营养物质和多种微量元素。红枣中含有的维生素 C 比苹果、梨、葡萄、桃、柑橘、橙、柠檬等水果均高，还含有维生素 P、维生素 A、B 族维生素和黄酮类物质环磷酸腺苷、环磷酸鸟苷等，十分有益于人体健康，故红枣又有"天然维生素"的美誉，对于准妈妈补充营养及胎宝宝生长发育都有很大的帮助。但要控制总量。

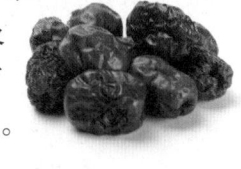

促进胎宝宝的大脑发育

红枣中含有十分丰富的叶酸，叶酸参与血细胞的生成，促进胎宝宝神经系统的发育。而且红枣中含有微量元素锌，有利于胎宝宝的大脑发育，促进胎宝宝的智力发展。

增强免疫力

红枣是营养丰富的滋补品，除含有丰富的碳水化合物、蛋白质外，还含有丰富的维生素和矿物质，对准妈妈和胎宝宝的健康都大有益处。尤其是维生素 C，既可增强准妈妈的抵抗力，还可促进准妈妈对铁质的吸收。

安神补血

准妈妈经常会出现躁郁、心神不宁等情绪，多食红枣可起到养血安神、疏肝解郁的作用。特别是对于治疗准妈妈的心神不安、产后抑郁综合征都有所帮助。如果准妈妈感到精神紧张和烦乱，甚至心悸失眠和食欲不振，不妨在平日的汤或粥中加点红枣同食，有养血安神、疏肝解郁的功效。此外，红枣还具有补中益气和补血的作用。

降血压

红枣中含有芦丁，是使血管软化、降低血压的物质，对于妊娠高血压有一定的防治作用。

健脾益胃

红枣能补益脾胃和补中益气。多吃红枣能显著改善肠胃功能，达到增强食欲的功效。此外，红枣还能补气

孕事叮咛！

准妈妈在生食红枣时，一定要将它洗净，否则红枣上可能会残留农药，对自身和胎宝宝会产生不好的影响。虽然红枣可以经常食用，但不可过量，否则会有损消化功能，并引起便秘等症。此外，红枣含糖量丰富，患有糖尿病的准妈妈不宜多食。

血，对于气血亏损的准妈妈特别有帮助。

孕期水肿，该怎么吃

约有 75% 的准妈妈，在怀孕期间或多或少会有水肿情形发生。孕期出现水肿的时候，要注意饮食习惯，除了正常饮水外，还要吃一些利水消肿的食物并控制钠盐的摄入量。

首先，不要因为水肿减少饮水量。准妈妈每天大约需要摄入 2000 毫升的水。要知道，大多数孕期水肿可不是因为准妈妈水喝多了。

其次，要适量吃些利水消肿的食物。蔬菜和水果具有解毒利尿等作用，能缓解水肿，建议多吃。常见的利尿消肿食物有芦笋、大蒜、南瓜、冬瓜、菠萝、葡萄、绿豆等。

由于钠摄入过量会加重水肿，建议准妈妈控制好食盐的摄入量，不要吃过咸的食物，改吃清淡的食物。孕中、晚期每日的食盐量控制在 6 克（相当于装满一啤酒瓶盖的量）以内即可。

容易水肿的准妈妈还要注意少吃或不吃难消化和易胀气的食物，如油炸的糯米糕、白薯、洋葱、土豆等，以免引起腹胀，使血液回流不畅，加重水肿。

孕中后期便秘，该怎么吃

进入孕中后期之后，由于准妈妈体内的激素水平发生变化，黄体酮分泌增加，使肠道的蠕动减慢；同时，随着子宫的逐渐增大，会慢慢压迫到

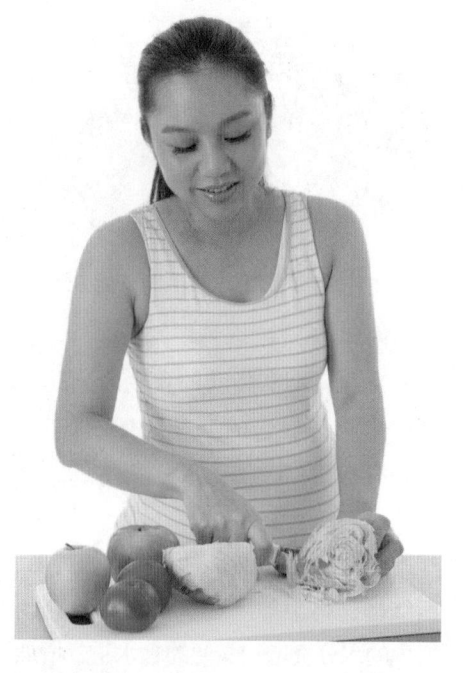

盆底肌肉，这些都会造成准妈妈容易出现便秘的现象。

能改善孕期便秘的食物

1. 含粗纤维较多的食物。粗纤维经过肠道的消化和吸收，仍有较大部分留存于肠道内，这些纤维一方面可以增加粪便的容量，另一方面刺激肠壁，促进肠蠕动，有利于粪便的排出。这类食物主要有各种粗粮、蔬菜、水果等，如番薯、小麦、玉米、大豆、竹笋、青菜、菠菜、芹菜、茭白等。

2. 含蛋白质的食物。充足的蛋白质能给胃肠以动力，使胃肠蠕动有力量，促进肠蠕动。准妈妈可以适当摄入优质高蛋白质的食物（如瘦牛肉、瘦猪肉、蛋白粉、酸奶等），尤其是富含双歧杆菌等益生菌的酸奶，可改善胃肠内菌群，抑制腐败细菌的繁殖，

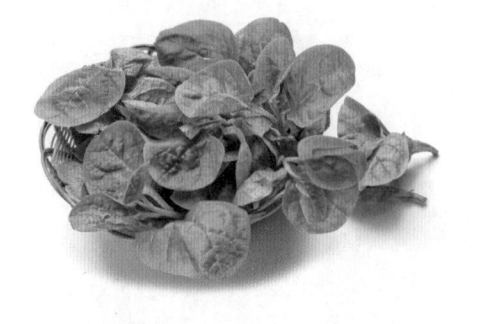

使肠内环境干净。

3. 含有丰富脂肪的食物。脂肪丰富的食物有显著的润肠通便的作用，主要有核桃仁、黑芝麻、花生仁、芝麻油等。

4. 含有大量水分的食物。如黄瓜、西红柿、鸭梨等，这些食物可补充肠道内的水分，增加粪便的含水量，增加其柔软程度，有利于粪便的顺利排出。

孕事 Q + A

Q 孕晚期出现严重便秘，需要去医院吗？

A 孕晚期的准妈妈活动减少，胃肠的蠕动也相对减少，食物残渣在肠内停留时间长，就会造成便秘，甚至引起痔疮。便秘严重的话，要去医院。老是不解大便，毒素就会被身体吸收。

孕 7 月保健护理

注意羊水指标是否正常

羊水指数在 8 ~ 25 厘米的范围内属于正常状态，小于或等于 8 厘米为羊水偏少，小于或等于 5 厘米为羊水过少，大于等于 25 厘米则为羊水过多。

羊水的测量

目前，医院大多是用羊水指数法来确定羊水量是否正常。做超声检查时，以准妈妈的脐部为中心，分上、下、左、右 4 个区域，将 4 个区域的羊水深度相加，得到的数值就是羊水指数。

羊水过多或者过少怎么办

1. 羊水异常时首先要就诊排除胎宝宝及母体异常，如发现异常，在医生指导下诊疗。

2. 羊水过多时，要注意休息，少吃盐，并在医生的指导下服用健脾利水、温阳化气的中药。

3. 羊水过少的准妈妈要加强产检，孕 37 周后至孕 40 周前计划分娩，降低羊水过少的发生率。

孕事叮咛！

羊水过多或过少都可能对胎宝宝造成不良影响，如有异常，要咨询医生。

孕中期准妈妈会经常感觉腹胀

孕期腹胀是准妈妈常见的困扰之一。随着胎宝宝的不断成长，逐渐增大的子宫会自然压迫到准妈妈的胃肠道，除了会将胃稍微往上推外，肠道也会被推挤至上方或两侧，胃肠在受到压迫下，便会影响其中内容物及气体的正常排解，从而引起腹胀。

此外，准妈妈怀孕以后，活动量要比孕前减少许多，所以导致胃肠的蠕动减弱，再加上过多高蛋白、高脂肪的摄入，使蔬菜和水果的补充相对不足，造成了粪便更容易在肠道内滞留，引起便秘而使腹胀感更加严重。

孕事叮咛！

腹胀所伴随的食欲不振、便秘，以及因其对准妈妈造成心理压力而导致的不易入眠、作息失调等，都是不可小觑的孕期烦恼。如果腹胀达到难以忍受的程度，准妈妈最好去医院检查一下造成腹胀的原因，排除一些危险情况。

缓解孕中期腹胀的方法

如果只是孕期的生理变化及个人生活习惯所造成的腹胀，准妈妈可以从注意饮食、加强运动等方面着手，来改善孕期的腹胀问题。主要可以从以下几个方面进行。

少量多餐

准妈妈可采用少量多餐的进食原则，每次吃饭的时候记得不要吃得太饱，便可有效减轻腹部饱胀的感觉。

细嚼慢咽

准妈妈在吃东西的时候应保持细嚼慢咽、进食时不要说话、避免用吸管吸吮饮料、不要常常含着酸梅或咀

嚼口香糖等，都可避免让过多气体进入腹部。

补充纤维素

准妈妈可多吃含丰富纤维素的蔬菜和水果，如茭白、笋、韭菜、菠菜、芹菜、丝瓜、莲藕、苹果、香蕉、奇异果等。因为纤维素能帮助肠道蠕动，促进排便。

避免进食产气食物

胀气状况严重时，应避免吃易产气的食物，例如豆类、蛋类及其制品、油炸食物、马铃薯等，太甜或太酸的食物、辛辣刺激的食物也不宜食用。

多喝温开水

准妈妈每天至少要喝1500毫升的水，充足的水分能促进排便，如果大便累积在大肠内，胀气情况便会更加严重。

保持愉快轻松的心情

紧张和压力大，也会造成准妈妈体内气血循环不佳，因此学会放松心情在怀孕期间也很重要。

保持适当运动

准妈妈在怀孕期间做适当运动能促进肠蠕动，舒缓胀气，建议准妈妈可于饭后0.5 ~ 1小时，到外面散步20 ~ 30分钟，可帮助排便和排气，但不要做剧烈的运动。

孕事叮咛！

如果准妈妈腹胀难受时，可采取简单的按摩方法舒缓：温热手掌后，采取顺时针方向从右上腹部开始，接着以左上、左下、右下的顺序循环按摩10 ~ 20圈，每天可进行2 ~ 3次。但是准妈妈千万不要在用餐后就立刻按摩，同时在按摩的过程中要注意力度不能过大，并要稍微避开腹部中央的子宫位置。

怎样做可以减轻孕期水肿

孕期水肿除了可以通过饮食辅助消除，一些生活习惯也能帮助减轻。

1. 保持侧卧睡眠姿势，并保证充分的休息。这可以最大限度地减少早晨的水肿。建议准妈妈在睡前（或午休时）把双腿抬高15 ~ 20分钟，可以起到加速血液回流、减轻静脉内压

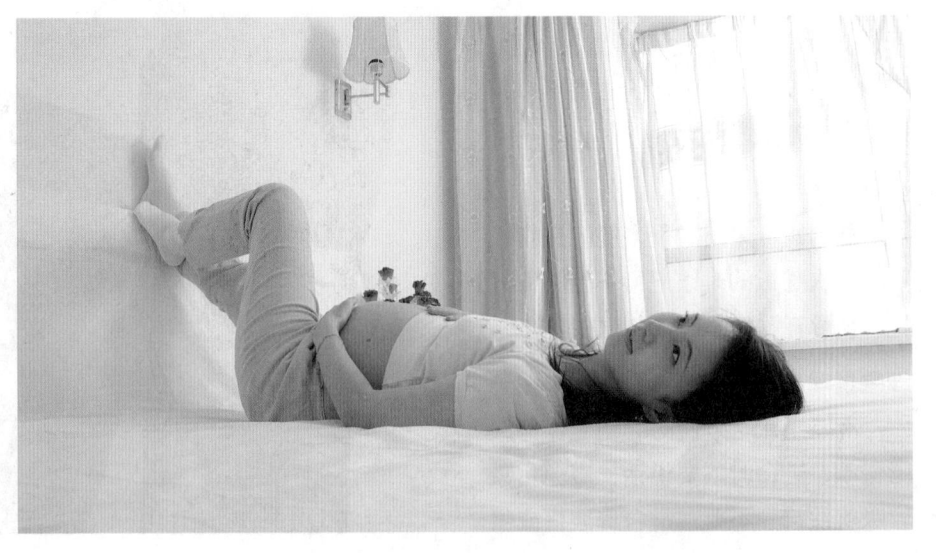

的双重作用，不仅能缓解孕期水肿，还可以预防下肢静脉曲张等疾病的发生。

2. 不要穿过紧的衣服。为了消除水肿，必须保证血液循环畅通、气息顺畅，所以不能穿过紧的衣服。

3. 避免久坐久站，经常改换坐立姿势。步行时间不要太久；坐着时应放个小凳子搁脚，促进腿部的血液循环，每一个半小时就要站起来走一走；站立一段时间之后就应适当坐下休息。

4. 适当运动，如散步、游泳等都有利于小腿肌肉的收缩，使静脉血顺利地返回心脏，减轻水肿。

5. 准妈妈需要给自己选择一双合脚的鞋。

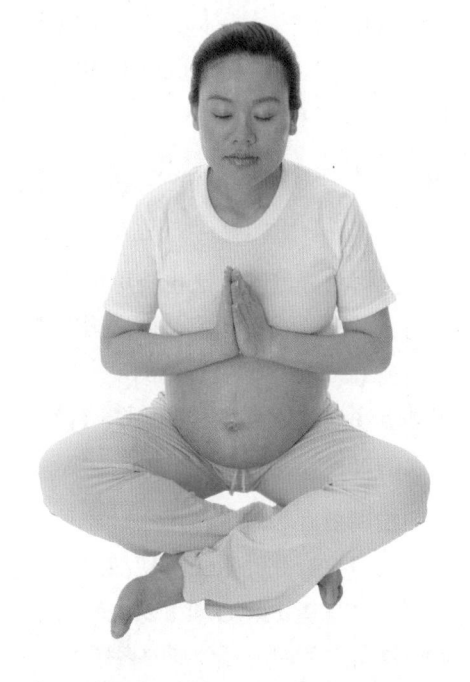

孕事叮咛！

职场准妈妈坐在办公桌前工作时，可以将双脚脚尖踮起来，然后上下或左右颤动双腿，这种方法也可以在一定程度上加速体液循环。

缓解孕期痔疮的方法

据统计，约有99%的准妈妈会在孕期受到痔疮的困扰。怀孕以后，准妈妈逐渐膨大的子宫，会慢慢影响盆腔内静脉血液的回流，使得肛门周围的静脉丛发生淤血、凸出，从而形成痔疮。所以，痔疮也可以看作静脉曲张的一种。如果准妈妈在孕期得了痔疮，不用过于惊慌，一般分娩后即可消除。为了避免痔疮随着孕期而加重，建议准妈妈从以下几个方面来进行改善。

多饮水

晨起后空腹喝一杯淡盐水有助于排便。并且要养成每天定时排便的良好习惯。

多吃富含纤维素的新鲜蔬菜

韭菜、芹菜、青菜，有利于大便通畅。不要吃刺激性的调味品，如辣椒、胡椒、姜、蒜等。

不要久坐，尤其是不要长时间坐沙发

因为沙发质地软，久坐会加剧淤血程度，造成血液回流困难，诱发痔疮或加重痔疮。

提肛运动

每天有意识地做 3 ～ 5 组提肛运

动，每组 30 下。具体步骤：思想集中，并拢大腿，吸气时收缩肛门括约肌；呼气时放松肛门。

可减轻分娩疼痛的拉梅兹呼吸法

拉梅兹分娩呼吸法也被称为心理预防式的分娩准备法，是由法国医生拉梅兹 (Lamaze) 博士首创的。这种分娩呼吸法强调分娩是一种正常、自然、健康的过程。

练习拉梅兹呼吸法的作用

练习拉梅兹呼吸法可使准妈妈在情绪上、理智上、心理上及生理上都有所准备，从而减轻分娩的疼痛。

拉梅兹呼吸法主要通过对神经肌肉控制、产前体操及呼吸技巧训练的学习过程，有效地让准妈妈在分娩时将注意力集中在对自己的呼吸控制上，从而转移疼痛，适度放松肌肉，能够充满信心地在分娩过程发生产痛时保持镇定，以达到加快产程并让胎宝宝顺利出生的目的。

采用拉梅兹呼吸法时，最重要的是需要准妈妈充分了解分娩过程中自身的身体变化及胎宝宝的状态，这样才能使拉梅兹分娩呼吸法发挥最大作用。

孕事叮咛！

一般情况下，建议准妈妈从怀孕 7 个月开始进行拉梅兹呼吸法的训练。

如何练习拉梅兹呼吸法

拉梅兹呼吸法需长期坚持练习，准妈妈才能在临产时不乱阵脚，有效减轻分娩的疼痛。

在客厅地板上铺一条毯子或在床上练习，室内可以播放一些优美的胎教音乐，准妈妈可以选择盘腿而坐，在音乐声中，准妈妈首先让自己的身体完全放松，眼睛注视着同一点。然后开始拉梅兹呼吸法练习。

阶段一：胸部呼吸法

应用阶段：应用于分娩开始的阶段。此时宫颈口开 3 厘米左右，准妈妈可以通过这种呼吸方式准确地给家人或医生反映有关宫缩的情况。

呼吸指导：准妈妈可以学习由鼻子深深吸一口气，随着子宫收缩就开始吸气、吐气，反复进行，直到阵痛停止才恢复正常呼吸。

阶段二：嘻嘻轻浅呼吸法

应用阶段：应用于胎宝宝一面转动，一面慢慢由产道下来的时候（子宫颈口开 7 厘米以前）。

呼吸指导：首先让自己的身体完全放松，眼睛注视着同一点。然后用嘴吸入一小口空气，保持轻浅呼吸，让吸入及吐出的气量相等，完全用嘴呼吸，保持呼吸高位在喉咙，就像发出"嘻嘻"的声音。当子宫收缩强烈时，需要加快呼吸，反之就减慢。

练习时由连续 20 秒慢慢加长，直至一次呼吸练习能达到 60 秒。

阶段三：喘息呼吸法

应用阶段：子宫开至 7 ~ 10 厘米时，准妈妈会感觉到子宫每 60 ~ 90 秒就会收缩一次，这已经到了产程最激烈、最难控制的阶段了。

呼吸指导：先将空气排出后，深吸一口气，接着快速做 4 ~ 6 次的短呼气，感觉就像在吹气球，比嘻嘻轻浅式呼吸还要更浅，也可以根据子宫收缩的程度调整速度。

练习时由一次呼吸练习持续 45 秒慢慢加长至一次呼吸练习能达 90 秒。

阶段四：用力推

应用阶段：此时宫颈全开了，助产士要求准妈妈在即将看到胎宝宝头部时，用力将胎宝宝娩出。准妈妈此时要长长吸一口气，然后憋气，马上用力。

呼吸指导：下巴前缩，略抬头，用力使肺部的空气压向下腹部，完全放松骨盆肌肉。需要换气时，保持原有姿势，马上把气呼出，同时马上吸满一口气，继续憋气和用力，直到胎宝宝娩出。当胎头已娩出产道时，准妈妈可使用短促的呼吸来减缓疼痛。

每次练习时，至少要持续 60 秒用力。

阶段五：哈气呼吸法

应用阶段：第一产程的最后阶段。此时准妈妈想用力将胎宝宝从产道送出，但是医生却要求准妈妈不要用力，以免发生阴道撕裂，等待胎宝宝自己挤出来。这一阶段准妈妈可以用哈气法呼吸。

呼吸指导：阵痛开始，先深吸一口气，接着短而有力地哈气，如浅吐1、2、3、4，接着大大地吐出所有的"气"，就像在吹一样很费劲的东西。

练习时每次呼吸需达 90 秒。

孕 7 月妈妈帮

孕期为什么老做噩梦

准妈妈在孕期总是有着这样或那样的担心，诸如宝宝能否健全？会不会发育异常或畸形？营养是不是够了，等等，这些问题可能都会给准妈妈带来困扰。又或者在怀孕过程中，因感冒等疾病，服用过药物以后，疑虑药物是否对胎宝宝有影响。还常常担心自己能否承受得了妊娠的负担，担心分娩时能否顺利，会不会发生难产或意外。种种的心理压力和思想负担，都成为噩梦的潜在诱因。准妈妈甚至还可能做一些非常惊险的噩梦，导致睡眠质量下降。长久的睡眠不足以及心理压力过大，自然会对胎宝宝的健康发育产生不利影响。

要对付这些由心而生的噩梦，准妈妈最需要做的就是解决心中的疑虑。对孕期担忧的问题都要说出来，与身边的人交流。不能解决的应该去医院咨询，尽量放松自己的心态。

多和家人交流沟通，将自己的担忧说出来，说不定你所担心的那些问题并不是那么重要，不要想得太多，放轻松，这样那些不好的梦境会减少甚至消失，事实上梦境所代表的并不是准妈妈真正面临的问题，要学会对不好的梦境释怀。

孕事叮咛！

一些能让准妈妈放松心情的事情，如跟家人聊聊天，看一看喜欢的文艺作品，听一听轻松的曲子，喝杯牛奶，这些都将帮助准妈妈在睡前拥有一个好情绪，让睡眠更舒心。

如果不是因为情绪问题引起的经常性噩梦，准妈妈要尽早到医院检查，以防心脑血管疾病的可能性，以保证安全度过孕期。

身体舒服的话拍个大肚纪念照吧

孕中后期是准妈妈最美的时候，不少人会选择这段时间拍摄一套"大肚照"。最好选择在孕7个月左右，这时候妈妈的肚子刚刚显出来，行动还没有那么笨拙。准爸爸最好也加入拍照的活动中，将来宝宝才知道当初爸爸妈妈因为自己的到来是多么辛苦、多么幸福。

拍照之前的准备工作

1. 和照相馆预约好一个人少的日子。提前20天，可以在网上了解一些更详细的内容。

2. 考虑到拍照时间比较长，照相馆旁边最好有卫生条件好的餐厅，或者自己带上食物和水，中途及时补充

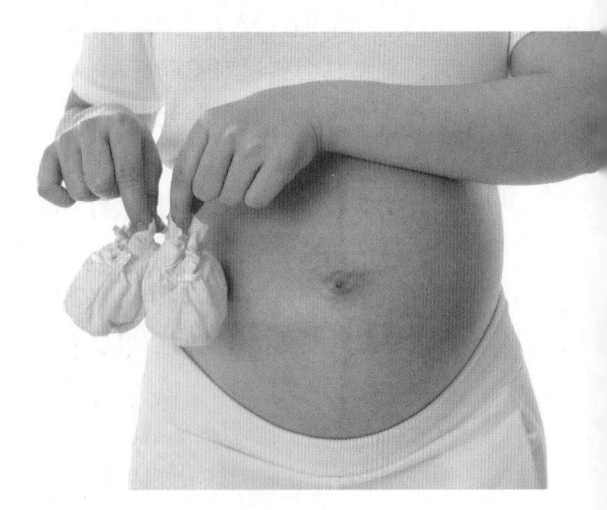

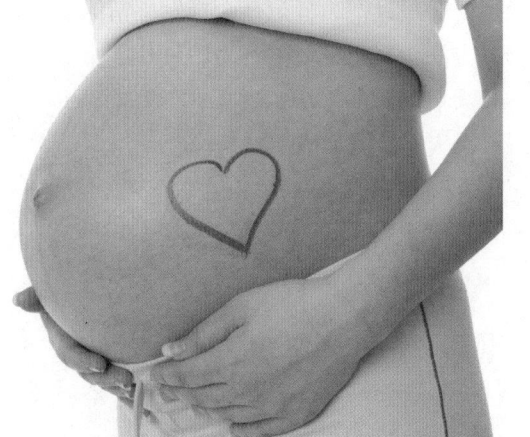

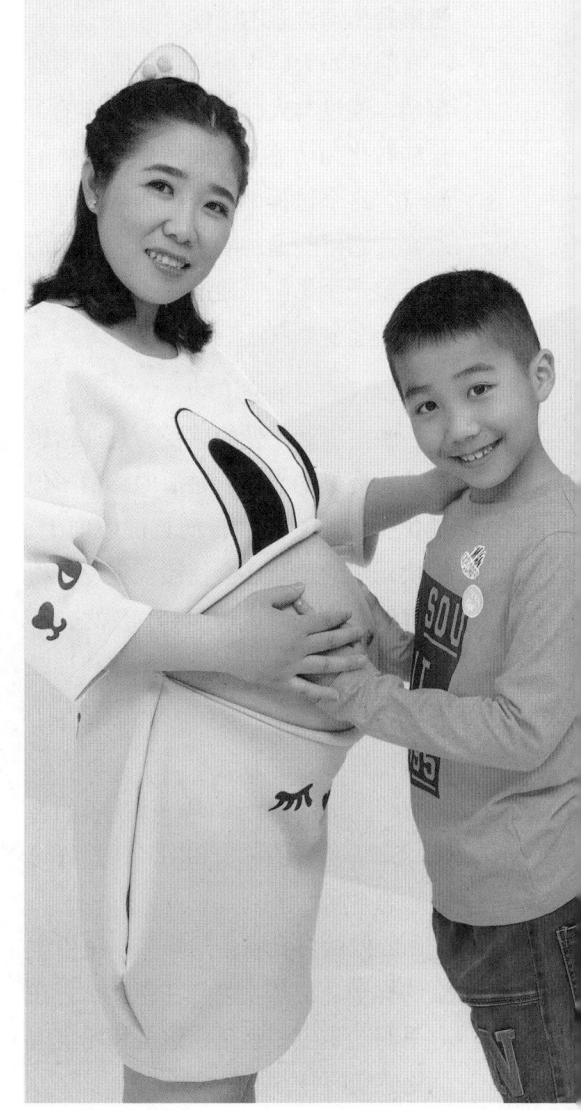

孕事叮咛！

这个时期也是准妈妈最容易疲劳的阶段，因此要控制拍摄时间，事实上，孕期照片有20张左右就好，主要是留个纪念。多拍的话，准妈妈的体力难以支撑。

能量，并休息一下。

3. 最好选择专门给准妈妈拍摄的影楼，不仅会有很多准妈妈服装可以选择，而且衣服都是经过消毒的。也可以带上自己的准妈妈装。

4. 带上自己的安全化妆品，跟化妆师沟通好自己想要的妆容。最好不要用影楼的化妆品。

拍摄过程注意事项

1. 拍摄的时候，千万别害羞，遮遮掩掩的，既然是拍大肚照，至少要有一组露出肚子的照片。顺便还可以涂些亮亮的橄榄油，大胆地秀出肚子。

2. 准妈妈要和摄影师充分沟通，由他带你进入角色。准妈妈照和婚纱照及个人写真是不一样的，表现的是快要做人母的姿态，应该拍出幸福感、美好感、母爱感，当然，有些个性的准妈妈拍些要酷的或者性感的准妈妈照也会别有韵味哦。

3. 外出取景可以戴上墨镜，既能做道具还能保护眼睛。

孕7月胎教

胎宝宝能理解你的感情了

胎宝宝和准妈妈的心灵是相通的，到这个月，胎宝宝已经能够感受并理解妈妈的感情了，准妈妈如果受惊，胎宝宝也会出现受惊反应，而准妈妈高兴则胎宝宝也安心。

激素是传情达意的信使

准妈妈大脑中所感觉、所思考的事情，通过与大脑皮层直接相连的下丘脑转化为情感，继而转化为躯体的感觉，这个过程中会产生影响神经的激素，它可能通过胎宝宝的下丘脑而对宝宝产生影响，使准妈妈的感情传达给胎宝宝。

保持良好的感情交流

胎宝宝对于爱的感受力是非常敏锐的，良好的心态、融洽的感情不但是优生的重要条件，而且健康向上、愉快乐观的情绪还会使胎宝宝发育得更健康，分娩时也较顺利；反之，不良的情绪则会使胎宝宝的身体和神经发育受到损害。

保持良好心态的方法

1. 陶冶情操，多听一些优雅的音乐、多看美好的风景和图片，这样可以心态平和。

2. 做做白日梦，幻想一下腹中宝宝的样子，猜猜胎宝宝在想什么，在心里跟胎宝宝说说话，这是和胎宝宝联络感情的好方法。

3. 写日记，日记是个抒发感情的好方法，写日记时要怀着一种让宝宝长大后来看的想法，这样你会发觉更多令人愉快的事情。

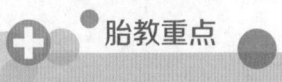

胎教重点

准妈妈在感觉情绪不好时，要学会调节，想想腹中有个绵软脆弱的小人儿，他时刻能够感受到你的情绪，会因为你情绪不好而忧虑，为了他，也要让自己的情绪平缓下来。

儿歌《数鸭子》，把你的快乐传达给胎宝宝

这是一首耳熟能详的儿歌，准妈妈在唱的时候，可以想象小鸭子走路的模样，还可以让准爸爸模仿一下，这会让你和胎宝宝更快乐。

数鸭子（简谱）

（白）门前大桥下，游过一群鸭
快来快来数一数，二四六七八。

（唱）门前大桥下，游过一群鸭
快来快来数一数，二四六七八。

咕嘎咕嘎真呀真多呀
数不清到底多少鸭
数不清到底多少鸭
赶鸭老爷爷，胡子白花花
唱呀唱着家乡戏，还会说笑话
小孩小孩快快上学校
别考个鸭蛋抱回家
别考个鸭蛋抱回家

1=C 4/4

数 鸭 子

王焘桢词
胡小环曲

中速 活泼地

（齐 唱）

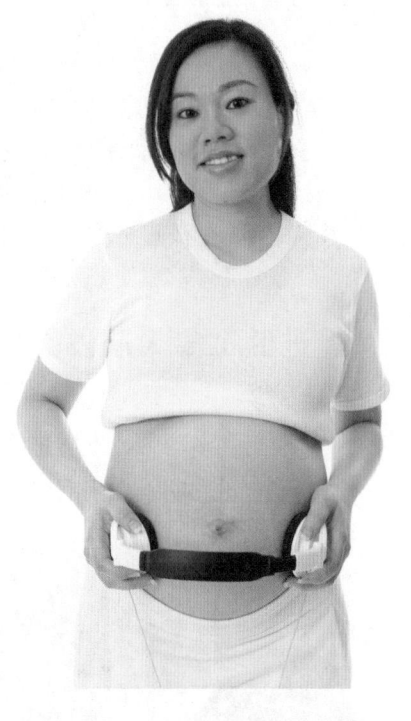

（白）门前大桥下，游过一群鸭，快来快来数一数，二四六七八。

（ii 55 36 53 | 21 23 1 0）| 31 33 1 |

门前大桥下，
赶鸭老爷爷，

33 56 5 0 | 66 65 44 4 | 23 21 2 0 |

游过一群鸭， 快来快来数一数， 二四六七八，
胡子白花花， 唱呀唱着家乡戏， 还会说笑话，

3 10 3 10 | 33 56 6 0 | i 55 63 |

咕呃 咕呃 真呀真多呀， 数不清到底
小孩 小孩 快快上学校， 别考个鸭蛋

21 23 5 - | i 55 63 | 21 23 1 - |

多 少 鸭， 数不清到底 多 少 鸭，
抱 回 家， 别考个鸭蛋 抱 回 家，

XX XX X | XX XX X 0 | XX XX X | XX XX X 0 |

（白）门前大桥下，游过一群鸭， 快来快来数一数，二四六七八。

（白）门前大桥下，游过一群鸭
快来快来数一数，二四六七八。

➕ 胎教重点

这首儿歌旋律欢快，不管是唱还是读，都朗朗上口，准妈妈在给胎宝宝唱儿歌时，不必担心自己五音不全，要大胆地唱，不会唱的话就大声欢快地念，发于爱的声音就是天籁之音，胎宝宝会感受到来自妈妈的欢乐与爱。

给胎宝宝朗诵抒情诗《爱之降临》

这首诗是英国浪漫主义诗人柯勒律治（1772～1834年）的作品，他写过不少歌咏湖光山色的田园诗，崇尚"回到大自然中去"，笔下的大自然都非常的浪漫美好。

爱之降临

啊，爱之初愿对那温柔的心灵多美妙，

就像黄昏时分的第一颗星星
从丝丝微云中悄悄露脸；
那西南风啊多轻柔，
它掠过柳树成荫的草地
吹动朦胧的水面
轻拂色列斯的金色田野（注：色列斯即罗马神话中的谷物女神）
但这怎能比得上爱的甜蜜！
爱来到了农夫的心里，
他激动不已，竟忘记了收刈。

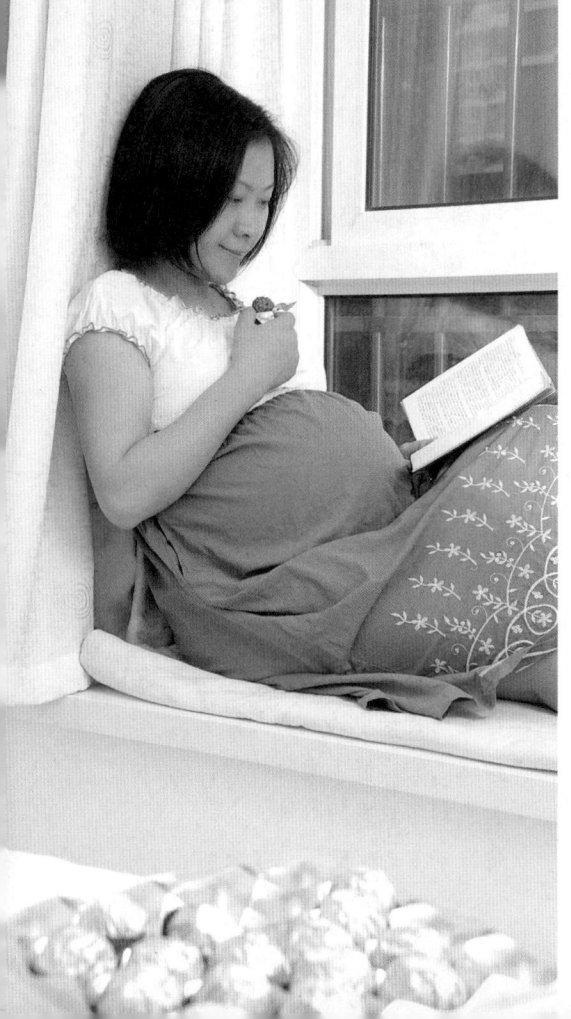

在阳光充足的午后，轻柔地朗读一首优美的抒情诗，和胎宝宝一起品味，共同感受诗人的浪漫情怀，这样美好的时光，对你和胎宝宝都是很幸福的体验。

促进胎宝宝大脑发育的脑筋急转弯

准妈妈多动脑，发展思维，也能让胎宝宝更聪明，在闲暇时间，准妈妈不妨多做做益智题，来几轮头脑风暴，以下是几道益智题，快去找找看，答案是什么呢？

1. 一艘船的绳梯悬挂在船的一侧，正好触及水面，这绳梯为每级梯蹬8英寸，那么当水位上升4英寸时，水下将会有几个梯级？

2. 杰克站在河的一侧岸边，他的狗站在河的另一边，杰克喊他的狗过来，于是狗过了河，跑到了杰克身边，但狗身上却是干的。一滴水也没有，那么，这条狗是怎么过的河呢？

3. 在一个圆形的、直径为3英尺、深度为9英尺的井内有多少土？

答案

1. 当水位上升4英尺时，船和绳梯都将随着上升，所以，不会有水漫出梯级的。

2. 有两种可能：一是河水封冻结冰了。二是河上有座桥，狗是沿桥过去的。

3. 一点土也没有。在挖井时已经将土挖出，所以，现在的井是空的。

脑筋急转弯的答案常常让人有恍然大悟的感觉，在做脑筋急转弯时，不能按常规思路去思考问题的答案，因此更能让准妈妈的发散性思维得到锻炼，多做这样的脑筋急转弯，无疑对胎宝宝的大脑发育极为有益。

怀孕第 8 个月（29 ~ 32 周）

准妈妈的变化和胎宝宝的发育

第 29 周胎宝宝发育

本周，胎宝宝体重约 1200 多克，头到臀的高度约 26 厘米，头到脚的长度约 37 厘米。

现在，胎宝宝大脑的沟回越来越多，有数十亿的脑神经细胞正在形成，头部在继续增大，脑袋比其他部位显得重，因此大多数胎宝宝在最后固定胎位的时候都是头朝下的。

另外，因为皮下脂肪逐步形成，现在的胎宝宝比原来显得胖一些了，看上去十分可爱，整个身体光润、饱满了许多，皮肤也不再是皱皱巴巴的了。

第 29 周母体变化

多数准妈妈的体重现在增加了 8.5 ~ 11.5 千克，子宫底进一步升高，由于孕期激素黄体酮会使准妈妈的消化道松弛，有可能导致胀气和烧心（特别是在饱餐之后）以及便秘和痔疮。

这时，准妈妈可能会觉得肚子偶尔会一阵阵地发硬、发紧，有类似月经来时的疼痛感，也可能没有任何疼痛，间隔的时间不等，可能十多分钟 1 次，也可能一个小时 1 次，没有规律性，这是假宫缩，是这个阶段的正常现象。

最后的三个月，不少准妈妈在心理上和生理上都会进入既兴奋又吃力的时期，一方面享受做妈妈的感觉，另一方面又感到精疲力竭，临近分娩的焦虑感也很常见，最好不要长时间一个人待着，多和其他准妈妈交流，与家人朋友在一起，可以较好地规避消极情绪影响。

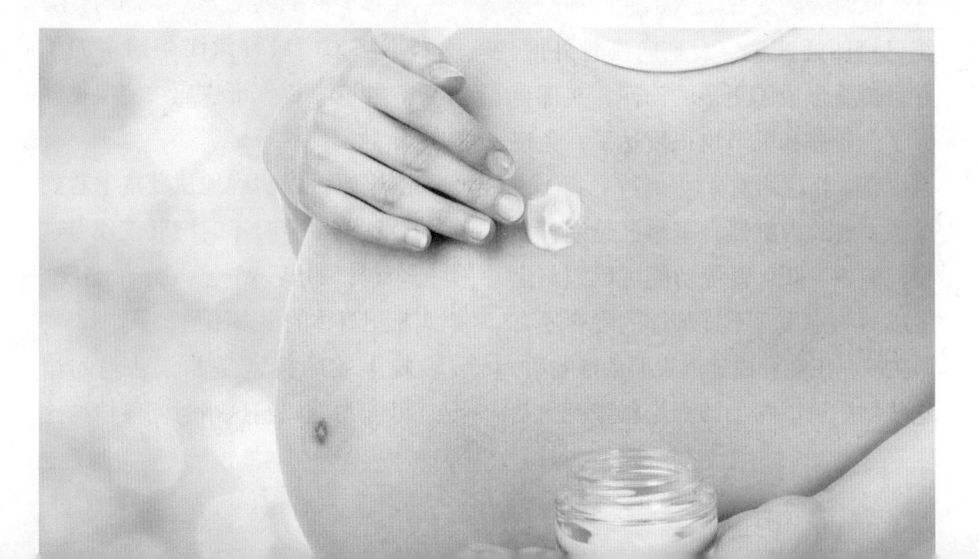

第 30 周胎宝宝发育

本周，胎宝宝头到臀距离大约为27 厘米，头到脚的长度为 38 厘米，体重在 1400 克左右。

现在，胎宝宝体形较大了，子宫空间相对变小，所以胎位相对固定，不太会像以前那样随意转动、翻身了。

此时大脑发育仍然迅速，神经系统已经四通八达，大脑向颅骨外推，并且折叠形成了更多的沟回，头部更大了。骨骼和关节也很发达了，免疫系统有了相应的发育。

主要的内脏器官基本已经发育完全，像胃、肠、肾等功能可以媲美出生以后的水平。不过肺部的发育还有所欠缺，正在合成肺泡表面活性物质，这些物质可以帮助肺泡膨胀张开，是宝宝将来自主呼吸不可缺少的。

生殖器也正在发育，男胎的睾丸还没有进入阴囊，尚在腹腔中，但开始了沿着腹股沟向阴囊下降的过程。女胎的阴蒂突出，覆盖阴蒂的小阴唇还没有最后形成。

现在胎宝宝能够对大多数声音做出反应，最熟悉的是妈妈的声音，当听到自己妈妈的声音时，明显会变得安静和注意力集中。

胎宝宝眼睛时开时闭，还可以随着光线的明暗做出变化，明亮时闭上眼睛，昏暗时睁开眼睛，睁开的时候，大概可以看清子宫中的情景。

第 30 周母体变化

这一周，准妈妈身体的负担还在进一步加重，身体越发沉重，大多数准妈妈低下头看不到脚了，另外，准妈妈会明显感觉到子宫顶到了胃部，一吃东西就会觉得胃不舒服，食欲也减弱了，少吃多餐仍然是最合适的进食方式。

此时子宫继续上升，准妈妈行动越来越吃力，血容量比孕前增加了30% ~ 40%，以保证供应给宝宝足够的养分。

准妈妈可以明确地从肚皮上看到胎动，胎宝宝会时不时把肚皮顶得这里一个包，那里一个包，胎动会让准妈妈忘记身体的很多不适。

晚上胎动频繁是非常普遍的情况，可能与准妈妈这个时间段精神比较舒畅、活跃有关，假如某些时候突然频繁地胎动，要注意一下是否因为空气对流不通畅，晚上睡觉时最好不要紧闭门窗，睡前不要太紧张。

第31周胎宝宝发育

在本周，胎宝宝体重达到1500克左右，从头到脚的长度大约为39厘米，从这周开始，胎宝宝身长的增长会减慢，但体重会迅速增加，皮下脂肪更加厚实，出生时，宝宝必须有足够的脂肪储备，才能让自己适应外界的环境。

脂肪增长还会让胎宝宝更漂亮，从外观上看，胎宝宝身体表面的皱纹更少了，四肢也变得更长、更强壮，整体看上去越发光润可爱。

胎宝宝的大脑反应更快，大脑的控制能力也有所提高，能够熟练地把头从一侧转到另一侧，眼睛也是想睁开就睁开，想闭上就闭上，而且能够分辨明暗，也逐渐适应了光亮环境，当有光照进子宫，胎宝宝不会再像以前一样避开，而是把脸转向光源，追随光源。

胎宝宝的肺部已经基本发育完成，呼吸能力也基本具备，如果宝宝现在出生，大多不必借助仪器就可以建立自主呼吸，并能适应子宫外的生活了。

第31周母体变化

现在，几乎每一个准妈妈对越来越困难的呼吸问题有所感觉，时时觉得喘不上气来，这是因为准妈妈子宫底继续上升，压迫了肺部，况且胎宝宝也需要妈妈来供氧，所以感觉呼吸不畅快是再正常不过的了。

有的准妈妈开始有一些初乳溢

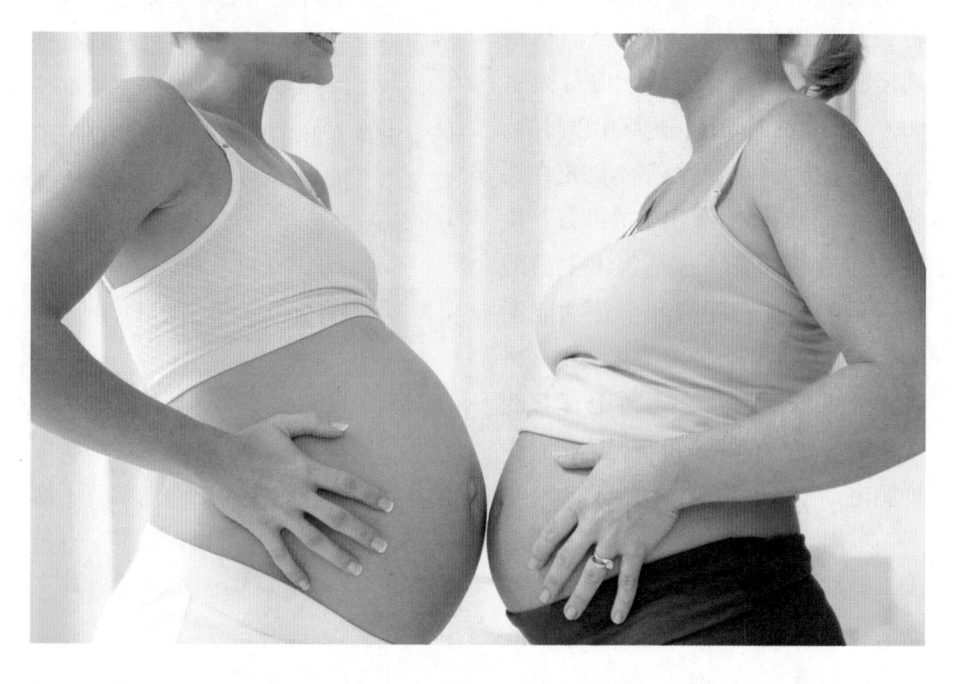

出，可以在胸罩里戴上哺乳垫，以免弄湿衣服，也可以从现在开始戴上哺乳胸罩，让自己更舒服。

现在，假宫缩还是会偶尔出现，一般持续 30 秒左右，不会觉得疼，如果宫缩频繁，有可能是早产征兆，要赶快去医院检查。

第 32 周胎宝宝发育

32 周的胎宝宝身长约 43.2 厘米，体重约 1800 克，子宫里的空间已经很小了，即便如此，胎宝宝还是会继续长大，尤其是身体和四肢，最终会长得与头部的比例更和谐。

从现在到出生前，胎宝宝体重还要长 1500 克左右，此后一阶段，可以看作胎宝宝在为出生做最后的冲刺。

现在，胎宝宝的感觉器官全部开始工作，并掌握了一项新本领——将头从一边转向另一边，虽然他继续坚持练习睁眼、闭眼，但每天有 90% ~ 95% 的时间是在睡眠中度过的。

胎宝宝的体位已经基本固定在头朝下了，已经做好了出生的准备；皮下脂肪继续储备，这是为出生后的保暖而准备的；呼吸和消化功能渐趋完善，而且还会分泌消化液了。另外，胎毛开始脱落，不再毛茸茸的了，慢慢地只有背部和双肩还留有少许胎毛。

本周，胎宝宝的神经系统变化最大，脑细胞神经通路完全接通，并开始活动。神经纤维周围形成了脂质鞘，脂质鞘对神经纤维有保护作用，这使神经冲动能够更快地传递。因此，胎宝宝逐渐有能力进行复杂的学习和运动，并且意识会越来越清楚，能够感觉外界刺激，能区分黑夜和白天了。

第 32 周母体变化

进入孕晚期以来，准妈妈的体重可能增长了 1300 ~ 1800 克，这个速度比以往任何时候都要快许多，这大多是因为胎宝宝体重增加迅速，此时，子宫继续增大，子宫底已经升到脐与剑突之间，准妈妈可能会感觉疲惫、笨重，如果休息不好，很容易影响到你的情绪，所以这个时候应该多给自己安排休闲的项目，不要太劳累，按时休息，精力充沛时，可以出去散散步。

孕晚期自数胎动非常重要，只要感到胎宝宝胎动异常就要及时就诊。

孕期已经没有多久，还能够享受胎宝宝待在肚子里与你玩耍的日子不算多了，准妈妈要保持愉悦的心情继续坚持。

孕 8 月营养新知

孕 8 月营养的合理规划

孕 8 月，因为准妈妈子宫不断增大，慢慢顶住胃部，吃一点就有了饱胀感。所以准妈妈可以少吃多餐；每天保证 1200 毫克钙；同时还要补充微量元素。

保证热量供给

这段时间正好是胎宝宝开始在肝脏和皮下储存糖原及脂肪的时候，准妈妈自身的基础代谢和胎宝宝的生长速度都达到最高峰。因此，建议准妈妈依旧实行少量多餐的进食方式，及时补充食物，保证热量供给。

每天摄入1200毫克钙

孕后期胎宝宝的骨骼、肌肉和肺部发育正日趋成熟，准妈妈需要摄入大量的蛋白质、维生素C、叶酸、B族维生素、铁质和钙质，每天大约需要1200毫克的钙用于胎宝宝的骨骼发育。

亚油酸

这段时间是大脑增生高峰，大脑皮层增生迅速，丰富的亚油酸可满足大脑发育所需。植物油中就含有丰富的亚油酸，此外，玉米、花生、芝麻等果实也含亚油酸。

孕后期一日食物量参考

主食（米、面）	400 ~ 500 克
豆类及豆制品	50 ~ 100 克
蛋类	50 ~ 100 克
奶类	250 克
新鲜蔬菜（绿叶蔬菜为主）	500 ~ 750 克
畜、禽、鱼、肉类	200 克
水果	200 克
粗粮	50 克
植物油	40 克

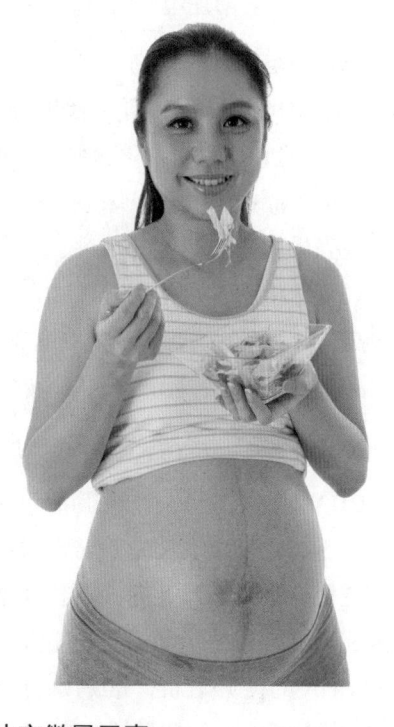

补充微量元素

海参、海米、海带、紫菜、海蜇等海产品含有丰富的微量元素，而且食用安全，还不会使准妈妈孕期体重增长过快，不妨多吃一些。

含锌食物有助于自然分娩

锌是人体必需的微量元素，对人的许多正常生理功能的完成起着极为重要的作用。

孕期补锌对准妈妈的作用

锌对分娩的影响主要是可增强子宫有关酶的活性，促进子宫肌收缩，把胎宝宝驱出子宫腔。当缺锌时，可能造成分娩时子宫收缩能力减弱，严重时可能造成不良妊娠结局。

所以说，含锌食物有助于自然分

娩，而缺锌则会增加难产的概率。

适合准妈妈吃的含锌食物

肉类中的猪肝、猪肾、瘦肉等；海产品中的鱼、紫菜、牡蛎、蛤蜊等；豆类食品中的黄豆、绿豆、蚕豆等；硬壳果类中的花生、核桃、栗子等，均可选择入食。特别是牡蛎，含锌最高，每百克牡蛎含锌为100毫克，居诸品之冠，堪称锌元素宝库。

孕晚期是补充 DHA 的好时机

DHA 对胎宝宝视觉、大脑活动都有极大影响，直接表现为胎宝宝出生后反应快、眼睛又黑又亮，不容易患弱视和近视。在孕晚期，是为胎宝宝补充 DHA 的良好时机，准妈妈可以抓住这样的机会，储备足够的 DHA。

DHA 对孕晚期胎宝宝的重要性

孕晚期是胎宝宝储备足够 DHA 的重要阶段，如果胎宝宝没有在足月妊娠后出生，他在智力和视力上都会有不同程度的损害。为保护早产儿视力的正常发育，从出生开始，就应在医生的指导下给早产儿补充 DHA，一般情况下，每千克体重每天需补充40毫克，这样至少要补40周，才能使早产儿的视力达到孕足月婴儿的正常视力水平。

α - 亚麻酸是补充 DHA 的良好来源

α - 亚麻酸营养品安全无任何不良反应，准妈妈的补充时间最好在孕晚期（孕28周后）至宝宝出生后6个月内。在宝宝出生6个月后，可将油挤入配方奶中摇匀，直接喂给宝宝。

在妊娠最后3个月内，准妈妈应多吃一些核桃等含 α - 亚麻酸多的坚果，或直接从鱼油类 DHA 营养品中补充 DHA 会更可靠。

如何留住鱼体内丰富的 DHA

1. 食用深海鱼。深海鱼类含有比较丰富的 DHA，而且对大脑的发育以及对人类的进化有着积极的作用。

2. 吃应季鱼。准妈妈如果想通过吃鱼起到吸收 DHA 的作用，那么最好食用应季的鱼。应季的鱼味道好，鱼肥肉厚，DHA 和 EPA 的含量也丰富。

3. 选对烹调方式。想要最大限度地保留 DHA 和 EPA，最好采用蒸、炖、烤的烹调方式。做鱼的时候不要用玉米油及葵花籽油，因为此类食用油中含有亚油酸，会妨碍 DHA 和 EPA 的吸收。

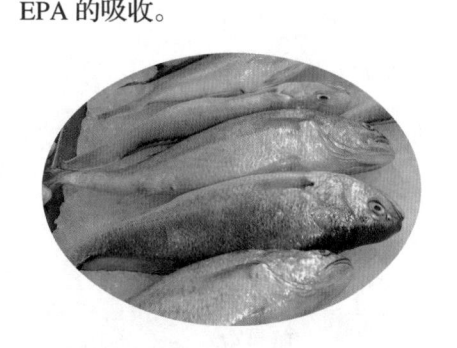

控制热量摄入，避免巨大儿

一般新生儿正常体重为30 ~ 3.3千克，若超过4千克则为巨大儿。

巨大儿与营养过剩关系密切

巨大儿的发生与遗传因素有一定

的联系，排除遗传因素后，与孕期营养过剩密切有关，热量过剩或太胖的准妈妈更容易生出巨大儿。

巨大儿不利于生产和健康

巨大儿会使准妈妈难产、增加产后出血的发生率，对于新生的宝宝而言，容易发生低血糖、红细胞增多等并发症，日后糖尿病、高血压、高血脂等疾病的患病率也会增加。

控制热量，避免巨大儿

对于巨大儿的控制，关键在于将营养和热量控制在合理范围。

1. 合理饮食。孕晚期处于胎宝宝骨骼发育、皮下脂肪积储、体重增加的阶段，准妈妈除摄取适当的碳水化合物、蛋白质类食物外，还可适当增加脂肪性食物。膳食品种要多样化，尽可能食用天然的食品，少食高盐、高糖及刺激性食物，注意不要过多吃高糖的水果。

此外，还需多食肝、骨头汤和海带、紫菜、虾皮及鱼等，从中摄入一些钙、铁、磷等微量元素。每天最好喝 600 毫升的牛奶，补充优质蛋白质和钙，鸡蛋一天最好别超过两个。

食欲过旺的准妈妈可适当选择黄瓜和西红柿满足自己的食欲，既可填饱肚子，又可补充水分和维生素，还可帮助腹中胎宝宝减肥，保持正常出生体重。

2. 适度参加活动。准妈妈不要整天坐着或躺着，同时适当补充营养，

减少高热量、高脂肪、高糖分食品的摄入，保持自身体重和胎宝宝体重的匀速增长。

妊娠高血压疾病的准妈妈怎么吃

妊娠高血压疾病是一种常见又严重影响母婴安全的孕期疾病，以高血压、水肿、蛋白尿为主要症状，严重时会出现抽搐、昏迷甚至死亡，医学上称为"子痫"，主要发生在怀孕 24 周以后，怀孕 32 周后是本病的高发期，患妊娠高血压疾病的准妈妈要注意以下饮食原则。

限盐

主要是限制钠的摄入量，食盐中的钠具有潴留水分、加重水肿、收缩血管、升高血压的作用。每日的食盐量应控制在 3 ~ 5 克（包括食盐和高盐食物，如咸肉、咸菜等）。小苏打、发酵粉、味精、酱油等也含有钠，要适当限制食用。

限水

包括茶水、汤汁，轻度患者可以自己掌握，尽量减少水分的摄入，中度患者每天饮水量不超过 1200 毫升，重度患者可按头一天尿量加上 500 毫升计算饮水量。

补充维生素 C 和维生素 E

维生素 C 和维生素 E 能抑制血中脂质过氧化的作用，降低妊娠高血压疾病的反应。

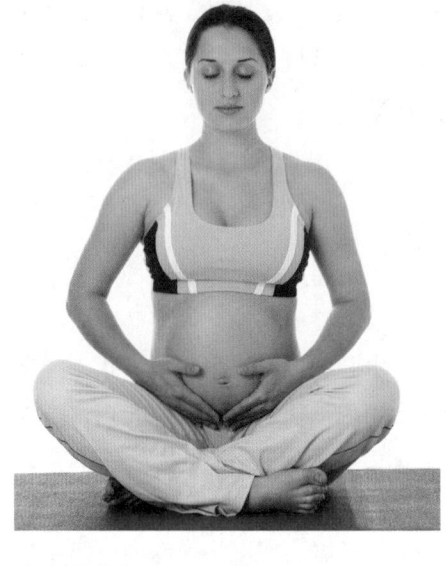

注意补充钙、硒、锌

钙能使血压稳定或有所下降；硒可明显改善平均动脉压、尿蛋白、水肿症状，血液黏稠度也会降低，从而使妊娠高血压的发病率下降；锌能够增强妊娠高血压疾病患者身体的免疫力。

注意补充蛋白质

重度妊娠高血压疾病患者因尿中蛋白丢失过多，常有低蛋白血症。因此，应及时摄入优质蛋白，如牛奶、鱼虾、鸡蛋等，以保证胎宝宝的正常发育。每日补充的蛋白质量最高可达100克。

多吃芹菜、鱼肉、鸭肉、黄鳝等有利于降压的食物

这些食物都是防治高血压的良好食物，准妈妈可变换品种地做着吃。

孕事叮咛！

患有妊娠高血压疾病的准妈妈不能随便吃降压药，有些药物可能会对胎宝宝产生很大的危害，需要在医生指导下用药。此外，孕期有高血压的准妈妈不宜长时间仰卧睡觉，这样会加重病情，最合理的睡眠姿势是左侧卧位。

孕晚期保证蛋白质的摄入量

正常女性，平均每天蛋白质的需要量为60克。怀孕之后的准妈妈，蛋白质的需要量需增加，以满足胎宝宝生长的需要。在怀孕的晚期，准妈妈每天应额外增加蛋白质20克。

孕晚期蛋白质摄入不足的影响

如果准妈妈蛋白质的摄入不足，会导致体力下降，胎宝宝生长变慢，而且准妈妈产后身体常常出现恢复不良、乳汁稀少，对母子身体都不利。因此，准妈妈应根据不同时期的需要，合理摄入蛋白质。怀孕晚期准妈妈需要储备一定量的蛋白质，以供产后的乳汁分泌。

不过准妈妈需要注意，必须增加优质蛋白质的摄入量，即多食鱼、蛋、奶及豆类制品。相比较而言，动物性蛋白质在人体内吸收利用率较高，而豆和豆制品等植物性蛋白质吸收利用率较差。

孕晚期准妈妈上火怎么吃

孕晚期上火，不仅影响准妈妈的情绪和健康，连带腹中的宝宝也会遭殃。

上火的准妈妈可以多吃一些苦味食物，因为这些食物中含有生物碱、尿素类等苦味物质，具有解热祛暑、消除疲劳的作用。最佳的苦味食物首推苦瓜，不管是凉拌、炒还是煲汤，都能达到"去火"的目的。除了苦瓜，准妈妈还可以吃一些苦菜、芥蓝等。

除了多吃苦味食物，准妈妈还要多吃甘甜爽口的新鲜水果和鲜嫩蔬菜。专家指出，甘蓝菜、花椰菜和西瓜、山楂、苹果、葡萄等富含矿物质，

孕事叮咛！

很多人认为喝牛奶会加重"上火"，引起烦躁，其实，喝牛奶不仅不会"上火"，还能解热毒、去肝火。中医学认为牛奶性微寒，可以通过滋阴、解热毒来发挥"去火"功效。不过准妈妈需要注意的是，不要把牛奶冻成冰块食用，否则很多营养成分将被破坏。

特别是钙、镁、硅的含量高，有宁神、降火的神奇功效，因此准妈妈应多吃和常吃这些食品。

要警惕容易导致早产的食物

到了孕晚期，准妈妈很容易发生羊水过少，胎动不安等反应。这个时候，要特别注意饮食，有些食物少量吃影响不大，过多过频食用可能导致早产。

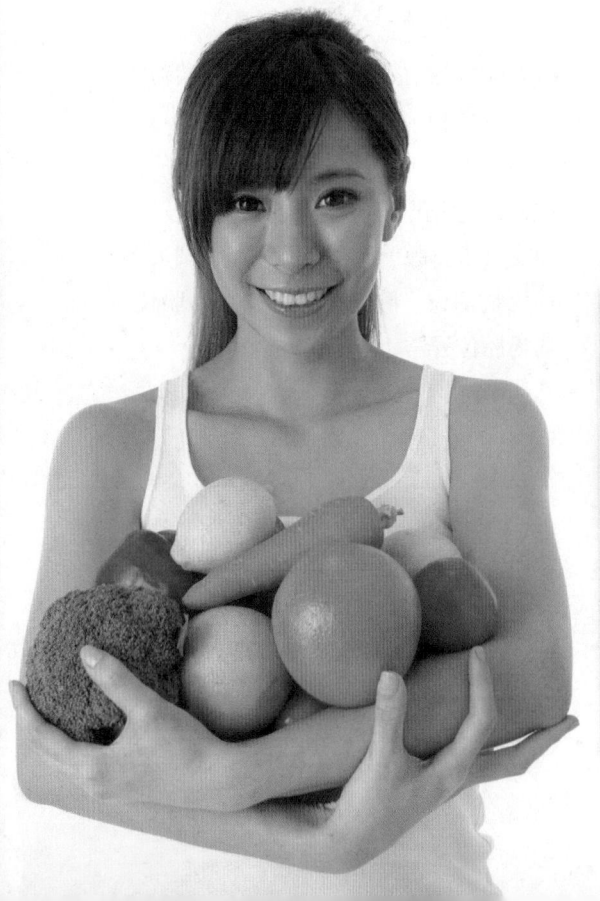

孕事叮咛！

准妈妈一定要注意饮食卫生，海鲜类食品不要生吃，街头烧烤的羊肉串等食品也要少吃；使用冰箱时要生熟分开，不能直接吃冰箱冷藏过的食物；喝冷饮要适量，最好不要选择过冷的食品。否则会引起消化道感染，严重的会导致子宫收缩，有早产的危险。

易导致早产的食物	原因
木瓜	木瓜容易干扰准妈妈体内的激素变化，尤其是青木瓜，可能会对胎宝宝有影响，有可能导致早产
山楂	山楂对子宫有一定的兴奋作用，会促使子宫收缩。如果准妈妈大量食用山楂，就可能会导致早产
黑木耳	黑木耳具有活血化瘀之功效，不利于胚胎的稳固和生长
薏米	薏米对子宫肌有兴奋作用，能促使子宫收缩，因而有诱发早产的可能
杏仁	杏仁味酸性大热，且有滑胎作用，准妈妈应该避免食用
马齿苋	马齿苋性寒凉而滑腻，对子宫有明显的兴奋作用，易造成早产
咖啡和可乐型饮料	咖啡和可乐的主要成分为咖啡因、可乐定等生物碱。咖啡因和可乐定是一种兴奋中枢神经的药物，会导致早产和胎宝宝发育不健全。胎宝宝对咖啡因十分敏感，咖啡因能迅速通过胎盘而作用于胎宝宝，使胎宝宝受到不良影响

孕8月保健护理

从现在开始每两周进行一次产检

从本月开始，准妈妈产检间隔时间缩短了，从原来孕中期的每4周1次，增加到每2周检查1次，以监测准妈妈和胎宝宝的健康状况。产检的常规内容没有明显的变化，最主要的是增加了骨盆测量、胎心监护和胎位检查的项目。

此外，因为大部分的妊娠高血压疾病在孕28周以后发生，所以，孕晚期准妈妈的重点检查项目有血压、蛋白尿、心电图、肝胆超声等。

胎位不正顺其自然不用矫正

胎宝宝在子宫内的位置叫胎位。正常的胎位应为胎体纵轴与母体纵轴平行，胎头在骨盆入口处，并俯屈，颏部贴近胸壁，脊柱略前弯，四肢屈曲交叉于胸腹前，整个胎体呈椭圆形，称为枕前位。除此之外，其余的胎位均为胎位异常。

孕事叮咛！

有些准妈妈按照网上或者一些资料上写的，强行矫正胎位，这很容易因为方法不当造成胎宝宝脐带绕颈、缺氧窒息等后果。如果想矫正胎位，可以咨询医生，并在专业医生的指导下进行。

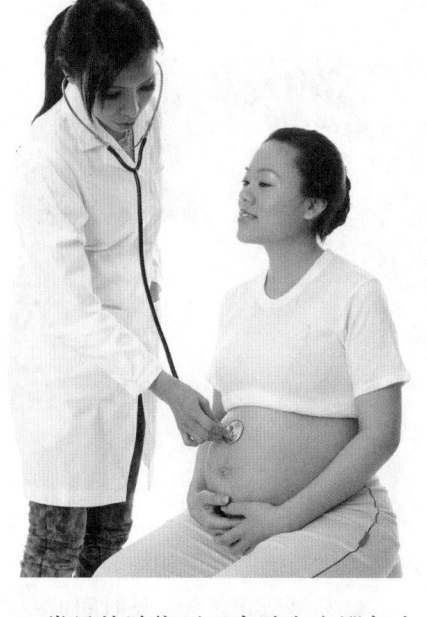

常见的胎位不正有胎宝宝臀部在骨盆入口处的臀位，胎体纵轴与母体纵轴垂直的横位，或斜位、枕后位、颜面位等。

胎位不正时，要咨询医生可否纠正胎位，不要强行矫正，到分娩时，如果还没转正，医生会建议施行剖宫产手术。

脐带绕颈无须过分担心

脐带发育对胎宝宝的健康发育起着至关重要的作用。

脐带绕颈的原因

胎宝宝在妈妈的腹中可不那么老实，在空间并不大的子宫内，胎宝宝会翻滚打转，经常活动。有的胎宝宝动作比较轻柔，有的胎宝宝特别喜爱运动，动作幅度较大时有可能会发生脐带缠绕。

脐带绕颈的危害

孕晚期若脐带有多处缠绕，胎宝宝就会非常危险。缠绕较紧会影响脐带血流通过，进而影响到胎宝宝体内氧气和二氧化碳的代谢，使胎心率减慢、胎宝宝缺氧。

脐带绕颈不用过分担心

多数准妈妈对脐带缠绕有恐惧感，担心宝宝有危险，其实出现这种情况不用过分担心。即使在准妈妈被告知有脐带缠绕的迹象时也不要慌，一定要保持冷静，以免因惊恐使母体产生不良性激素，影响母婴健康。

其实，胎宝宝是非常聪明的，当他感到不适时，会采取主动方式摆脱窘境。脐带缠绕较紧时，他就会向别的方向运动，寻找舒适的位置，左动动、右动动，当他转回来时，脐带缠绕就自然解除了。当然，如果脐带绕颈圈数较多，胎宝宝自己运动出来的机会就会少一些。

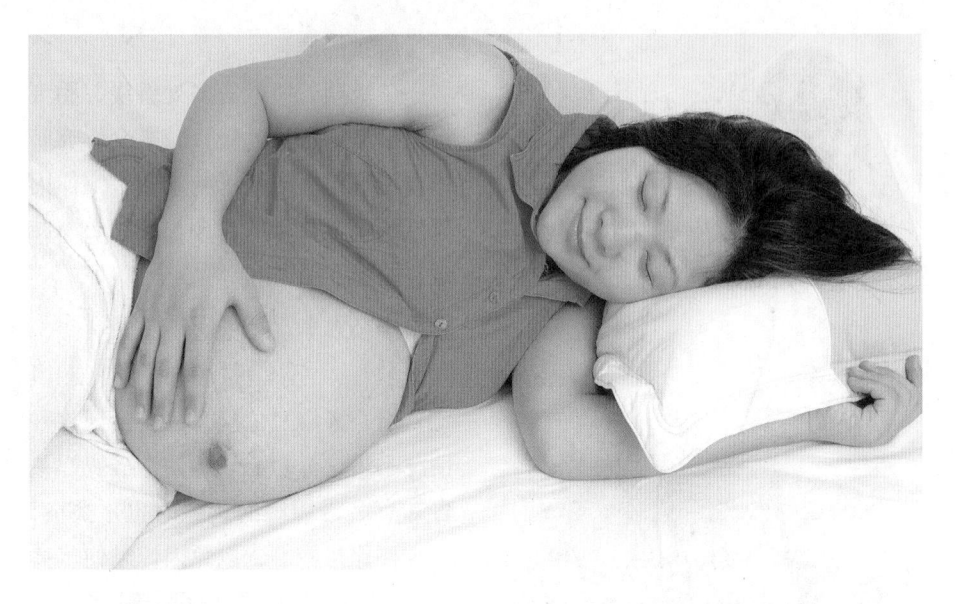

如何及时发现脐带缠绕

1. 孕期检查发现胎位经常变化，即头位或臀位经常转换时，应该警惕脐带缠绕。

2. 若脐带缠绕过紧，会导致宝宝缺氧，而宝宝缺氧最早期的表现是胎动异常，即胎动会明显减少或异常增加。

孕晚期腰酸背痛

进入怀孕的中后期，准妈妈的肚子开始有明显的隆起，除了行动上有些不便外，有的时候甚至还会出现腰酸背痛的情况。

造成准妈妈腰酸背痛的原因

1. 准妈妈的身体重心改变，随胎宝宝成长逐渐往前挪，加重腰椎、尾椎的负担，使肌肉承受太多不当的拉扯。

2. 怀孕期间激素变化，使关节变松等。

怎样减少背痛的程度和频率

1. 不要站立太久、长时间走路或提重物。需要长时间站立或走路的准妈妈可使用托腹带。

2. 变动姿势时，最好能用双手支撑，减轻腰部的负荷。要特别注意不要立即站起来，避免受伤。

3. 不要穿高跟鞋，以减轻脊柱的负担。

4. 要减轻腰部的负担，建议准妈妈在站立时，不要提太重的物品。

孕事叮咛！

其实一旦维持一个姿势超过20分钟，肌肉就会开始紧绷，因此，无论是什么姿势，维持太久都不好，而且不正确的姿势会加剧腰酸背痛，所以保持正确的姿势对准妈妈而言也是相当重要的。

5. 尽量不要爬楼梯。

6. 要捡起东西的时候尽量弯曲膝盖蹲下来而不是弯腰去捡。

7. 多休息。时常抬起脚对背部也是有好处的。

小运动助准妈妈缓解腰酸背痛

适度运动可以改善肌肉的柔软度及关节的灵活性，进而加强肌肉的强度和耐力。全身整体性的运动，包括步行、游泳、慢跑等，都有助于缓解腰酸背痛。

贴墙运动

站在离墙与大腿等长的距离处，然后将背靠在墙上，再缓慢而舒适地滑下，直到膝部弯曲达90°为止。每天早晚各做5～6次，可改善腰酸背痛。准妈妈在做这项运动的时候身边最好能有人照顾。

骨盆与背部摇摆运动

平躺仰卧，双腿弯曲，双足平放，利用足部与肩部的力量轻轻抬高臀部与背部，如此一上一下反复运动。每天5～6次，每次5个回合，可减轻怀孕时的腰酸背痛。

腰部运动

站在椅背后，手扶椅背，双脚分开与肩同宽，慢慢吸气，同时手臂用力使身体重心集中于椅背上，脚尖着地，脚跟抬高，腰部挺直，使下腹部紧靠椅背，然后慢慢吐（呼）气，手臂放松，恢复原来的姿势。每天早晚各做5～6次，可减轻腰酸背痛，还有助于顺利生产。准妈妈需要注意的是，在这个过程中椅子一定要保证稳固。

什么情况下需要使用托腹带

是否需要托腹带是因人而异的，并非所有的准妈妈都需要使用托腹带。

孕期托腹带的作用

1. 从下腹托起增大的子宫。托腹带具有帮助准妈妈托起腹部的功效，可以从下腹部微微倾斜地托起增大的腹部，还可以起到保护胎宝宝的作用。

2. 缓解腰部酸痛。孕期随着子宫的不断增大，准妈妈的脊椎会承受越

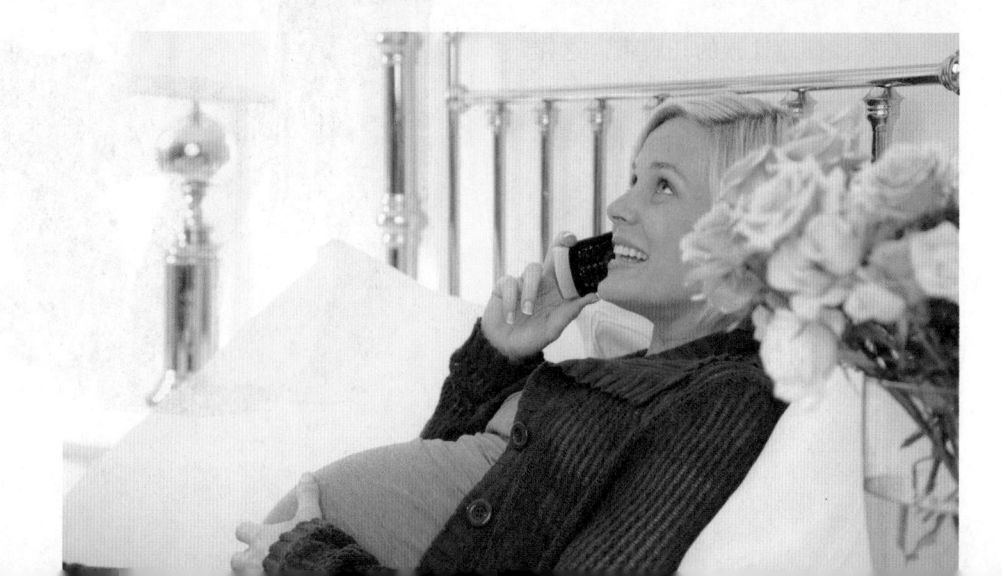

来越重的压力，几乎所有的准妈妈都会被腰酸背痛困扰。而托腹带通过对腹部的托举可以对准妈妈的背部起到支撑的作用。

3. 防止腹部受寒。孕育胎宝宝要经历 10 个月，所以所有的准妈妈都会经历秋冬季节：准妈妈十分怕凉，可以选择高腰的或者具有保暖功能的托腹带，就不用担心腹部受寒了。

哪些特殊情况，准妈妈要使用托腹带

1. 胎位为臀位，经医生做外倒转术转为头位后，为防止其又回到原来的臀位，可以用托腹带来控制。

2. 连接骨盆的各条韧带发生松弛性疼痛的准妈妈。

3. 多胞胎或者胎宝宝过大，站立时腹壁下垂比较剧烈的准妈妈。

4. 有过生育史，腹壁非常松弛，成为悬垂腹的准妈妈。

选购托腹带要注意的事项

1. 应选用可随腹部的增大而增大，方便穿戴及拆下，透气性强不会闷热的托腹带。

2. 选择伸缩性强的托腹带，这样才可以从下腹部托起增大的腹部，从而阻止子宫下垂，保护胎位并能减轻

孕事叮咛！

为了不影响胎宝宝的发育，托腹带不可包得过紧，并且在晚上睡觉的时候应解开托腹带。

腰部的压力。

孕晚期要避免性生活

建议准爸爸准妈妈进入孕晚期之后避免性生活。

孕晚期为什么要避免性生活

这一段时间是胎宝宝发育的最后关键阶段，胎宝宝生长迅速，子宫增大很明显，对任何外来刺激都非常敏

感，而且此时胎膜里的羊水量也日渐增多，张力随之加大，在性生活中稍有不慎，即可导致胎膜早破，致使羊水大量地流出，使胎宝宝的生活环境发生变化而活动受到限制，子宫壁紧裹于胎体，直接引起胎宝宝宫内缺氧，引起早产，不利于胎宝宝的安全。

即使在胎膜破裂后勉强保胎，也有可能引起宫腔内感染，使胎宝宝在未出生之前就饱受各种细菌的袭击，引起新生儿感染，轻者可以给胎宝宝后天的发育及智力带来不良影响，重者危及生命。

所以，为了准妈妈和胎宝宝的健康，孕晚期（最后 3 个月）准妈妈与准爸爸最好避免性生活。

孕事叮咛！

对于准爸爸来说，目前是应该忍耐的时期，只能限于温柔地拥抱和亲吻，禁止具有强烈刺激的行为。尤其是到了孕 10 月，应禁止一切具有强烈刺激的行为，以免引起宫缩。

阴道分泌物增多，要保持外阴清洁

进入孕晚期之后，很多准妈妈会发现阴道的分泌物明显地增多，这个是正常的现象。

孕晚期阴道分泌物增多

因为孕期激素水平增加会使分泌物增加，这也是自我保护的情况。孕晚期分泌物特别多，主要是通过润滑阴道使分娩更顺利。

保持外阴清洁

阴道分泌物增多会使菌群结构改变，产生细菌增生的场所，容易产生炎症。而且女性的外阴有许多皱褶，汗腺、皮脂腺，阴道的分泌物常常积存于这些皱褶中，阴道口又位于尿道口和肛门之间，很容易受到污染。准妈妈在平时一定要注意清洁，一般用清水清洗外阴就可以了，不要用任何冲洗器。如果准妈妈阴道有黄绿色的分泌物，或者是豆渣一样的分泌物，或者是有臭味、有痛的感觉，就要去医院进行检查了。

孕晚期为什么容易发生静脉曲张

孕期产生的静脉曲张会在产后得到缓解。

孕期静脉曲张的原因

妊娠后增大的子宫压缩盆腔的血管，尤其是处在大腿根部附近的髂总静脉受压更大，所以引起腿部、外阴部血液回流障碍，血液积聚在所属部位的某些静脉分支内，致使血管扩张、弯曲，像蚯蚓一样的"青筋"，医学上称之为静脉曲张。

轻度静脉曲张不会引起任何症状，当其加重时，会出现沉重感和疲劳感。静脉曲张扩大后，管壁变薄，

孕事叮咛！

静脉曲张往往也会在家族中遗传，并且每怀一次孕，就会加重一些，所以，女性生产的次数越多，静脉曲张就会越明显。

严重者可能破裂出血，造成下肢水肿、酸胀，因此，要注意防治。

如果准妈妈经过休息后，症状没有减轻，就应该及时就医。一般情况下静脉曲张会在分娩后自行恢复，若产后症状仍没有缓解，可采用手术治疗。

孕晚期防治静脉曲张

预防静脉曲张要避免久坐久蹲，不要提重物，不要穿紧身的衣服，要控制体重，注意运动等。

每天做适度温和的运动

坚持锻炼有助于避免过量脂肪堆积、保持良好的血液循环并强韧血管。慢走、游泳都是不错的选择，但要避免过度的有氧运动，如蹬自行车和慢跑，因为这些会增强腿部静脉的压力，使问题加重。

控制体重

如果超重，会增加身体的负担，使静脉曲张更加严重。妊娠期的体重增加应控制在正常范围：11.25 ~ 15.25 千克。

不要穿紧身的衣服

腰带、鞋子都不可过紧，而且最好穿低跟鞋。准妈妈也可以在医生指导下，穿着渐进压力式的医疗级弹性袜来减轻静脉曲张症状。

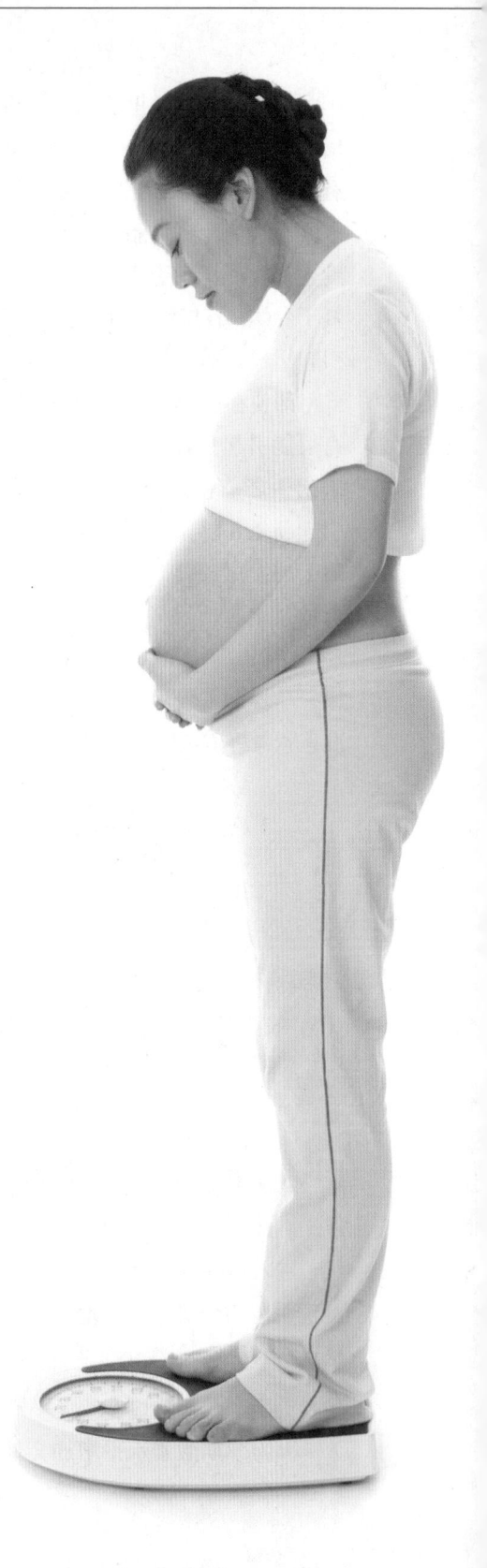

睡觉时尽量左侧躺

避免压迫到腹部下腔静脉，减少双腿静脉的压力。建议准妈妈睡觉时用枕头将脚部垫高。

尽量避免久坐、久站或双腿交叉压迫

准妈妈休息的时候可将双腿抬高，能帮助血液回流至心脏。

不要提重物

重物会加重身体对下肢的压力，不利于症状的缓解。

避免高温

高温易使血管扩张，加重病情。

孕事叮咛！

出现轻度静脉曲张时，可用弹力套或弹力绷带按照曲张部位大小缝拼成套，套在患侧的腿上。曲张严重的要卧床休息，并尽量防止便秘、咳嗽等，以免增加腹部压力而加重病情，甚至引起静脉破裂。

选用医用弹力袜要注意什么

在选购医用弹力袜时，要根据病变部位选择袜子的长短并注意袜子弹力和压力的大小等。

选择合适的弹力袜

所谓合适，即穿上后感觉踝部压力最大，小腿次之，膝以上最小，并且不影响膝关节活动，坐下或下蹲时不会起褶，舒适贴身。如果穿上弹力袜后感觉整个袜子的压力基本一致，则为不合适，其弊大于利，不仅不会改善血液循环，反而会阻碍血运。

根据病变部位选择袜子的长短

因为妊娠期静脉曲张病变多局限于小腿及踝部，所以一般选择膝长型的袜子即可达治疗目的，个别累及大腿静脉的准妈妈可以选择腿长型弹力袜。

注意袜子弹力和压力的大小

妊娠中晚期为预防下肢静脉曲张，应选择低压弹力袜（预防型18

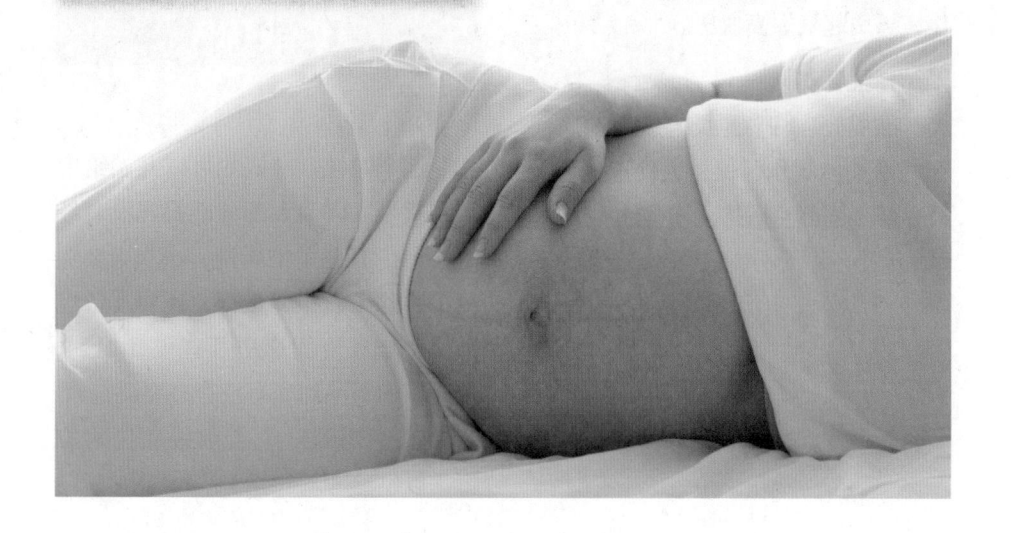

毫米汞柱），治疗则用中压（治疗型 20 ～ 30 毫米汞柱），不宜用高压型。

不可忽视的肾盂肾炎

肾盂肾炎是妇女妊娠期最常见的泌尿系统并发症，发病率为 1% ～ 6%，多发生在妊娠后期。

孕期肾盂肾炎的危害

妊娠期，在女性生殖器官形态和功能改变的同时，输尿管也会发生变化，组织松弛，管腔膨大，蠕动力减弱，因而排尿缓慢。尿潴留在输尿管和肾盂内，成为细菌繁殖的良好环境。同时肠道运动也迟缓，发生便秘。大肠中的细菌容易从肠管经淋巴途径进入肾盂及输尿管，造成感染。其他如扁桃体、牙齿等病灶的病菌也可经血液循环到肾脏。

肾盂肾炎发生后，急性期患者可有高热、腰痛、尿急、尿频等症状。如发生在妊娠早期可引发流产，发生在妊娠晚期可引起早产。此病反复发作，可引起妊娠高血压。

预防肾盂肾炎

准妈妈应注意预防肾盂肾炎，可在妊娠期多喝水，保持大便通畅；另外，要加强体育锻炼，增强体质。

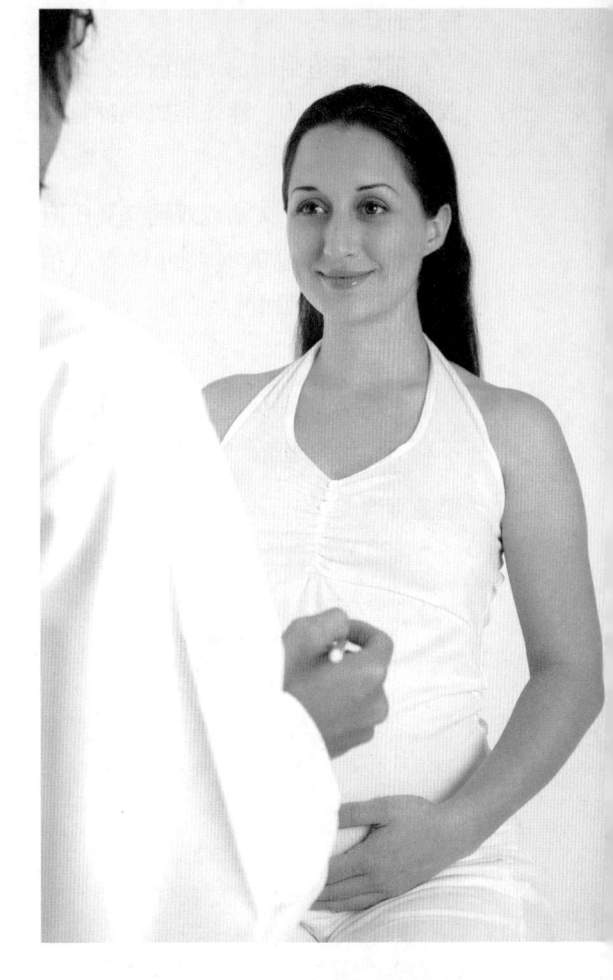

孕事叮咛！

孕晚期准妈妈若发现有尿急、尿频症状不可掉以轻心，要及早去医院并彻底治疗。

孕 8 月妈妈帮

准妈妈可以开始囤货了

这个时候，准妈妈可以开始给宝宝囤货了。因为大部分准妈妈没有经验，多少有些手忙脚乱：小衣服要买多少？除了衣服、被褥，还要准备点什么？妇婴专卖店里那些设计周到、用途多的新品到底有没有必要买？下面给准爸妈列一个宝宝用品选购方案，以供参考。

新生宝宝用品一览表

名称	说明	是否带去医院	你的备注
和尚服	3～5件，棉质和尚服，穿脱方便	是	
连体衣	2～3件，前面开口，并且一直开到腿部，穿脱时不用翻转宝宝	否	
小棉睡袍	如果宝宝出生在较冷的季节，要准备2件	是	
纸尿裤	注意！要选适合新生儿尺码的	是	
尿布	纯棉质地，要绝对的软。准备30块以上，并用婴儿专用洗衣液洗净消毒	是	
婴儿湿巾	宝宝擦屁股用的，因为新生宝宝每天都要拉便便，又稀又黏	是	
隔尿垫	铺在宝宝身下，避免弄湿褥子	是	
棉被或包被	被面要纯棉的，要容易拆洗	是	
温度计、湿度计	监测婴儿房的温度、湿度	否	
澡盆和小盆	澡盆1个，小盆至少准备2个，分别洗脸和洗小屁股用	否，因为一般医院会带新生宝宝去专用洗澡房洗澡	
水温温度计	监测水温用	否	
沐浴露	备用，如果不是极特殊情况，尽量不用。要用的话，一定要选婴儿专用的沐浴露	否	
润肤乳	婴儿专用的	是，因为一般医院给宝宝洗完澡会做抚触	
护臀霜	宝宝红屁股的时候就用得上了	是	

续表

名称	说明	是否带去医院	你的备注
浴巾	洗完澡当然要用浴巾将宝宝包起来，准备2条	是	
小毛巾或手绢	纯棉质地，5～10块。到时你会发现有很多用途	是	
奶巾或围嘴	吸水性好的，宝宝吃奶的时候垫着或者当枕巾用	是	
奶瓶	2～4个，供宝宝喝水或喝奶用	是	
奶嘴	奶瓶当然要配奶嘴啦！选择新生儿专用的	是	
奶粉	一定要让宝宝努力吸母乳，若不得已吃奶粉时，选放心奶粉，并注意年龄段	依个人情况	
奶瓶刷	刷奶瓶用	依个人情况	
奶瓶夹	消毒奶瓶时夹奶瓶用的	否	
奶瓶消毒锅	奶瓶奶嘴要定时消毒	否	
小碗及勺	用小勺给新生宝宝喂水，他更容易接受	是	
摇铃	色彩鲜艳、质地柔软	否	

孕事叮咛！

有些医院会准备新生宝宝的衣物及用品，所以事先要咨询好，以免浪费。分娩前准备的物品向身边的过来人讨经验，这一点非常重要，她们会就当地的气候、医院等外在条件给你最合适的建议。

记住孕期重要的日子

记住孕期一些特别纪念日，在以后回想起来，这些简单的事情除了能让准妈妈更了解胎宝宝的情况，还可以让准妈妈的回忆变得更快乐。

孕期的一些标志性日子，如末次月经、早孕的确诊日期、早孕反应出现及消失的时间、宝宝的第一次胎动时间、宝宝的第一张超声照片拍摄日期、预产期等，这些日期都非常重要，是关系到整个孕期的重要标志，准妈妈不但要记在日历上，最好也能记在心里。

职场准妈妈该何时开始休产假

何时开始休产假，这不但取决于准妈妈自己的意愿，还以不同的工作性质而论。

假如准妈妈的身体状况良好，从事危险性比较小的工作，且工作环境相对安静、清洁，或是长期坐在办公室内，那么可以在预产期的前一周或两周回到家中休息；假如准妈妈从事的是服务、销售等需要长时间站立或行走的工作，建议应该在预产期的前两周半就离开工作岗位回到家中待产；假如准妈妈工作运动性相当大，应该提前一个月开始休产假，以免发生意外。

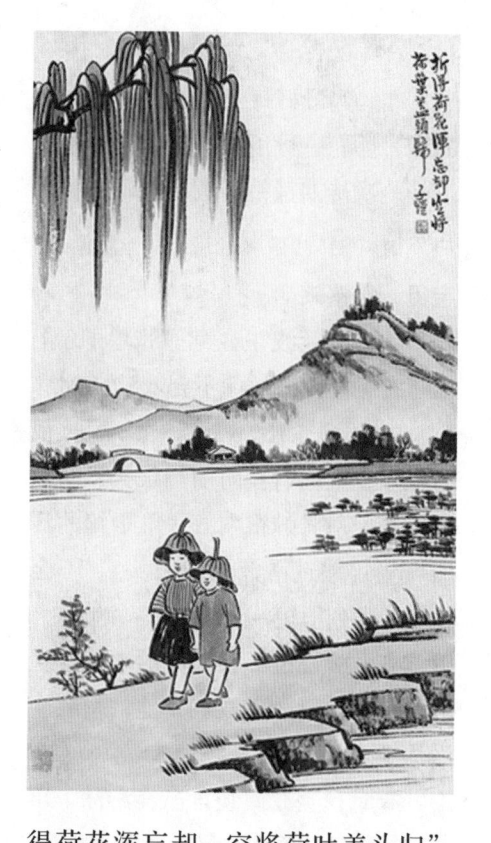

孕8月胎教

欣赏童趣盎然的名画《折荷图》

画家简介

这幅画作是著名漫画家丰子恺先生所作，丰子恺先生是我国漫画创作第一人，他的漫画多以儿童作为题材，幽默风趣，诗作风格雍容恬静，他主张"沟通文学及绘画的关系"，因而画作中总以诗配画，颇具情趣。

画作欣赏

这幅画，画面中两个小人儿"折得荷花浑忘却，空将荷叶盖头归"，他们身边是简洁明了、安静而不失生机的场景，整个画境童意盎然，宛如初春的小雨，在一阵阵荡漾着乡间泥土芬芳的新春气息中，淅淅沥沥沁人心脾。读丰先生的儿童漫画，能将准妈妈带入一个充满生活情趣、给人以无限遐想的绝妙美境。

➕ 胎教重点

自然与淡泊的画境能令准妈妈心绪宁静，如果准妈妈能通过画面走入儿童纯真的世界中，发挥对于胎宝宝美好的想象，这是对胎宝宝最好的胎教。

读故事《宝贝，慢慢来》

准妈妈最好每天都能参与胎宝宝的语言胎教，可以是一次对话，也可以是一次诗朗诵，讲故事也不错，贵在坚持。

宝贝，慢慢来

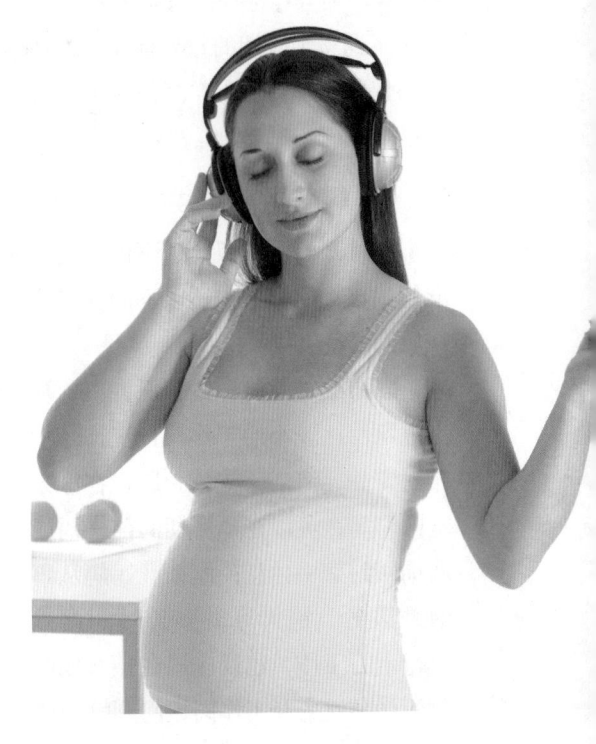

小水獭兰波正在列一张单子，上面写满了"会做"与"不会做"的事情。

"会做"的比"不会做"的长很多很多，上面有：向前翻跟头、向后翻跟头、对青蛙很友好、堆很棒的沙滩城堡、跳过滑溜溜的石头。"不会做"的那列很短，上面只有：游泳。

有谁听说过不会游泳的水獭？兰波很羡慕自己的朋友们，他们全都会游泳了。

有时，兰波假装自己会游泳，事实上，他只是单脚在河床上很快地跳。

有时，他就是在河岸上跑来跑去，怕自己被正在水中翻滚和打转的朋友们忘记了。

然而，更多的时候，兰波只是站在他很喜欢的滑溜溜的石头上，一心盼望着自己会游泳。

每一天，妈妈都会说："今天你应该尝试着学游泳了。"

可是，每天都并非如此。

一个阳光明媚的星期一，在池塘边，姐姐对兰波说："你现在应该开始从一点点做起，慢慢来。"

"从一点点做起，慢慢来？"兰波问。

"是的，相信我，亲爱的弟弟，从一点一点做起，慢慢来可以把不会做的变成会做的。"

在这个星期一，兰波开始从一点一点做起，他跳跃着走过河床，每次都努力使自己的脚能多离开河底一会儿。

星期二，他能跳得更高了，有东西握着的时候还能漂浮一阵子呢。

星期三，兰波自己完全可以漂浮起来了。

星期四，他会一点一点踢水，后来还能踢着水游到池塘中间的石头那边。

星期五，兰波自己就能扑通地跳进水中，溅得水花飞溅，不由得从河这边游到河对岸。

很快地（星期六和星期天），他就能不知不觉游到很深很深的池塘里，后来，他甚至还可以在水下玩翻滚的游戏。

在星期天的晚上，兰波所有的朋友和家人都在河边为他欢呼、加油。

"我做到了，"兰波对姐姐说，"我真的学会了游泳。"

"你确实做到了，"姐姐紧紧地拥抱着这个可爱的小弟弟，笑着说，"你看，从一点一点做起，慢慢来，就会有大收获！"

〔文/安博·斯图尔特（英国）〕

胎教重点

胎宝宝在腹中的时候，人生处于最初阶段，这一辈子有很长的时间来学习，很多准妈妈都生怕宝宝输在起跑线上，想要教给宝宝更多的东西，这种急于求成的心境可以理解，但是并不提倡，面对宝宝，准妈妈要做的是放轻松，慢慢来，一点一滴地学习，一个脚印一个脚印地走，你经历的这个过程就是最美好的人生收获。

缓解心理压力的名曲《梦幻曲》

《梦幻曲》是舒曼的钢琴套曲《童年情景》（共 13 首曲子）当中最脍炙人口的一支乐曲。

名曲创作背景

《童年情景》是作者于 1838 年创作的一组音乐小品的总题目，是钢琴艺术史上的一部极为独特的作品。

名曲赏析

该曲拥有柔美如歌的旋律，各声部完美的交融以及充满表现力的和声语言，刻画了一个童年的梦幻世界，表现了儿童天真、纯洁的幻想。

怎么听

准妈妈随着柔美平缓的主旋律，正如进入沉思的梦境，在梦幻中出现美丽的世界，在那梦幻中升腾，就像是进入一层比一层更美丽、更奇异的梦境中，仿佛看见了一个圣洁的小天使，那期盼了好久好久的可爱胎宝宝向你走来。随着"梦幻曲"旋律的变化，准妈妈就能在梦幻中从一幅图景转入另一幅图景。然后在曲调渐渐安静下来的时候，胎宝宝也在这无限深清和充满诗意的曲子中香甜地酣睡了。

胎教重点

随着分娩日期一天比一天接近，准妈妈在心理上难免有些紧张，这时应选择听一些既柔和又充满希望的乐曲。《让世界充满爱》《我将来到人间》以及奥地利作曲家海顿的乐曲《水上音乐》等都是不错的选择。

怀孕第 9 个月

准妈妈的变化和胎宝宝的发育

第 33 周胎宝宝发育

33 周的胎宝宝身长约 41 厘米，体重约 1900 克，体重仍然在比较快速地增长，皮下脂肪较前段时间大为增加，身体真正变得圆润，皮肤也不再那么红。

有的胎宝宝现在头发已经非常浓密，也有的胎宝宝头发比较稀少，不过这跟日后的发质没有必然联系，不必太在意。另外，胎宝宝的手指甲和脚趾甲长得盖住了手指头和脚趾头，其尖端通常还没有超过手指头和脚趾头。

胎宝宝的大部分骨头都在变硬，但是头骨还相当软，没有完全闭合，这有助于胎宝宝顺利通过相对狭窄的产道，生产过程中，宝宝的头部受到强烈的挤压，以至于很多刚出生的宝宝头部看起来呈圆锥形，这是正常的，而且只是暂时的。

男胎的睾丸从腹腔降入了阴囊，当然也有的孩子选择在出生当天或者更晚一些时候才让睾丸进入阴囊；女胎的大阴唇已经明显隆起，左右紧贴，可以说胎宝宝的生殖器发育已接近成熟。

在本周，性急的胎宝宝头部开始降入骨盆，不过大多数都要在 36 周以后才会有这样的举动，需要耐心等待。

第 33 周母体变化

准妈妈的体重现在大约以每周 500 克的速度增长，增长的量大约有一半都来自胎宝宝的

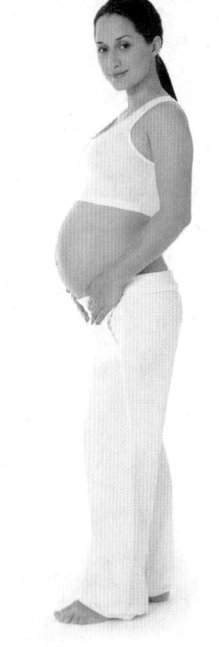

体重增加。

产期临近，身体的不适和内心的不安都有所加重，准妈妈现在可能更懒于行动了，不过为了将来分娩有力，还是要坚持适当活动，锻炼肌肉和骨盆，再稍稍坚持一下，你和宝宝很快就会见面了。

第 34 周胎宝宝发育

34 周的胎宝宝坐高约 30 厘米，身长约 42.5 厘米，体重 2100 克左右，免疫系统正在发育，以抵御轻微的感染。

胎宝宝已经准备好了出生的姿势，以头朝下的体位固定下来。但也有少数胎宝宝仍然保持着臀位姿势，准妈妈不用过于担忧，按时产检，医生会针对这种情况告诉你对策的。

胎宝宝的中枢神经系统正在发育，但是肺部现在已经发育得很成熟了。在这个阶段出生的宝宝99%能够在子宫外成活，而且大多数不会出现与早产相关的长期严重问题，所以应该放松情绪，不要过于担忧生产问题。

第34周母体变化

准妈妈的身体仍然在一刻不停地为分娩做准备，骨盆和耻骨联合处的肌肉和韧带还在继续变松弛，全身的关节和韧带也都开始变得松弛，可能导致腰酸背痛出现或加重，外阴变得柔软而肿胀，有的还会出现骨盆区及外阴疼痛，需要注意休息，不应该再有较为激烈的运动，因此平时散散步即可。

脚、脸、手肿得比以前更厉害了，脚踝部更是肿得厉害，特别是在温暖的季节或是在每天的傍晚，肿胀程度还会有所加重，准妈妈需要注意休息，让家人帮忙按摩。如果发现手、脸部位突然肿胀得厉害，要及时咨询医生，以便发现并控制妊娠高血压疾病。

第35周胎宝宝发育

相比上一周，胎宝宝变得更大了，他现在重约2300克，从头到脚约为44厘米，接下来的几周里，体内的脂肪还将继续增加，身体圆滚滚的。

因为子宫空间已经太小了，所以胎宝宝已经不是悬浮着的，而是蜷缩在子宫里面，现在也不怎么爱拳打脚踢了，但是不耐寂寞的时候仍然会有不少小动作，只是幅度小了很多，更多的是蠕动，频率还会跟以往差不多。

胎宝宝已经完成了大部分的身体发育。两个肾脏已经发育完全，肝脏也能够代谢一些废物了，神经系统和免疫系统仍然在发育——除了不会哭，从外形到各种能力都基本和新生儿一样了。

第35周母体变化

相当多的准妈妈此时会觉得腹坠腰酸，骨盆后部附近的肌肉和韧带变得麻木，甚至有一种牵拉式的疼痛，使行动变得更为艰难。

有的准妈妈对这种坠痛感更为敏锐，所以不适的感觉可能还会逐渐加重，甚至持续到分娩以后，有的还会更长，如果觉得自己有点忍受不住，不要硬撑，向医生说明情况，请求适当的帮助，留更多的精力去做点别的事情。

第36周胎宝宝发育

36周的胎宝宝从头到脚长45厘米多，大约重2500克，体重在继续增加，所以子宫里空间越来越小，但胎宝宝还是会自由地做一些小活动，如吸吮自己的手、睁眼闭眼等。

覆盖全身的绒毛以及胎脂开始脱

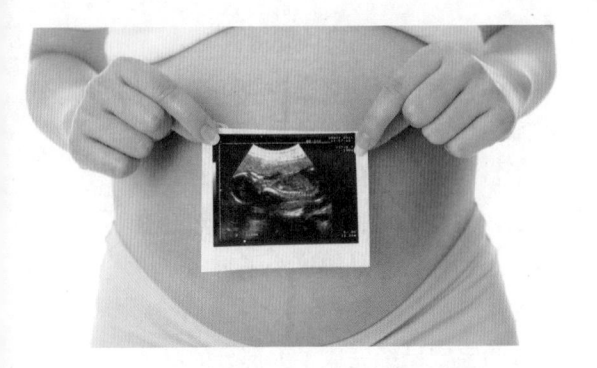

落，胎宝宝会和着羊水吞咽掉这些脱落的物质，在肠道里，这些物质会转化成黑色的混合物，这就是胎粪，将成为宝宝出生后的第一团粪便。由于大部分绒毛及部分胎脂脱落，现在胎宝宝的皮肤变得细腻柔软，已经很漂亮了。

第 36 周母体变化

此时，子宫的增长达到了顶点，子宫底已上升至剑突下二横指，准妈妈的负担也更重了，可能比任何时候都感觉疲惫，这时一定要注意休息，但也要适当活动，散步是不错的选择。

孕 9 月营养新知

孕 9 月营养的合理规划

临近预产期，腹部会更加膨大，消化功能也继续减退，更加容易引起便秘，因此，准妈妈要多吃些含纤维多的食品。继续保持以前的良好饮食方式和饮食习惯。少吃多餐，注意饮食卫生，减少因吃太多，或是饮食不洁等原因造成的肠胃道感染，避免给分娩带来不利影响。

注意补充维生素 B_1、维生素 K

多吃粗制谷物、豆类食品，补充维生素 B_1。如果维生素 B_1 补充不足，易引起呕吐、倦怠、体乏，还可能影响分娩时子宫收缩，使产程延长，分娩困难。

注意适当摄入动物肝脏及绿叶蔬菜等，补充维生素 K。如果缺乏维生素 K，会造成新生儿在出生时或满月前后出现颅内出血，因此应注意补充维生素 K。

补铁、补钙

胎宝宝的肝脏以每天 5 毫克的速率储存铁，直到储存量达到 240 毫克。如果此时铁摄入不足，会影响胎宝宝体内铁的存储，出生后易患缺铁性贫血，动物肝脏、绿叶蔬菜是最佳的铁质来源。

胎宝宝体内的钙一半以上是在孕期最后 2 个月储存的。如果本月钙摄入量不足，胎宝宝就要动用母体骨骼中的钙，致使准妈妈发生软骨病。注意晒太阳，可促进合成维生素 D，有利于钙的吸收。

每天摄入 60 克脂肪

可以适量食用一些南瓜、红薯、土豆、藕来代替米面等作为主食，它

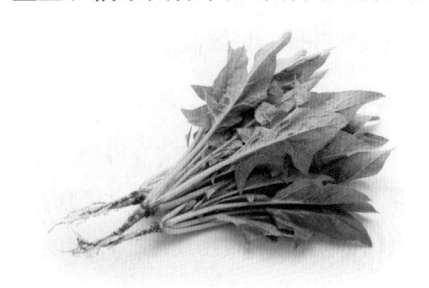

们不仅含淀粉、糖，还含纤维素和一些微量元素，可提供更全面的营养，而且热量较低。

胎宝宝偏小是因为营养不足吗

不能听到胎宝宝偏小就开始大补特补，胎宝宝偏小是产检中可能得出的一个判断，其原因有很多，有准妈妈营养不良造成的，但也有的是遗传，有的是脐带过度扭转、胎盘功能不全或胎宝宝营养吸收不良造成的，妊娠糖尿病、妊娠高血压也有可能导致胎宝宝偏小。如果拼命补充营养，可能走上另一个极端，就是形成巨大儿，造成难产或者使身体负担加重，引起更大的风险。

胎宝宝偏小的时候，准妈妈可以先检查一下自己的体重和饮食结构，如果体重增加正常，没有明显低于平均水平，而饮食结构也很合理，蛋白质、碳水化合物、维生素、矿物质都有足够的摄入，那么此时是不需要再额外增加营养的，只要维持本来的标准即可。

孕事叮咛！

如果准妈妈的体重增加偏少，也比较偏食，有的食物种类没有足够的摄入，就需要调整下饮食结构，增加高营养食物，如孕妇奶粉等。当然，增加多少，怎么增加也要听从医生吩咐。

少食多餐保证营养

在这个时期，母体基础代谢率增至最高峰，胎宝宝的生长速度也将达到最高峰，但由于胎宝宝越来越大，子宫此时已经占据了准妈妈大半个腹部，甚至挤压到胃部，因而准妈妈的饭量会变小，但是营养需求一定要满足，不然会影响到胎宝宝的成长，因此准妈妈的膳食要保证质量，要格外注意营养的补充。

少食多餐，营养有保证

要保证营养需求，结合实际情况，在饮食安排上可采取一日多餐的方式，尽量补足因胃的容量减小而摄入减少的营养，均衡摄取各种营养素，防止胎宝宝发育迟缓。

不过，在充分保证营养需要的同时，也不能每餐均大鱼大肉，过量进补，胃部容量有限是一方面，营养过

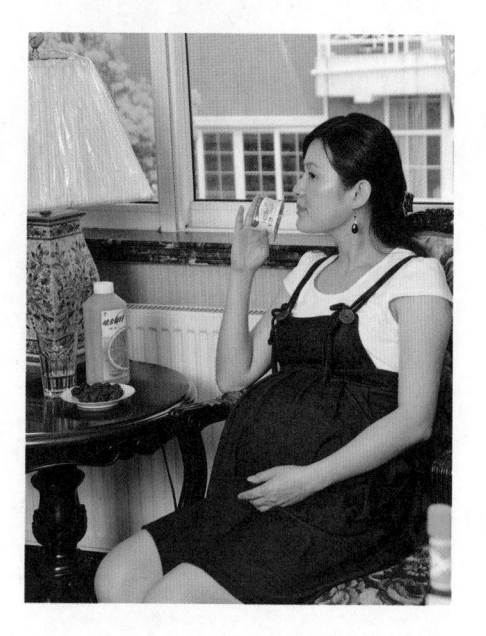

量对胎宝宝的发育也不利，吃饱即可，切莫贪食。

营养重点

现在准妈妈的饮食应以优质蛋白质、无机盐和维生素多的食物为主，如蛋、肉、鱼、奶、绿叶蔬菜等，特别应摄入一定量的钙，同时还应注意补充维生素 D，含维生素 D 的食物有动物肝脏、鱼肝油、禽蛋等。

适当多吃安神食物

由于激素分泌发生变化，准妈妈的情绪变得不稳定，常常会出现心烦意乱、发脾气等现象，这是正常现象，准妈妈可以适当多吃一些安神食物。

百合：百合无论是干品还是鲜品，均含有丰富的蛋白质、脂肪、生物素和钙、磷、铁以及维生素等，是孕期营养佳品。有润肺止咳、清心安神、清肺润燥、滋阴清热、理脾健胃的功效。准妈妈可以熬百合粥，在加餐时少量进食。

莲子：莲子味甘、涩，性平，具有健脾养胃、镇定安神、补中益气、聪耳明目的功效。以莲子为料煲制的汤有安心养神、收敛浮火的作用，为滋补元气的珍品。准妈妈可以晚餐时喝碗加了莲子的汤，安神助消化。

红枣：红枣味甘，性平，具有补益脾胃、养血安神的功效。红枣可以当零食吃，但不要过量，每天 2 ~ 3 颗即可。

黄花菜：黄花菜性味甘凉，有安神、止血、消炎、清热、利湿、消食、明目等功效，对孕期便秘、孕期失眠等有疗效。

准妈妈不可滥用中药类补品

如果身体各方面表现都正常，建议准妈妈不要滥用补药，过多服用补药弊多利少。如果真的是缺乏营养，准妈妈可以在医生的指导下适当吃中药类补品，此外，准妈妈还需要了解一定的中药补品常识。

要弄清补药的特性

任何滋补性药品都具有药的属性，都要经过人体内分解、代谢，都会有一定的不良反应，包括毒性作用和过敏反应。

人参以补气为主，又具有兴奋作用，可能导致失眠；蜂王浆有刺激子宫收缩作用，会干扰胎宝宝在宫内的正常生长发育。这些都属于甘温补品，甘温极易助火，而准妈妈本来就阴虚内热，进补这些补品无异于火上浇油，易出现先兆流产或是早产。

因此，准妈妈进补时一定要弄清补药的特性，要针对自己的体质和实际需要，在医生的指导下进补。

不适合准妈妈服用的药材

牛黄	泄下力强，易导致准妈妈流产
红花、川七	祛瘀活血力强，易导致流产与早产
薏苡仁	内含薏苡仁油，会降低横纹肌收缩作用，对子宫产生兴奋作用
通草	过量服用对身体有害
龙眼肉	易动血

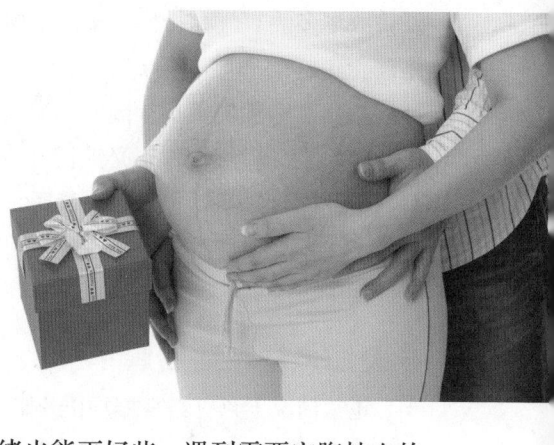

孕9月保健护理

选择人少的时候去做产检

孕9月需要每两周做一次产检，与上孕月相同。产检项目均为常规产检以及尿检。

一般医院产科都是上午人多，下午相对人少，如果医生没有要求准妈妈必须上午做产检，则不妨安排到人少的下午，减少候诊时间，自己的情绪也能更好些。遇到需要空腹抽血的情况，也可以在下午的时候开好抽血的单子，交完费用之后，第二天一早来抽血。这样可以避免上午空腹等待抽血的难熬感觉。

孕晚期感觉心慌气短的原因

在妊娠过程中，为了适应胎宝宝的生长发育，准妈妈循环系统发生了一系列变化，所以会感觉心慌气短。

血容量增加

妊娠晚期，准妈妈全身的血容量比未孕时增加40%～50%，心率每分钟增加10～15次，心脏的排出量增加了25%～30%，也就是说心脏的工作量比未孕时明显加大。

子宫体增大

由于妊娠晚期子宫体增大，上升推挤心脏向左上方移位，再加上准妈妈体重的增加，新陈代谢的旺盛，更加加重了心脏的负担，机体必须增加心率及心搏量来完成超额的工作。通过加深加快呼吸来增加肺的通气量，

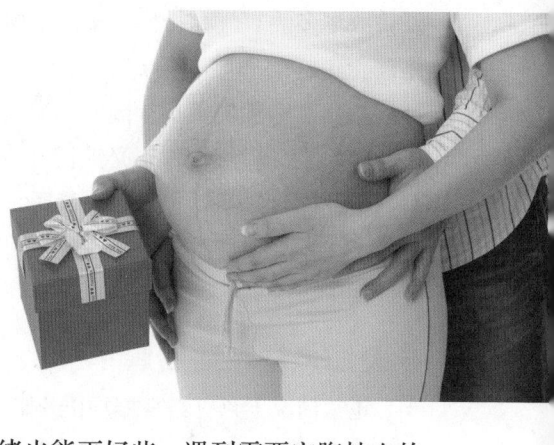

孕事叮咛！

现在的准妈妈行动起来变得笨拙，并且容易劳累，所以不妨娇气一点，让家人陪你去做产检。如果老公工作忙没时间陪你去做产检，可以请婆婆、妈妈等陪同。挂号、缴费可以让陪同人员去做，省时省力。

以获取更多的氧气和排出更多的二氧化碳。正常的心脏有一定的储备力，可以胜任所增加的负担。因此，准妈妈一旦发生心慌气短，不必惊慌，休息一会儿即可缓解，也可侧卧静睡一会儿，注意不要仰卧，以防发生仰卧位低血压。

孕晚期怎样预防胎膜早破

正常情况下只有当宫缩真正开始，宫颈不断扩张，包裹在胎宝宝和羊水外面的胎膜才会在不断增加的压力下破裂，流出大量羊水，胎宝宝也将随之降生。提前破水是指还未真正开始分娩，胎膜就破了，阴道中的细菌会侵入子宫，给胎宝宝带来危险。

如何预防早期破水的发生

1. 定期到医院接受产前检查。

2. 注意孕期卫生，避免发生真菌性阴道炎和其他妇科炎症。

3. 怀孕后期（最后 3 个月）一定要禁止性生活，避免对子宫的任何压力。

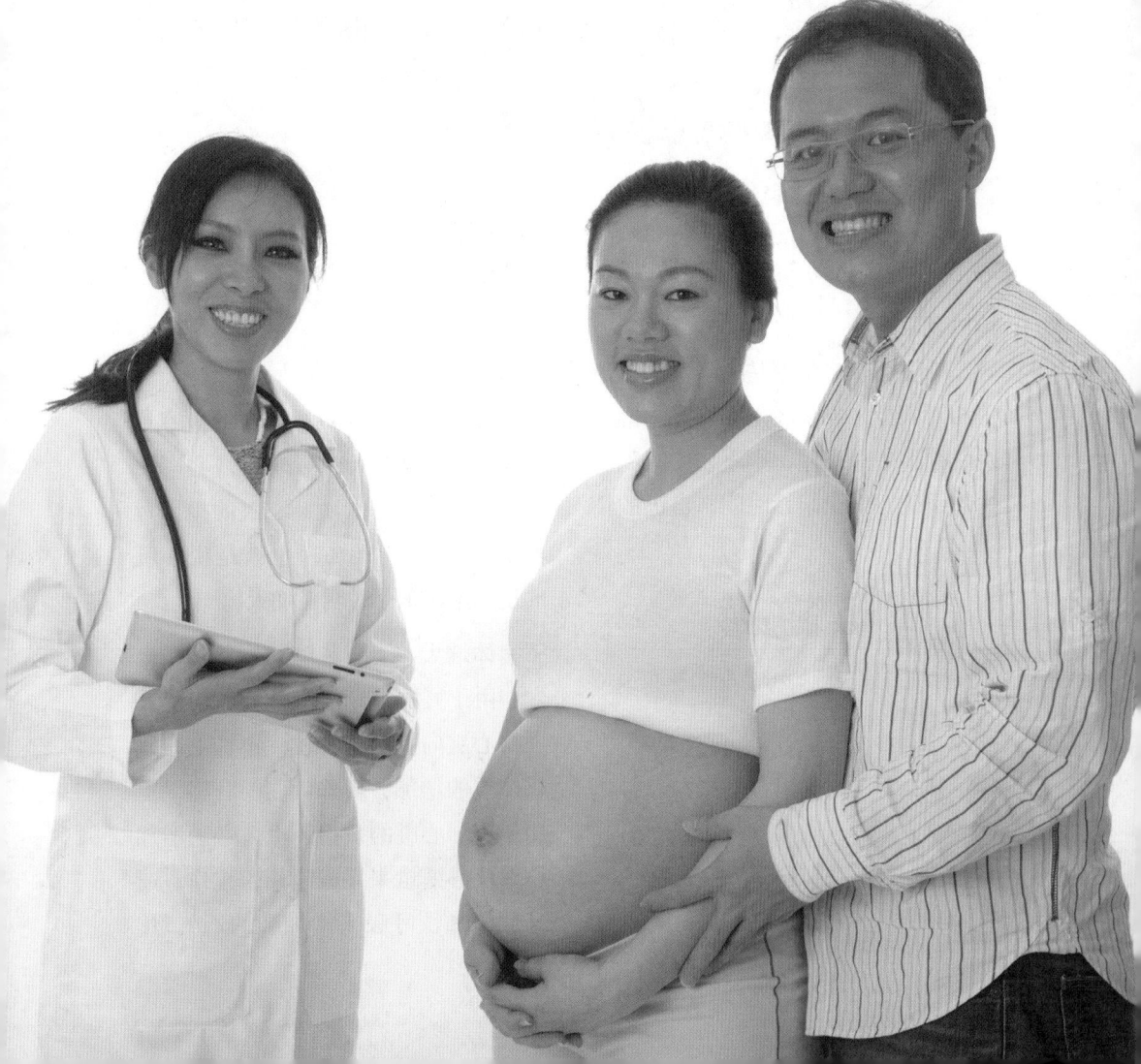

4.注意保持膳食的平衡，保证充足的维生素C和维生素D的摄入，保持胎膜的韧度。

5.避免过度劳累和对腹部的冲撞。

6.如果是多胞胎，要多卧床休息。

7.怀孕期间如果分泌物比较多，有感染的现象，应该及时到医院就诊，接受治疗。

准妈妈的骨盆大小跟分娩难易度有关

骨盆的大小与分娩的难易有很大的关系，骨盆小的准妈妈相对而言较容易出现分娩困难，甚至难产。

什么是骨盆

骨盆由两侧前方的无名骨（髂骨、坐骨及耻骨围绕而成）、骶骨及尾骨相连接成一个通道，也就是通常所说的"产道"。

骨盆入口形态的分类

由于准妈妈的骨盆及每一平面的变化极大，要将骨盆做硬性的分类实不可能。为了实际上的需要，依照骨盆入口的形态，可将骨盆分为：

1.女式，即圆形或横卵圆形。

2.男式，即心脏形或楔形。

3.扁平式，即横卵圆形，但前后径很短。

4.类人猿式，即前后长卵形。

这四类骨盆对分娩的影响，以"女式"及"类人猿式"较有利于生产。"男式"及"扁平式"都不利于自然生产。

孕事 Q + A

Q 屁股大比较容易生宝宝吗？

A 人们认为，屁股大就是骨盆比较大，所以好生。事实上，好不好生要看骨盆内的宽度及斜度，骨盆的出口要比较宽，这些从外观上都看不出来，屁股比较大或下半身比较大的人，有些并不是骨盆大，反而只是因身体的脂肪比较多，所以更容易造成高比例的妊娠高血压、难产、胎宝宝体重过重等。所以，并不是屁股或下半身大的人就一定好生，会顺产。

孕9月妈妈帮

提前准备待产包

准妈妈的待产包需要提前准备好，放在方便取用的地方，那样一旦需入院可随时取用。待产包里具体都要放哪些东西呢？

现金和证件

办住院手续时需要用的钱款，准爸爸和准妈妈的身份证、户口本，《母子健康手册》、病历本等。

日用、洗漱、卫生用品

饮水杯、饭盒；牙刷、牙膏；毛巾至少3条（洗脸、擦身、洗下身各1条）；脸盆至少2个，洗脸，

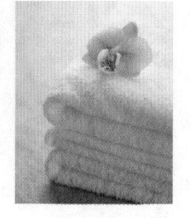

擦身各 1 个；产后卫生巾的大、中、小三个型号各准备 1 ～ 2 包，要勤更换。

衣物

2 ～ 3 套睡衣，方便更换；拖鞋 1 双；舒适的帽子 1 顶；防溢乳垫 3 ～ 5 副；哺乳胸罩 2 ～ 3 个；一次性内裤 1 包。

食物

待产有时是漫长的，要准备些食物补充能量，可准备巧克力、果汁（配上弯曲的吸管，可以方便喝水）。

哺乳用品

吸奶器，奶瓶，奶粉，奶嘴，奶瓶消毒锅、消毒钳，宝宝专用电暖水壶。

胎宝宝用品

小衣服，小被子，小毛巾，纸尿裤，湿纸巾。

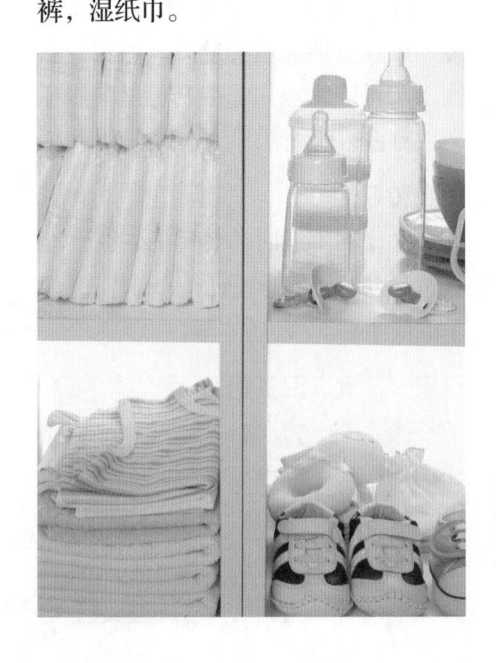

孕事叮咛！

产后穿的内衣要选择纯棉制品，因纯棉制品在吸汗方面较化纤制品优越，穿着比较舒服。裤子可选购比较厚实的针织棉纺制品，如运动裤，既保暖又比较宽大，穿着舒适，同时还很容易穿脱。坐月子洗澡不便，准妈妈应多准备几套内衣，以便换洗。

职场准妈妈请产假前要做的准备

在离开工作岗位，准备休产假前，要在主管领导的认可下与工作代理人交接工作，这是一个很重要的环节。

确认工作代理人

在列出工作明细表后，与主管领导沟通，及早确定工作代理人。由于职务和职位的不同，你的工作代理人可能是一个人，也可能是分给不同的人负责不同的工作项目。

进行工作交接

准妈妈要做的就是列出工作明细表，告知代理人工作中的重点及可能遇到的问题，并亲自做示范，让代理人了解你的工作脉络与流程，提前进入工作状态，这样也为自己提供了方便，万一出现早产症状，就可轻松离开。

告知同事

在休产假前，让代理人同与工作

有密切联系的同事熟悉，并告知同事，代理人将在产假期间接替你的工作。这样既方便了工作的开展，也让代理人觉得很温馨。一切安排妥当之后，准妈妈就可以放心回家待产了。

职场准妈妈和同事们举行暂别仪式

这是怀孕的最后一个月啦，预产期就要到了，职场准妈妈要准备跟同事们暂别，可以举行个小小的仪式。

这个仪式是职场准妈妈与职场的暂别，与同事暂别的小仪式，无须隆重。

暂别仪式可以在下班后的办公室以茶话会的形式举行，在仪式上，感谢领导和同事们在过去的几个月中对自己的关心和照顾，也接受同事们的祝福。

仪式也可以邀请同事到饭店举行。不过，准妈妈需要注意的是，无论在哪里，都不要太累了。尤其是饭店，喧闹的环境，油腻的饮食，对此时的准妈妈都不太好。所以，如果去饭店，最好选择环境安静一些，菜品风味清淡一些的。

孕9月胎教

暖心安神的名画《缠毛线》

《缠毛线》是英国19世纪唯美主义画派最著名的画家弗雷德里克·莱顿所作。

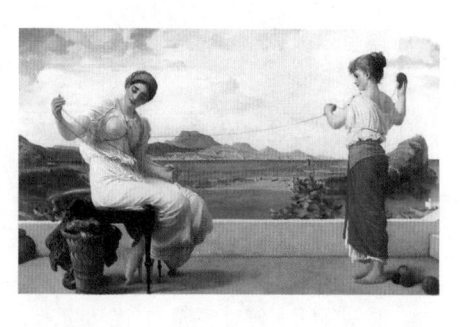

名画赏析

画作中年轻美丽的母亲坐在凳子上，姿态优美地绕着毛线，衣裙的表现呈现古典风格；小女孩全神贯注地配合着母亲，扭动着身体，一副稚气，画面安静祥和，令人温暖。

准妈妈在欣赏这幅画时，可以欣赏画作的色彩变化，色彩美是绘画美的直接因素，是感情的语言，色彩的冷暖、远近、轻重差别，会带来不同的情感意味。这幅画使用的暖色调，让画中人物尤为美丽安详，也能让准妈妈的心情变得尤为温暖。

➕ 胎教重点

随着孕期越来越临近，准妈妈的心境常常会变得焦虑，要缓解这种情绪，除了欣赏温馨宁静的名画，经常听一些轻松平和的音乐也很管用。

读《短歌行》，享受越来越少的孕期时光

短歌行 / 曹操

对酒当歌，人生几何？譬如朝露，去日苦多。

慨当以慷，忧思难忘。何以解忧？唯有杜康。

青青子衿，悠悠我心。但为君故，沉吟至今。

呦呦鹿鸣，食野之苹。我有嘉宾，鼓瑟吹笙。

明明如月，何时可掇？忧从中来，不可断绝。

越陌度阡，枉用相存。契阔谈䜩（同燕），心念旧恩。

月明星稀，乌鹊南飞。绕树三匝，何枝可依？

山不厌高，海不厌深。周公吐哺，天下归心。

短歌行 / 李白

白日何短短，百年苦易满。
苍穹浩茫茫，万劫太极长。
麻姑垂两鬓，一半已成霜。
天公见玉女，大笑亿千场。
吾欲揽六龙，回车挂扶桑。
北斗酌美酒，劝龙各一觞。
富贵非所愿，与人驻颜光。

诗作鉴赏

《短歌行》是汉乐府的旧题，属于《相和歌·平调曲》，为乐曲的名称。曹操《短歌行》的主题非常明确，该篇通过宴会的歌唱来表达诗人求贤若渴的思想和统一天下的雄心壮志。而李白的同名诗作《短歌行》，沿袭了古老的主题，但写法上却将写实与想象熔于一炉，极富浪漫色彩。

➕ **胎教重点**

孕育是短暂的，准妈妈要调整好心态，好好享受并珍惜与胎宝宝同心跳共呼吸的时刻，这样宝贵的日子，弹指一挥间就过去了，以后如果不再孕育一个宝宝，想要体会这种感觉都只能回忆了。

缓解焦虑情绪的名曲《晨曲》

《晨曲》是挪威作曲家爱德华·格里格为他的朋友易卜生创作的一部大型音乐组曲《皮尔·金特》中的第一乐章，非常适合作为胎教音乐。

名曲赏析

这首乐曲极富表现力，像是一缕宁静的阳光穿透心灵，朝阳、晨光、薄雾、河流配合着柔和的旋律，在弦乐上跳动，在管乐间流淌，展示着婉转的黎明。

乐曲的开始先由长笛吹奏出悠扬美好的晨曲主题，幽静的晨曦中，金色的旭日冉冉升起。短暂的反复后，大提琴表现出一个灰色的乐句，仿佛是乌云的遮挡，叙述出整个主体的矛盾，对喷薄而出的激情的暂时掩盖反而更加突出了背后的希望。不断上扬的旋律由一个变奏开始渐轻，回到了主题的再现，稍稍地加以变化，增强了配器演绎的空间感。展开了初升的太阳完全跃出地平线的释然之感，希望洋溢在其间，仿佛能看到清晨的浓雾徐徐散去，一轮红日缓缓地从地平线上冉冉升起，远方的山野孕育着勃勃的生机，清新空气围绕在你周围……准妈妈若用心聆听，可以感觉到像是沐浴在海上吹来的平和晨风里，整个人被笼罩在一片阳光中。

➕ 胎教重点

准妈妈在焦躁不安的时候，不妨静下心来，安静地聆听这首乐曲，把自己置身在一个晨风拂面的早晨，闭上眼睛去感受。那徐徐的微风、冉冉升起的太阳、缓缓流淌着的溪流会帮你赶走心头的紧张与焦虑。

让情绪变得舒缓的小笑话

要知道准妈妈情绪舒缓，胎宝宝也会很放松，所以，孕期记得多笑一笑，让自己开心，也让胎宝宝开心。小笑话是让人会心一笑最便捷的方式，准妈妈可以多看看小笑话。

猪的儿子

父亲："你这么笨，真是个小猪猡！你知道小猪猡是什么吗？"

儿子："知道，它是猪的儿子。"

用功的爸爸

祖母："你啊，整天就知道玩，哪像你爸爸。"

孙子："爸爸怎么啦？"

祖母："他读书可用功哩！想当初，他光一年级就读了三年。"

孙子："……"

鸡过河

小偷偷了一只鸡，正在河边给鸡拔毛，这时一个警察走了过来，小偷急忙把鸡扔到了河里。

警察问："你在干什么？河里是什么东西？"

小偷说："那是一只鸡，它要过河去，我在这里帮它看衣服……"

跳伞

空中跳伞造型学校的教员在上完第一节课后，询问学员是否有什么问题。

"我们每跳一次要交多少钱？"一名学员问。

"10美元！"教员答道。

另一名学员显得有点紧张，站起来问："如果在跳伞时打不开降落伞怎么办？"

"不要担心，如果打不开降落伞我们会把钱退给你。"教员答道。

➕ 胎教重点

斯瑟蒂克胎教法的作者斯瑟蒂克说，胎教的最大障碍是母亲持有杂乱、不安、恍惚的心情。要保持心情的平静，除了排除周围环境中的干扰外，最要紧的莫过于自我情绪调整。心情不好时，准妈妈可以坐下来听一首优美的曲子，闭上眼睛做一下冥想，这些都有利于情绪恢复到平和状态。

怀孕第 10 个月

准妈妈的变化和胎宝宝的发育

第 37 周胎宝宝发育

37 周的胎宝宝重约为 2700 克，从头到脚长约 46.5 厘米。

覆盖在胎宝宝身上的胎毛和胎脂快要脱落完了，身体显得光滑。有的胎宝宝的头发又长又密，有 3 ~ 4 厘米，也有一些宝宝出生时几乎没有头发，或者只有淡淡的绒毛。

胎宝宝基本上已经发育完全，大脑内部的神经纤维也基本上发育成熟，手、脚的肌肉变得发达，骨骼也变硬了，能够有力地抓握和踢腿。但在分娩信号来临之前，宝宝还会一直待在子宫内，并且继续囤积着脂肪。

到这一周末，胎宝宝就足月了（在满 37 ~ 42 周出生的宝宝被称为足月宝宝），大部分胎宝宝现在是头朝下的姿势，这是顺产的最理想姿势。

第 37 周母体变化

离预产期越来越近了，准妈妈常常会有一种要生了的感觉，比如，感觉到突出的肚子逐渐下坠，下腹部有坠涨感，这是因为胎宝宝的

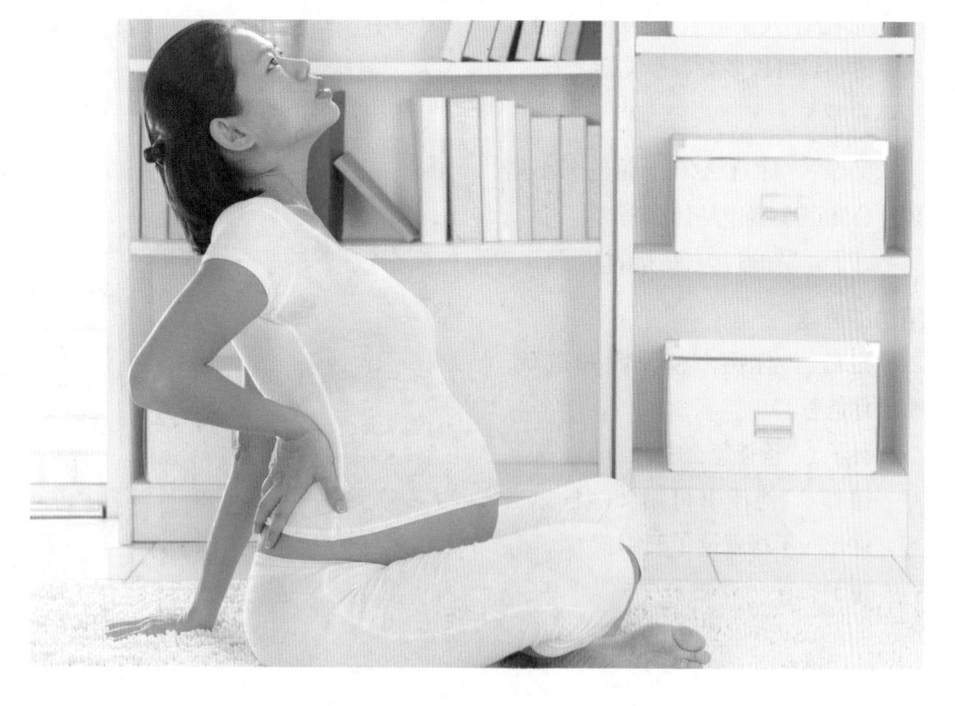

头部下降，牵拉了宫颈，所以觉得胎宝宝好像就要掉出来了似的。

现在，宫缩比上周更加频繁，如果没有破水、见红这样的症状，这可能只是"演练性"宫缩，也就是说，仍然是假性宫缩，并不是临产宫缩，假性宫缩时，会感觉子宫收缩变硬，持续大约30秒后再松弛下来，这种收缩感觉不到疼痛，但频繁的宫缩会不舒适，当正常宫缩时断时续进行一整天或一整晚后，临产宫缩可能就临了，要做分娩的准备了。

此时，子宫分泌物增多，准妈妈会发现从阴道排出的黏液越来越多，有的准妈妈子宫口会提前张开，如果发现阴道黏液中伴有一点红色的血，这可能是见红了，表示可能就要临产了。

第38周胎宝宝发育

38周胎宝宝体重可能达到了3000克左右，长约48厘米，已经足够胖了。

这一周，胎宝宝的器官已经完全发育，并各就其位，他的肺部和大脑已经足以发挥功能了，但是它们还将在出生后继续发育，直至成熟。

胎宝宝本身的免疫系统已经建立，不过还不十分成熟，为了补偿这种不足，胎宝宝可以通过胎盘和哺乳接受来自母亲的抗体，从而抵御感染。

胎宝宝的抓握已经很有力了，在他出生之后，如果你用手指碰触他的小手，他很快就会紧紧地抓住。

第38周母体变化

这一周，准妈妈会更明显地感到小腹坠胀，胎宝宝入盆对直肠和膀胱的压迫加重，表现为尿频、便秘更明显，同时，阴道的分泌物还在增多。

有的准妈妈会在此期出现没有规律的阵痛，只要稍加运动，阵痛就会消失，而临产前阵痛有规律性，其规律性可能由20分钟痛一次，渐渐变为15分钟，甚至到8分钟或6分钟痛一次，疼痛的时间相应会越来越长，且不论用何种方式都无法缓解，要注意区分。

当有规律的阵痛来临时，准妈妈最好先平躺，并测量阵痛的间隔时间，一旦发现阵痛为6分钟或8分钟痛一

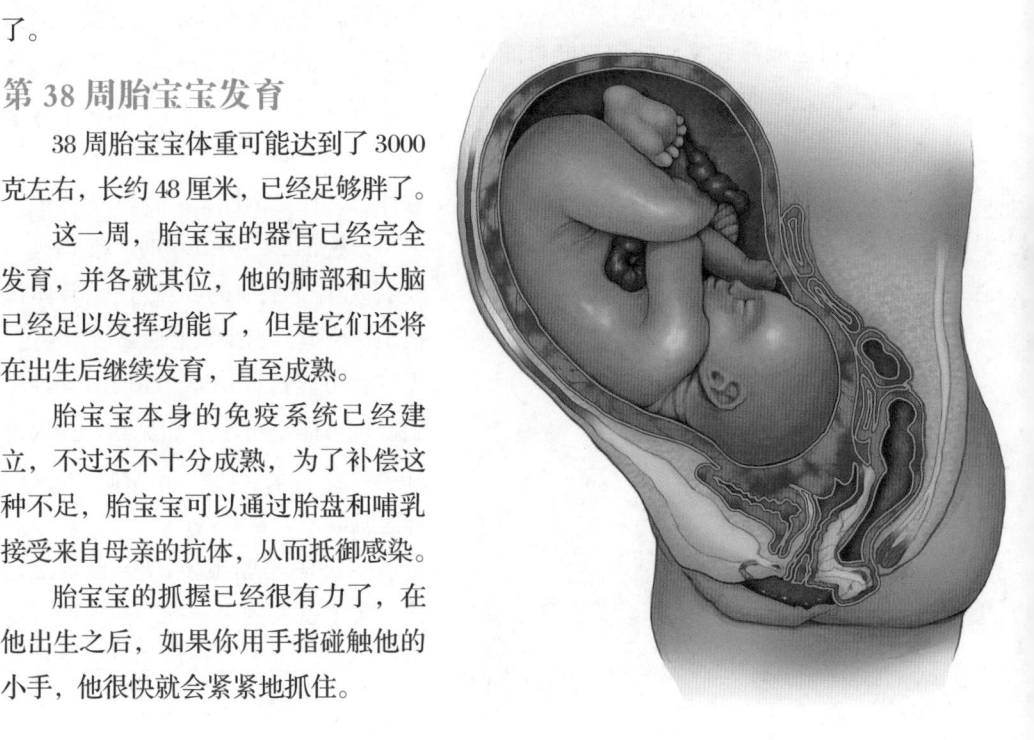

次时，就应准备前往医院待产。

怀孕38周虽然已足月，但如果宝宝没有"发动"的意思，准妈妈最好不要人为地"请"他出来，耐心等待，尽量让孩子自己决定什么时候出生，剖宫产也有其手术指征，建议不要随便择日剖腹，应咨询医生的建议。

第39周胎宝宝发育

39周的胎宝宝可能已经有49厘米长，重约3200克，男孩往往比女孩稍微重一些，胎宝宝已经准备好来到这个世界上了！

如果没有出生，胎宝宝的脂肪层还将以每天14克左右的速度继续加厚，足够厚的脂肪层可以帮助他在出生后控制体温。

胎宝宝皮肤的颜色开始从粉红色变成白色或蓝红色，外层皮肤可能正在脱落，取而代之的是里面新的一层

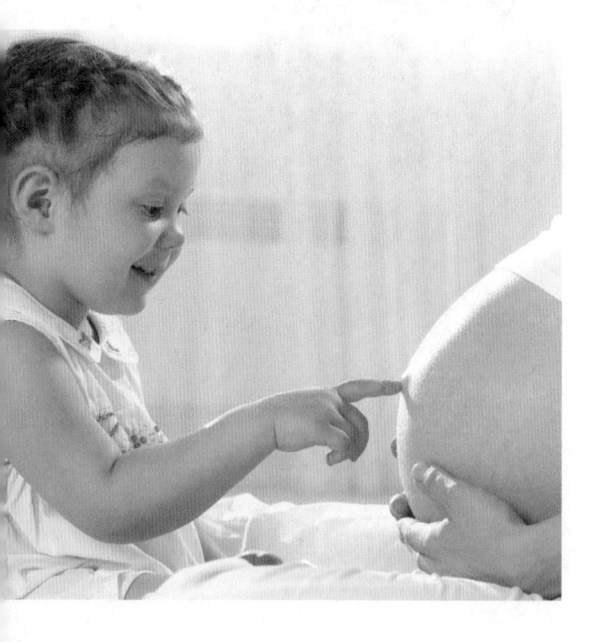

皮肤，这也是新生儿在出生后有点脱皮的原因。

如果一切顺利，胎宝宝的头部已经固定在骨盆中了，不要担心，这并不是说他的头被生生卡住了，除了不能退回子宫，他其实还是可以自由地左右摆动脑袋的，他的头很软，头骨没有完全固化，分娩时虽然会被挤压，但不会影响头形，出生后几天内就能自然地恢复成圆形。

接下来的一段时间里，胎宝宝将会继续从血液和羊水里吸取生存最重要的物质——抗体，它能够为胎宝宝提供免疫力来对抗许多疾病，出生后，宝宝继续通过乳汁来获取抗体。

第39周母体变化

此时，分娩在即，是一段"痛并快乐着"的日子，身体负担很重，行动也很艰难，下肢会有肿胀，下腹部有坠痛感，这一切都在提示准妈妈注意休息，补足精神，耐心等待。

分娩前24～48小时，准妈妈一般会发生分娩前的"见红"，具体特征是从阴道排出少量血性黏液，不过，见红也可能持续几天，每天有少许排出，也可能一下子突然见红。如果见红量较多，或者是鲜红色血，要立即与医院联系，及时待产。

准妈妈与胎宝宝的身心紧密相连，宝宝就要到来，准妈妈要给宝宝讲讲外面的世界，告诉他外面是什么环境，有哪些家人，父母对未来生活

有什么憧憬等，用愉快的心情迎接宝宝的到来。

第 40 周胎宝宝发育

恭喜你！胎宝宝已经从一个小细胞发育到 2 亿个细胞，一般来说，新生儿体重在 3400 克左右，平均身长大约 50 厘米，体重在 3500 克以上也算正常，但应注意避免体重达到 4000 克以上。

现在，胎宝宝的腹部可能比头部稍微大些，脂肪所占的比例非常大，身体内的所有器官和系统都已发育成熟，随时可以出生了。

当胎宝宝出生后第一次呼吸空气时，会激发心脏和动脉的结构迅速产生变化，从而使血液输送到肺部，出生后的第一声啼哭通常都是没有眼泪的，因为他的泪腺功能还没有被开发，这种情况会持续 2 ~ 3 周。

这一周，胎盘的使命即将结束，开始慢慢老化，但是不要太担心，宝宝一天不出生，养料仍然会不停地通过胎盘运送过来，胎宝宝娩出后，胎盘的使命就完成了，随后也会自行娩出。与此同时，胎宝宝所处的羊水环境也有所变化，原来清澈透明的羊水变得混浊，渐渐成为乳白色的液体了。

第 40 周母体变化

这个时候，准妈妈腹部的皮肤处于紧绷的状态，并有可能产生瘙痒的感觉，整个身体都充盈着一种饱满的感觉。

此时准妈妈要多留心自己的身体，如果出现宫缩、见红、破水这样的临产征兆，就要准备进入分娩了。

在阵痛期间，可能出现恶心和呕吐等症状，很可能随时会口渴，所以要随手准备一杯白开水。

孕 10 月营养新知

孕 10 月营养的合理规划

这个阶段应该吃一些富含蛋白质、糖类等能量较高的食品，为临产积聚能量。注意食物要易于消化，预防便秘和水肿。适当地吃些坚果、巧克力之类的食物，可增加体力，以应付随时可能来临的分娩。

每天摄入 80 ~ 100 克蛋白质

如果准备自己给宝宝哺乳，就要在哺乳期一直保持这个蛋白质摄入量。

低盐防水肿

为了缓解水肿、下肢肿胀的情形，宜吃低盐食物及小米粥、红豆汤、绿豆汤来改善症状。

不要食用维生素制剂

除非医生建议，否则产前不要再补充各类维生素制剂，以免引起代谢紊乱。

临产前进食 5 原则

1. 找准时机：在宫缩间歇期进食。
2. 注意补充水分，多喝红糖水或含铁丰富的稀汤如牛奶、猪肝汤、鱼汤等，为分娩时将失去过多水分和血液做准备。

3. 饮食应富含糖分、蛋白质、维生素，根据自己的爱好，可选择蛋糕、面汤、稀饭、肉粥、藕粉、点心、牛奶、果汁、苹果、西瓜、橘子、香蕉、巧克力等多样饮食。

4. 饮食要清淡易消化，忌油腻，最好不吃不容易消化的油炸或肥肉类油性大的食物。

5. 以少量多餐的形式，增强营养的补充，以免暴饮暴食，加重胃肠道的负担，还会在生产中引起"停食"、消化不良、腹胀、呕吐，甚至更为严重的后果。

准妈妈一日食谱建议

早餐：豆浆 250 毫升，鸡蛋 1 个，鱼松 20 克，花卷 1 个。

加餐：挂面 50 克，鸡蛋 1 个，西红柿（或青菜）100 克。

午餐：馒头（面粉 150 克），排骨（100 克），炒洋白菜 200 克，水果 100 克。

加餐：红枣赤豆汤（红枣 20 克，赤豆 50 克，红糖 50 克）。

晚餐：米饭（大米 150 克），牛肉炖胡萝卜（牛肉 100 克，胡萝卜 50 克），鸡蛋西红柿汤（鸡蛋 1 ~ 2 个，西红柿 100 克）。

加餐：小米粥（小米 50 克），豆腐干 20 克，炒芥菜 50 克。

有助于产前排毒的食物

以下这些食物有利于准妈妈在产

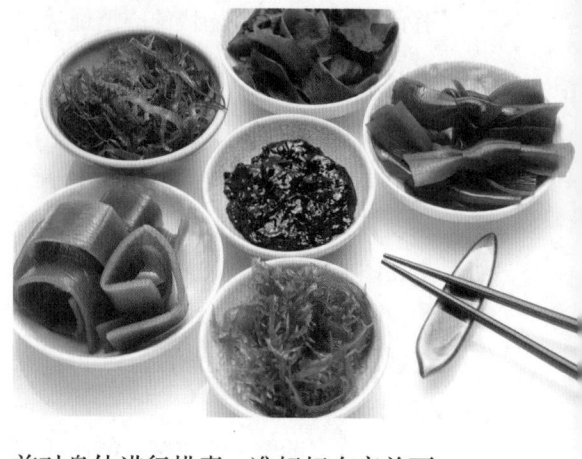

前对身体进行排毒，准妈妈在产前可以有选择地吃一些。

海带

对放射性物质有特别的亲和力，其胶质能促使体内的放射性物质随大便排出，从而减少积累诱发人体功能异常的物质。

畜禽血

如猪、鸭、鸡、鹅等动物血液中的蛋白质被胃液和消化酶分解后，会产生一种具有解毒和滑肠作用的物质，可与侵入人体的粉尘、有害金属元素发生化学反应，变为不易被人体吸收的废物而排出体外。

海鱼

含多种不饱和脂肪酸，是补脑佳品，还能增强身体的免疫力。

豆芽

贵在"发芽"，无论黄豆、绿豆，豆芽中所含多种维生素能够消除身体内的致畸物质，并且能促进性激素的生成。

鲜果、鲜菜汁

能清除体内堆积的毒素和废物，使血液呈碱性，把积累在细胞中的毒素溶解并由排泄系统排出体外。

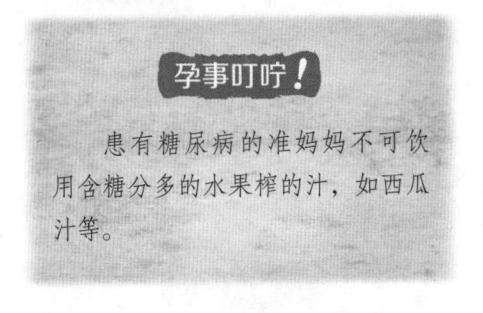

孕事叮咛！

患有糖尿病的准妈妈不可饮用含糖分多的水果榨的汁，如西瓜汁等。

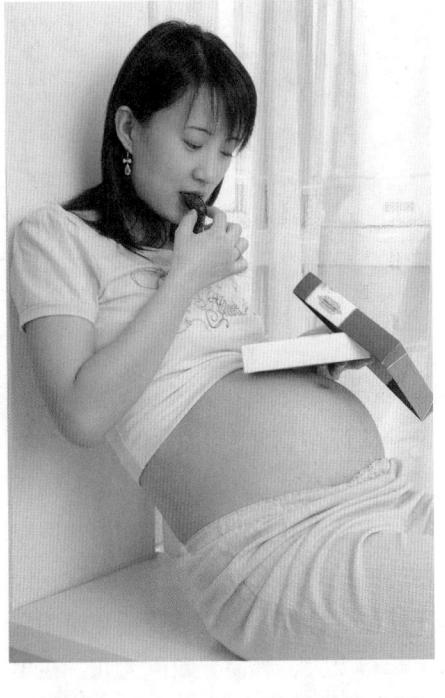

孕晚期补充营养的误区

由于传统观念和营养知识不足等多种原因，准妈妈补充营养的过程中，常常会不经意地走入一些误区，导致不必要的麻烦。

一人补充两人的营养

不少准妈妈担心宝宝出生后体重轻不好带，就努力开始增加食量，希望借此来满足胎宝宝的营养需要。其实，准妈妈即使进食量加倍，也不等于胎宝宝在准妈妈的肚子里就可以吸收所有准妈妈比以前多吃的那些食物的全部营养，准妈妈多吃的那部分，很可能大都变成了自己身上的肥肉。胎宝宝的营养是否够，关键在于准妈妈对食物的科学选择，而不是靠盲目多吃来达到。

以保健品代替正常饮食

为了加强营养，一些准妈妈每天要补充很多营养品，如复合维生素、钙片、铁剂等，营养品大都是强化某种营养素或改善某一种功能的产品，单纯使用无法替代普通膳食的营养均衡。

多喝骨头汤补钙

为了补钙，有的准妈妈便按照老人的指点猛喝骨头汤。其实，喝骨头汤补钙的效果并不理想。骨头中的钙不容易溶解在汤中，也不容易被人体的肠胃吸收，而喝了过多骨头汤，反而可能因为油腻引起不适。

多吃菜，少吃饭

有的准妈妈认为菜比米饭更有营养，就多吃菜少吃饭。这种观点是极其错误的，米饭、面等主食，是准妈妈能量的主要来源，一个孕晚期的准妈妈一天应摄入 400 ~ 500 克的米面及其制品。

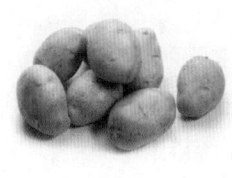
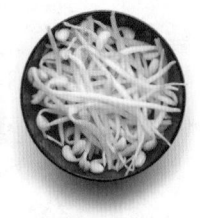

孕晚期不要增加饮食量

从怀孕第 8 个月开始到临产前，胎宝宝的身体长得特别快，他的体重通常主要是在这个时期增加的。所以准妈妈一定要合理地安排好饮食，但不能刻意增加饮食量，否则会使胎宝宝长得太大，容易导致巨大儿，在出生时造成难产。

吃体积小、营养高的食物

准妈妈应选择体积小、营养价值高的食物，避免吃体积大、营养价值低的食物，以减轻胃部的涨满感。多吃含有优质蛋白质的蛋、牛奶、肉类以及大豆制品等，注意营养均衡。饮食量不需要刻意地增加，按照以前的饮食结构就已经足以为胎宝宝提供足够的营养。

吃含纤维素的食物

孕晚期，逐渐增大的胎宝宝给准妈妈带来负担，准妈妈很容易发生便秘。由于便秘，又可发生内外痔。为了缓解便秘带来的痛苦，准妈妈应该注意摄取足够量的膳食纤维，以促进肠道蠕动。全麦面包、芹菜、胡萝卜、白薯、土豆、豆芽、菜花等各种新鲜蔬菜水果中都含有丰富的膳食纤维，准妈妈可在这个月适当地多摄入这些食物。

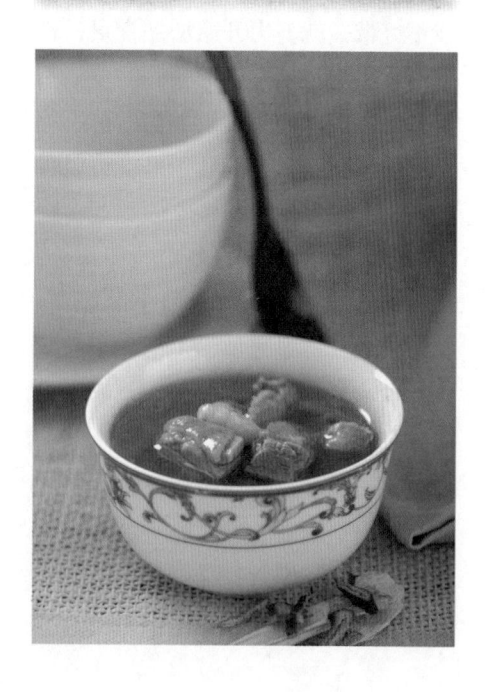

孕10月保健护理

开始每周做一次产检

从现在开始，产检的主要任务是密切监视胎宝宝在宫内的状况，包括胎心监护、胎位检查等。如果发现胎宝宝宫内窘迫等异常，医生会要求准妈妈及时终止妊娠。之前检查骨盆有异常的准妈妈在这一阶段还会进行骨盆的复查。如果为漏斗骨盆，可能无法自然分娩，需要准备剖宫产。另外，出现了较严重的妊娠疾病的准妈妈，如果继续妊娠风险较大，医生可能会建议引产，保护母子平安。

孕事叮咛！

这段时间一般都会再安排一次超声检查，了解羊水的情况，确保子宫内胎宝宝的安全。

每周做一次胎心监护

胎心监护是正确评估胎宝宝宫内情况的重要检测手段。正常情况下，孕36周后开始每周到医院做一次胎心监护，如果有妊娠合并症或并发症，可提前到怀孕32周开始做。

胎心监护是胎心胎动宫缩图的简称，是通过信号描记瞬间的胎心变化所形成的监护图形的曲线，可以了解胎动时、宫缩时胎心的反应，以推测胎宝宝宫内有无缺氧。

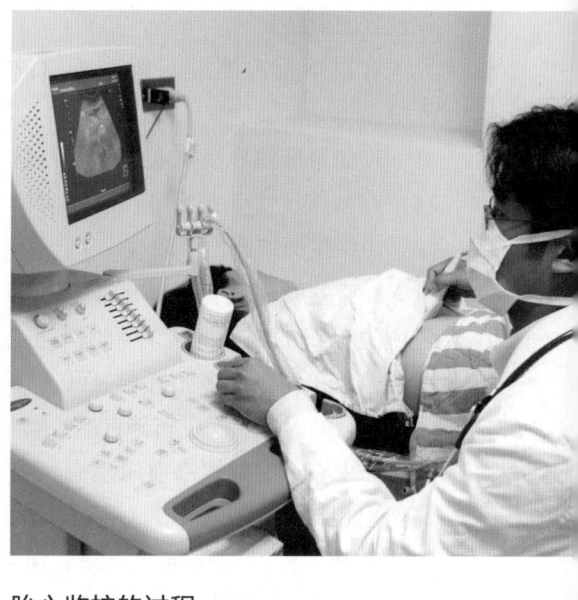

胎心监护的过程

胎心监护一般会持续进行约20分钟，如果胎心音每分钟在120 ~ 160次，及胎动20分钟3次以上，就说明胎宝宝基本正常，没有缺氧现象。

准妈妈要注意

1. 选择一天当中胎动最频繁的时间去做胎心监护，避免不必要的重复。

2. 做胎心监护前适当吃点东西，保持体力，以维持正常胎动。

3. 如果监护过程中胎宝宝变得不爱动了，那很有可能是睡着了，可以轻拍腹部将他唤醒。

什么情况需要提早去医院待产

晚入院有危险，但也不能太早入院，如果住院时间太长，准妈妈心理压力大，容易精神紧张。一般情况下，如果胎动正常，出现临产征兆后，尤其是当阵痛很规律的时候再入院是比较稳妥的做法。

有以下情况的准妈妈需要提前入院：

1. 如果准妈妈患有心脏病、肺结核、高血压、重度贫血等，应提前住院，由医生周密监护。

2. 骨盆及产道有明显异常，不能经阴道分娩的准妈妈或者胎位不正，如臀位、横位以及多胎妊娠，可选择一个适合的时机入院进行剖宫产。

3. 中、重度妊娠高血压疾病，或突然出现头痛、眼花、恶心呕吐、胸闷或抽搐，应立即住院，控制病情，病情稳定后适时分娩。

4. 有急产史的准妈妈，应提前入院，以防再次出现急产。

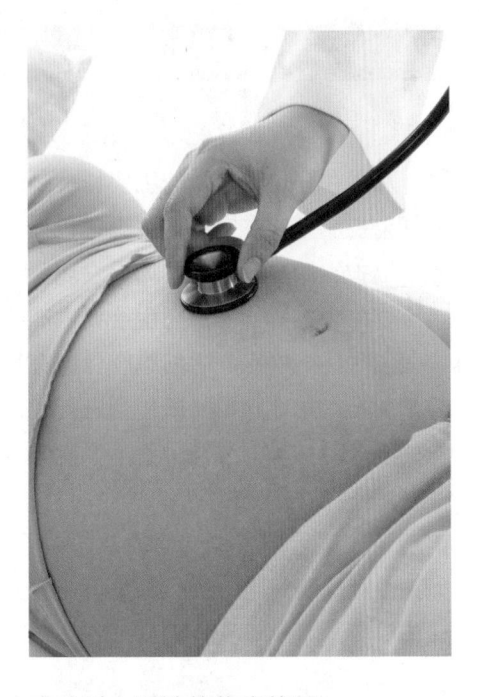

孕事叮咛！

当预产期已过，而临产征兆却迟迟没有出现，也不能继续等待，以免发生过期妊娠。可以在预产期后 2～3 天做检查，根据医生建议决定入院与否。

提示入院待产的临产信号

临近分娩，准妈妈的身体会发出一些信号，提示预产期越来越近，需要做好去医院待产的准备，当身体出现这样的症状时，准妈妈需要把自己的感受告诉医生，听从医生的指导，因为分娩可能随时发生。

应及时上医院的临产信号

准妈妈临产的症状，通常先是小便次数增多、走路不适，但呼吸和胃口明显好转，接下来感到下腹部一阵阵发硬或腰部有些疼痛，与月经痛感觉相似，这表示初次宫缩开始了。

如果准妈妈感觉到自己下腹部一阵阵发硬，且有下坠感，这就是宫缩，表示分娩快要开始了，最初每阵宫缩持续 10～30 秒，间隔时间较长，渐渐地宫缩持续时间延长，随着时间的推移，阵痛的规律性也越来越强，间隔会越来越短，疼痛持续时间越来越长，疼痛感也逐渐加重，这时也可能伴有宫颈口的开大，应及时上医院待产。

准妈妈临产的其他可靠症状

1. 见红。分娩前 24～48 小时，

从阴道排出少量血性黏液（咖啡色、粉红色或鲜红色的血液）称见红，见红是分娩即将开始的第一症状，可能持续几天，每天有少许排出，也可能一下子突然见红。

2. 破水。阴道突然有液体持续流出，不能自控，且不黏稠，呈清水样，即为破水。如果羊水中混有胎便，液体还可呈黄绿色。这都提示胎膜已破，胎宝宝与外界相通。为免引起宫内感染，故此时应不管是否有宫缩，是否已到预产期，都要立即减少活动，尽快入院。

3. 胎动异常。如果准妈妈发现胎动次数突然比前几天减少一半，甚至消失，或是胎动较以前突然频繁，都提示有宫内缺氧，可能临产，应立即上医院。准妈妈在孕晚期更要注意胎动的频率。

4. 阴道出血。准妈妈一旦发现有阴道出血，色鲜红，量较多，超过正常月经的量，也应马上去医院。而一

> **孕事叮咛！**
>
> 从孕28周开始，腹部会时常出现假宫缩，这种宫缩与临产宫缩不同，通常因为不良坐姿或站姿引起，偶尔出现，也没有阴道流血的现象，不必紧张，如果孕晚期假宫缩经常出现，并出现明显的腹痛、阴道流血现象，应及时去医院。

般在分娩的前几天，准妈妈的阴道分泌物会带有少量血丝，这往往是分娩前的一个信号，不需立即去医院。

临近预产期，要防宫内感染

宫内感染是指在产前或产时，胎盘、胎膜、羊水或胎宝宝由于胎膜早破，来自阴道或宫颈中的细菌进入子宫所引起的感染，这种感染可持续至产后或从产后开始出现临床症状，引起新生儿肺炎、败血症或脑膜炎等。

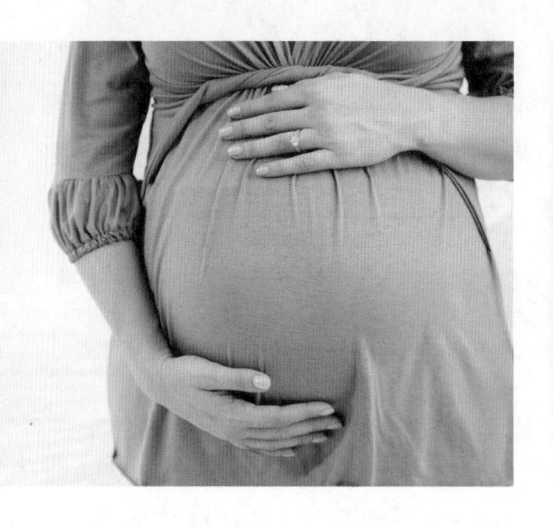

> **孕事叮咛！**
>
> 宫内感染在诊断上有时比较困难，最有预告性的症状是胎膜早破、白细胞增高和发热，一旦发现这些症状，一定要及早诊断和治疗，一旦宫内感染诊断成立，估计分娩可能在短期内发生，阴道分娩是最佳方案，但最终还需配合医生。

宫内感染发生的诱因及预防措施表

	宫内感染发生的诱因	宫内感染的预防措施
胎膜早破	胎膜早破是引起生殖道下段细菌上行性感染的最常见原因，且与破膜时间密切相关，感染的危险随胎膜破裂时间延长而上升。若感染传至胎宝宝，出生后新生儿可表现为心率快、呼吸急促、嗜睡，出现败血症、脓毒血症、肺炎、脑膜炎和中耳炎等	1. 定期到医院接受产前检查。 2. 注意孕期卫生，避免发生真菌性阴道炎和其他妇科炎症。 3. 怀孕后期（最后一个月）一定要禁止性生活，避免对子宫的任何压力。 4. 注意保持膳食的平衡，保证充足的维生素C和维生素D的摄入，保持胎膜的韧度
妊娠晚期性交	这时候性交，容易使细菌进入子宫而诱发宫内感染	准爸爸和准妈妈在临近预产期的前3个月内最好不要性交
贫血、营养不良、慢性疾病等	这些疾病可使准妈妈抵抗力低下，易于发生感染	准妈妈在孕期要及时纠正贫血、营养不良、慢性疾病等可使抵抗力低下的疾病
患阴道炎、宫颈炎	准妈妈患有阴道炎、宫颈炎时，虽然胎膜完整，但较脆弱，因而也易引起宫内感染	准妈妈要及时治疗妊娠合并感染性疾病，如阴道炎、子宫颈炎（包括衣原体感染）等
阴道检查	若胎膜破裂时间延长，此期间重复进行阴道检查也有诱发宫内感染的危险	临产时准妈妈要多和医生沟通，尽量避免做不必要的阴道检查

孕 10 月妈妈帮

做好紧急电话、地址一览表

准爸爸可以制定一个下面的电话、地址表格，方便查阅，以便准妈妈在遇到紧急情况时不至于惊慌失措。

联系人	电话号码	地址	备注
分娩的医院			（休假日、夜间就诊情况）
丈夫公司			（常去的地方、饭店等）
娘家			
婆婆家			
兄妹			
好友			
出租汽车公司（不仅是1个,要有2～3个）			

婴儿房怎么布置

准爸妈在布置婴儿房的时候要注意以下几点：

1. 居室环境，婴儿居室应选择向阳、通风、清洁、安静的房间。新生儿体温调节中枢尚未发育成熟，体温变化易受外界环境的影响，故选择能使新生儿保持正常体温，又耗氧较低的环境很重要。

2. 颜色，应以红、黄、蓝三色为基本色调，再补充其他颜色加以调节。最好备用两幅颜色不同的窗帘，一幅暖色的，在婴儿需要休息时使用，一幅冷色的，在婴儿活动时使用。

3. 灯光，建议除一般的日光灯外，再安装一些五颜六色的低强度彩灯，每天在婴儿情绪较好的时候打开彩灯，让婴儿感受一下光和色彩的变化。避免强烈的阳光直射婴儿的眼睛，夜里喂婴儿奶或有其他事情起来，不要打开光线过分强烈的电灯，最好备

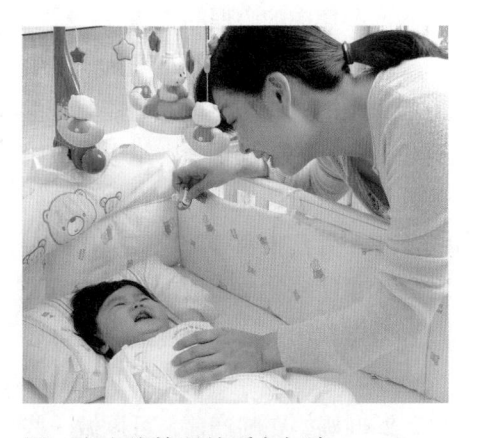

用一个光线较弱的暖色灯泡。

4. 保证室内适宜的湿度。过于干燥的空气使婴儿呼吸道黏膜变干，抵抗力低下，也可发生上呼吸道感染，故需注意保持室内一定湿度，湿度在50%～60%为佳。

孕事叮咛！

准妈妈和婴儿的房间最好保证温度在22～24℃；婴儿洗澡时的室温最好保证在26～28℃。

克服产前焦虑的心理

多数准妈妈在妊娠晚期会产生焦虑的心理，比如，没有生产经验，害怕疼痛、担心胎宝宝畸形、身体不适等因素，都是产生焦虑的原因。有些准妈妈善于调节自己的情绪，会使焦虑心理减轻，有些准妈妈不善于调节，心理焦虑会越来越重。产前焦虑不仅对准妈妈自身，也会对胎宝宝造成直接的影响，准妈妈应采取积极的态度，消除产前焦虑。

克服产前焦虑的心理的方法

1. 纠正对生产的不正确认识。生育能力是准妈妈与生俱来的能力，生产也是正常的生理现象，绝大多数妈妈能顺利自然地完成，如存在一些胎位不正、骨盆狭窄等问题，现代的医疗技术也能顺利地采取剖宫产的方式将胎宝宝取出，最大限度地保证母婴安全。

2. 准妈妈在临产前，可以做一些有利于健康的活动，如编织、绘画、唱歌、散步等，不要闭门在家，整日

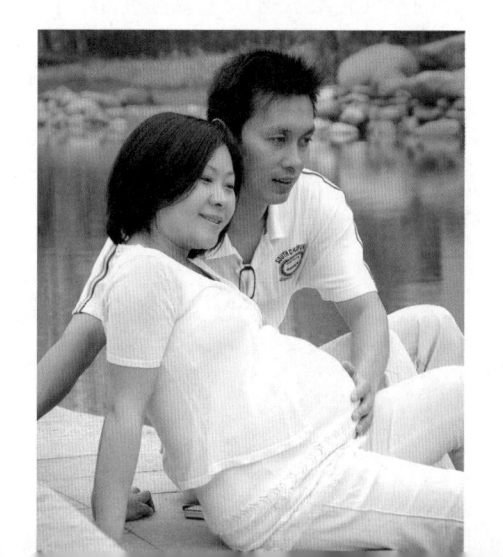

孕事叮咛！

准妈妈紧张焦虑的时候，不妨转移一下注意力，做一下手工制作、唱歌、学一学插花、到户外呼吸新鲜的空气，看一看优美的景色等，都可以协调和舒缓准妈妈的情绪、感觉和心境。

躺在床上胡思乱想。

3. 准妈妈应学习有关知识，增加对自身的了解，增强生育健康胎宝宝的自信心。

4. 多和其他准妈妈交流，或者向一些有过生产经验的亲戚朋友讨教经验。

5. 有产前并发症的准妈妈应积极治疗并发症，与医生保持密切关系，有问题时及时请教，保持良好情绪。

第一胎顺产，生第二胎是不是没那么痛

如果是自然分娩，第二次分娩虽然仍会痛，但痛感会比第一胎轻，而且疼痛的时间一般也会明显缩短，因此说自然分娩是对妈妈和宝宝最好的分娩方式是有道理的。

不过，也有可能出现这种情况，生二胎的时候生得太快，来不及赶到医院就生了，准妈妈自己和家人需要做这个准备，一旦发现有临产征象，就马上赶去医院，直接去产科病房，让家人去办理挂号等手续，争取时间。

孕事叮咛！

从分娩产程来说，第二胎总体会比第一胎快，也没那么痛，但也得看具体情况，如两个宝宝之间的间隔比较长，这一类准妈妈就不一定快。或者在生第二胎的时候已经进入高龄产妇的阶段了，可能会有高龄产妇的问题。

孕 10 月胎教

让心情更美丽的儿歌《摇啊摇》

（一）

摇啊摇，摇到外婆桥，
外婆叫我好宝宝，请吃糖，请吃糕，
糖儿糕儿莫吃饱，
少吃滋味多，多吃滋味少。

（二）

摇啊摇，摇到外婆桥，外婆叫我好宝宝，
买条鱼来烧，头未熟，尾巴焦，
盛在碗里吱吱叫，吃在肚里跳三跳，
跳啊跳，仍旧跳到外婆桥。

（三）

摇啊摇，摇到外婆桥，
外婆叫烧茶，新妇懒烧茶，
镬（huo）子底里灶鸡叫，
小缸底里结莲花。

（四）

摇啊摇，摇啊摇，船儿摇到外婆桥。
外婆好，外婆好，外婆对我嘻嘻笑。
摇啊摇，摇啊摇，船儿摇到外婆桥。
外婆说，好宝宝，外婆给你一块糕。

（五）

摇啊摇，摇到外婆桥，
外婆叫我好宝宝，
糖一包，果一包，
还有汤圆和年糕。

➕ 胎教重点

这首《摇啊摇》，在民间有很多个版本，很多准妈妈小时候也是听这首儿歌长大的，唱给胎宝宝听的同时，一定会回忆起童年很多温暖美好的场景。

简笔画竹子，让情绪宁静

感觉内心烦躁不安，但是不知道做些什么时，准妈妈可以写字或者画画，没有绘画基础的准妈妈也不用担心哦，可以照着下面的歌谣画一幅竹子，这会让你的心绪更宁静。

竹子谣

青竹子，紫竹子，
圆竹子，方竹子，
竹子做成竹屋子，
竹屋里住着竹鸡子，
竹鸡吃着竹虫子，
竹虫要吃竹叶子，
竹叶连着竹枝子，
竹枝连着竹节子，
竹节里住着竹鼠子，

竹鼠碰着了竹荚子，

竹荚子后面是竹林子，

竹林里有把竹锄子，

我拿竹锄种竹子。

胎教重点

分娩的日子一天比一天临近，准妈妈大可不必紧张，怀孕生育是顺其自然的一件事情，准妈妈无须刻意去做什么，只要在日常生活中注意饮食和休息，保证情绪安宁就好。当妈妈感觉很安心时，胎宝宝也能感受到这种情绪。

巩固胎教的成果

怀孕的最后一个月到宝宝出生后一个月，都是巩固胎教成果的最好时机，可惜的是，临近分娩，很多准妈妈因为身体笨拙，而且忙于准备分娩，常常会放弃胎教，而宝宝出生后，身体疲乏，手忙脚乱，更是没心情去重复孕期的一些胎教内容。其实，这时如果放弃非常可惜，而且会影响到前期胎教的效果。

怎样巩固胎教成果

为了巩固胎宝宝在孕早期、孕中期对各种刺激已形成的条件反射，孕晚期妈妈更应坚持各项胎教内容，前期进行的胎教训练，对胎宝宝进行了各种有益刺激，胎宝宝对种种刺激已形成了条件反射，坚持胎教可巩固这种条件反射。

根据具体条件，可以在胎教方法上做些调整，比如，原来采用的主要是音乐胎教，那么最后一个月可坚持陪胎宝宝听音乐，可以适当地增加一点乐曲的难度等。

此外，在胎宝宝出生后，也不能就此结束胎教，而是应当继续施行相关胎教训练，如讲故事、听音乐、对话、认识颜色等，如果胎宝宝出生后得不到胎教内容的巩固，胎教效果会渐渐消失。

胎教重点

在准妈妈感觉疲惫想要放弃胎教时，准爸爸可以承担胎教的大部分工作哦，有准爸爸参与的胎教，效果无疑会更好。

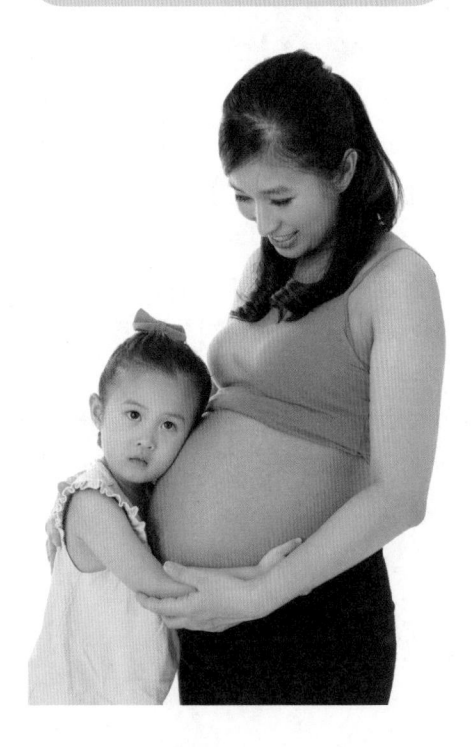

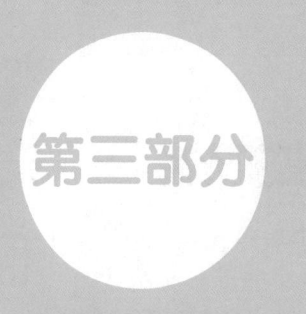

第三部分

一朝分娩——
积极准备，顺其自然

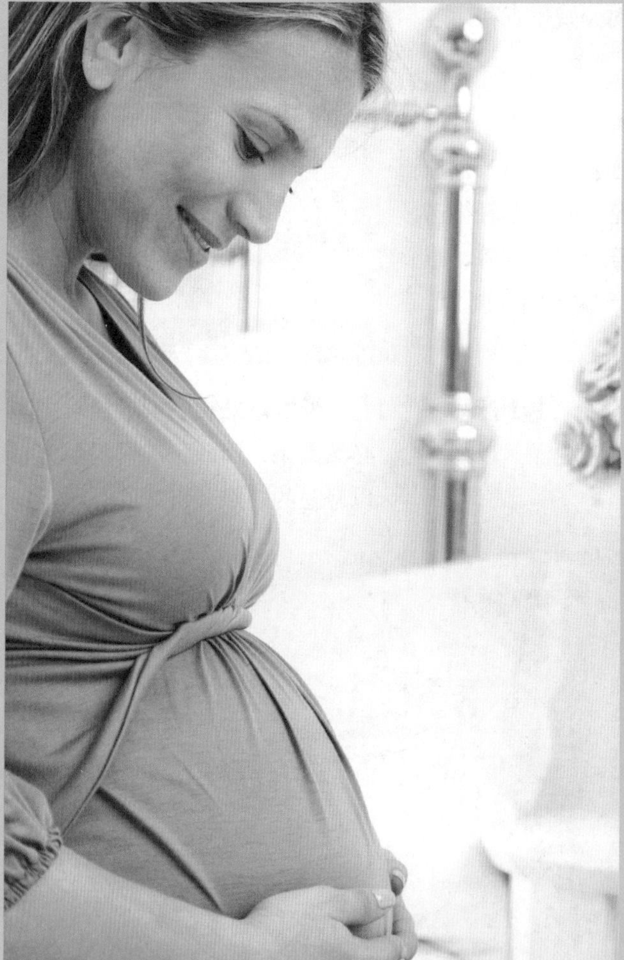

"十月怀胎，一朝分娩"，临近预产期，全家人一定都充满了喜悦和期望，但不可避免地，尤其是准妈妈，会有对生产过程的焦虑，对分娩方式的顾虑，对分娩疼痛的恐惧……这个时候一定要学会心理调适，相信自己的身体，相信宝宝，相信医生，安心等待即可。

分娩准备

分娩前的生理准备

分娩是妊娠的结束，准妈妈必须做好充分的思想准备度过这一关。

睡眠休息

分娩时体力消耗较大，因此分娩前必须保持充分的睡眠时间，分娩前午睡对分娩也有利。

适量活动

最好在分娩前1～2周开始休息。有轻度静脉曲张或水肿症状的更要提前休息。临产前应有适量的活动，以有利于分娩，可以做轻微劳动，到户外散步。少到公共场所如影剧院，最好不看惊险电影、电视及小说，减少精神刺激。

洗澡

准妈妈必须注意身体的清洁，由于产后不能马上洗澡，因此，住院之前应洗澡，以保持身体的清洁。

孕事叮咛

准妈妈临产前每隔2～3小时应排一次小便。大便也要随时排净。因子宫、阴道与直肠相邻，如分娩时大便积留，不但会影响胎宝宝下降，随宫缩用力娩出胎宝宝时，还可能将大便与胎宝宝同时排出，造成外阴和胎宝宝感染。

分娩前的心理准备

分娩是妊娠生理过程的必然结果，因此，准妈妈要以轻松的、顺其自然的心理

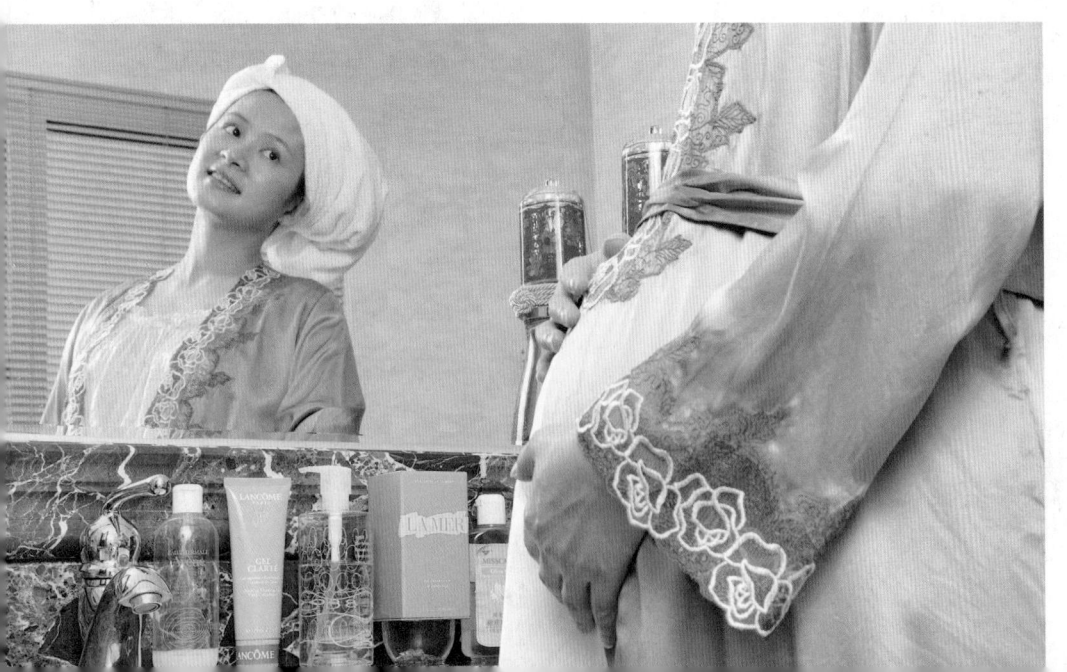

状态，有准备地迎接分娩。

学习掌握分娩的常识

要做好分娩前的知识准备。克服对分娩的恐惧心理，一个最好的办法是让准妈妈自己了解分娩的全过程以及可能出现的各种情况，并进行分娩前的有关训练。

充分相信医院、医生，树立分娩的信心

有些准妈妈担心分娩时的疼痛，也害怕胎宝宝不能顺利地出生，就盲目地要求剖宫产，这是不必要的，应该认识到阴道分娩是一个正常的生理过程，而剖宫产仅仅是应付难产的补救措施。如果准妈妈骨盆大小正常、胎宝宝大小适中、胎位正常、无产科并发症和其他疾病，阴道分娩是完全可行的。

积极地调整心态，主动配合分娩

分娩是一个艰难而又痛苦的过程，只有抱有积极乐观的态度，主动地与医生配合，才能顺利度过漫长的产程。在产程刚开始的时候，要注意休息，努力进食，避免叫喊，为接下来的产程积蓄能量，保存体力。在第二产程中，要主动地屏气用力，配合宫缩，顺利娩出胎宝宝，避免产道的损伤。在第三产程中，配合宫缩，娩出胎盘，避免产后出血。

精神负担太重，精神高度紧张，会使全身的肌肉处于收缩的状态，不能够很好地放松，这会不利于产道的

孕事叮咛！

如果准爸爸有陪产假，现在要征得单位的同意了，最好是在孩子分娩来临时随时可以开始请假，这需要准爸爸事先协调好工作和请假事宜。

扩张，也妨碍产力的正常发挥。

分娩前如何选医院

从怀孕开始到分娩，最好一直定期去医院检查。在哪个医院生宝宝也尽量在这个时期就决定好。

综合医院与私立医院

不同的医院各有所长，要根据自己的情况慎重选择。

综合医院的长处是：医疗设施和人员比较充足，儿科、内科、外科并设，所以一旦有什么异常都能及时处理。

短处是：每次检查有可能会换医生，生产时的主治医生也确定不下来，这样容易使准妈妈感到不安。而且诊疗的时间也有限制，人也比较多，等的时间长。

私立医院的长处是：从最初检查到产后都是由一个医生负责，让准妈妈有安全感。医生工作时间也可以持续到晚上，而且面谈的时间不受限，对于职业女性来说十分便利。

短处是：如果遇到突发事故，无

法像综合医院那样能及时采取措施。

离家近

妊娠中如何抵达医院，以及住院的有关事宜，也是要考虑的问题，所以最好能选附近的医院。

口碑好

医生的水平如何，这一点对于外行人来说是很难判断的。可以先收集一下有关信息，再做选择。比如，可以听听已经做了妈妈的人或护士的介绍。

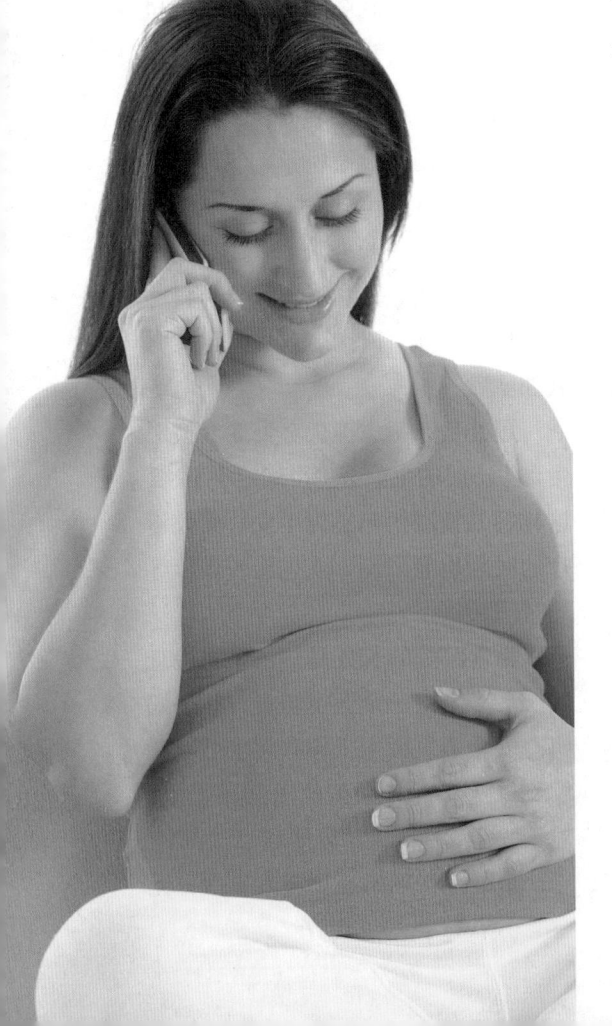

准妈妈在家中发生急产怎么办

急产不可预期，通常是指产痛后3小时内即完成分娩。假如急产发生了，来不及到医院，准爸爸不要惊慌，要镇定行事。

1. 如果来不及上医院就发现胎宝宝已经快生出来了，为了避免在路上生产，最好直接留在家中生产。

2. 拨打120，请派最近的医生到家里协助生产。

3. 准妈妈应先躺在床上，不要急于用力，在臀下垫上毯子或毛巾被，避免胎宝宝太快出生。

4. 因地制宜准备接生用具。干净的布、用打火机烧过消毒的剪刀、酒精（如没有可用白酒）等。

5. 为避免胎头太快冲出来，导致产道和会阴严重裂伤，家人可尝试一只手拿干净小毛巾压住会阴，另一只手挡着胎头并稍微向上引导，让他能够慢慢地挤出阴道口。

6. 胎儿头部露出时，用双手托住头部，注意千万不能硬拉或扭动。当胎儿肩部露出时，用两手托着头和身体，慢慢地向外提出。然后等待胎盘自然娩出。

7. 将婴儿包裹好以保暖。用干净柔软的布擦净婴儿口鼻内的羊水。不要剪断脐带，并将胎盘放在高于婴儿或与婴儿高度相同的地方。

8. 尽快将准妈妈和婴儿送往医院，或等待救护车的到来。

孕事叮咛！

急产的表现：孕28周以上的准妈妈，突然感到腰腹坠痛，很短的时间内就会有排便感（甚至有准妈妈如厕用力排便，而将胎宝宝娩出的）；短时间内就出现有规律的下腹疼痛，间隔时间极短；破水、出血、出现排便感；甚至阴道口可看见胎头露出。

自然分娩前吃什么能养足体力

准妈妈在分娩前可以吃一些易消化吸收、少渣、可口味鲜的食物，如鸡蛋汤面、排骨汤面、牛奶、酸奶、巧克力等食物。

自然分娩前的饮食要注意哪些

生产是一件很耗体力的事情，因此，越接近生产预定日，准妈妈越要掌握均衡且规律的饮食。注意，越接近生产，胎宝宝的头会沿骨盆越往下去，准妈妈的食欲会逐渐恢复。这会儿准妈妈可不要再毫无顾忌地吃喝，要控制自己的饮食，少吃脂肪、盐分含量高的食物。

如果无高危妊娠因素，准备自然分娩的话，建议准妈妈在分娩前准备些易消化吸收、少渣、可口味鲜的食物，吃饱吃好，为分娩准备足够的能量。如果吃不好睡不好，紧张焦虑，容易导致疲劳，将可能引起宫缩乏力、难产、产后出血等危险情况。

巧克力是分娩前的最佳食品

现在很多营养学家和医生推崇巧克力，认为其可以充当"助产大力士"，并将它誉为"分娩佳食"。

一方面是巧克力营养丰富，含有大量的优质碳水化合物，而且能在很短时间内被人体消化吸收和利用，产生出大量的热能，供人体消耗。

另一方面是巧克力体积小，发热多，而且香甜可口，吃起来也很方便。据测定，每100克巧克力中含有碳水化合物50克左右，脂肪30克左右，蛋白质15克以上，还含有较多的锌、维生素 B_2、铁和钙等，被消化吸收和利用的速度是鸡蛋的5倍、脂肪的

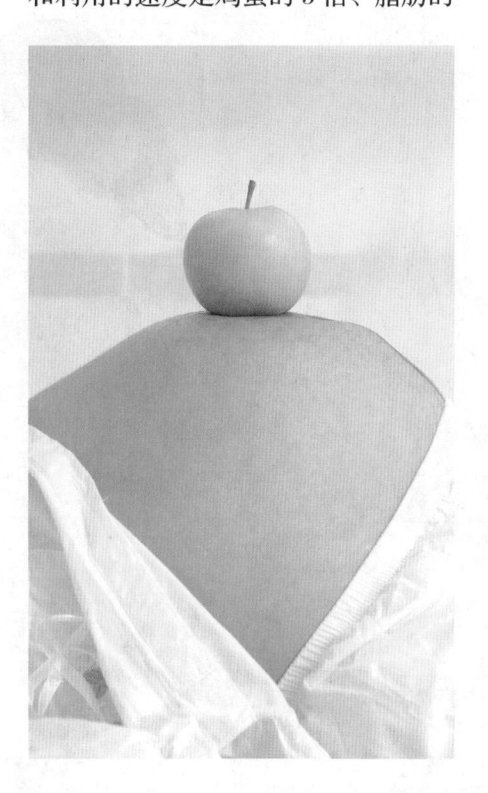

3倍。

所以，准妈妈只要在临产前吃一两块巧克力，就能在分娩过程中产生更多热量。

入院待产的饮食要求

分娩相当于一次重体力劳动，能量消耗大，准妈妈一定要有足够的能量供应才行。如果准妈妈营养不足，会影响宫缩，使产程进展缓慢，甚至造成难产，还可能因体力消耗，出现酸中毒，造成胎宝宝宫内窘迫。那么入院待产时准妈妈要怎么安排自己的饮食呢？

摄取易消化、高热量的食物

临近分娩，准妈妈消化功能减弱，消耗增加，加之宫缩的影响，食欲不振，所以宜摄取易消化、高热量、少脂肪、有丰富碳水化合物的流食或半流质饮食，碳水化合物在胃中停留时间比蛋白质和脂肪短，不会引起准妈妈的不适感。而且这类食物容易消化吸收，在体内的供能速度快，如稀饭、面条、糖粥等。在摄入这些食物的同时，准妈妈还要注意补充足够的水分，以免引起脱水。

吃一些含糖水果

待产时由于阵痛频发，准妈妈出

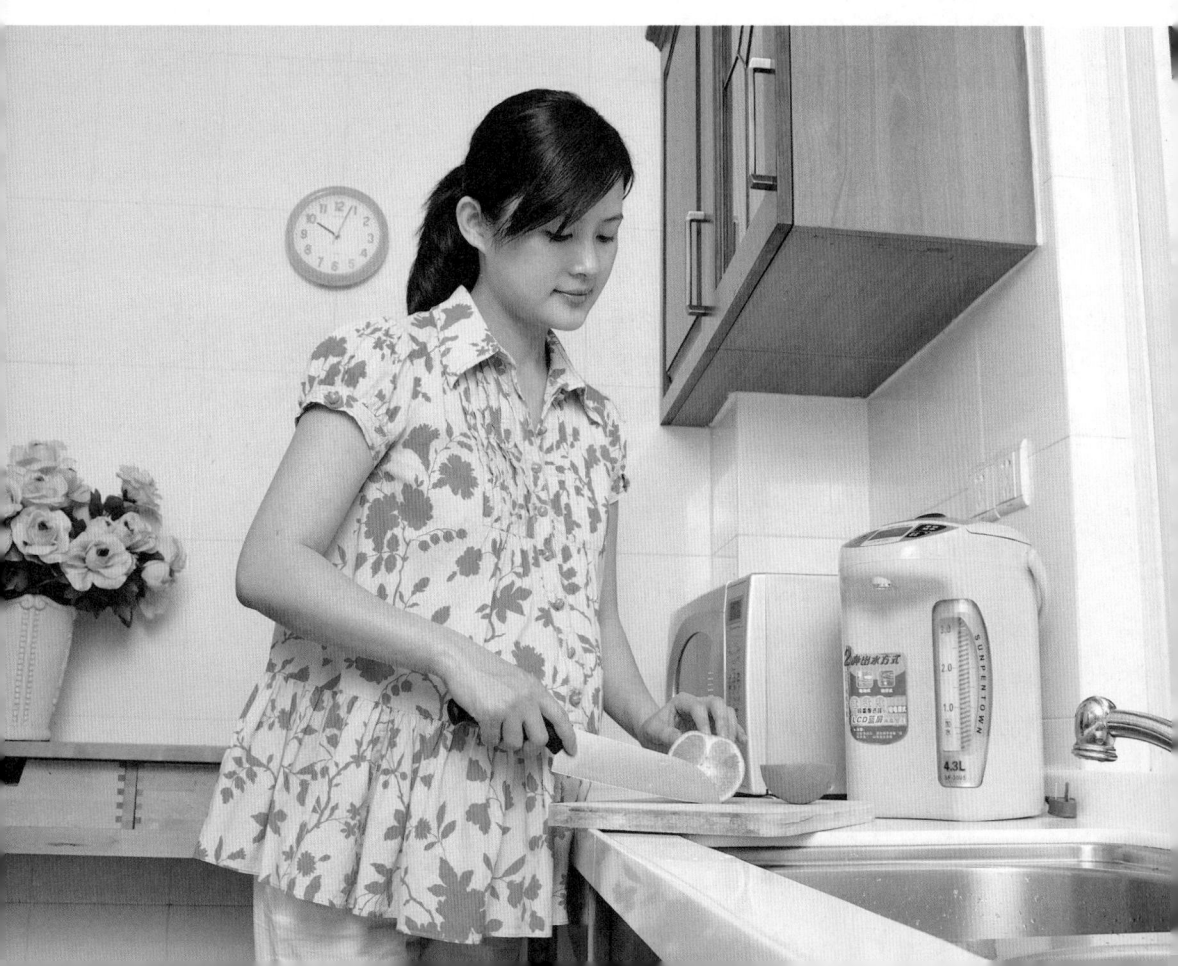

汗多，体力消耗大，如果不好好进食，容易引起脱水。这时准妈妈可以吃一些水分多的含糖水果，如西瓜、葡萄等，一方面解渴，另一方面其中的糖分可直接供应能量。如果这些准妈妈不愿意吃，还可以通过输入葡萄糖、维生素来补充能量。

孕事叮咛！

待产的过程中吃得少没有力气承受频繁的宫缩，吃得太多又会加重胃肠道的负担，引起消化不良等。因此要少吃多餐，这样才能一直保持较好的体力。

怎样避免难产的发生

难产，医学术语叫作异常分娩。发生难产的原因有很多，但不外乎产力、产道、胎宝宝三个因素中任何一个或一个以上异常。准妈妈了解一些预防难产的知识，对保证顺产有一定的作用。

孕期营养要适当

避免在孕期吃得过多又不运动，造成胎宝宝长得过胖、过大，这是导致难产的最大危险之一。

做好分娩前的心理准备

了解有关分娩的知识，进行必要的辅助分娩动作的练习，做好心理准备，要对自己自然分娩有信心。这样，拥有良好的情绪、态度是保证顺利分娩的重要举措之一。

定时做产前检查

这样可以早期发现问题，及早纠正和治疗，并能及早确定分娩方式，避免意外分娩的发生，顺利地度过妊娠期和分娩期。

分娩前养足体力

准妈妈注意在分娩前保持正常的生活和睡眠，吃些营养丰富、容易消化的食物，为分娩准备充足的体力。

过期妊娠怎么办

超过预产期2周以上而未能临产，就称为过期妊娠。过期妊娠不属于正常范围，它会给胎宝宝带来不良影响，属于高危妊娠范畴。

导致过期妊娠的原因

头盆不称：胎宝宝较大，胎头迟迟未入盆，宫颈未受到应有的刺激，使产程推迟。这是较多见的原因。

雌激素水平低：血中雌激素水平的高低与临产有密切关系，雌激素水平过低会引起过期妊娠。

胎盘硫酸酯酶缺乏：无法将这种活性较弱的脱氢表雄酮转化成雌二醇及雌三醇，以致发生过期妊娠。

遗传：有少数准妈妈的妊娠期较长，数胎均出现过期妊娠，有时见于一个家族，说明这种倾向可能与遗传有关。

过了预产期还没生怎么办

40～41周	监测胎宝宝情况。每日早、中、晚各监测胎动一次，每次1小时，3小时总和乘以4得出12小时的胎动次数，如果12小时总数少于10次，提示胎宝宝缺氧。胎宝宝正常心率为120～160次/分钟，持续高于或低于此数值都提示胎宝宝可能缺氧，如发现胎心率低于120次/分钟时可能表示胎宝宝窘迫，须立即到医院处理
41周以上	凡孕周≥41周的准妈妈应及时住院引产或剖宫产，最好在42周前结束妊娠。 引产：如宫颈条件成熟，胎盘功能良好、胎宝宝正常大小，可在严密监测下经阴道分娩；一般用三个办法来催生：运动催生、饮食催生、药物催生。 剖宫产：如有胎盘功能减退、胎宝宝窘迫、头盆不称、巨大儿及存在妊娠合并症的，应该尽快剖宫产，终止妊娠

孕事 Q + A

Q 如何避免过期妊娠？

A 1. 产期前后，通过做超声检查，了解胎盘的钙化程度及羊水多少，胎盘钙化3级以上为胎宝宝过熟，提示胎宝宝过期，要引起注意。

2. 如果胎盘情况尚好，胎宝宝已经成熟，可于41周后进行引产，特别是对于高龄准妈妈、患有妊娠高血压疾病的准妈妈，以及胎宝宝过大的准妈妈。

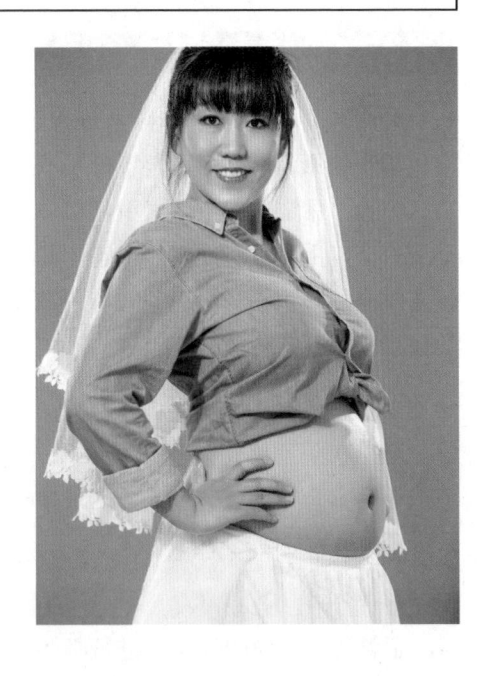

了解分娩常识

两种常见的分娩方式

分娩方式有两种：经阴道分娩和剖宫产分娩。

阴道分娩

阴道分娩分自然分娩和仪器助产分娩两种方式。一个健康的准妈妈，如果骨盆大小正常、胎位正常、胎宝宝大小适中，准妈妈也无各种不适宜分娩的合并症和并发症及无医疗上剖宫产的手术指征，医生都会鼓励准妈妈自然分娩。

剖宫产分娩

剖宫产作为一种手术，尽管现在已是一种非常成熟的技术，仍然像其他外科手术一样，会有一定的风险和并发症：如麻醉意外、伤口感染、手术后盆腹腔内各脏器可能发生粘连等；与其他外科手术不同的是，剖宫产手术子宫上还有一手术切口，如果准妈妈想要二胎，那么下一次分娩大多需要行重复剖宫产手术及承受子宫切口破裂的风险，即使以后做人工流产手术并发症也会增加。所以，除非有医疗上的手术指征，医生不会建议准妈妈去做剖宫产手术。剖宫产手术的指征有：难产、胎位异常、胎宝宝宫内窘迫、巨大胎宝宝、前置胎盘、重度妊娠高血压疾病、一些妊娠合并症不允许准妈妈自然分娩。与阴道分娩相比，剖宫产具有以下一些不利：出血多、卧床时间长、住院时间长、增加住院费用、准妈妈恢复慢，以及上述的一些外科手术伴有的并发症。

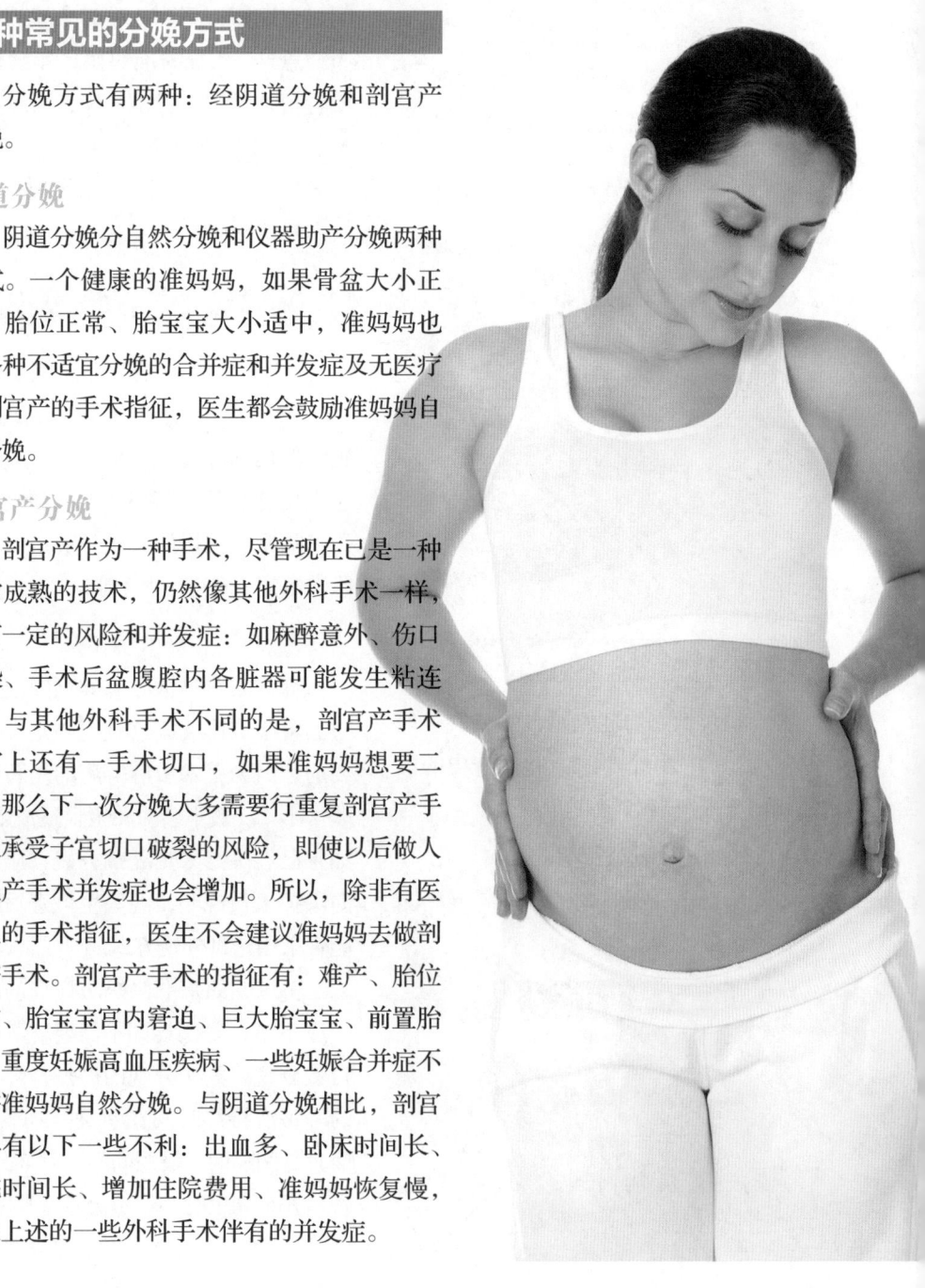

孕事 Q + A

Q 剪脐带时准妈妈会感到疼痛吗?

A 不会,因为脐带表面没有疼痛神经末梢,因此宝宝出生时,剪断脐带,不会使宝宝和妈妈感到疼痛。

孕事叮咛!

准妈妈不要因为选择哪种分娩方式而感到遗憾或者恐惧,根据每个人的实际情况,医生给出的都是最适合你的分娩方式,按照这种方式帮助胎宝宝来到这个美好的世界上,才是最能保证母子平安的途径。

自然分娩需要多长时间

初次生产的准妈妈自然分娩一般需要 10 ~ 20 个小时,有生产史的准妈妈产程在 10 个小时以内。

影响分娩时间长短的因素

分娩时间的长短和准妈妈的年

孕事叮咛!

为了有效缩短产程,建议准妈妈在临产时不要紧张,要照常进食和休息,子宫收缩时要听从、配合助产士、医生的指导,从而顺利度过分娩期。

龄、胎位、精神因素、子宫颈的扩张及盆底组织的抵抗力等有关系。

有的准妈妈宫缩特别强,产程也明显地缩短,不到 3 小时分娩的,称为"急产"。有的准妈妈,年龄偏大或者精神紧张,畏惧分娩,可致产程延长。如果产程超过 24 小时则称为"滞产"。一旦滞产,手术产和感染的概率都将增加。

什么是无痛分娩

"无痛分娩",在医学上其实叫作"分娩镇痛"。就是用各种方法使分娩时的疼痛减轻,甚至消失。医院普遍采用麻醉药或镇痛药来达到镇痛效果,临床上常用的方法一般是硬膜外阻滞镇痛(麻药注射)等。

对无痛分娩正确的理解

有些准妈妈担心麻醉剂的使用会对胎宝宝有影响,这种担心是没有必要的。因为手术中麻醉药的用药剂量非常小,一般不会对胎宝宝造成影响。如果已经决定采用无痛分娩,应早些向医护人员说明,经医生检查后决定能否采用这种分娩方式。

不过,如果准妈妈对疼痛的耐受力还不错,建议尝试不需要麻醉的全自然分娩。其实分娩的疼是一阵一阵的,每次持续时间在 40 秒到 1 分钟,而且是间隔的,最短间隔 2 ~ 3 分钟,宫口开全到生时,就不会感觉那么疼,而是一种不自主的向下用力排便的感觉。而无痛分娩也不是完全无痛的，它也只是相对的，因为分娩时用的麻醉剂用量很小，所以准妈妈仍然能感觉到宫缩的存在。当然比起不打麻醉药还是要好很多的。

孕事叮咛！

无痛分娩是一种既止痛又不影响产程进展的分娩方式。对疼痛很敏感、精神高度紧张，或患有某种合并症的准妈妈，可以选择技术过硬的医院，要求医生检查你是否可以选择无痛分娩。

哪些准妈妈不宜采用无痛分娩

无痛分娩也并不是人人适用的。一般来说，硬膜外镇痛是比较安全的，绝大多数准妈妈可以使用无痛分娩。

不适宜使用无痛分娩的情况

1. 产前出血。

2. 低血压。

3. 患有败血症、凝血功能障碍。

4. 背部皮肤感染、腰部感染，让麻醉无法实施。

5. 有心脏病且心功能不全。

6. 有胎位不正、前置胎盘、胎心不好、羊水异样、产道异常、胎宝宝发生宫内缺氧等情况。

7. 持续性宫缩乏力，使用催产素点滴后仍无明显变化。

8. 患有脊柱畸形或神经系统疾病等。

总之，准妈妈能不能使用无痛分娩还是应该由医生来判断并决定。

孕事 Q+A

Q 无痛分娩的价格是多少？

A 对于无痛分娩的价格，由于个人情况不同，包括术前检查、个人体质等不同，所产生的总费用也不同，必然会存在一定的个人差异，具体的总价格是根据准妈妈来院做好相关检查后，由专家根据其实际情况再预估无痛分娩的价格。

什么是导乐分娩

导乐分娩是指一个有爱心、有分娩经历的女性，在整个产程中给准妈妈以持续的生理、心理及感情上的科学支持。生产过程中巨大的疼痛会使准妈妈感到无措又无助，这时你会特别希望有人在一旁给你支持和鼓励，而导乐就是这样一个人。不过，导乐只适合自然分娩的准妈妈，对剖宫产的准妈妈来说没有多大用处。

导乐分娩的优势

一般情况下，导乐师都由经过专业培训、经验丰富的老助产士或妇产科医生担任，她们都有过生育经历，并且有爱心、耐心和责任心，善于与人沟通交流，具有临危不乱的能力。

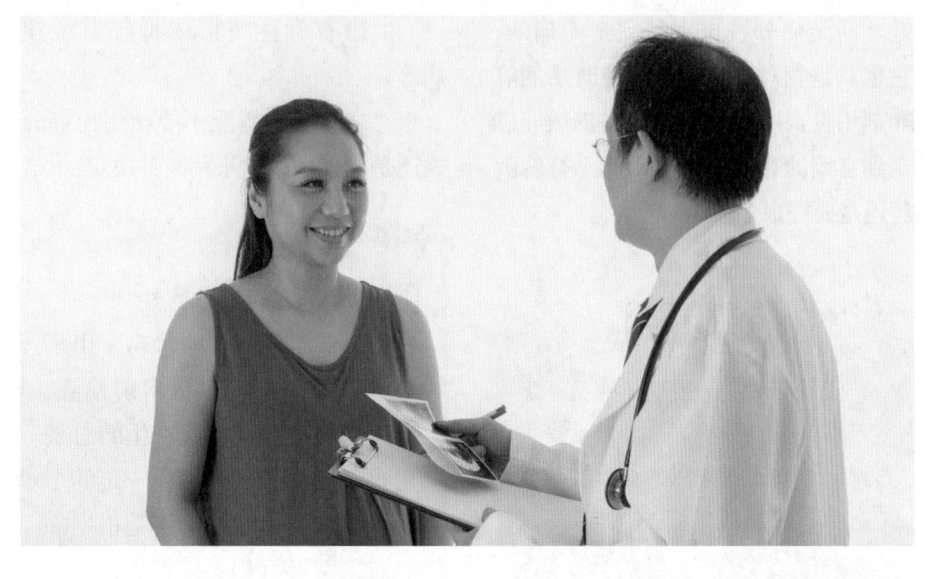

导乐师会了解你的心理状态，向准妈妈介绍分娩知识，及时告诉准妈妈分娩进行到哪一步了，让准妈妈心中有数，看到希望。在生产过程中，导乐师会指导准妈妈在阵痛宫缩时如何深呼吸，或帮准妈妈按摩子宫、腰骶部等，来缓解疼痛感。

孕事 Q + A

Q 如何预约导乐？

A 先了解好准妈妈的分娩医院是否提供导乐分娩这项服务，然后再进行预约。最好能够提前向医院预约，越早越好，以便医院有充足的时间来安排。提供这项服务的医院都会有关于导乐师的介绍，准妈妈可以自行选择。约好后医院会安排见面，准妈妈可以跟导乐师进行交流，以便生产时的沟通能够更顺畅。

什么是水中分娩

水中分娩是一个很有趣的过程。准妈妈整个身体浸泡在水中，水波轻微地撞击着准妈妈的身体，这样可使子宫肌肉的活性增强，使分娩更顺畅、更容易。

为什么准妈妈可以在水中分娩

虽然胎宝宝在宫内羊水中有胎动，但没有呼吸，胎宝宝的肺没有张开。在水中分娩后，新生胎宝宝还是在水中，他的肺仍然还是没有张开，所以也不会呛水。但如果新生胎宝宝的头部已经接触了空气，再把胎宝宝的头放进水里的话，呛水就在所难免了，这是因为胎宝宝在接触空气后肺已经张开。

水中分娩的好处

有趣的水中分娩不仅能减轻准妈妈的压力和痛苦，而且这种方式相对传统的自然分娩方式显得更安全、更健康，最大的好处就是不用侧切。

水中分娩要经历的几个过程

1. 准妈妈的子宫口张开5厘米时，转到水中分娩室。入水前，检查胎宝宝的心跳，入水后阵痛期间，间歇性地检查胎宝宝的心跳。

2. 分娩时，浴缸内的水温应保持与羊水温度相同（37℃），同时应当设置朦胧的照明、播放准妈妈爱听的音乐，给准妈妈创造舒适的环境。如果分娩时间过长，准妈妈很容易脱水。因此，在分娩过程中，准妈妈应随时喝水解渴。准妈妈应消除紧张，宫缩时进行深呼吸，采用最舒适的姿势。

3. 分娩后，让妈妈怀抱宝宝，由爸爸剪断脐带。

4. 水中分娩时，胎盘娩出也在水中进行。

孕事叮咛！

一旦临时发现水中分娩不行，可立刻改变生产方式，在产床上分娩。但每一种技术都有它的局限性，并不是每个准妈妈都适合。水中分娩也有其适应证，对准妈妈来说，是否选择水中分娩，还要看自身情况。

分娩要经历的三个产程

顺产的分娩过程，是指顺利地从阴道自然娩出胎宝宝的过程，一共包括三个阶段，即第一产程、第二产程、第三产程。

第一产程（宫颈开口期）

从有规律的子宫收缩开始，到子宫颈口开全为主。初产准妈妈需要11～12小时，经产准妈妈一般需

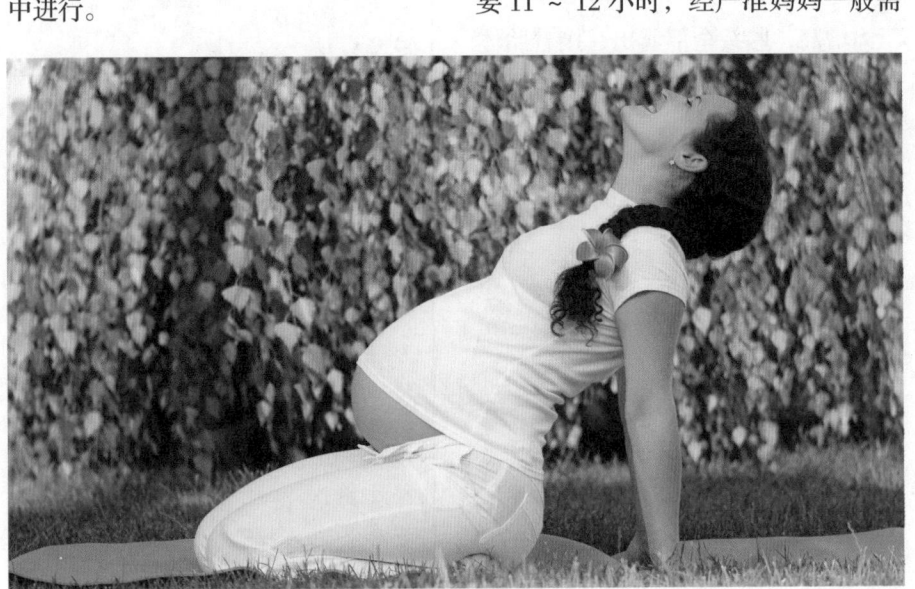

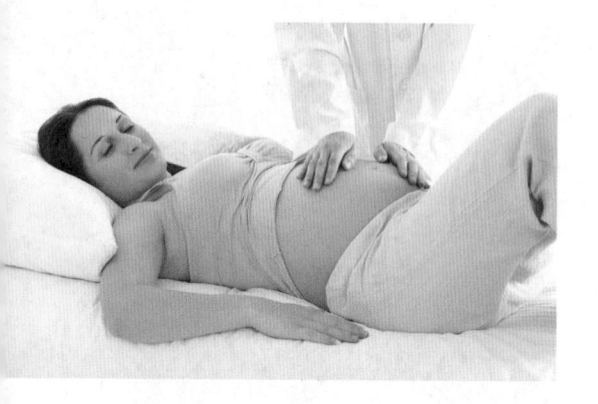

6 ~ 8 小时。表现为子宫有规律的收缩（即阵发性腹痛），随着子宫收缩加强，子宫颈口逐渐开全。另外，还出现破水、阴道流血（俗称见红）等情况。

第二产程（胎宝宝娩出期）

子宫颈口开全到胎宝宝娩出。初产准妈妈一般需 1 ~ 2 小时，经产准妈妈仅需 30 分钟左右。子宫颈口开全以后，胎膜破裂，胎头下降到阴道口，随着准妈妈用力向下屏气，腹部压力增高，胎头全部露出，接着胎体随之而下，胎宝宝出世离开母体。

孕事叮咛！

第一产程开始的时候，准妈妈要消除惧怕心理，保持镇静乐观；按时进食，吃好喝好，补充足够的营养；按时排尿，每 2 ~ 4 小时一次，使膀胱空虚，以免阻碍胎头下降；如果胎膜未破，经医生同意，可在待产室内行走活动；宫缩时也可做一些辅助的减痛动作。

第三产程（胎盘娩出期）

胎宝宝娩出后，一般在 5 ~ 15 分钟，胎盘也随之娩出，分娩到此结束。胎盘娩出后要检查是否完整，否则容易造成产后出血。

准妈妈如何选择分娩方式

剖宫产和顺产各有各的优劣，选择顺产还是剖宫产得产科医生根据准妈妈具体情况来决定。

顺产的优点和缺点

优点	缺点
产后可立即进食，可喂哺母乳	生产后阴道会变松弛，需要长时间才能慢慢恢复
产后恢复快，生产当天就可以下床走动，一般 3 ~ 5 天可以出院，花费较少	生产痛，可能有的妈妈受不了疼痛最后还得选择剖宫产
腹部恢复快，可很快恢复原来的平坦	可能引发妇科疾病，如子宫脱垂等
经过产道挤压出来胎宝宝肺功能得到锻炼，皮肤神经末梢经刺激得到按摩，其神经、感觉系统发育较好，整个身体系统功能的发展也较好	自然分娩过程中，如果遇上生产不顺利，胎宝宝出现异常时，常会采用胎头吸引术和产钳术等医疗措施来干预

顺产的条件

顺产最基本的条件是看准妈妈的骨盆大小并估计胎宝宝的大小（重量和头大小），再看胎位是不是正。其次是准妈妈自身的条件，比如，是否有严重的阴道炎、乙肝、高度近视等，再次就是生产前做胎心监护，看胎宝宝配不配合，如果胎心监护，发现胎宝宝有缺氧等异常情况，医生可能会建议选择剖宫产。

剖宫产的优点和缺点

优点	缺点
可避免自然生产过程中的突发状况	出血量较多，产后恢复较慢
阴道不易受到影响	并发症较多，包括伤口感染、粘连及麻醉后遗症等

用什么方式分娩得遵医嘱

《母婴保健法》中有一条明确指出：准妈妈有选择分娩方式的权利。不过，建议准妈妈选择什么方式分娩一定要建立在自身条件允许的前提下。在医院，医生会根据产力（子宫收缩力）、产道（以骨盆为主）和胎宝宝（大小、胎位，是否畸形）三个条件决定准妈妈的分娩方式。准妈妈如果有自然分娩的条件，最好能选择自然分娩，剖宫产毕竟是一种手术，是人为的非自然状态的分娩方式。但

若经医生检查不适合自然分娩，准妈妈也不能强行要求自然分娩，一些确实属于高危妊娠的准妈妈，进行剖宫产手术对自己和宝宝更好。

孕事 Q + A

Q 生宝宝时能大声喊叫吗？

A 有些准妈妈在分娩阵痛时喜欢把疼痛喊出来，认为喊叫会舒适一些。其实，分娩时大声喊叫并不利，因为喊叫既消耗体力，又会使肠管胀气，不利于宫口扩张和胎宝宝下降。所以准妈妈在分娩时尽量不要大声喊叫，以保存体力。但若喊出来会使你觉得不那么紧张，容易放松一些，对分娩也是有帮助的。

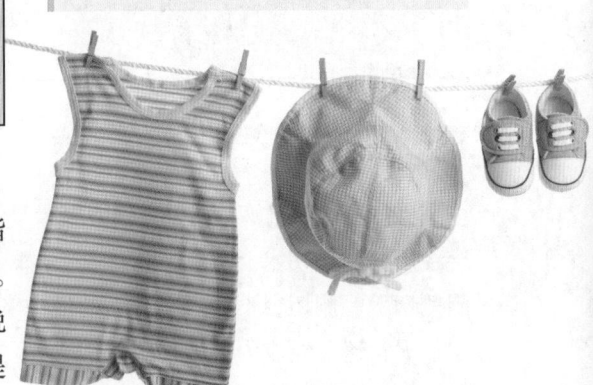

什么情况下选择剖宫产

在分娩前医生会根据准妈妈的身体情况来决定分娩方式，在分娩时也会出现自然分娩转剖宫产的情况。

分娩前决定剖宫产的理由	分娩时必须改为剖宫产的理由
胎宝宝过大造成头盆不称，准妈妈的骨盆无法容纳胎头	分娩过程中，胎宝宝出现缺氧，短时间内无法通过阴道顺利分娩
超过预产期 2 周仍未分娩	胎宝宝的腿先娩出
胎膜早破，致使胎宝宝缺氧	分娩停滞：宫缩异常或停止，又无法使用宫缩药物
胎盘早剥或前置、脐带脱垂	下降停滞：胎宝宝的头部或臀部没有进入产道
胎位异常，如胎宝宝臀位、横位	胎膜破裂延迟：已超过 24 小时，分娩仍未开始
准妈妈的健康状况不佳，分娩时可能出现危险情况，如骨盆狭窄或畸形、患有严重的妊娠高血压疾病、高龄准妈妈初产、有过多次流产史或不良产史及其他因素	胎宝宝窘迫：临产时胎宝宝心音发生病态改变，或血液化验显示过度酸化，胎宝宝严重缺氧，无法以自然方法进行快速分娩

什么情况下需会阴侧切

自然分娩的准妈妈在生产时大多会经历会阴侧切术。那么，什么是会阴侧切术？侧切会不会影响产后的性生活呢？这已经成为很多准妈妈担心甚至恐惧的问题。

什么是会阴侧切术

阴唇和肛门之间的部位就是会阴。通常情况下，会阴只有 2 ~ 3 厘米长，但生产时，由于激素的作用，会阴将会拉伸变长。初次分娩时，拉伸会阴是相对困难的。为了使胎宝宝顺利出生，并防止准妈妈会阴撕裂，保护盆底肌肉，医生通常会在分娩过程中在产妇的会阴部做一斜形切口，这是顺产当中一个极小的手术。

准妈妈需要做会阴侧切的情况

1. 胎宝宝偏大或胎头过大，如果不侧切可能会发生严重的裂伤。

2. 初产，经阴道分娩宫缩乏力、体力不支的准妈妈。

3. 产钳或胎头吸引器助产的准妈妈。

4. 早产、胎宝宝宫内发育迟缓或

胎宝宝宫内窘迫需减轻胎头受压并尽早娩出的准妈妈。

5. 患心脏病、高血压等疾病，需要缩短第二产程的准妈妈。

6. 曾做会阴切开缝合，或修补后瘢痕大，影响会阴扩展的准妈妈。

7. 初产头位分娩时会阴紧张、会阴体长、组织硬韧或发育不良、炎症、水肿，或遇急症时会阴未能充分扩张，估计胎头娩出时将发生严重裂伤的准妈妈。

会不会影响性生活

这点准妈妈尽可放心，会阴侧切术不会影响性生活。实施会阴切开术后，伤口一般都能在 1 周内愈合，再经过一段时间，可以完全恢复到正常的位置，阴道仍然能保持良好的弹性，对日后的性生活毫无影响。但为了避免性生活对恢复的肌肉组织过多地牵扯，建议使用润滑剂。

孕事 Q+A

Q 会阴侧切会影响如厕吗？

A 术后前几天伤口会疼痛，只要没有严重裂伤，可以正常如厕，但排便不要过度用力，以免缝合的伤口裂开。大小便后用清水冲洗会阴，并用干净的纸巾擦干。如果撕裂程度严重，已经向上影响到尿道，造成排尿上的不便，就可能需要导尿。伤口完全愈合后，对如厕没有任何影响。

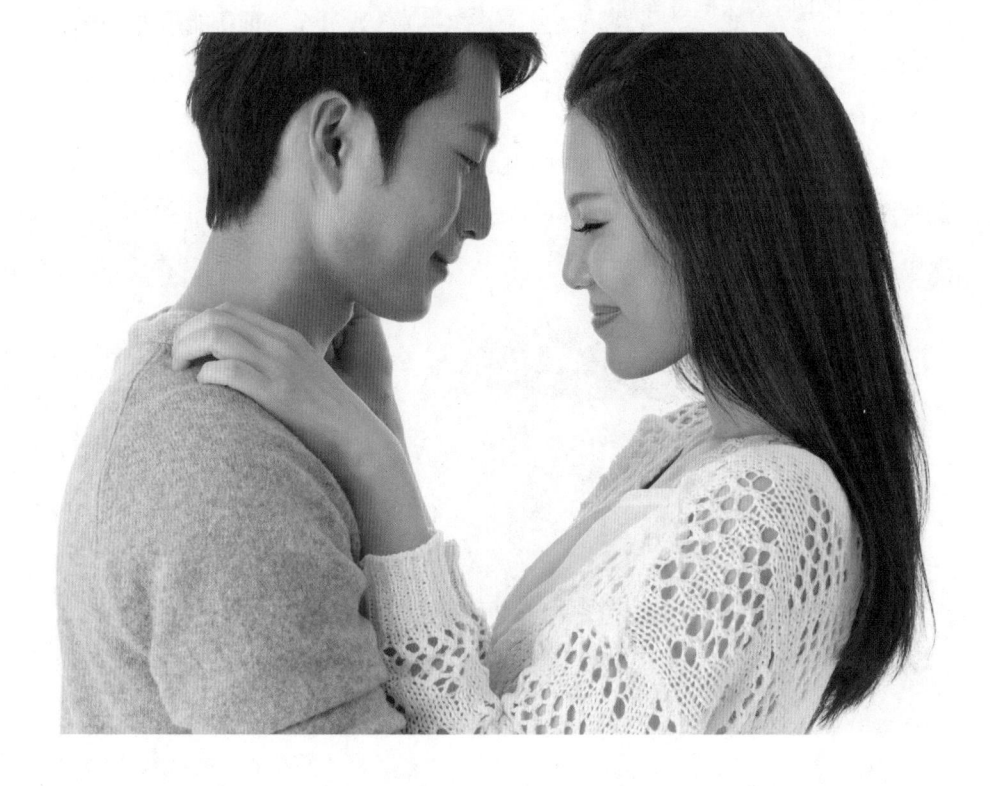

分娩进行时

分娩呼吸法

在自然分娩的过程中，准妈妈的呼吸是十分重要的。因为在产程中，呼吸直接影响准妈妈的用力。

第一阶段

阵痛的间隔是5～10分钟。这时会感觉到子宫猛烈收缩。开始时的疼痛与生理疼痛没有什么区别。如果是初产，准备期的阵痛会持续6～7小时。

呼吸方法：首先，慢慢地做一次深呼吸。用鼻子吸气持续3秒，接着，用嘴缓缓地吐出。如果这时就过多地使用呼吸法，容易疲劳，也可以以平时的呼吸法挺过阵痛。

第二阶段

1. 进行期：开始变得越来越疼

阵痛的间隔为5～6分钟。腹部或腰部的疼痛变成正式的阵痛。有人用呼吸法也不能缓解。

呼吸方法：当阵痛强烈，用呼吸法也无法缓解时，可以先深吸气，然后"哈、哈"地吐两次短气再"哈"地长吐气。因为大口吐气可以除去全身之力从而度过阵痛。准妈妈用这种呼吸法能度过分娩用劲前的阵痛，如果牢记，就会很方便。

2. 过渡期：想用力也要忍耐

阵痛到了极点，此时，本能地想用力，但在子宫口没开全之前不能用力。一定要忍住。

呼吸方法：首先深吸气，然后在以前的"哈、哈、哈"呼吸法之后，用鼻子"嗯"地吐气，感觉气息没有了，

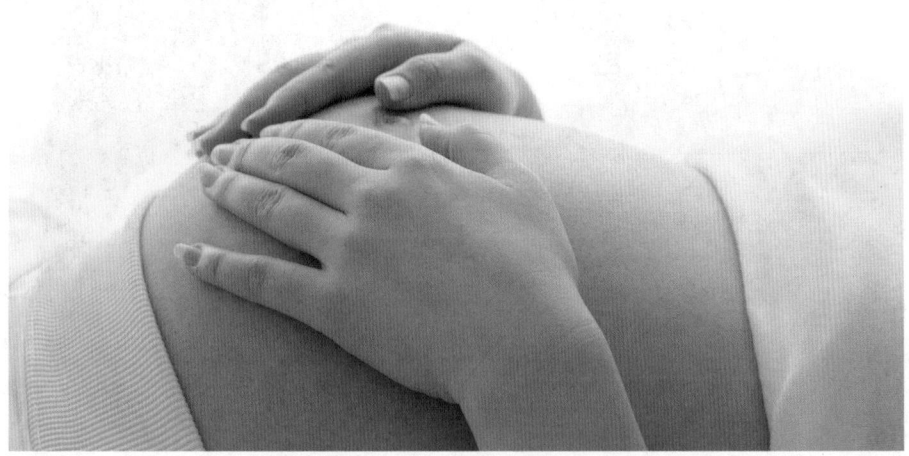

再轻轻地给腹部加力。如果这样阵痛过去了，可以反复地深呼吸。

3.娩出期：在产床上用力

阵痛的间隔时间为1～2分钟。子宫口开全以后，会把准妈妈移至产房。不久就可以见到自己的宝宝了。

呼吸方法：先慢慢地深呼吸两次。第三次吸气吸到80％时，屏住呼吸不出声音地"嗯"地用力。最好是每次宫缩用力2次。如果在呼吸过程中感觉不舒服的话，可以换口气休息一下，感觉好点后，重复深呼吸。

分娩期间准爸爸需要做些什么

准爸爸陪产可以做些什么

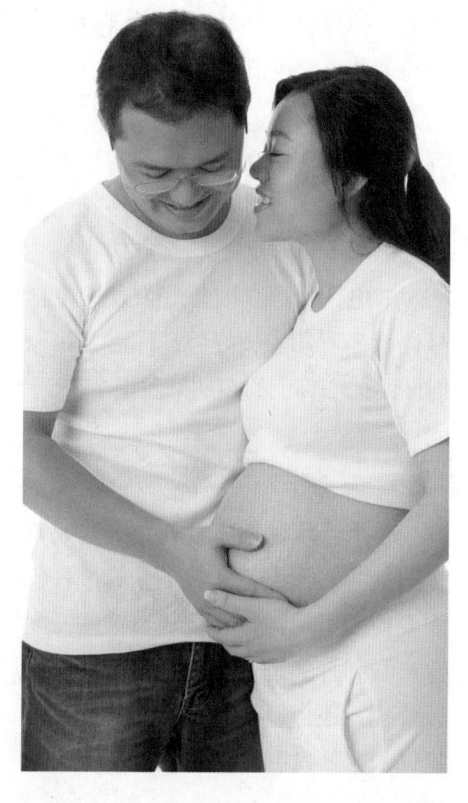

1.服从医生和护士的安排，可能准爸爸最需要做的事情是配合医生安抚准妈妈，鼓励准妈妈，最重要的是千万不要给医生护士添麻烦。

2.掌握呼吸技巧，这对准妈妈的生产能起到很大的帮助。准爸爸在分娩时引导准妈妈慢慢地、有规律地进行深呼吸，帮助她放松紧张的情绪，缓解疼痛。

3.鼓励准妈妈，及时向准妈妈汇报宝宝的情况："头出来了，加油加油，马上就出来了。"准妈妈会觉得胜利在望，充满信心。

4.转移准妈妈的注意力。做得好的话，准爸爸可以超越导乐的作用，比如，发挥幽默力量，讲讲小笑话和幽默故事，说说生活趣事，给准妈妈喝点补充能量的食物，这样准妈妈便不会感觉那么痛苦了。

准爸爸不陪产可以做些什么

1.将准妈妈生产后需要的东西及胎宝宝需要的东西再清点和准备一下，准妈妈和胎宝宝出产房后即将用到。

2.不妨准备点消磨时间的物品，准妈妈进了产房，准爸爸的感觉不会轻松，越见不着面越是难熬，一本书、一个平板电脑也许能帮助准爸爸在焦急中得到些许安慰。

3.为自己准备简单的洗漱用具，一般初产准妈妈产程都比较长，准爸爸在产房外待上一个漫长的黑夜是常见的，但保持一个体面和有活力的样子与妻儿见面也很重要哦。

4. 保持冷静。未来还有很多事情等待着准爸爸去做，准爸爸需要保持冷静，如果实在静不下来，不妨到室外呼吸一下新鲜空气。

5. 电话号码。准备好亲友的电话号码，当妻儿安顿好后，你需要第一时间给关心你们的亲朋好友报个喜。

分娩时怎样正确用力

整个分娩过程需要耗费准妈妈很多力气，实际上并非整个分娩过程都需要使劲，用力是有技巧可循的，配合产程和阵痛进行用力，不仅可以减轻阵痛，还可以让胎宝宝得到充足的氧气，令分娩更顺利。

第一产程：均匀呼吸，不用力

这个阶段初产准妈妈往往要经历约 10 小时的阵痛，子宫收缩的频率较低，收缩力量较弱，其主要作用是使子宫口开大，因此不需要用大力气，只需要有意识地锻炼腹式深呼吸，宫缩时深吸气；宫缩间歇期，最好闭眼休息，以养精蓄锐。

第二产程：用尽全力，屏气使劲

此阶段从宫颈口开全至胎宝宝娩出，子宫收缩快而有力，几乎是一两分钟一次，每次持续 50 秒左右。宫口开全后，当宫缩开始时，准妈妈应双腿屈曲分开，像解大便一样用力向下，时间越长越好，以增加腹压，促

进胎宝宝娩出；宫缩间歇时，充分放松休息，下次宫缩时再用力。当胎头露出后准妈妈就不要再使劲用力了，改为张口哈气，以免造成会阴严重裂伤，待宫缩间歇时再稍用力，让胎头缓缓娩出。

第三产程：再次用尽全力

此阶段是胎盘娩出期，胎宝宝娩出约 10 分钟后又会出现宫缩，以排出胎盘，此时还按第二产程的屏气法用力，用尽全力加快胎盘娩出，以减少出血。

孕事叮咛！

分娩时应避免的错误用力方法为：大声呻吟或大喊大叫，这会消耗体力，使真正要用力时无力可使；在第一产程就屏气用力，过早地消耗体力；胎头即将娩出时，仍向下屏气用力，造成会阴部裂伤。

如何避免宫缩乏力

宫缩乏力，是指子宫收缩虽仍有一定的节律性，但收缩弱而无力，持续时间短，间歇时间长且不规律。

宫缩乏力的危害

子宫收缩乏力可使产程延长，导致准妈妈体力被消耗、疲乏无力、肠管胀气、排尿困难等，这样易造成难产，如果胎膜早破，可增加感染机会，引起产后出血，增加剖宫产的概率。

宫缩乏力的原因

子宫收缩乏力多由以下几个常见的因素综合引起。

1. 胎位不正、头盆不相称。

2. 子宫过于膨大，如双胎、羊水过多、巨大儿等以及子宫肌肉发育不良等。

3. 准妈妈紧张，大脑皮层处于抑制状态，从而使宫缩乏力。

4. 临产时休息不好，进食差，第一产程用力过早，亦可导致宫缩乏力。

5. 过多地应用镇静药或麻醉药，使子宫收缩无力。

如何避免宫缩乏力

1. 做好孕期保健。根据产前检查等资料，可以初步安排好分娩方式。如胎位不正应早做纠正。

2. 临产后要安排好生活，要吃好、喝好、睡好，安排好大小便。如果宫缩时体力消耗大，应及时补充能量，顺利完成分娩。

3. 正确认识分娩。要了解分娩过程，不要紧张、害怕，克服恐惧心理，要保持轻松愉快、良好的心态对待分娩，这样有利于子宫正常收缩。

4. 产程中准妈妈要和医护人员密切配合，按照医护人员的要求去做。

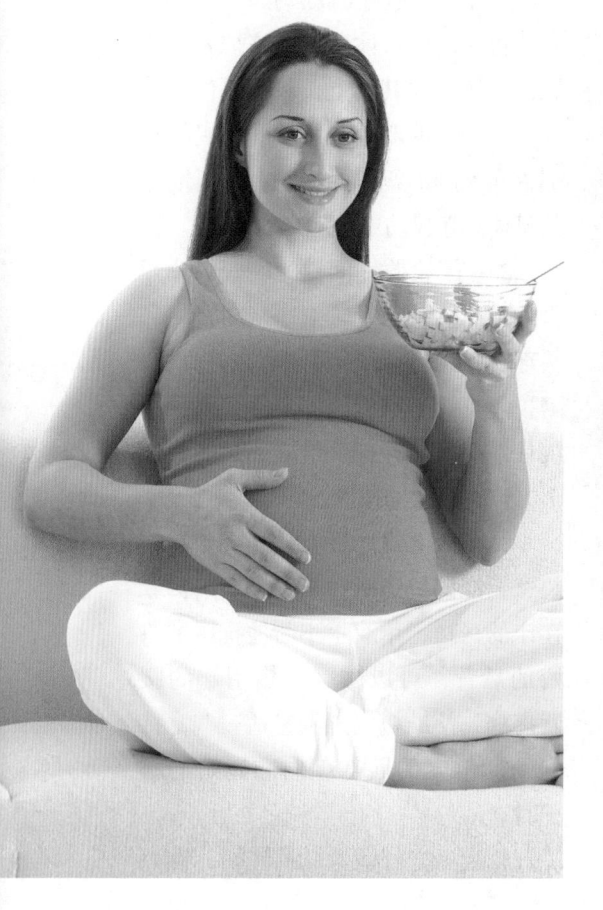

孕事 Q+A

Q 宫缩乏力时怎么办?

A 不论什么原因引起宫缩乏力，产程都无法顺利进展，胎宝宝也迟迟无法娩出。因此，作为准妈妈一定要放松心情，宫缩时认真调整呼吸，宫缩过后就闭目休息，该吃饭时就吃些好消化的饭菜增强体力。

医生会根据情况使用宫缩剂加强宫缩，还会根据情况判断是什么原因造成的宫缩乏力，积极进行处理。如果是因为准妈妈身体疲惫而导致宫缩乏力，医生会给一定的药物让准妈妈稍作休息，吃点东西恢复体力，这样强有力的宫缩就会再次来临。

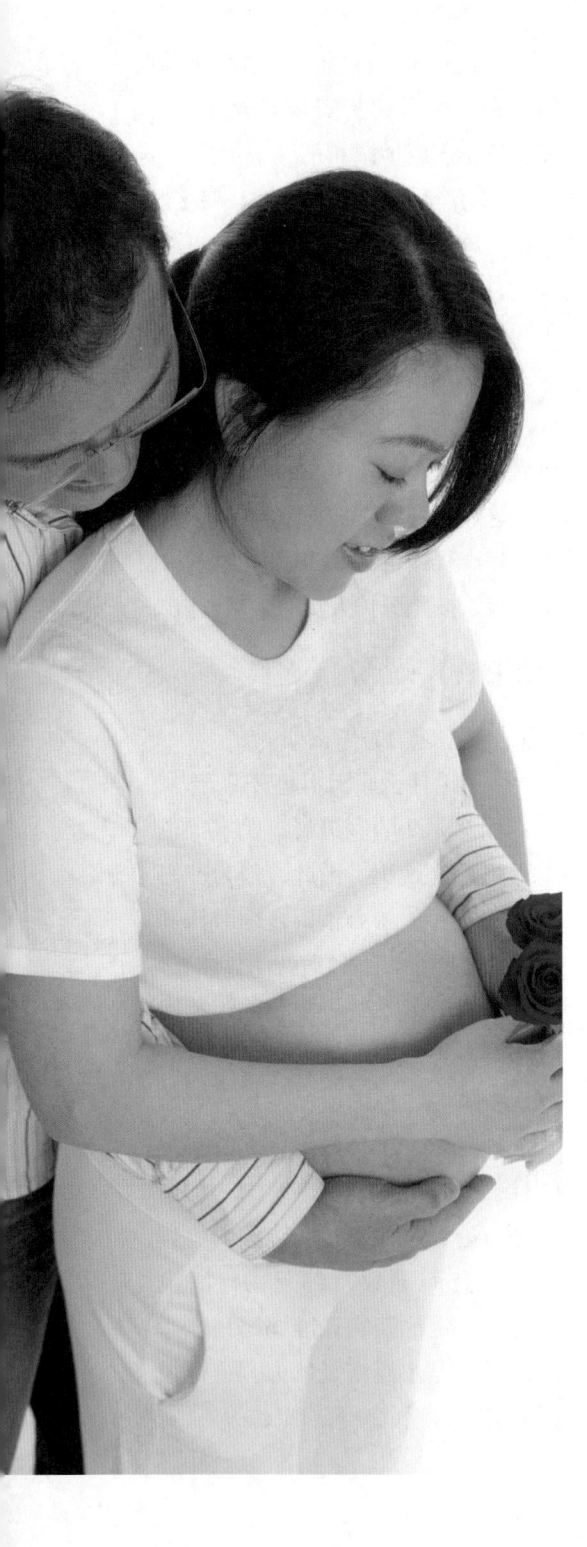

帮助准妈妈缓解产痛的几种姿势

产痛是在分娩时子宫肌肉强烈收缩以及胎宝宝经过产道时对组织的牵拉作用而引起的。产痛不同于外伤或烧伤所引发的疼痛，分娩时的疼痛是阵发性的，随着产程进展，疼痛的频率越来越快。其实，产痛并不像人们所说的那样不可忍受，如果准妈妈能够采取一些恰当的姿势，是可以有效地缓解产痛的。

缓解产痛的姿势

1. 在子宫收缩时准妈妈分开脚站立，将自己的身体背靠在陪护者的怀里，头部靠在其肩上，双手托住下腹部；陪护者的双手环绕住准妈妈的腹部，在鼓励准妈妈的同时，不断地与其身体一起晃动或一起走动。

2. 在子宫收缩间歇时准妈妈分开脚站立，双臂环抱住陪护者的颈部，头部靠在其肩头，身体斜靠在其身上；陪护者支撑着准妈妈的身体，双手环绕住准妈妈的腰部，给准妈妈的背部下方进行轻柔的按摩。

3. 在床上或地板上放几个松软的垫子，准妈妈跪趴在垫子上。陪护者在床的一边，用双手不断地抚摩准妈妈的后背，可以减轻产痛引起的腰背疼痛，使准妈妈感到舒适一些，特别是胎宝宝的面部朝向准妈妈的腹部时。

4. 找一把舒适柔软的座椅，准妈

妈面向椅背而坐，胸腹部靠在有柔软靠垫的椅背上，头部放松地搭在其上；陪护者在准妈妈身后，一条腿跪蹲下去，并不断地用手按压准妈妈的腰部，这样可以使准妈妈缓解腰部的疼痛。

5. 陪护者坐在床上或椅子上，准妈妈趴伏在其大腿上，双手环绕着抱着陪护者的腰臀部，使其托着自己的身体，给予一些支持；陪护者轻柔地上下抚摩准妈妈的腰背部。

6. 如果需要的话，在子宫收缩间歇准妈妈可以采取直坐的姿势坐在床上，后背贴在有靠垫或枕头的床背上，双腿屈起，双手放松地放在膝头上。这样，可以使准妈妈的腹部及腰部得到一些放松，还可以将胎宝宝的头向子宫颈推进，让宫缩更为有效。

7. 在从第一产程向第二产程进入时，准妈妈可以在床上采取蹲坐的姿势，准爸爸及其他陪护者分别站在床的两旁，准妈妈把自己的双臂搭靠在准爸爸及其他陪护者的颈肩上，这种由别人支撑的趴跪姿势，可以使准妈妈感到舒服一些，而且胎宝宝的重力还可以促进骨盆扩张。

临产前要解大便的注意事项

有的准妈妈临产前准备不足，往往憋着大小便上产床，这样对安全分娩是不利的。准妈妈在分娩过程中，应保持每 2～3 小时排尿 1 次，才会"轻装上阵"，有利于分娩。

临产前要正确对待解大便的问题

1. 在产程进展过程中，如果准妈妈宫缩时有大便感，应征得医生同意后，方可在有人陪同的情况下去解大便，注意蹲的时间不可过长，以免发生宫颈水肿。

2. 如果在宫口未开全时，准妈妈有频频排便感，应通过医生检查寻找原因，是肛门检查刺激所致，还是因为胎位不正所致。但是无论哪一种原

孕事叮咛！

对疼痛特别敏感的准妈妈，如果条件允许，也可以选择无痛分娩，无痛分娩并不是真的"无痛"，它只是做到尽可能减轻分娩时的体痛，而且，在宫口开到 3 厘米之前是不建议做麻醉的，而宫口开 0～3 厘米的过程，是相对最痛苦，也是最慢的一段产程，对此，准妈妈应有充分的思想准备。

孕事叮咛！

准妈妈在临产前排尽大便，有利于子宫口扩大，便于胎宝宝下降，还可避免因腹压增加而造成准妈妈不由自主地将大便溢出，污染外阴，减少引起产道细菌感染的机会。如果准妈妈在临产前大小便不易排出，可通过灌肠和导尿的措施，使大小便排尽。

因引起，在宫口尚未开全时，都不要过早屏气，也不要下地蹲，以免引起宫颈水肿，影响宫颈的扩张和产程进展。如果宫口已开全，准妈妈就要在医生的指导下，于宫缩期间屏气如解大便样向下用力，此时，准妈妈千万不能自行下床解大便，以免发生危险。

分娩时怎样更好地配合医生

帮助准妈妈顺利分娩是医生的责任，但医生毕竟不能了解准妈妈的一切情况，如果准妈妈能更好地配合医生，将使分娩更加顺利。

依赖医生，但不过分

要想漂亮地完成生育任务，就要好好地与医生合作，因为在生产过程中，准妈妈看不到胎宝宝出生前后的具体情况，必须依赖医生的指导，才知道什么时候开始用力什么时候应该稍做控制。

但是，准妈妈不能期待医生为自己完成整个分娩过程，生命的诞生本就不需要太多人为干预，否则只可能增加手术产的概率，准妈妈应该首先依靠自己，在出现危险和需要指导时再寻求医生的帮助。

对自己的身体充满信心

准妈妈对自己有信心是顺利分娩的前提，分娩是任何人都替代不了的事情，如果信心不足，很难做到百分之百的努力，提前放弃自己，从而使分娩受阻，如果产前体检显示胎位、

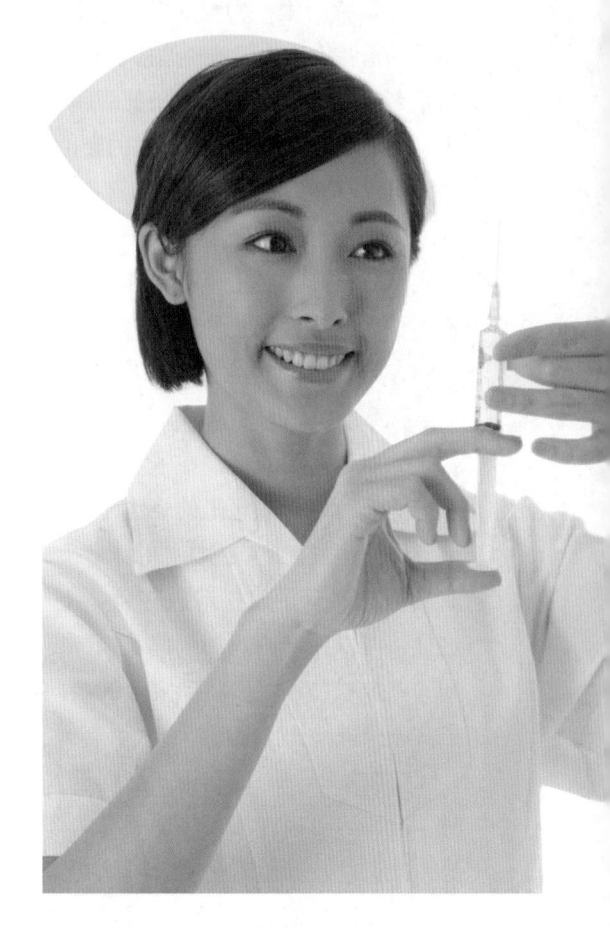

骨盆大小等各项指标都很正常，是完全可以胜任自然分娩的，准妈妈要相信自己。

懂得放松情绪和身体

如果准妈妈懂得如何放松自己，她的生产过程往往会非常顺利，如果准妈妈极度缺乏安全感，不懂得用力技巧、浑身较劲、不能放松身体，这将成为生产过程延长的重要原因。准妈妈事前一定要多参加产前培训，学习呼吸技巧，学会如何使自己在产房里放松下来。

分娩妈妈帮

第一胎是剖宫产，第二胎能顺产吗

曾经剖宫产的女性大部分由于各种担忧不愿意冒险尝试自然产，因此，第一次剖宫产术后再孕的准妈妈，在第二次分娩，绝大部分仍然选择了剖宫产。

但是随着医疗技术日益发达，再加上医界又提出剖宫产后的顺产不应该与子宫破裂画上等号的证据，第一胎是剖宫产，第二胎顺产不是没可能的，如果准妈妈的第一胎并非因医学原因而剖宫产，而第二次分娩又希望可以尝试自然产，在医生的同意和指导下，是可以尝试自然分娩的，前提是医生检查过你瘢痕子宫的恢复状况是良好的。

分娩到底有多痛

胎宝宝的小脑袋越向下坠，给子宫口的压力越大，分娩的疼痛就越剧烈。不过，当疼痛达到一定程度时，身体会分泌出一种能减少痛感的激素，所以，不少产妇在后来会觉得疼得不那么难以忍受了。

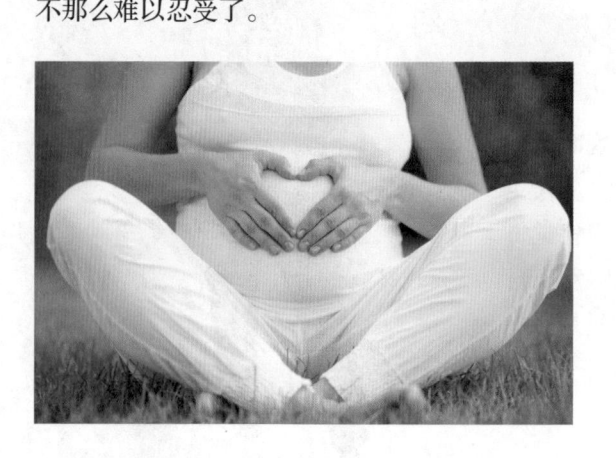

产痛的感觉

痛：宫缩的时候会扯动韧带、肌肉，这会让你感觉到一种拉扯的痛感，主要集中在腹部，从上腹部逐渐向下腹部转移，有的会延伸到背部、腰部。如果准妈妈有痛经的经历，那么这种痛跟痛经很像。

憋胀：有很多的女性体会过月经来前腹部、腰部憋胀的感觉，有很多准妈妈在分娩时感觉到的阵痛不是痛，而更多的是这种憋胀。

酸：还有一些准妈妈在分娩的时候会感觉全身发酸，酸得怎么样都不舒服。

以上三种感觉都让准妈妈不那么舒适，但也不是难受到无法忍受。

产痛因人而异

每个准妈妈对产痛的感受都是不一样的。这种个体差异跟准妈妈的心理素质、对疼痛的耐受能力、当时的心理状态等都有关系。坚强、耐力好、理智的妈妈感觉就不会那么痛；而心里越紧张、恐惧，对疼痛的感觉也会越强烈。

产痛也有规律

产痛并不是持续的，而是有规律可循的。一般是痛一下，最多不超过一分半钟，然后突然消失得无影无踪，就像从不曾痛过一样，中间你就可以休息一下。隔一段时间痛半分钟，并不是很严重。

产痛是逐渐加剧的，下次可能比这次更痛一些，但是没有很大的差别，这样准妈妈就有了适应、习惯这种疼痛的过程，如果注意学习、总结，在下次阵痛来的时候就知道怎么应对了。

孕事叮咛！

怀孕生产都是平常的事情，大部分女性都会经历的，准妈妈要相信自己，相信医生，一定会顺利度过生产这关。

分娩的疼痛更多的是主观感受

有的准妈妈形容自己分娩时的感觉，会说："女人生孩子就像是人生中'小死'了一场一样，想想就觉得无法忍受。"但是也有的产妇发现自己分娩时并没有那么疼痛，只是一阵腹部和腰部的胀痛不适，忍耐一下就轻松生下了宝宝。

分娩的疼痛究竟有多痛呢，竟然让有的准妈妈望而却步，有的准妈妈却视之无物？

其实，疼痛是一种很主观的感受，分娩的疼痛有很大一部分是来自恐惧心理，心理负担越重，就越害怕疼痛，而且还会把疼痛放得越大。

一些心理情绪，如紧张、焦虑、恐惧等会引起体内一系列神经内分泌反应，使疼痛加剧，因此有的妈妈觉得生产达到"痛不欲生"的地步，与心理因素的关系很大。

分娩是一个自然而然的过程，是瓜熟蒂落，所以准妈妈要相信自然的力量，相信自己和胎宝宝，不要因此而心生恐惧，进而影响到情绪，害怕怀孕，害怕生产，使得自己还未到预产期时就已经怕得不得了，紧张得不得了，既影响了身体对分娩所做的准备，也影响了胎宝宝的成长。

第四部分

产后——科学坐月子

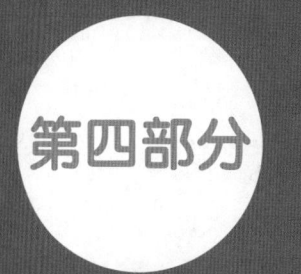

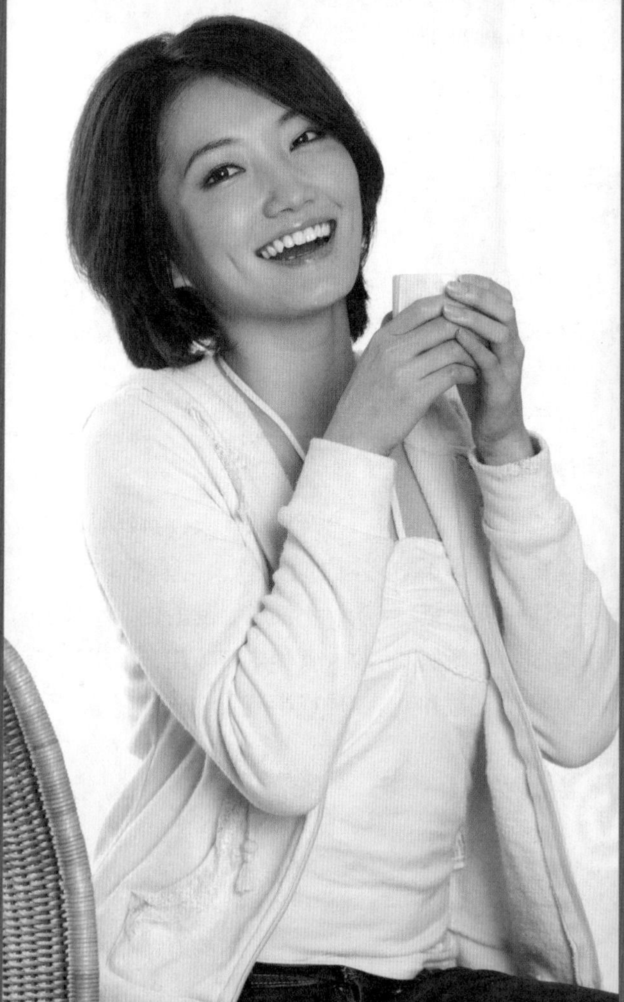

俗话说，“坐个好月子，健康一辈子”，坐个健康的好月子对女人的重要性可见一斑。生产后，妈妈的身体处于极度虚弱的状态，需要通过合理的饮食和细心的照料，才能逐渐恢复到孕前状态，新妈妈在这个阶段一定要更加地爱护自己，让自己的身体在这短短的6周尽快复原。

坐月子的饮食

月子里的饮食原则

产后新妈妈应采用少吃多餐的饮食方案，因为这个时候胃肠功能还没有恢复正常，为了不给肠胃加重负担，可以一天吃 5 ~ 6 次。同时，月子饮食还需遵循以下原则。

软

产后适合吃较软的饭，煮饭时可以稍微煮稀一些，不要吃油炸和坚硬的带壳的食物。因为产后很容易出现牙齿松动的情况，吃过硬的食物不仅对牙齿不好，也不利于消化吸收。

稀

产后要多补充水分，一是有利于乳汁的分泌，二是因为新妈妈月子期间出汗较多，体表的水分挥发也大于平时。因此，饮食中的水分可以多一点，如多喝汤、牛奶、粥等。但不能大量饮水，以免给肠胃造成过量的负担。

杂

虽然食物的量无须大增，但食物的质却不可随意，产后新妈妈在饮食方面应注重荤素搭配，进食的品种越丰富，营养越均衡，对新妈妈的身体恢复就越好。除了明确对身体无益和

孕事叮咛！

新妈妈所选择的食物应该是富含蛋白质、维生素、矿物质、纤维素的食物，而不是多吃巧克力、奶酪、油、带有脂肪的肉类等。吃太多高热量的食物，对产后恢复并没有好处，还容易发胖。

吃后可能会引起过敏的食物外，荤素菜的品种应尽量丰富多样。

产后前3天怎么吃

产后头 3 天，新妈妈的体力尚未恢复，食物以清淡、不油腻、易消化、易吸收、营养丰富为佳，形式为流质或半流质。

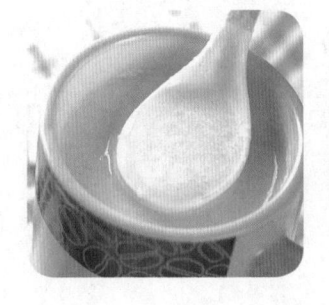
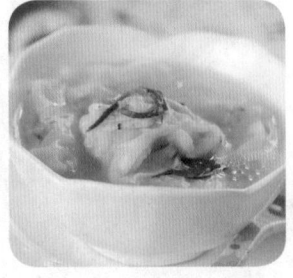
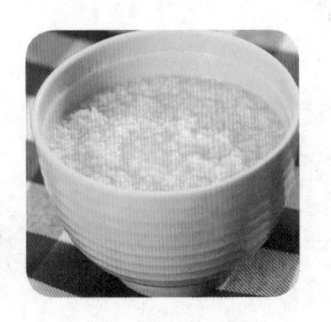

产后第 1 天

在分娩后数小时至 1 日内,新妈妈最好吃流质或者半流质食品,如牛奶、蛋花汤、红糖水、小米粥等。因为在分娩的过程中新妈妈的体力消耗大、出汗多,体内体液不足,胃液分泌减少使消化功能下降。所以,此时身体最需要的是水分及容易消化的清淡食品。喝牛奶可以补充体内的钙损耗。

产后第 2 天、第 3 天

产后的第 2 天、第 3 天,新妈妈的体力尚未恢复,食物仍然要以清淡、不油腻、易消化、易吸收、营养丰富为佳,形式为流质或半流质。可食用牛奶、豆浆、藕粉、糖水煮鸡蛋、蒸鸡蛋羹、馄饨、小米粥等。即使再馋,这段时间也不能吃辛辣刺激性的食物。

剖宫产的新妈妈

剖宫产的新妈妈一般需要在产后 6 小时之后才可进食,6 小时后,新妈妈可以饮用白萝卜汤,帮助排气,减轻腹胀现象,也可以喝一些温开水,帮助肠蠕动。在胃肠功能恢复前,不要食用易胀气食物。等到术后第 2 天,可以吃些稀、软、烂的半流质食物,如蛋羹、烂面条等,每天吃 4 ~ 5 餐,以保证充足的营养。一般到产后第 3 天,就可以恢复正常饮食了。

产后第 1 周饮食:口味清爽

新妈妈身体恢复状况

体重	体重减轻大约 5 千克:分娩后不久,由于胎宝宝、胎盘、羊水等被排出体外,新妈妈的体重会减少 5 千克左右
子宫逐渐缩小至拳头大小	怀孕时膨胀的子宫在产后需要慢慢恢复到孕前的状态。在产后第 1 周,子宫回位、收缩都比较迅速。一般产后 1 周后,子宫位置就会从肚脐处下降到耻骨的位置,大小也缩得和一只拳头差不多
恶露量较大	生产后,子宫中的残留物会经由阴道排出体外,形成恶露。产后 3 ~ 4 天的恶露为血性恶露,呈血液颜色,无异味(有血腥味),量较大,但不超过平时的月经量(如果恶露量过大,请及时咨询医生)。血性恶露中有时会有小血块或坏死蜕膜组织,这是正常的
疼痛感逐渐消失	新妈妈在生产时用力巨大,会使身体在产后有酸痛感觉,浑身不适。这种感觉一般在分娩 2 ~ 3 天后就会消失。经历了会阴侧切的妈妈,侧切伤口的疼痛感会在分娩 4 ~ 5 天后逐渐消退
精神倦怠	新妈妈在生产时耗费了大量体力,在产后 1 周时间内,大多数时候会觉得倦怠,需要多卧床休息。注意,随着分娩的结束,妈妈体内的激素分泌会发生急剧变化,部分新妈妈可能因为激素分泌变化而导致情绪大起大落,因此要注意调适自身的情绪,避免引发产后抑郁症(大多数的产后抑郁都是在这 1 周出现的)

饮食重点：清爽开胃

不论是哪种分娩方式，新妈妈在刚刚生产的最初几日里会感觉身体虚弱、胃口比较差。如果这时强行填下重油重腻的"补食"只会让食欲更加不振。所以，在产后的第一周里，顺产新妈妈在自解大便后，可以吃些清淡的荤食，口味清爽营养均衡。剖宫产妈妈要等排气后从流食、半流食逐渐过渡到正常饮食。

推荐菜肴

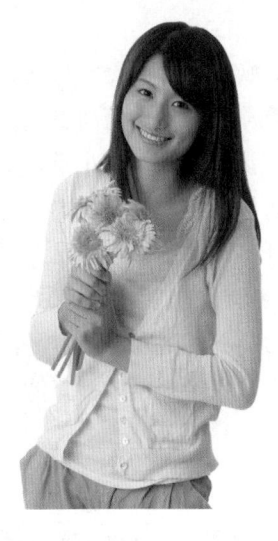

1. 豆浆小米粥

材料：小米 200 克，黄豆 100 克。

调料：蜂蜜适量。

做法：

1. 将黄豆泡好，加水磨成豆浆，用纱布过滤去渣；待用。

2. 小米淘洗后，用水泡过，磨成糊状，也用纱布过滤去渣。

3. 在锅中放水，烧沸后加入豆浆，再沸时撇去浮沫，然后一边下小米糊一边用勺向一个方向搅匀，开锅后撇沫。

4. 加入蜂蜜，继续煮 5 分钟即可。

功效解析：小米具有健脾和中、益肾气、补虚损等功效，是脾胃虚弱、体虚胃弱、精血受损、产后虚损等患者的良好康复营养食品。

2. 猕猴桃鸡肉面

材料：意大利面 80 克，猕猴桃 60 克，西红柿 40 克，鸡胸肉 70 克，橄榄油 10 克，香芹少许。

调料：盐适量。

做法：

1. 鸡胸肉洗净后切成片状；猕猴桃去皮，西红柿洗净后均切成丁状备用。

2. 意大利面放入开水中煮至完全熟透，捞出沥干水分。

3. 将橄榄油烧热，再放入鸡肉和西红柿炒熟；起锅前加入猕猴桃和少许食盐拌炒均匀。

4. 将炒好的鸡肉均匀淋在煮熟的意大利面上，撒上香芹即可。

功效解析：这道菜口味独特，营养丰富，妈妈常吃这道菜，不但开胃消食，也可以为新妈妈提供全面的营

月子小贴士

产后第 1 周如果食用太油腻的食物会令新妈妈感觉反胃，而且，新妈妈摄入油脂过多可能会让乳汁也变油，导致新生儿腹泻。

养。猕猴桃中富含维生素C及纤维素，可以预防感冒及便秘。

产后第2周饮食：补血催乳

新妈妈身体恢复状况

体重仍有下降	随着恶露的排除，以及尿量的增加、出汗和母乳分泌等因素，新妈妈的体重还会有一定的下降，具体减重量因人而异
子宫缩小至棒球大小	新妈妈的子宫位置在继续下降，并逐渐下降回盆腔中，子宫本身也在变小，大约缩小至棒球大小
恶露量变少	进入本周后，新妈妈的恶露量会逐渐变少，颜色也由鲜红色逐渐变为浅红色直至咖啡色。恶露中的血液量减少，浆液增加，也叫浆液恶露（一般发生于产后5～10天）。如果本周新妈妈排出的恶露仍然为血性，并且量多，伴有恶臭味，请及时咨询医生
身体比较疲惫	虽然新妈妈的身体还没有完全恢复，但却要开始规律地为宝宝哺乳。每天昼夜不停的哺乳工作，会极大地影响新妈妈的休息，所以新妈妈在第2周会比较劳累。家人应多分担并协助新妈妈照料小宝宝

饮食重点：补气血＋催乳

经过上一周的精心调理，胃口应该明显好转。进入第2周，新妈妈的饮食调养重点应该是补气血和催乳。

1.补气血

多吃补血食物和补充维生素。大枣、花生、山药、茯苓、枸杞子等都是不错的补血食物。

2.催乳

新妈妈第2周的饮食可逐渐恢复成一般的饮食，因宝宝吸食母乳的状况已渐渐稳定，吸吮时间与次数也逐渐增加，所以可食用一些下奶的食物来增加泌乳量，如花生炖猪脚、青木瓜炖排骨等，同时注意水分的摄取，多给宝宝吸吮，泌乳量自然就会慢慢增加。

推荐菜肴

1.豆芽鲫鱼汤

原料：活鲫鱼500克，豆芽200克，姜、葱各适量。

调料：黄酒、盐各适量。

做法：

1.鲫鱼洗净后，双面略煎一下。

2.将煎好的鲫鱼放入锅中，加黄酒、姜、葱，小火焖炖20分钟。

3.将豆芽洗净，投入鱼汤，大火煮至汤呈乳白色，加盐，煮3分钟后即可。

功效解析：此汤益气健脾、清热解毒，具有通调乳汁之功，汤中加一些通草，效果会更佳。通草在中药店

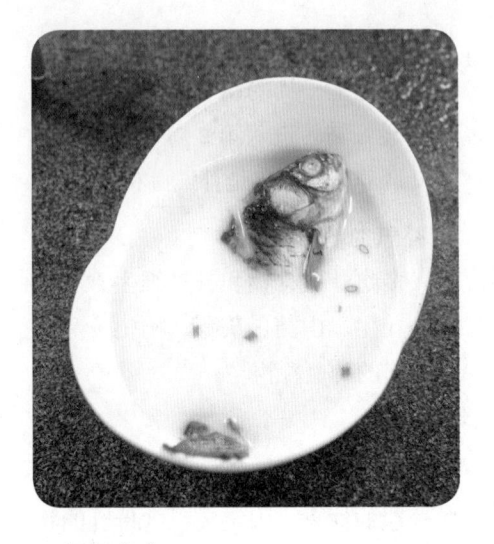

一般都有卖。

2. 山药红枣炖排骨

材料：山药250克，红枣6颗，排骨250克，生姜2片。

调料：盐适量。

做法：

1. 山药去皮、切小块；排骨洗净，余烫，去血水备用。

2. 锅中加清水煮滚后，加入排骨、山药煮数分钟。

3. 待其快煮好时，放入红枣、姜片及盐，再稍微煮一下即可。

功效解析：产后新妈妈身体多会比较虚弱，体虚则消化吸收功能比较差。不妨多煮些富有营养的汤来喝，既易于消化，又可促进食欲。

月子小贴士

有些食物，如韭菜、麦芽等，本身具有退奶的功效，对于要哺乳的妈妈们应注意避免食用。

产后第3周饮食：补血为主

新妈妈身体恢复状况

子宫已经完全进入盆腔。子宫继续收缩中，子宫的位置已经完全进入盆腔里，在耻骨联合上用手已经摸不到了。不过，宫颈口还没有完全闭合，所以新妈妈仍需要注意阴部的卫生。

恶露逐渐变成白色。进入本周之后，大多数新妈妈的浆液恶露会逐渐变成白色恶露。恶露呈白色或黄色，比较黏稠，类似白带，但量比白带大。恶露中的浆液逐渐减少，白细胞增多，并有大量坏死蜕膜组织、表皮细胞等。偶尔恶露中还会带少量血丝，这是正常的，不必太过担忧，继续观察即可。

逐渐适应了新生活。经过两周的哺育实践，大多数新妈妈逐渐熟悉了喂养宝宝的规律，能及时调整自己的作息时间，尽量同宝宝保持步调一致，从而避免太过劳累。所以在这一周，妈妈精神欠佳的状况会有所改善。

饮食重点：补血

恶露此时已排尽，新妈妈也应该开始着重进行体力恢复了。如果是在冬天，妈妈们可以吃一些温补性的食物，如羊肉。还有就是鱼汤，鱼汤能很好地补充能量以及帮助催乳。

除了多吃一些具有补血效果的温热食物外，仍然要关注奶水情况。多吃一些蛋白质丰富的食物，如鸡肉、牛肉、羊肉等。

推荐菜肴

1. 当归大枣鸡

材料：当归 10 克，红枣 6 颗，鸡腿肉 60 克。

做法：

1. 先将鸡腿洗净，切块，放入开水中余烫一下。

2. 把当归、红枣、鸡肉一起放入炖锅中。

3. 炖锅中加适量水，盖上保鲜膜后隔水炖煮 1 小时即可。

功效解析：当归可以补血，可帮助新妈妈滋养产后虚弱的身体。

2. 花生卤猪蹄

原料：猪蹄 1 只，花生米 50 克，姜片、大葱各适量。

调料：料酒、酱油、白糖、盐各适量。

做法：

1. 将猪蹄刮洗干净，斩成小块，

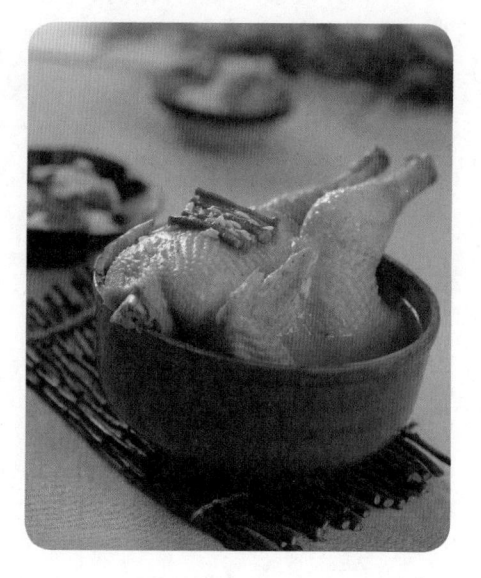

放入沸水锅中余烫，去血沫，捞出，备用。

2. 花生仁放入水中浸泡 2 小时。

3. 砂锅底部铺上姜片和大葱，然后放入猪蹄，加料酒和适量水，大火煮开，再转小火炖约 1 小时。

4. 放入泡好的花生仁，酱油和白糖再炖煮约 50 分钟至猪蹄软烂，最后加入适量的盐调味即可。

功效解析：这道菜含有丰富的蛋白质、不饱和脂肪酸、维生素 E 等营养素，不但可以为新妈妈丰富营养，提供热量，还能醒脾和胃，调理气血。

月子小贴士

公鸡肉相对而言比较容易帮助妈妈下奶，所以，建议在这个阶段妈妈们选取鸡肉时以公鸡为主。

产后第 4 周饮食：营养均衡

妈妈身体恢复状况

大多数新妈妈的恶露此时已经排干净，开始出现正常的阴道分泌物——正常颜色的白带。不过，恶露持续的时间与新妈妈的体质相关，也有一些新妈妈在本周仍会排出黄色、白色恶露。一般来说，剖宫产的妈妈，恶露的结束时间相对更早。

精神逐渐饱满

新妈妈在哺喂宝宝、与宝宝的不断接触中，彼此间的感情越来越深厚，加上身体恢复良好，新妈妈这时心情愉悦、精神饱满。

子宫颈口关闭

子宫的体积、功能仍然在恢复中，只是妈妈对此已经没有感觉。一般来说，子宫颈在本周会完全恢复至正常大小。同时，随着子宫的逐渐恢复，新的子宫内膜也在逐渐生长。如果本周新妈妈仍有出血状况，很可能是子宫恢复不良，需要咨询医生。

饮食重点：营养均衡

进入第 4 周，新妈妈的饮食习惯可以恢复正常的一日三餐，避免暴饮暴食，避免饮食偏差。注重营养的全面均衡，多吃新鲜的水果和蔬菜，并注意主副食的合理配比、粗细粮科学搭配等。尤其要注意的是，晚上绝对不能吃夜宵，因为人的身体在夜晚是处于休息状态，新陈代谢率低，如果超过晚上 8 点再吃东西，就很容易囤积脂肪，并且形成酸性体质，不但易发胖，也影响健康。

推荐菜肴

1. 什锦蔬菜粥

材料：大米 100 克，西蓝花 200 克，洋菇、香菇、胡萝卜丝各 30 克。

调料：盐适量。

做法：

1. 大米洗净后泡水 30 分钟；洋菇、香菇、胡萝卜洗净切丝；西蓝花用开水汆烫。

2. 锅内加入米和水，用大火煮开。

3. 加入洋菇丝、香菇丝及胡萝卜丝，改小火煮至米粒黏稠。

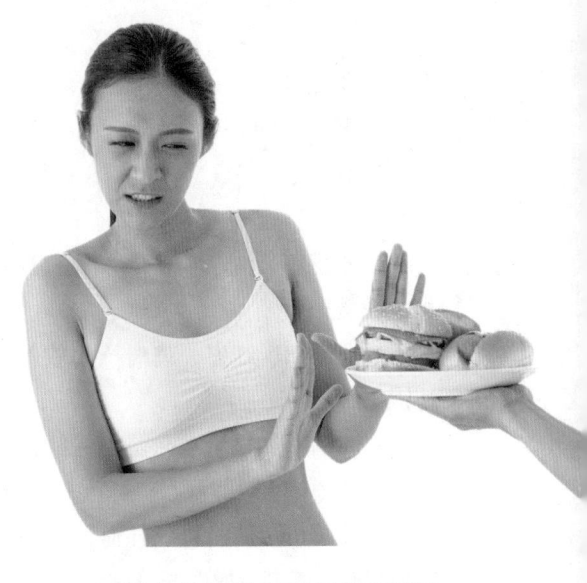

4. 再放入汆烫过的西蓝花及调味料，煮开即可。

功效解析：洋菇、香菇中的有效成分能增强人体的抵抗力，西蓝花和胡萝卜中含丰富的维生素 C 和胡萝卜素，搭配食用营养更丰富。

2. 参枣炖肉

原料：人参 5 克，怀山药 20 克，杜仲 5 克，大枣 10 颗，猪瘦肉 500 克，姜、葱、胡椒粉各适量。

调料：盐适量。

做法：

1. 将人参切片，烘干碾成末；怀山药润透切片；枣洗净，抠去枣核，待用。

2. 猪肉洗净，入沸水锅中汆烫去血水，捞出切成 2 厘米见方的块。

3. 将猪肉、山药、红枣、杜仲一起放入锅中，加入适量清水，大火烧沸后转小火炖至肉熟烂。

4.加入人参粉末，烧开，加入盐、姜、葱、胡椒粉调味即可。

功效解析：营养全面，可以帮产后虚弱的新妈妈补足生产中和产后前两周双虚的气血。

产后第 5 ~ 6 周饮食：科学合理助瘦身

妈妈身体恢复状况

子宫颈完全闭合。产后第 5 ~ 6 周，宫颈口已经恢复闭合到产前程度，理论上来说，本周之后新妈妈已经可以恢复性生活了。

月经可能已经恢复。有些不进行母乳喂养的新妈妈，可能在产后第 6 周已经恢复月经。母乳喂养的新妈妈一般月经恢复要较迟一些。研究资料显示，40% 进行人工喂养的妈妈在产后 6 周恢复排卵，而大多数母乳喂养的妈妈则通常要到产后 18 周左右才完全恢复排卵功能，有些甚至到产后 1 年左右才恢复月经。

腹部色素逐渐变淡。有妊娠纹的新妈妈会发现妊娠纹颜色逐渐变淡了，因为怀孕造成的腹壁松弛状况也在逐渐改善。最终，妊娠纹会淡至银白色，不仔细看都不会发现；而新妈妈的腹壁肌肉也会完全恢复紧致。

饮食重点：合理饮食帮助瘦身

经过一个月的调养，新妈妈身体已经恢复得很好了，有的妈妈已经开始急着减肥了。但这里要提醒新妈妈：这个时候是处于哺乳期，不能为了减肥而节食，哺乳期减肥最好的方法是科学合理的饮食。因为有规律地进食可以减少肥胖的发生率，对妈妈健康也十分有益。

推荐菜肴

1.芹菜炒香菇

原料：芹菜 400 克，干香菇 50 克，淀粉 10 克。

调料：酱油、米醋、盐各适量。

做法：

1.将芹菜洗净，剖开，切成 2 厘米左右的段，用少许盐拌匀，静置 10 分钟左右，用清水漂洗干净，沥干水备用。将香菇用温水泡发，洗净切片。将米醋、淀粉放入一个小碗里，加 50 毫升左右清水，兑成芡汁。

2.锅中加植物油烧热，下入芹菜煸炒 2 ~ 3 分钟，加入香菇，迅速翻炒几下。

3.点入酱油，淋上芡汁，大火翻炒，待调料均匀地粘在香菇和芹菜上，即可出锅。

功效解析：芹菜可以清热解毒、祛病强身。芹菜含有利尿成分，可以消除人体内的水钠潴留，有助于消除新妈妈产后水肿，帮助瘦身。

2. 菠菜玉米粥

材料：菠菜100克，玉米糁100克。

做法：

1. 将菠菜洗净，放入沸水锅内余烫2分钟，捞出过凉后，沥干水分，切成碎末。

2. 锅置火上，加入适量清水，烧开后，撒入玉米糁，边撒边搅，煮至八成熟时，撒入菠菜末，再煮至粥熟即可。

功效解析：玉米有利尿作用，并能消除水肿，菠菜是养颜佳品，两者搭配既能减肥瘦身，又不会影响产后妈妈的健康。

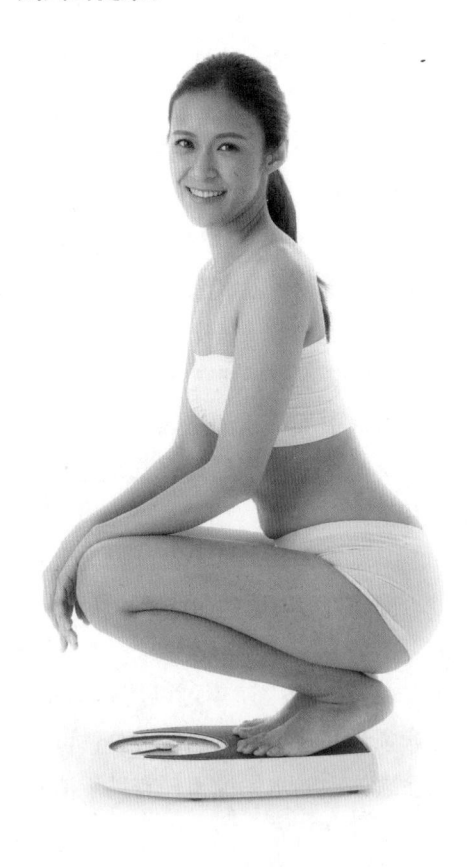

月子 Q + A

Ⓠ 坐月子期间，新妈妈能不能吃减肥药？

Ⓐ 千万不要通过吃减肥药、喝减肥茶来减肥。因为减肥药或减肥茶会影响人体正常的代谢，阻碍新妈妈从食物中吸收营养，并增加营养的排泄。减肥药会从乳汁里进行排泄，宝宝吃了这样的乳汁容易损害肝功能，出现肝功能异常。

产后喝催奶汤有什么讲究

猪蹄汤、瘦肉汤、鲜鱼汤、鸡汤等含有丰富的水溶性营养，不仅有利于体力恢复，而且能促进乳汁分泌，是新妈妈坐月子期间的最佳营养品。

喝汤时间有讲究

肉汤中含有易于人体吸收的蛋白质、维生素、矿物质，对乳汁有很大的影响，但是应注意喝汤时间。如果新妈妈的乳汁分泌充分，就应迟些喝汤，以免乳汁分泌过多造成乳汁瘀滞；如果产后乳汁迟迟不下或者下得很少，就应早些喝汤，以促使下乳，满足宝宝的需要。

适时适量喝汤

肉汤营养丰富，水分充足，产后出汗多，再加上乳汁分泌，妈妈需要的水分量要高于一般人，因此，产后一定要适时适量多喝汤水。

如果伤口恢复得不是很好，不要喝鲫鱼汤，鲫鱼汤对伤口愈合不利，可以喝点黑鱼汤、猪蹄汤，这些都是下奶的汤。

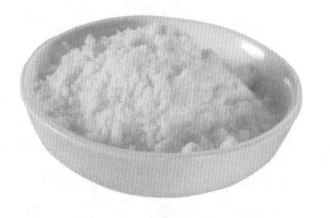

产后避免过量食用红糖

红糖是月子里的必备食品，产后吃红糖可以补血。但是新妈妈不能无限制地食用红糖，否则对身体反而有害。

什么时候要食用红糖

红糖水有活血化瘀的功效，如果新妈妈产后恶露不下、经血阻滞，食用红糖有利于恶露的排出。

什么时候不要食用红糖

如果新妈妈子宫收缩较好，恶露的颜色和量都比较正常的话，食用红糖时间过长，会使恶露增多，导致慢性失血性贫血，而且会影响子宫恢复以及新妈妈的身体健康。

红糖与白糖的差别

红糖性温，如果坐月子的时间是在炎热的夏天，再大量地喝红糖水，会使汗液增多，口渴咽干，阴道流血增多，如伴有产后感染性疾病，可能会出现发热、头晕等症状。

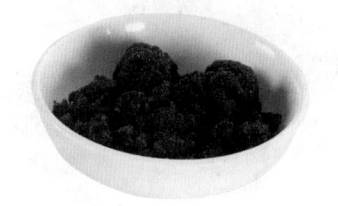

白糖性平，有润肺生津的功效，适用于一些伴有发热、汗多、手足心潮热，阴道流血淋漓不断，口渴咽干等症的新妈妈。夏季分娩或产褥的中晚期，食用白糖也很适合。

产后合理搭配红糖、白糖的食用，对新妈妈身体的恢复会更加有利。

坐月子的时候建议新妈妈食用红糖最好控制在 10 ~ 12 天之内，每天的量也不宜过多，大概一次一大匙调水喝就可以，每天不超过 3 次。

吃什么可以帮助尽早排出恶露

以下表格中的食物可以帮助新妈妈尽早排出恶露。

山楂	山楂不仅能够帮助产妇增进食欲，促进消化，还可以散瘀血
红糖	红糖有补血益血的功效，可以促进恶露不尽的新妈妈尽快化淤，排尽恶露
莲藕	莲藕具有清热凉血，活血止血的作用，适合产后恶露不尽的产妇食用，可以帮助改善症状

续表

阿胶	阿胶具有补血、止血的功效，对子宫出血具有辅助治疗作用，既可养身又可止血，对产后阴血不足、血虚生热、热迫血溢引起的恶露不尽有治疗作用
生化汤	生化汤活血散寒，祛瘀止血，适用于产后瘀阻腹痛，拒按，恶露不净，滞涩不畅，色黯有块，或见面色青白，四肢不温等症状

月子小贴士

如果新妈妈子宫收缩较好，恶露的颜色和量都比较正常的话，要停止食用这类食材，因为这些食物食用时间过长，会使恶露增多，导致慢性失血性贫血，而且会影响子宫恢复以及妈妈的身体健康。

坐月子期间不能吃的食物

产后是整个妊娠过程的结束阶段，新妈妈因为分娩时带来的创伤和出血，以及妊娠、分娩时的情绪变化，损耗了不少的元气，所以有产后"百节空虚"的说法，稍有不慎就会引起疾病，因此，要格外注意饮食的禁忌。

不要吃生冷食物

像黄瓜、西红柿、生菜、白萝卜这类可以生吃的蔬菜最好加热后再吃。产后新妈妈的身体虚弱，应多吃一些温补食物，以有利于气血恢复。寒性的西瓜、梨在月子期间最好不要吃，这类食物会影响恶露的排出和瘀血的去除，如果是母乳喂养还会引起宝宝腹泻。

不要吃半生的食物

不要吃没有完全煮透的半生食品，或是生鲜鱼类、贝类。月子和哺乳期间不能为了美味而冒吃入寄生虫的风险。

不要吃刺激性食物

浓茶、咖啡、酒精等，这些食物会影响新妈妈的睡眠及肠胃功能，也对宝宝不利。

不要吃辛辣食物

辣椒、胡椒、大蒜、韭菜、茴香等，这些食品易上火，导致便秘，进入乳汁后对宝宝也不利。

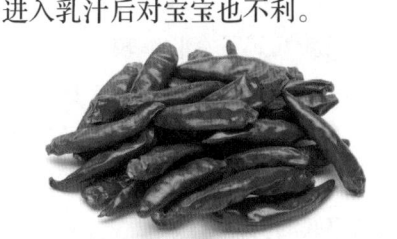

不宜多吃酸味的食物

酸味的食物偶尔吃一点没关系，但不宜多吃，如酸梅、醋、柠檬、葡萄、柚子等。这些酸涩食物会阻滞血行，不利于恶露的排出。

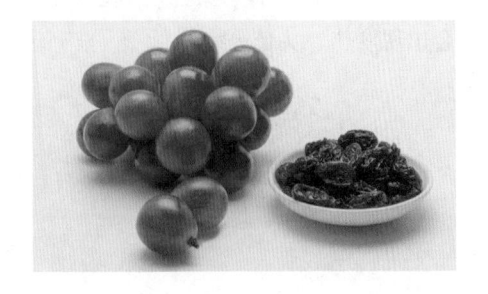

不要吃腌渍过的食物

不要吃腌渍的食物，如咸菜、泡菜等。

不要吃麦乳精

麦乳精是以麦芽作为原料生产的，含有麦芽糖和麦芽酚，而麦芽对回奶十分有效，食用过多麦乳精会影响乳汁的分泌。

不要吃味精

产后吃味精容易导致宝宝缺锌，建议妈妈产后 3 个月内的营养食谱中最好不要放味精。

月子 Q+A

Q 坐月子期间能吃盐吗？

A 产后家人都会给新妈妈做一些传统的下奶食品，如猪蹄汤、鲫鱼汤，但却不放一点盐，这样新妈妈自然难以下咽，可以请求家人适当放些盐，不会因为有些咸味而影响乳汁分泌的。

月子吃鸡蛋要控制量

鸡蛋是完美的孕产期食品，但并不是说多多益善。新妈妈吃鸡蛋应适度，每天 1~2 个即可，如果每天吃太多的鸡蛋，或基本依赖于鸡蛋提供营养，非但不会对身体有利，反而会有害。

多吃易导致营养过剩

新妈妈吃鸡蛋过多，则摄取了过多的蛋白质，在体内没有被充分消化吸收，其实是一种浪费，而且由于摄入过多热量，容易导致肥胖。

多吃易导致营养不均衡

鸡蛋虽然营养丰富，但毕竟没有包括所有的营养素，不能取代其他食物，新妈妈吃鸡蛋过多会导致其他食物摄入减少，会造成体内营养素的不平衡，从而影响健康。

多吃不利于消化

鸡蛋中含有大量胆固醇，吃鸡蛋过多，会使胆固醇的摄入量大大增加，增加新妈妈胃、肠的负担，不利于消化吸收，其蛋白质分解代谢产物会增加肝脏的负担，在体内代谢后所产生的大量含氮废物，还要通过肾脏排出体外，又会直接加重肾脏的负担。

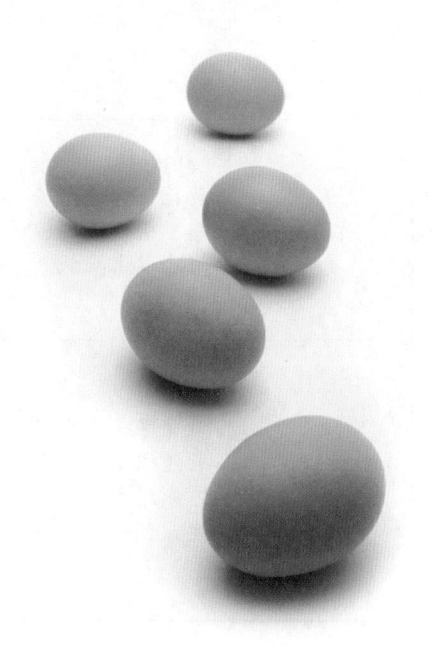

月子期间宜多吃的蔬菜

新妈妈因为分娩丢失了一部分血液，消耗了一定的元气，生殖器官也需要修复，除了多吃些肉、蛋、鱼等食品补充蛋白质外，还要多吃一些蔬菜，用来补充维生素、铁等营养元素。

另外，新妈妈在月子里容易发生便秘或排便困难，而蔬菜中含有大量膳食纤维，可促进肠蠕动，有利于产后通便。

月子小贴士

新妈妈的胃肠对冷刺激很敏感，不要吃过凉的蔬菜，如苦瓜、枸杞菜等，而且在食用时一定要注意食物是否清洁卫生。

宜多吃的蔬菜	作用
莴笋	莴笋含有钙、磷、铁等多种营养成分，能助长骨骼、坚固牙齿。尤其适合产后少尿和乳汁不畅的新妈妈食用
莲藕	莲藕含有大量的淀粉、维生素和矿物质，是祛瘀生新的佳蔬良药。新妈妈多吃莲藕，能及早清除腹内积存的瘀血，增进食欲，帮助消化，促使乳汁分泌，有助于对新生儿的喂养
黄花菜	黄花菜味道鲜美，尤其适合做汤用，产褥期容易发生腹部疼痛、小便不利、面色苍白、睡眠不安，多吃黄花菜可有助于消除以上症状
黄豆芽	黄豆芽含有大量蛋白质、维生素C、纤维素等，蛋白质是生长组织细胞的主要原料，能修复分娩时损伤的组织，维生素C能增加血管壁的弹性和韧性，防止出血，纤维素能通肠润便，预防便秘

坐月子的日常护理细节

学会观察恶露

恶露是指由子宫所排出的分泌物，正常的恶露排出大致分为三个阶段：血性恶露、浆性恶露和白恶露。

血性恶露

产后1~3天的时候排出，量多、色鲜红，含有大量血液、黏液及坏死的内膜组织，有血腥味。

浆性恶露

产后4~10天排出，随着子宫内膜的修复，出血量逐渐减少，颜色淡红色，子宫颈黏液相对增多，且含坏死蜕膜组织及阴道分泌物和细菌，无味。

白恶露

产后1~2星期排出，恶露转变为白色或淡黄色，量更少，早晨的排出量较晚上多，一般持续3周左右停止。

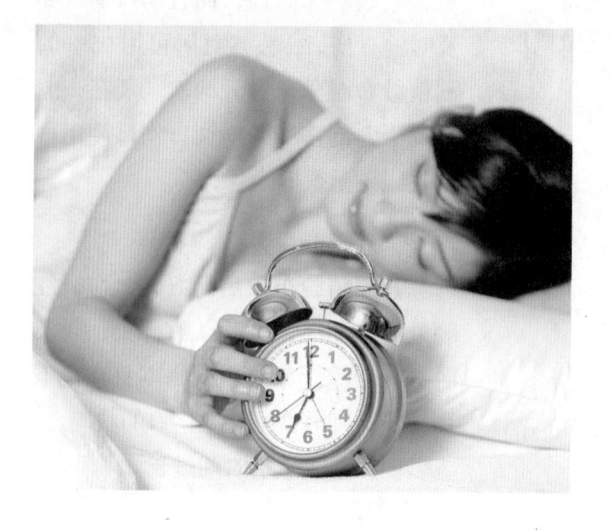

产后恶露的日常护理

产后恶露持续4~6周。期间如果发生血性恶露持续2周以上、量多或脓性、有臭味；恶露量太多、血块太大或血流不止等情况时，建议新妈妈及时去医院就诊，以免发生危险。

一般情况下，新妈妈可以按以下建议做好日常护理。

1. 多用环形方向按摩腹部子宫位置，让恶露能够顺利排出。

2. 大小便后用温水冲洗会阴，擦拭时务必由前往后擦拭或直接按压拭干，勿来回擦拭。冲洗时水流不可太强或过于用力冲洗，否则会造成保护膜破裂。

3. 顺产妈妈如果有侧切伤口，用卫生纸比卫生巾更透气，也更有利于伤口的恢复。

4. 勤换卫生巾或卫生纸，刚开始约1小时更换一次，之后2~3小时更换即可。更换卫生巾或卫生纸时，由前向后拿掉，以防细菌污染阴道。手不要直接碰触会阴部位，以免感染。

会阴侧切后伤口护理

侧切后伤口的恢复需要一定的时间，新妈妈可以采取一些物理疗法让伤口尽快地恢复。

保持会阴卫生

自分娩第2天起，用医生开的洗液冲洗或擦洗外阴，每天两次。便后要冲洗外阴和肛门，如同用卫生纸擦拭一般，要由前往后冲洗，才能避免细菌感染。勤换卫生垫，勤换内裤。

坚持用温水洗外阴

坚持每天用温开水冲洗外阴两次。

保持伤口干燥与清洁

如厕、洗完澡后，要用面巾纸轻拍会阴部，保持伤口的干燥与清洁。

保持大便通畅

上厕所排便的时候要用力适度，以避免伤口裂开。排便时，最好采用坐式，并尽量缩短时间。

不宜较大幅度的动作

不要过多地运动，也不宜做幅度较大的动作。

睡眠或卧床时要注意

平时睡眠或卧床时，最好侧卧于无会阴伤口的一侧，以减少恶露流入会阴伤口的机会。

肿痛可用碘伏

裂伤较严重且伤口肿痛的新妈妈，可以在温水中加入有灭菌功效的碘伏坐浴。

月子 Q + A

Q 会阴切口愈后有瘢痕怎么办?

A 这个时候应尽快请医生仔细检查一下，确定切口是否形成了瘢痕疙瘩。有的妈妈生完宝宝已经好几个月了，可切口处却是隆起的，按压一下还挺疼，这可能是形成了瘢痕疙瘩。如果的确是瘢痕疙瘩形成，可在局部外敷药膏，以减轻瘢痕疙瘩及不适症状，不过，最好在医生指导下使用药物。

剖宫产伤口护理

如果分娩方式是剖宫产，那么产后一定要特别注意腹部伤口的愈合及护理。

剖宫产伤口的正常护理

产后第二天，护士会给新妈妈的伤口换敷料，检查有无渗血及红肿，一般情况下术后伤口要换药两次。术后若新妈妈体温高，而且伤口痛，要及时检查伤口，发现红肿可用95%的酒精纱布湿敷，每天两次。现在一般情况下，剖宫产的横切口伤口使用可吸收线，无须拆线。

剖宫产伤口感染后的护理

若酒精纱布敷后无好转，伤口红肿处有波动感，就确认有感染，要及时拆线引流。如果新妈妈本身存在下列情况，则需特别注意伤口的状况。

1. 产程或破水时间过长。

2. 手术时间过长、术中出血较多。

3. 产妇本身抵抗力差，如患有糖尿病或营养不良。

4. 其他因素，如腹水、贫血、长期使用类固醇或以前接受过放射治疗等。

剖宫产伤口感染后的护理一定要注意，不能盆浴或坐浴，洗浴时不要揉搓伤口，洗浴后可以用75%的酒精清洁伤口。浴后如果伤口出现红、肿、热、痛、渗血、渗液等情况一定要到医院请医生处理。

此外，产后月经恢复的时候要注意伤口是否疼痛，因为在伤口处易发生子宫内膜异位症，表现为经期时伤口处持续胀痛，甚至出现硬块。一旦出现此类症状，则应及早去医院就诊。

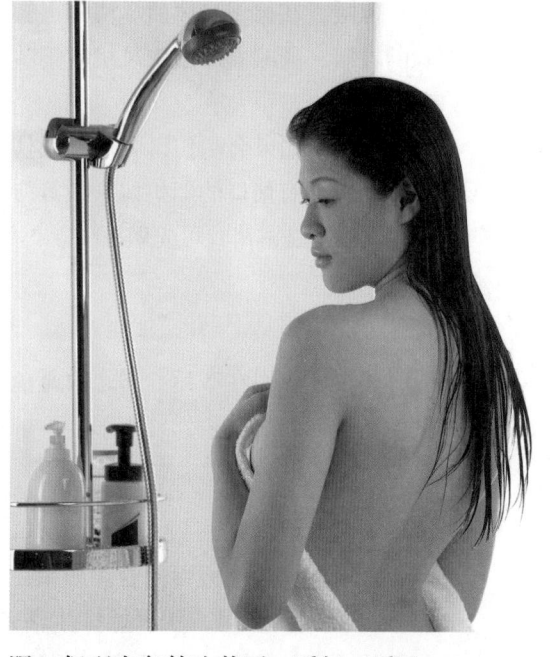

月子 Q + A

Q 剖宫产伤口会留疤吗？

A 一般情况下，正确护理是不会留疤的，只会留下一条铅笔大小的细纹。现在的剖宫产手术，大多是由下腹部耻骨上缘一指半到二指处开横的切口，比较不会影响日后的美观。只要按照医生的指导正确地护理，就不会留下明显的瘢痕。

产后多久可以洗澡、洗头

传统民俗认为女性在坐月子期间不能吹风、洗澡、洗头，甚至连刷牙都最好免了。那是因为以前的条件有限，但现在条件改善了，暖气、暖风、冷暖空调、浴霸都有了，洗澡的房间完全可以控制温度，头发也可在浴室中用暖风吹干。因此，月子里洗澡、洗头不必顾虑太多。

月子妈妈洗头、洗澡要注意什么

只要注意洗头、洗澡时将室温调好，以20℃为好，洗头、洗澡水温宜保持在37 ~ 40℃，并要讲究"冬防寒、夏防暑、春秋防风"的说法，即在夏天，浴室温度保持常温即可，天冷时浴室宜暖和、避风。并且要注意

月子小贴士

不要去美容院洗头，美容院在夏天的时候往往冷气较强，而冬天又容易暖气过强，而且卫生条件也不适合此时的新妈妈。

浴后保暖，在擦干身体后尽快穿上御寒的衣服，同时立即用吹风机吹干头发即可。

不过，如果会阴伤口大或撕裂伤严重、腹部有切口的新妈妈，须等待伤口愈合再洗淋浴，可先做擦浴。

产后恢复性生活的时间

建议新妈妈在产后 6 周之内避免性生活。

产后 6 周前严禁性生活

产后，妈妈的宫颈口全部张开，需要较长时间才能慢慢闭合。如果在宫颈口尚未闭合时，就开始性生活，妈妈的子宫口开放，得不到任何保障，性生活中带入的细菌就会长驱直入新妈妈的子宫，感染子宫，使子宫内膜、输卵管等发炎，严重影响新妈妈的健康。所以在产后 6 周前严禁性生活。

产后 6 周可以恢复性生活

一般来说，因为子宫颈口会在产后 6 周恢复闭合状态，宫颈、盆腔和阴道的伤口在此时也基本愈合，所以新妈妈和新爸爸可以在产后 6 周开始性生活。但是这种情况也是因人而异的。如果没有特殊情况或者感到疼痛，提前进行性生活也是无妨的。但是大部分新妈妈 1 个月之内不会有性欲。大约 2 个月后，夫妇两人的性欲会提升到同一水准。

剖宫产后恢复性生活时间应稍长

剖宫产的新妈妈需要更长的时间来进行恢复。一般需在产后 3 个月才能开始性生活，因为剖宫产除了腹部的切口外，子宫上的伤口也需要一段时间的愈合，所需要的复原时间会比自然分娩的女性更长一些，若性生活过于粗暴，也可能会引起伤口的疼痛。因此，确认身体健康后开始进行性生活时动作要轻柔、温和，不要太粗暴，并要做好避孕措施。

月子小贴士

不管新妈妈恢复得早还是晚，新爸爸都要表示理解，慢慢地培养二人之间的亲密感觉，慢慢恢复性生活。尤其是在最初恢复性生活时，新妈妈容易紧张和疲劳，需要新爸爸给予更多的照顾。

月子期间能不能刷牙

新妈妈在月子里一定要刷牙漱口。

产后为什么要刷牙

新妈妈分娩时，体力消耗很大，身体虚弱，体质下降，抵抗力降低，致病菌容易侵入机体致病。

同时，为了身体康复，新妈妈在月子期间吃的食物多富含维生素、高糖、高蛋白，尤其是各种糕点和滋补品，都是含糖量很高的食品，而且大多细软，本来就失去了咀嚼过程中的自洁作用，容易为牙菌斑形成提供条件，如果不刷牙，就会使这些食物的残渣留在牙缝中，在细菌作用下发酵、产酸、导致牙齿脱钙，形成龋齿或牙周病，并引起口臭、口腔溃疡等。

因此，只要体力允许，产后第 2 天就应该开始刷牙，最好不超过 3 天。

刷牙要注意什么

1. 每天早晚和睡前各刷一遍，如果有吃夜宵的习惯，吃完夜宵后再刷一遍。

2. 产妇身体较虚弱，正处于调整中，对寒冷刺激较敏感。因此，切记要用温水刷牙。

3. 在刷牙前最好先将牙刷用温水泡软，以防冷刺激对牙齿及齿龈刺激过大。

4. 如果新妈妈牙齿过于敏感，可选择专门的月子牙刷，孕婴店可购买一次性的月子牙刷。

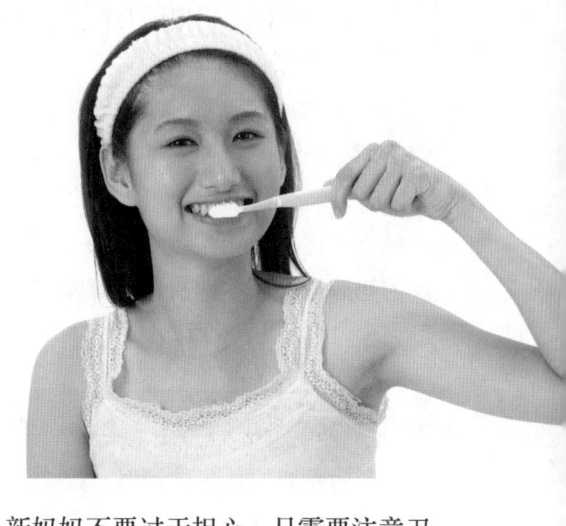

> **月子小贴士**
>
> 新妈妈在产后注意摄取钙，钙的最佳来源是乳类及乳制品，在粗粮、黄豆、海带、黑木耳等食物中含量也不少，补充钙质有助于新妈妈牙齿的钙化，坚固牙齿。

产后出汗多是病态吗，怎么办

分娩后新妈妈将会出很多的汗，尤其在饭后、活动后、睡觉时汗更多，被称为"褥汗"，遇到夏天甚至会大汗淋漓，湿透衣服，甚至被褥。产后出汗多是一种正常的分娩后的反应，新妈妈不要过于担心，只需要注意卫生、预防感冒，做好休养即可。

产后为什么会出汗多

分娩后之所以出汗多，是因为新妈妈怀孕后体内血容量增加，这其中大部分都是水分。分娩以后，身体的新陈代谢和内分泌活动降低，体内潴留的水分必须排出体外，才能减轻心脏负担，有利于产后机体的康复。新妈妈排泄水分主要有两个途经，一是排尿，二是通过皮肤大量出汗的方式排出。所以，新妈妈在产褥早期不仅尿量增多，而且皮肤排泄功能旺盛。同时，新妈妈也会发现，体重在产后 1 周内迅速减轻。

产后汗多该怎么做

1. 每天开窗通风，保持室内空气流通、新鲜，但新妈妈不要对着窗口吹风。

2. 室温不要过高，冬、春、秋季在 20℃左右，夏季在 28℃以下为好。

3. 出汗多时用毛巾随时擦干，内衣、内裤及时更换。

4. 穿衣、盖被要合适，"捂"的做法完全是错误的。

5. 自然分娩的妈妈产后第 2 天即可淋浴，但每次不超过 5 分钟。剖宫产的妈妈应每天擦洗身体，等腹部切口完全愈合后再进行淋浴。

充分休息必须长久卧床吗

产后新妈妈休息的同时要配合适当的运动来恢复身体，不可长久卧床不起。休息好不代表一直躺在床上，体力较好时还是要下床适当活动，也可以做少量的家务，只要避免重体力活即可。

坐月子要长久卧床休息的观点

传统观点：生孩子很辛苦，要多休息，一个月内最好别下地，多躺多睡，才能恢复元气。

科学观点：身体好的新妈妈如感觉疲劳已经消除，产后 24 小时就可起床。睡多了反而会给新妈妈带来负面影响，如导致脂肪堆积、腰酸背痛、易便秘等。

月子里不要长时间仰卧

产后子宫韧带柔软、拉长，承托力较弱，而子宫重量相对高，如果长时间仰卧，容易造成子宫后倒，不利于恶露排出，并造成产后腰痛、白带增多等不良状况。因此，喜欢仰卧的新妈妈要注意，休息时，要时不时地

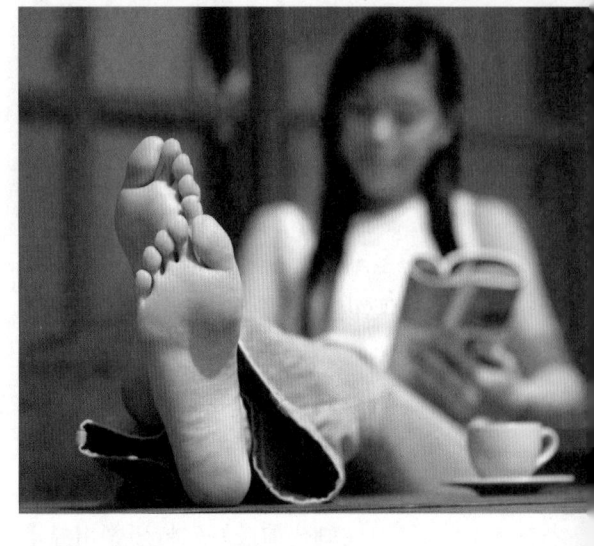

换姿势，侧卧、仰卧轮换交替，不要长时间保持仰卧姿势。

月子里逐步展开产后活动

产后 3 天可以适当下床活动了，但仅限于慢慢地走走，也可在床上休息的时候，可以多翻身、抬胳膊、仰头，这些也是运动。产后 2 周可以做一些简单的家务活，如擦窗台、抹桌子、叠衣服。但要注意做家务的时候，不要碰冷凉的东西，洗抹布、擦桌子、做完家务洗手都要用温水。

月子小贴士

分娩 2 周后，可以尝试俯卧，每天 1 ~ 2 次，每次 15 分钟左右，让子宫向前倾，能有效避免子宫后位。

月子里穿戴要注意什么

月子里的穿戴除了满足防暑保暖的功能外，还要让新妈妈感觉舒服，

更重要的是要保证新妈妈的健康。

新妈妈衣着应与四季相宜

根据气温变化随时增减衣物，夏天穿着应单薄，不要过于捂头扎腿，为了避免吹风也可以穿长袖，睡觉时在身上盖毛巾被或床单，注意防风保暖即可，以防长痱子或引起中暑。春季、秋季产妇衣着较平常人稍厚，也要以无热感为好，冬天注意肚子和下体保暖。

衣着应宽大舒适

紧身衣服不利于血液流畅，特别是乳房受压迫极易患乳痛，严重的还会引起乳腺炎。新妈妈穿衣应该以宽大舒适为宜。贴身衣服以棉制为好，增大吸汗透气性。

长袖长裤，厚质鞋袜

新妈妈的衣着首先要有好的保暖功能，新妈妈比较容易受寒的是肚子和脚，因此裤子应选择高腰的，最好高过肚脐，给肚子妥帖的保暖；脚上穿上纯棉厚质的袜子和厚底的鞋子，避免寒凉从脚底侵入新妈妈身体。其次衣裤穿着尽量宽松舒适，过紧的衣服不但让新妈妈感觉不舒服，还会影响全身血液循环，不利于保暖和健康。

衣着要常换

月子里的新妈妈容易出汗，若汗湿衣衫，应及时更换，以防受湿，特别是贴身内衣更应经常换洗，以保持卫生，防止感染。

月子通风有什么讲究

产后家里客人多，空气流通不好，更应该及时通风换气，以预防疾病的发生。

门窗要不要关得严严实实

传统观点：生完孩子后，身子虚，不能见风，特别是冬天，一定要把门窗关得严严实实的。

科学观点：新妈妈睡的房间不论冬夏，窗户都要常开，使室内空气新鲜，但要注意不要让风直吹至产妇和小宝宝身上，新妈妈和宝宝可以在开窗对流空气的时候去另外一个房间，等通风完毕再进来。

产后房间一定要通风，包括刚生完孩子一两天，也主张通风，但是这个通风不是说把窗户打开，让风直接吹进来，而是挡上一层窗帘，或者让

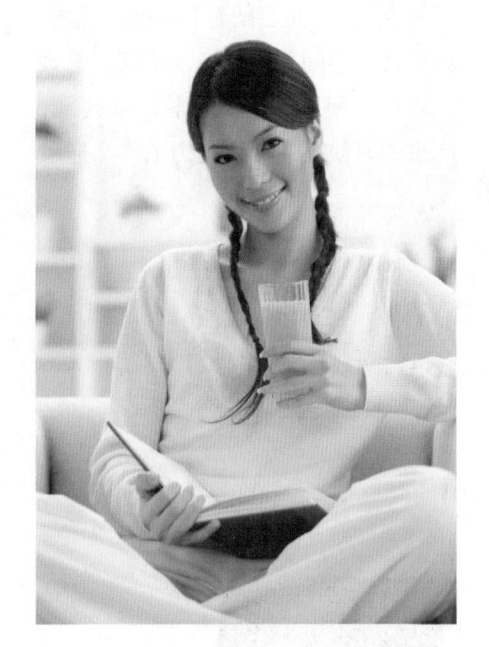

清洗新妈妈的衣服时，要用肥皂。肥皂刺激性较小，对新妈妈敏感的皮肤是一种保护。洗完之后，多漂洗几遍，然后放到太阳底下晾干，阳光也可以有效地杀灭衣服上的细菌。

风从隔壁的房间里吹过来，不是穿堂风，而是拐着弯进来的风，这种风对房间的清洁，消除一些细菌的隐患，都是有好处的。这样氧气充足的房间，孩子待着也很舒服。

月子里需预防用眼不当

妈妈生产时，全身的血液和器官都受到不同程度的影响，肝脏也不例外，产后容易肝虚。而眼睛与肝脏是互为表里的，也会随着肝虚变得虚弱。如果月子期间用眼不当，特别容易损害眼睛，使眼睛干涩、肿胀或疼痛，严重的时候还会导致视力下降、迎风

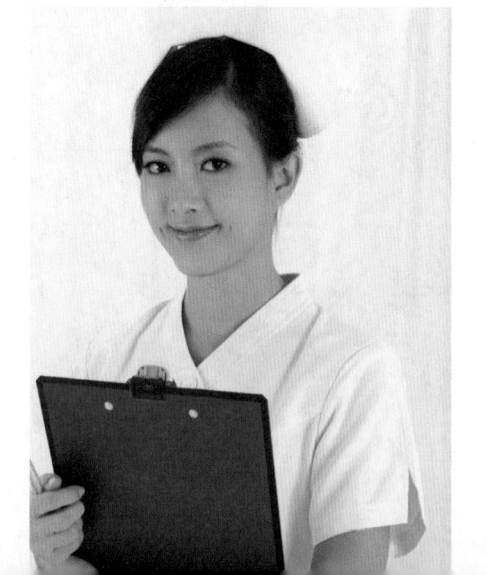

流泪、过早老花等。

产后避免用眼过度

因为新妈妈在产后除了照顾宝宝、哺喂宝宝，其他的事基本上有人代劳，所以常常无事可做，有时难免感到百无聊赖，这时候就想看看书报、电视等。其实，产后也不是绝对不可以用眼，只是不要过度即可。只要妈妈感觉不到疲劳，是可以在产后两周后看一些书报读物、电视的，但是要掌握好度，每次连续用眼最好不要超过两个小时，如果在过程中感到眼睛不适，就马上停止。

产后尽量不要哭泣

中医告诉我们"怒伤肝"，而新妈妈哭泣往往是因为生气，生气损害肝脏，肝脏受损害，反过来表现为眼睛的不适。

同时新妈妈在产后情绪波动比较大，如果患了产后抑郁，情绪更加不易控制，往往不经意间便会眼泪长流。但是，要知道哭泣虽然暂时缓解了你的压抑，但是哭泣同样伤害了你的眼睛。因此，产后的新妈妈要学会调节自己的情绪，尽量保持好心情，不要哭泣。事后你可能发现其实那些让你哭泣的事情未必值得你哭一场，更不值得你为此伤害自己的眼睛。

做眼保健操是比较有效的保护眼睛的方法，新妈妈可以每天做2次。

产后体检和疾病防治

按时做产后体检

产后检查能及时发现新妈妈的多种疾病，还能避免新妈妈患病对宝宝健康造成的影响，新妈妈最好在产后42天去医院做一次产后体检。尤其对妊娠期间有严重并发症的新妈妈更为重要，所以，新妈妈不要忽视产后体检。

产后42天是产后体检最佳时间

产后检查一般都是在产后42天进行，因为正常情况下，大多数新妈妈的身体在此时已得到基本的恢复，子宫收缩、内脏复位、伤口愈合都达到令人满意的程度，正好可以去医院检查，判断身体的恢复状况。如果新妈妈的身体恢复有问题，医生也可以及时发现。

月子小贴士

产后检查是新妈妈向医生学习的一个机会，新妈妈可以就自己6周以来遇到的问题咨询医生，也可以向医生请教照顾宝宝的注意事项。

产后体检的项目

新妈妈要提前了解产后主要检查内容，并积极与医生沟通。

妇产科检查

需要检查盆腔器官，看子宫是否恢复正常、阴道分泌物的量和颜色是否正常、子宫颈有无糜烂、会阴和阴道的裂伤或缝合口是否愈合等，主要内容为：

1. 检查尿液，确定有无炎症或感染。如果尿道有感染，新妈妈会在小便时有刺痛感。

2. 检查阴道分泌物，确定是否有炎症或感染。如果有炎症，新妈妈阴道分泌物颜色、形态、味道会出现异常，严重时阴道有痛痒感觉。

3. 超声检查子宫恢复情况，如果子宫恢复不好，恶露不正常是比较明显的表征。

4. 检查乳房、乳头，如果新妈妈的乳头有异常，不利于宝宝吃奶或不利于新妈妈保健，医生都会给出处理意见。

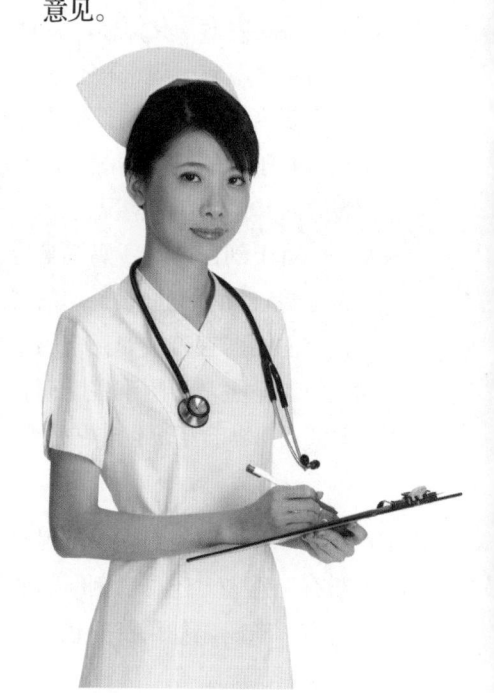

测血压、血糖

如果新妈妈在怀孕期间有妊娠糖尿病或妊娠高血压，在这时候也要进行一下复查，如果仍有这样的症状，需要及时治疗。

对于怀孕期间有妊娠高血压疾病的妈妈，还需要检查血和尿是否正常，检查血压是否仍在继续升高，如果尚未恢复正常，应该及时查明原因，对症治疗。

量体重

如果发现新妈妈产后体重增加过快，就应适当调整饮食，减少主食和糖类的摄入，增加含蛋白质和维生素较丰富的食物，同时应该坚持锻炼。体重偏低的新妈妈则应加强营养。

腹部检查

腹腔内有消化系统、泌尿生殖系统的重要器官，腹部检查是身体检查的重要内容。通过腹部检查可以进一步了解子宫的复位情况，以及生产后腹腔内其他器官的情况。

对于剖宫产的新妈妈来说，进行腹部检查就更为重要了。剖宫产会对腹腔内的器官带来非正常的挤压，复位较正常生产要困难些。而且，剖宫时的刀口愈合情况也非常重要。

其他检查

1. 血常规检查。血常规也可以判断有无感染，还可以判断新妈妈是否贫血。新妈妈如果贫血较严重，会感觉头晕、虚弱等。

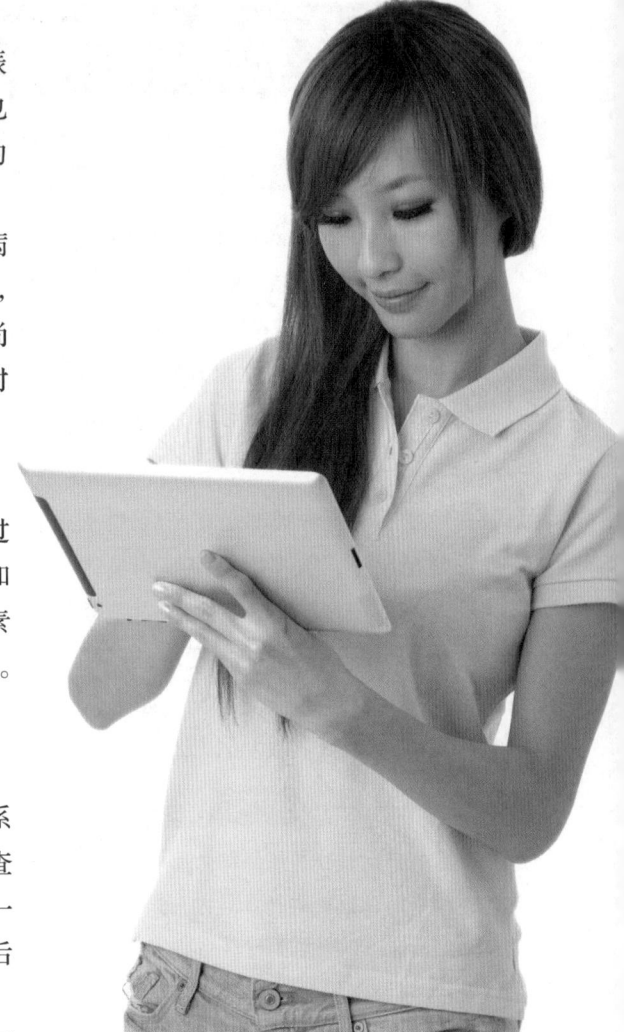

2. 内科检查。对于有产后合并症的新妈妈，如患有肝病、心脏病、肾炎等，需要到内科检查。

3. 检查伤口愈合恢复情况。

产后检查需要注意什么

产后体检是为了检测新妈妈身体各项指标是否正常，在检查时，为了取得更好的检查效果，新妈妈需要提前了解医生会问的问题，弄清医院的手续及时间细节，做到有备无患。

提前了解医生可能问的问题

1. 一般的感觉如何？
2. 怎样养育孩子？
3. 喂奶的情形如何？
4. 产后有没有来过月经？
5. 缝针的部位有没有任何不适的感觉？
6. 恶露的情况如何，分泌物是红色还是棕色，是否已经完全停止？
7. 是否有小便失禁的现象？
8. 采取了何种避孕措施？

在实际检查时，新妈妈可以将经常想到而放在心里的一切问题提出来向医生请教，一些容易难为情的问题也不可憋着，比如，肛门附近的疼痛感，咳嗽、打喷嚏或大笑时忍不住流出尿来等，这些问题都应如实告诉医生，这有助于判断尿便是否正常。

如果要实行避孕计划或生育计划，不妨与医生讨论一下避孕措施及生育间隔的问题。

体检时的细节问题

1. 产后第一次产检时，需要带上宝宝一起去，母婴都要做一个产后检查，所以要挂两个科的号，一个是妇产科，另一个是儿科。
2. 不同的医院有不同的检查时间，并不是全勤值班，所以在产检前需要事先考察一下医院，打电话或实地探访一下，弄清医院的检查时间及检查时对母婴的要求。

预防子宫脱垂

月子里，子宫尚未复原时，新妈妈要多卧床休息，不要过早地参加重体力劳动，不要过早地走远路或跑步。

子宫脱垂分度

轻度子宫脱垂。此类患者大多数没有什么感觉，有的在长期站立或重体力劳动后感觉腰酸下坠。

中度子宫脱垂。宫颈和部分宫体脱出于阴道口外，特别在用力屏气后明显。多数子宫脱垂者，当其大笑、剧烈咳嗽时，腹腔压力突然增加，引起尿失禁而尿液外溢。

重度子宫脱垂。即整个宫颈和宫体全部脱出于阴道口之外。此型最容易发生感染，子宫充血、水肿，严重者甚至发热、口渴、便结等。

防治子宫脱垂要注意什么

1. 保持大便通畅。如有便秘，可遵医生嘱咐安全用药；或早晚服蜂蜜一匙，以润肠通便。绝对禁止用力大便。
2. 产后下床劳动不可过早，避免过度体力劳动，不可做上举劳动。但并不要求绝对卧床休息。
3. 注意保暖防寒，防止感冒咳嗽。患有慢性咳嗽者应积极治疗。
4. 加强盆底肌和肛提肌的收缩运动。如抬臀运动，让产妇仰卧屈腿，有节律地抬高臀部，使臀部离开床面，然后放下，每日2次，每次连做10～15次。能使盆底肌、肛提肌逐渐恢复其紧张度。

> **月子小贴士**
>
> 若已经发生子宫脱垂，应绝对卧床休息，可适当食用补气升阳益血的药膳，如人参粥、人参山药乌鸡汤、人参肘子汤、黄羊肉汤等。

预防急性乳腺炎

预防急性乳腺炎的关键在于防止乳汁淤积和保持乳头清洁，避免损伤。

什么是急性乳腺炎

急性乳腺炎是指由于细菌进入乳房而引起的乳房急性炎症反应性疾病，包括乳头炎、乳晕炎及乳腺炎。绝大多数患者是产后哺乳的新妈妈，以初产妇多见。

怎样预防乳腺炎

要想预防乳腺炎，新妈妈应从妊娠后期开始，经常用温水清洗两侧乳头，清洗后涂上植物油。不要用肥皂水或酒精涂擦。有乳头内陷者要加以纠正。每次哺乳，应让宝宝将乳汁吸尽，如未吸尽，新妈妈需将剩余乳汁用手挤光或用吸奶器吸出。不要使宝宝含乳头而睡，并防止乳头破裂。如果乳头已破，须及时治疗，严重者暂停喂哺，用吸奶器吸尽淤积的乳汁。

> **月子小贴士**
>
> 如果新妈妈乳腺炎特别严重，要注意卧床休息，多饮水，停止哺乳，加强营养。在炎症早期可全身应用抗生素，脓肿形成后可去医院切开引流。

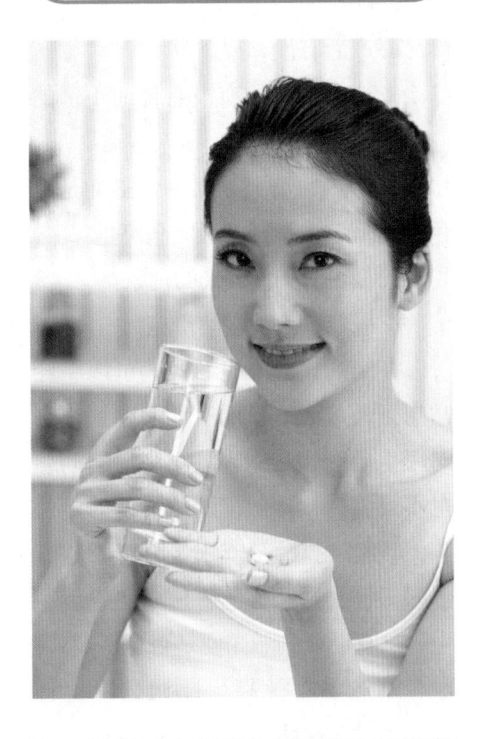

预防产后关节痛

预防产后关节痛的关键，就是不要过早、过多地从事家务劳动，避免受寒，并进行合理的活动。很多人认为产后常出现的腕部、手指关节及足跟部疼痛，是因为在"月子"里受了风所致。其实，这种认识是错误的。

产后腕部、手指关节痛的原因

腕部、手指关节痛，是由于产后

新妈妈的体内内分泌改变，使新妈妈的手部肌肉及肌腱的力量、弹性出现程度不同的下降，关节囊及关节附近的韧带张力减弱等，这些原因便导致了关节的松弛和功能的减弱。当新妈妈在产后过早、过多地从事家务劳动，或接触冷水等情况时，就会使关节、肌腱和韧带负担过重，引起手腕部及手指关节痛，且经久不愈。

产后足跟部痛的原因

足跟部痛，是由于妈妈在"坐月子"期间活动减少，甚至很少下床行走，致使足跟部的脂肪垫发生失用性退化而变得薄弱。当月子过后，妈妈下床活动时，足跟部脂肪垫的薄弱就使之对体重的支持和运动时震动的缓冲作用大为减弱，脂肪垫也会因此而产生充血、水肿等非特异性炎症，以致造成足跟部的疼痛。

月子小贴士

妈妈在休养的同时应适当地下床活动，特别是"坐月子"后期和出满月后，要经常下地走动。如果妈妈不慎患上产后手脚痛，可以采用一些自我温灸、热敷、按摩等方法，进行处理，如果不能缓解，则需要专业医生的帮忙。

预防产后尿潴留

初次生产的产妇产后发生尿潴留的比例很高，要注意防治。

发生产后尿潴留的原因

生理因素：分娩时胎头先露部分对膀胱和尿道的压迫，引起了这些器官的充血、水肿，尿道变窄，妨碍排尿。

心理因素：排尿时需要增加腹压，增加腹压会使伤口疼痛，产妇因而产生畏惧心理，怕排小便，从而发生尿潴留。

也可能是产妇分娩后身体虚弱，需卧床休息，尤其是剖宫产后需要在床上解小便，不能适应，便发生了尿潴留。

预防产后尿潴留的方法

产后要适量饮水，产后4小时即使无尿意也要主动排尿，也可以通过一些条件反射来应对尿潴留，如听流水声，或用热水袋热敷等方法。

月子小贴士

如果产后新妈妈用上述方法无法排尿，最好请医生帮忙。

产后缺乳或无乳

产后乳汁甚少或全无，不能满足宝宝的需求，称为产后缺乳或无乳，多发生在产后数天至半个月内，也可发生在整个哺乳期。产后无乳可采用热敷、按摩、挤奶，配合正确的哺乳方法及规律的饮食，辅以充分休息的方法来调养。

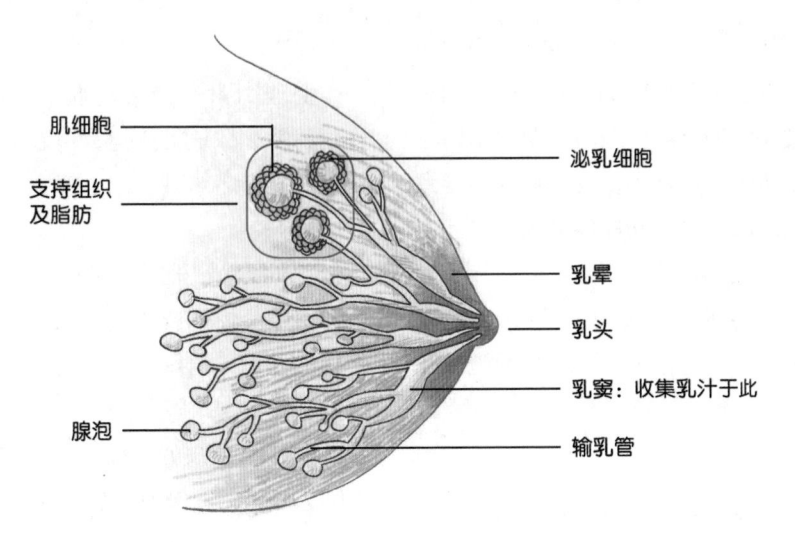

肌细胞

支持组织
及脂肪

泌乳细胞

乳晕

乳头

乳窦：收集乳汁于此

腺泡

输乳管

产后无乳的原因

1. 身体方面：如产后失血，或产后外邪侵袭留滞等，均可致乳络停滞不通，乳汁不下。

2. 饮食方面：产后多吃味厚、辛辣刺激的食物容易导致产后瘀血阻滞，引起乳汁不通。

3. 精神方面：新妈妈精神紧张、焦虑不安、失眠恐惧、心情不畅、夫妻关系不融洽、家庭不和睦等，这些不良因素均可反射性地抑制乳汁分泌，造成产后缺乳。

4. 哺乳方面：哺乳方法不当，或者开乳过迟，未能按需哺乳等都可能引起乳汁排空不畅导致乳汁分泌减少甚至全无。

产后无乳的饮食调理

1. 少吃生冷食品。

2. 注意补充水分，多喝鲜鱼汤、鸡汤、鲜奶、温的果汁等汤汁饮品。

3. 每天都要吃含糖类、脂肪、蛋白质、维生素、矿物质五大营养元素的食物，还要特别注意钙质与铁质的补充，可从奶类、豆制品、瘦肉、动物血、动物肝脏等获取。

产后无乳的日常护理方法

1. 哺乳前 3 ~ 5 分钟做乳房热敷。

2. 哺乳前和哺乳中做乳房按摩。

3. 每日轻柔地牵拉刺激乳头和乳晕。

宝宝在出生后半小时就要开始吸吮乳头，宝宝的吸吮使乳头神经末梢受到刺激，会通知大脑快速分泌催乳素，从而使乳汁大量泌出，还可助子宫收缩，减少产后出血，加快产后子宫的恢复。

4. 频繁地哺乳和挤奶，一天至少8次。

5. 两次哺乳之间给乳房做冷敷。

产后恶露不尽

恶露一般在产后20天以内即可排除干净，如果超过这段时间仍然淋漓不绝，即为"恶露不尽"。产后恶露不尽的新妈妈可观察恶露的颜色、量和气味是否正常，保持阴道清洁、产前产后做好各种必要的检查来预防恶露不尽。

产后恶露不尽的原因

1. 宫腔感染。可因产后洗盆浴，或卫生巾不洁，或产后未满月即行房事，也可因手术操作者消毒不严格等原因致使宫腔感染。此时恶露有臭味，腹部有压痛，并伴有发热，查血常规可见白细胞总数升高。

2. 组织物残留。可因子宫畸形、子宫肌瘤等原因，也可因手术操作者技术不熟练，致使妊娠组织物未完全清除，导致部分组织物残留于宫腔内。此时除了恶露不净，还有出血量时多时少，内夹血块，并伴有阵阵腹痛。

3. 宫缩乏力。可因产后未能很好休息，或平素身体虚弱多病，或生产时间过长，耗伤气血，致使宫缩乏力，恶露不绝。

产后恶露不尽的居家调理

1. 分娩后每日观察恶露的颜色、量和气味，正常的恶露，应无臭味但带有血腥味，如果发现有臭味，则可能是子宫内有残留组织，应立即治疗。

2. 保持阴道清洁。因有恶露排出，新妈妈应勤换卫生巾，保持清爽，禁止行房，避免受感染。

3. 定期测量子宫收缩度，如果发现收缩差，应该找医生开服宫缩剂。

4. 产后恶露不绝，若怀疑有残留组织，应及时去医院就诊，并在医生指导下治疗。

产后尿失禁

新妈妈产后不能约束小便而尿自遗者，称为产后尿失禁。

产后尿失禁的原因

产后尿失禁是因为生产过程中胎宝宝经过产道时骨盆底的肌肉群（肛提肌）被拉伤或是支配它们的神经血管受伤，而导致肛提肌的松弛、萎缩。

产后尿失禁多因难产时分娩时间过长，胎宝宝先露部位对盆底韧带及肌肉的过度扩张，胎宝宝压迫膀胱过久，致使膀胱被压处成瘘；手术产，如产钳、臀位牵引损伤所致；如体力不佳，产后咳嗽及一切增加腹压的因素可影响盆底组织复旧，而发生张力性尿失禁。

产后尿失禁的调理

1. 正确的饮食习惯对改善尿失禁的情况也大有帮助，新妈妈要注意多喝水、多吃水果、高纤维食物。

2. 盆底肌运动：仰卧在床，双脚屈膝微开 7 ~ 8 厘米，收紧肛门、会阴及尿道 5 秒钟，然后放松，心里默数 5 下再重做，每次运动做 10 次左右，同时有规律地抬高臀部离开床面，然后放下，每次也在 10 次左右。起初，收紧 2 ~ 3 秒即可，逐渐增至 5 秒，此动作也可在站立或坐位时进行。

3. 腹肌运动：

仰卧屈膝，双手放在大腿上，深吸一口气，呼出时收缩腹肌，将头及肩抬起，维持 5 秒后放松。

双臂放在身体两侧，举起一条腿与躯干垂直，然后慢慢放下，另一条腿做同样动作，如此轮流交换举腿 5 次，每天 1 ~ 2 次。

双腿放平，双手托枕部，利用腹肌收缩的力量使身体慢慢坐起来，反复多次，促进子宫收缩及回位。

俯卧在床，将枕头置于腹下，保持这种姿势 15 分钟，俯卧时注意勿压迫双侧乳房。

仰卧屈曲右膝，伸长左脚，收缩臀部及下肢肌肉，默数 5 下，然后放松，再做左脚。

月子小贴士

为了避免尿失禁现象发生时不知所措，有此困扰的新妈妈最好常备卫生护垫或卫生巾，情况严重者还可使用成人纸尿裤应急。

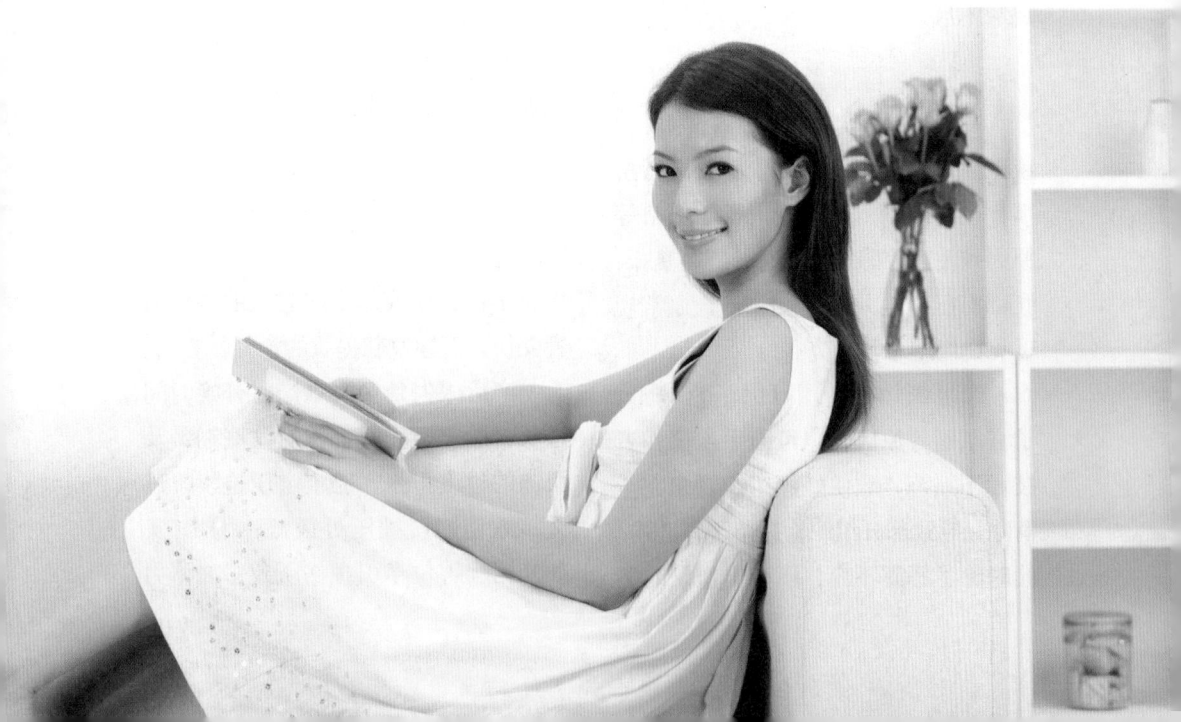

适当运动，有利于健康

产后运动什么时候开始做

一般来说，产后运动分为两个阶段，第一阶段是从产后 3 天到 3 个月，第二阶段是从产生 3 个月到 6 个月。

第一阶段

主要做一些轻松简单的动作。

运动项目：骨盆底部肌肉训练、腹部肌肉运动、腿部肌肉运动、胸部运动等。建议最好在床上做，从最简单的运动做起，根据身体状况决定运动量的大小，以不累不痛为原则。如果是剖宫产，要推迟运动的时间，根据医生的指示，在伤口愈合良好之后再进行适量的运动。

第二阶段

可开始增加运动量。

运动项目：最好进行全身肌肉力量的恢复训练，并加强腹部和骨盆底部肌肉锻炼，运动量还

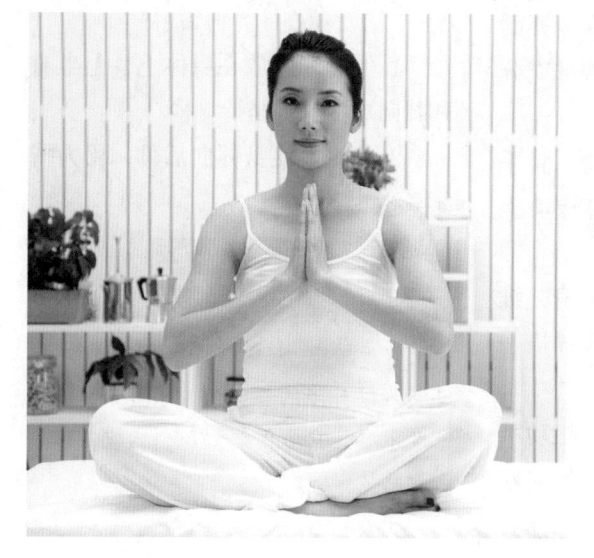

是根据个人体能而定。

产后运动有什么禁忌

新妈妈产后身体比较虚弱，所以运动时的注意事项较多。

新妈妈产后运动要注意

1. 要注意运动量的大小，应该根据自己的身体状况，以不痛不累为准则，一定不能急于求成，使自己过于疲劳。

2. 应该从最简单的动作开始，在前 6 周尽量避免采用趴着、膝盖和胸部着地的姿势，以免导致空气栓塞的发生。

3. 母乳喂养期间应该注意保护关节，尽量不做单脚用力的动作，如跳跃等。

4. 饭后过 1 小时才能进行运动，而且不要吃得太饱，运动后要注意补充水分。

月子小贴士

如果在运动中出现流血量变大或呈鲜红色，要立即停下来休息，并咨询医护人员，延迟运动。

产后护腰的运动

产后腰痛是很多新妈妈经常遇到的麻烦，因为内分泌尚未调整过来，加之骨盆韧带还处于松弛状态，腹部肌肉也较为松弛，另外，产后照料婴儿需要经常弯腰，如果再遇到恶露排出不畅，腰痛就会加剧，所以，产后新妈妈需要格外注意护腰。

护腰的产后体操可从产后2周左右开始进行，可以先征询医生的建议。

1. 改善腰功能的运动

1. 两腿稍分开，一边呼气，一边将腰部慢慢向前弯曲，双手碰到地板上。

2. 起身，一边吸气，一边将上身慢慢向后仰。

3. 坐在椅子上分开双膝，将头伸入两膝之间似的慢慢弯曲上身。

4. 两腿分开站立，用双手拿一块1~2千克重的东西。

5. 胳膊肘弯曲，从肩的高度开始向前方放下，同时弯腰，在腰部充分弯曲时，胳膊肘不伸直。

6. 向左或向右转动上半身，将手举过头顶，再向相反的方向转动上半身。

7. 仰卧，抱膝，抬起上半身，维持这一姿势回到仰卧状态，像摇椅一样，时起时落。

8. 仰卧，双手扶住床沿。扭动腰部，把左腿伸向床的右侧。脸转向左侧。上半身尽量平放在床上。两腿交

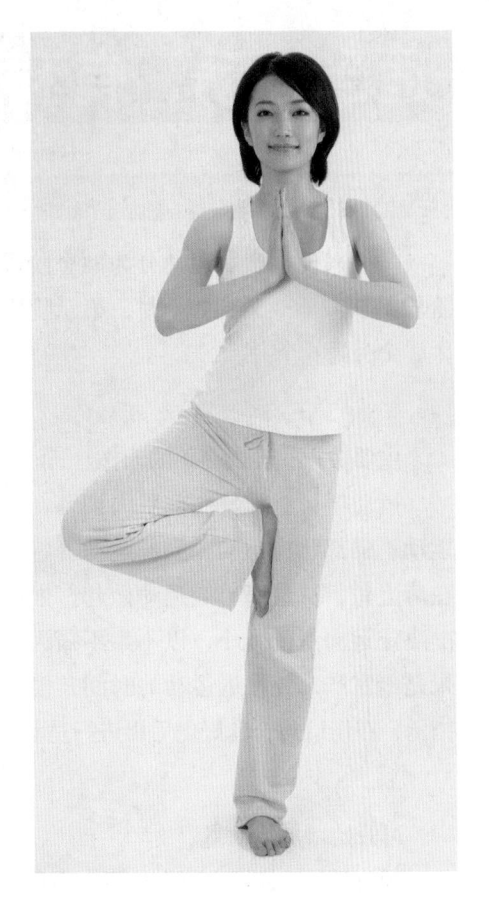

替做。

2. 强健腰肌的运动

1. 俯卧，手放在身体上，上半身和腿向后抬起，坚持5秒。

2. 站立，使身体向后仰，用力持续5秒。

月子小贴士

最好能在一定高度的平台上给宝宝换尿布、洗澡，减少弯腰的次数。买可以升降的婴儿床，小童车的高度也要注意方便妈妈照料宝宝，避免总是弯腰。

坐月子妈妈帮

二胎新妈妈不要忽略大宝的情绪

正式迎接第二个宝宝的时候，全家的注意力都放到了二宝身上，这个时候一定要注意到大宝的情绪变化。和成人一样，失落总是在空虚的时候显得更明显，于是，千万不要让大宝在这个时候空虚。迎接弟弟妹妹，人人有责，他也应该准备他可以做的事情，这会让这件事情变得有趣，他也不至于觉得孤单。

在重要的时候，分好工，千万不要落下大宝哦，比如，帮忙取名字或者帮忙递衣服之类，总之他可是有很多事情可以"帮到忙"的！

月子小贴士

一天忙完之后，虽然很累，但别忘了抱抱大宝，亲亲他，表扬一下他做得好的地方。如果因为情绪不稳向孩子发脾气了，待情绪稳定，一定要跟他解释，妈妈生气的是这件事情，而不是针对他。不管在什么情况下，妈妈都是很爱很爱他的。

怎样选择一个合适的月嫂

坐月子期间，有的新妈妈选择请妈妈或婆婆照顾自己，此外，新妈妈也可以根据自己的情况确定是否请个月嫂，在照顾自己的同时，负责护理新生宝宝。

请月嫂的好处

护理新妈妈：月嫂具备一定的专业知识，可以护理新妈妈，具体包括营养搭配、简单的乳房护理等，促进新妈妈身体的恢复。

护理宝宝：具体包括给宝宝换尿布、洗澡、洗衣服等，有的月嫂还会负责晚上给宝宝喂奶，便于新妈妈更好地休息。

如何挑选一个称心如意的月嫂

在确定请月嫂后，新妈妈可以从以下几点来考虑，以找到一个合适的月嫂。

选择正规的家政公司。正规的家政中心具备完全的营业资格，其员工也具有相应的从业资格，并应具备完整的档案，其中包括身份证、健康证、从业经验、上岗资格证、照片、体检证明等证件。然后新妈妈要了解月嫂服务的具体内容、工作时间、收费标准、违约或者事故责任等，并在书面合同中完全明确。付费时注意索取正式发票，万一出现纠纷可以要求退款并索赔。

选择最适合自己的月嫂。新妈妈可以以面试的方式了解月嫂是不是专业。面试时，可以提一些自己关心的实际问题，比如，会做什么月子餐、会不会月子护理、带过多少宝宝、都做哪些工作、宝宝吃奶开始吃多少、一周后吃多少、给宝宝洗澡的细节等。在这个基础上，新妈妈可以根据自己的感觉去挑选，毕竟月嫂是服务自己的，自己喜不喜欢很重要。

月子期间及时与月嫂沟通。在相处中，新妈妈和月嫂有个磨合过程。新妈妈不妨直接告诉月嫂自己的喜好或向月嫂提出建议，让月嫂了解自己的需求。当然，有什么问题也可以与月嫂讨论，并及时加强沟通，这样有什么问题都容易解决。如果实在是不满意，也可以向公司提出更换要求，寻求更好的服务。

> **月子小贴士**
>
> 是否请月嫂，还应统一家人的意见，避免存在矛盾，造成不愉快。

测测妈妈是否患有产后抑郁症

及早发现产后抑郁症，可以让新妈妈有更多的时间来进行自我调节，或者尽早寻求医生帮助，及早摆脱产后抑郁症的困扰。通过以下自测题，新妈妈可以及时发现自己是否患有产后抑郁症。测试方式很简单，只需答"是"或"否"即可。

1. 食欲不振，吃不下东西或者吃一点儿东西就不想吃了。

2. 每天的大多数时间感觉没有精

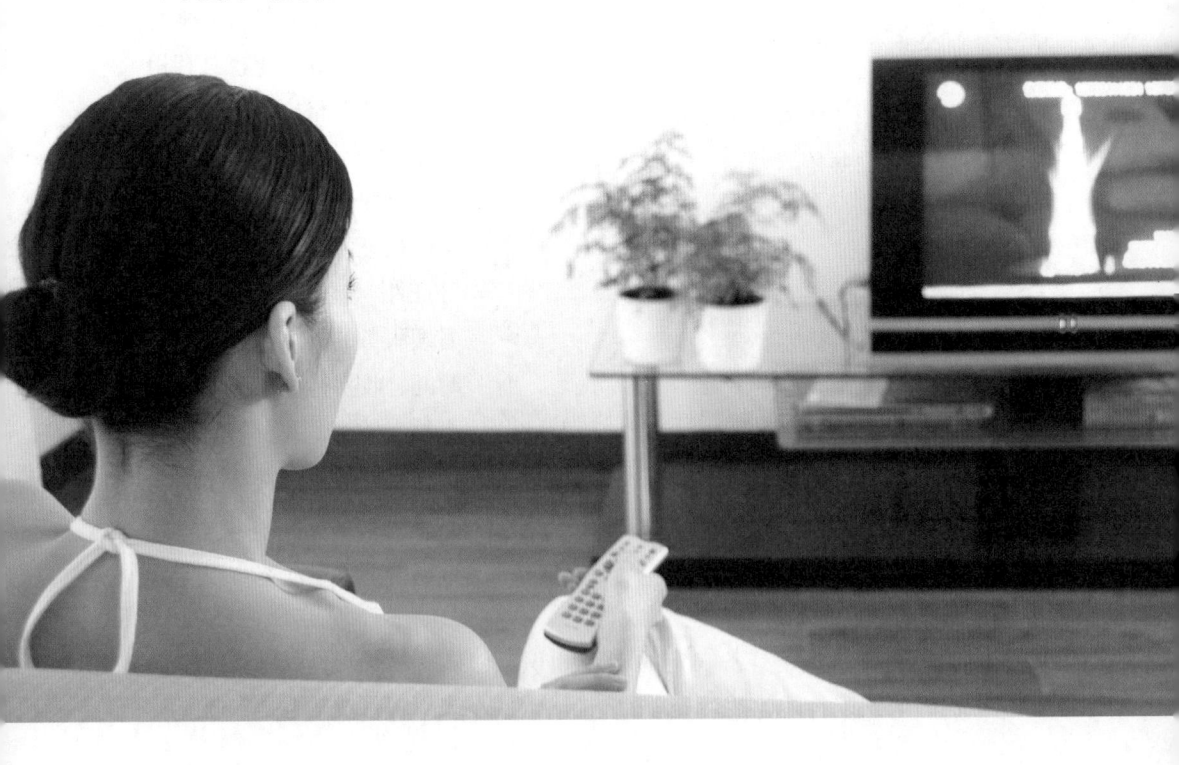

神，很容易疲倦。

3. 入睡很困难，翻来覆去好不容易睡着了，往往一有响动就惊醒了。

4. 孩子如果没有我照顾是不是会更好，更健康。

5. 认为孩子到来后，永远不可能再有属于自己的私人时间。

6. 以前根本不在乎的小事情，现在能让你一整天耿耿于怀。

7. 想一想你的婚姻是否还有其他不妥的地方。

8. 你是否担心目前的状况永远不会得到改善？

9. 总觉得别的妈妈做得比自己好。

10. 一点儿小事都会让自己哭好久。

11. 害怕离开家或独自在家。

12. 自从生了孩子以后，和朋友、邻居都很淡漠，几乎没有交往过。

13. 好像对什么都提不起兴趣，以前非常感兴趣的事现在都感到很乏味。

14. 每天都焦躁不安，不能安静地待一会儿。

15. 精力总是不能集中，更别提一心一意地做一件事情。

16. 对自己缺乏足够的信心，担心丈夫对自己感到厌烦。

17. 经常无缘无故地对丈夫和孩子发火，虽然事后也后悔，但就是克制不住自己的情绪，常常有莫名其妙的怒火想发泄。

为什么新妈妈产后易抑郁

产后抑郁的发病机制目前还没有明确的论断，但可以在日常生活中找到诱因。

家人关心不够

新妈妈在生产中的贡献很大，付出很多，都希望得到家人更多的肯定和认可，如果新妈妈没有得到，就容易产生抑郁情绪。

另外，产后新妈妈特别敏感，一点点小事都会牵动她丰富的情感。家人细微的情感表露，有可能让她情绪不稳，出现抑郁情绪，如果有责备、埋怨或其他表示不满的行为，更容易导致产后抑郁。

新妈妈本身的心理素质较差

产后抑郁与新妈妈的心理素质和社会认知也有关系。有些新妈妈的心理素质较低，常常自卑、自责、悲观厌世，这种情绪在产后达到顶峰，容易使新妈妈产后出现抑郁。

生产时的创痛没有得到平复

生产使新妈妈经历了剧痛，产后伤口恢复需要较长的时间，新妈妈容易烦躁。如果在产后恢复不良，发生其他情况，如感染、发炎、伤口崩裂

月子小贴士

如果回答"是"的问题多于3个，那新妈妈就有可能患上了产后抑郁症，千万不要掉以轻心，要自我调适或及时看心理医生。

等情况，身体有更长时间的不适，新妈妈对健康的担忧加剧，渐渐产生了对生育价值的怀疑，这也容易引发产后抑郁。

压力增大

新妈妈在生产之后，生活压力增大，相应地，心理压力也增大。每天哺喂婴儿，观察婴儿健康状况，婴儿的哭闹常常耗费新妈妈大部分的精力，容易让新妈妈感到烦躁，也使新妈妈产生手足无措的感觉，这时新妈妈容易产生挫败感，怀疑自己的能力，对自己能否胜任新妈妈的工作产生怀疑，这种怀疑的加深，容易带来产后抑郁。

月子小贴士

新妈妈在产后要学会自我调节，不要为无谓的事情生气。同时，家人需要在日常生活中多加注意，适时地给予新妈妈帮助和肯定，就可以有效避免新妈妈产后抑郁。

一定要警惕产后抑郁症

对大多数新妈妈来说，产后抑郁症只持续几天的时间，具体表现为感觉悲伤，总有一种哭泣的冲动。产后抑郁只要多加注意，都是可以预防或治愈的，以下自我调节方法也可以帮助新妈妈排解心中忧郁情绪：

1. 关爱自己

利用宝宝睡觉的时间去休息，而不要占用这段时间去处理那些认为早该做的一些事。

2. 出去呼吸新鲜空气

像散步或瑜伽之类比较轻柔的运动可以使妈妈的心灵变得沉静。妈妈可以和孩子一起，也可以独自一人。尽量每天都抽出一点时间来放松一下，而不要总是把自己闷在昏暗的室内睡觉、吃饭或者给孩子喂奶。

3. 和其他妈妈多沟通

去和那些一起上分娩课的妈妈多联系一下，或者参加一些产后运动训练课程，这会为新妈妈提供和那些与新妈妈有着相同经历的人交流的机会，也会让新妈妈感觉到自己不是孤单一人。

4. 最好在娘家坐月子

在娘家坐月子，熟悉的环境、至爱的亲人、长期习惯的生活习惯，可帮助新妈妈化解照料宝宝的无助感，并且亲生父母能理解新妈妈的身体痛苦和内心烦恼，经常给予正确有效的疏导与意见。

5. 把自己打扮得尽可能漂亮

在照顾宝宝之余，不妨忙里偷闲，自己放松地洗一个热水澡，梳洗打扮一下。在一个心情特别不好的日子，穿上自己最喜欢的衣服，化化妆，打扮得漂漂亮亮，也可以让情绪变得好起来。

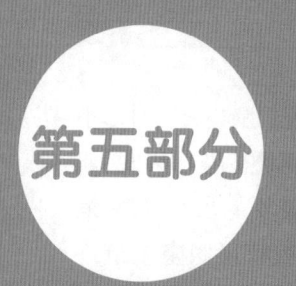

第五部分

新生儿养育——
妈妈、宝宝一起成长

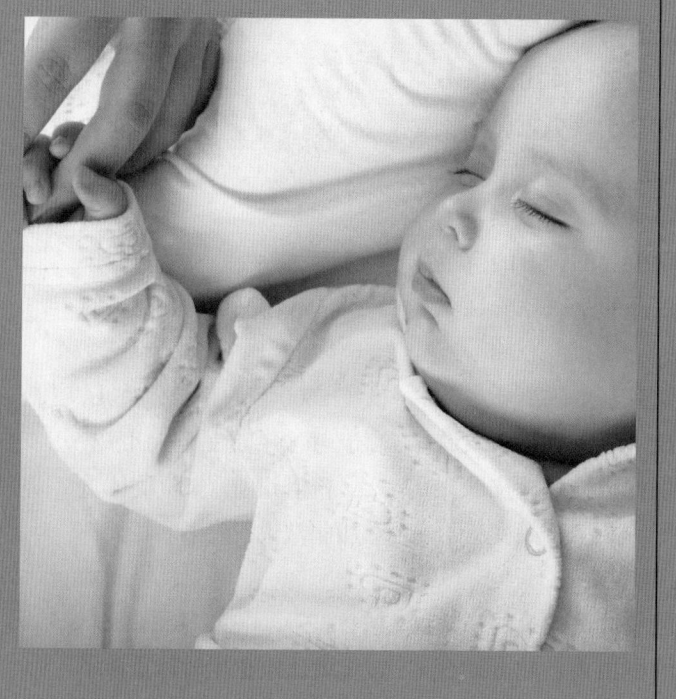

迎接宝宝时的幸福还没散去，新手妈妈就开始了手忙脚乱的新生儿养育期，这是一段痛并幸福的磨合期，身体正处于生产后的虚弱时期，而面对的却是一个24小时需要照护的柔弱小宝贝，在这个阶段，新妈妈要尽快了解新生儿的习性，并借助家人的力量来帮助自己，努力在照顾好宝宝的同时，让自己感觉不那么疲累。

新生儿身体发育

外貌

很多年轻妈妈看到宝宝的第一眼都有点失望："怎么那么丑？"首先，宝宝身体比例很不协调，脑袋大，没脖子，大身子，小短腿。皮肤也并不像想象中的柔嫩光滑，而是红而多皱。脸蛋也不漂亮，有点肿，厚眼皮，塌鼻梁，朝天鼻。头型也不好看，头顶尖尖的。有的宝宝头发比较浓密、黑亮，但更多的是软软一层黄头发，还有的甚至是小光头。

到了宝宝满月时，他就会基本脱离新生儿的特征，变得可爱起来。皮下脂肪增厚，皮肤变得光滑而富有弹性，脸蛋饱满光润，皮肤光亮，细腻白嫩，弹性也很好。头型开始变得滚圆，不再是难看的尖脑袋。眼睛显得有神多了，黑眼球很大，喜欢盯着人脸看。头发有的由浓密、黑亮变得黄、软，有的则由黄、软开始变得黑亮，有的光头依旧是光头，有的开始长头发。四肢浑圆。

另外一些不好看的地方，如塌鼻梁、朝天鼻，如果不是遗传特征的话，在宝宝 2 岁后会彻底改观；脑袋大、身体小的不协调状态在 1 岁以后就会协调很多。所以，宝宝最初的外貌特征跟宝宝最终的容貌没有多大关系。

育儿小贴士

有老辈人会建议妈妈给宝宝捏捏鼻子，预防塌鼻梁，其实遗传才是决定宝宝外貌的终极因素，捏鼻子不但不能帮助宝宝塑造高鼻梁，反而可能因为力度太大，伤害到宝宝鼻泪管或者鼻腔功能。

体重

正常情况下，刚出生的宝宝体重为 2500 ~ 4000 克，低于 2500 克的是低体重儿，高于 4000 克的是巨大儿。

新生儿期，宝宝的体重增加非常快，差不多每天都能增重 30 ~ 40 克，每周增加 200 ~ 300 克，到满月时，宝宝就比刚出生时体重多了大约 1000 克。

不过，宝宝的体重不是一直增加的，在出生 2 ~ 4 天，因为胎便排出，而宝宝吃得又不多，所以会出现体重下降的现象，是生理性的，到 7 ~ 10 天这个时间段，又会恢复到刚出生时的体重，此后就迅速增重了。到宝宝满月的时候，男宝宝体重为 3.09 ~ 6.33 千克，女宝宝体重为 2.98 ~ 6.05 千克。

> **育儿小贴士**
>
> 如果宝宝在出生 10 天以后体重仍然没有回升，反而还有下降，就要考虑可能有消化道疾病或者营养不良，应尽快检查治疗或者调整喂养方式。

身高

刚出生的男宝宝身高为 45.2 ~ 55.8 厘米，女宝宝身高为 44.7 ~ 55.0 厘米。经过 1 个月的生长发育，在满月时，男宝宝的身高上限会达到 61.2 厘米，下限也有 48.7 厘米，女宝宝的身高上限可达到 59.9 厘米，下限则为 47.9 厘米，增长 3 厘米左右。

宝宝身高有 70% 取决于遗传基因，还有 30% 取决于后天训练和营养状况，所以要想让宝宝更高一些，合理的锻炼和喂养是必不可少的。

> **育儿小贴士**
>
> 身高同样是监测宝宝发育情况的重要指标，和体重一样，应该每个月都测量一次，并制作曲线图。

胸围

宝宝刚出生时，胸围较小，男宝宝平均在 32.8 厘米，女宝宝平均为 32.6 厘米。新生儿期，胸围增长也是比较快的，到满月时，男宝宝的胸围平均值可达到 37.9 厘米，女宝宝的胸围平均值可达到 36.9 厘米。

宝宝 6 个月以前，胸围一直都不如头围大，在 6 个月以后会赶上并超过头围，那时宝宝就不再是大头娃娃的样子了。

> **育儿小贴士**
>
> 胸围可反映出新生的宝宝心肺等内脏器官发育以及骨骼发育是否正常，所以也是父母应该监测的内容。

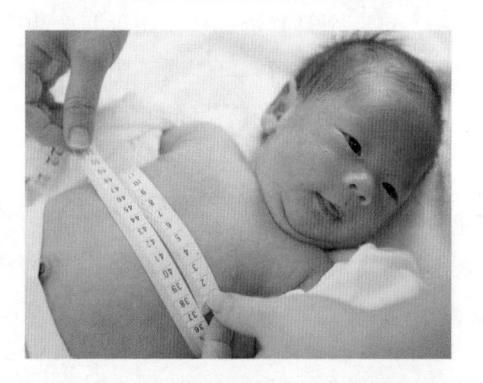

头围

新生宝宝的头围男宝宝为 30.9 ~ 37.9 厘米，女宝宝为 30.4 ~ 37.5 厘米，到满月时男宝宝的头围为 33.3 ~ 40.7 厘米，女宝宝的头围为 32.6 ~ 39.9 厘米。

头围相对于其他指标增长值较

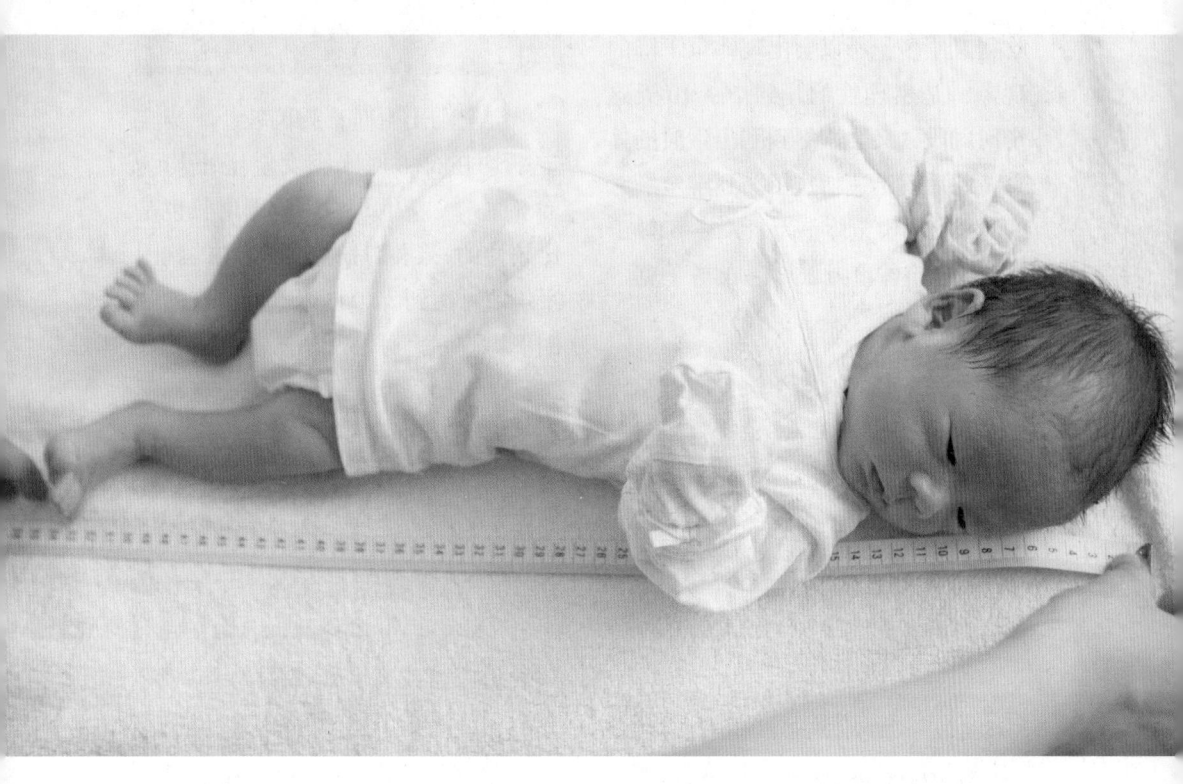

小，可两个月测量一次。如果两次测量间隔时间太短，可能看不出什么变化。如果对测量值有疑问，可找医生进一步精确测量。

头围与遗传有关系，如果宝宝头围过大或过小，但没有患病表现，可能就是遗传，看看长辈中有没有头围比较大或者小的人就知道了，不必拘泥于标准值。

囟门

刚出生的宝宝头部有两个部位没有头骨，一个在前额上方，叫前囟，另一个在后脑勺，叫后囟。我们通常说的囟门指的是前囟，因为后囟非常小，在宝宝出生后 3 个月就会闭合，不需要特别关注。囟门会随着宝宝长大而逐渐变小，在 1 ~ 1.5 岁时闭合。

囟门下面就是脑膜和大脑，一定要注意保护，不要用手用力按压，更不能用尖锐物触碰，并且要避免囟门附近皮肤破损并勤洗头，如果头皮有外伤要及时消毒，避免感染到囟门。

宝宝的囟门正常情况下与周围颅骨弧度是保持一致的，没有明显突出，也不会有凹陷，如果出现了异样，可能是宝宝的健康出现了一定问题，要及时咨询医生。

囟门鼓起：如果宝宝的囟门突然地比周围头皮明显突出，哭闹时会更

育儿小贴士

在宝宝长大一些，也要经常观察囟门，宝宝长期消瘦的情况下伴有囟门凹陷，就可能是营养不良。

严重，用手摸感觉紧绷，同时伴有发热、呕吐、颈项强直、抽搐等症状，可能颅内发生了感染，患上了脑膜炎或者脑炎，需要立刻就医。如果囟门是逐渐变得饱满的，可能是脑部出现了积液、积脓、积血等，也是非常严重的，要马上看医生。

囟门凹陷：囟门凹陷有可能是在提示有些缺水，如果宝宝此时正在发热、腹泻，需要及时补水。

看起来异常的正常现象

新生儿常常会出现一些异常现象，引起父母虚惊一场，其实，由于新生儿身体机能还不完善，出现的很多异常现象，其实都是正常的。

生理性黄疸：生理性黄疸一般出现在宝宝出生后 2 ~ 3 天内，7 ~ 14 天后逐渐消退。此阶段不需要任何治疗，只需适当喂些葡萄糖水即可。不过，如果黄疸出现时间过早或过晚，过几天也不消退，还越来越严重，可能就是病理性的，要及时看医生。

有的生理性黄疸是母乳性的，停喂母乳就减轻，吃母乳就加重，可暂时停喂母乳，黄疸消退了再喂即可。期间挤出的母乳可存起来。

脱皮：因为新生宝宝皮肤最外面的角化层发育不完善，皮肤表皮和真皮层连接不紧密，在宝宝出生 2 周左右，身上可能会出现脱皮现象，四肢和耳后比较明显。出现脱皮现象后，不需要特别处理，也不要强行将脱落的表皮撕下，只要在洗澡时洗掉即可。

红斑：宝宝刚出生，皮肤上有指甲大小的红点，而且皮肤整体也有点发红，这是因为子宫外的空气冷且干燥，与子宫内的环境不同，宝宝不太适应而引起的。在宝宝出生 1 ~ 2 天后皮肤开始脱屑，脱屑停止了，肤色就正常了。

眼白出血：宝宝刚出生时，眼白发红，有出血现象，是因为出生时受产道挤压导致视网膜和眼结膜发生出血导致的，几天后会自然消失。

打嗝：宝宝有时候会连续打嗝，可能是因为吃得太急了，吸入了太多空气导致的，多出现在吃奶后或大人近距离跟他说话后，可用食指与中指绷紧，用力弹击宝宝足底，让他哭几声，把冷空气排出就可以了。

乳腺肿大：宝宝出生后 2 ~ 3 天，不管男宝宝还是女宝宝，都可能发生乳腺肿大。肿大的乳腺可有蚕豆大小，乳晕颜色也会加深，还可能会泌乳。这是母体的雌激素残留在宝宝身上引起的，2 ~ 3 周后会自行消失，不需要特别处理。千万不要用手去挤，以免感染。

假性月经、白带：女宝宝出生后

1周左右，阴道内可见血性分泌物和白色黏液，也是由母体雌激素残留引起的，无须特别处理，只要每天正常清洁宝宝外阴即可。

红色尿：宝宝刚出生2～5天，有可能会出现尿液呈红色的现象，这是因为新生儿早期小便中尿酸盐含量多导致的，在吃奶量增加后，小便量加大就会消失了。

马牙：有的宝宝出生时，齿龈边缘或者上颚中线处可看到乳白色的颗粒，像牙齿一样，俗称马牙，其实是上皮细胞核脂肪的堆积物，几天后会自动消失，不需要特别处理。

抖动：新生宝宝受到刺激时，比如较大的声音或者有人接触到他时，会出现下颌抖动、四肢或者全身性的抖动，这是因为宝宝的身体功能还未充分分化导致的，等宝宝长到3～4个月时就会消失了。

睡觉出汗：宝宝睡着后，头部总是湿漉漉的，这是因为宝宝皮肤水分含量高，而毛细血管丰富，新陈代谢旺盛，植物神经调节功能却又不健全，多方面作用导致的，是自然规律，正常现象。

不过，这种生理性的汗多只是在宝宝头部，如果连脖子、后背、前胸也出汗了，说明太热了。如果宝宝前半夜多汗，同时伴有夜啼、睡眠不稳、枕秃等现象，可能是缺钙了，要及时检查补充。

育儿小贴士

因为没有经验，新手妈妈容易紧张，其实，只要宝宝吃得好、睡得好，醒着的时候对别人的逗玩有反应，不会哭闹不止也不会一声不哭，绝大多数就是正常的，不要总是怀疑宝宝不健康。

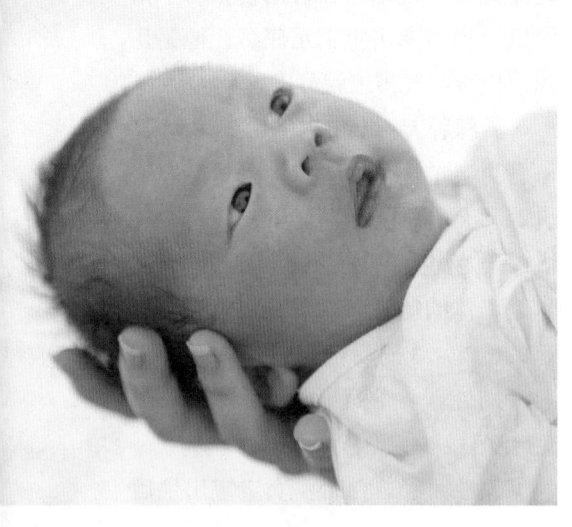

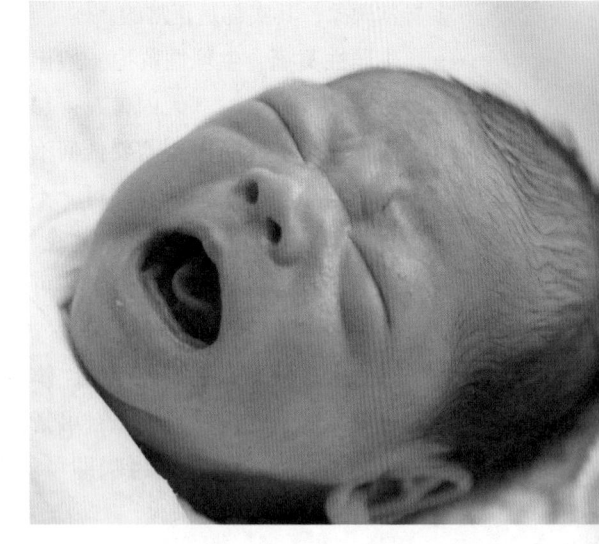

新生儿的饮食与营养

尽可能进行母乳喂养

母乳是新生儿最理想的天然食品，更是新生儿和妈妈的情感纽带。

母乳喂养对母子都有益

母乳的成分能提供 6 个月内婴儿所需的全部营养；新生儿的吸吮过程反射性地促进妈妈催产素的分泌，促进妈妈子宫收缩，能使产后子宫恢复，减少产后并发症。

喂奶本身还是一个大量消耗热量的过程，消耗热量的顺序依次是腹部、腿部、臀部和脸部，能够起到瘦身的效果，不但不会增肥，还有利于减轻体重。

初乳能够增强新生儿的免疫力

初乳是妈妈在生产后 5 天内分泌的乳汁，初乳颜色淡黄，是新生儿出生后最佳的营养品。初乳中所含的脂肪、碳水化合物、无机盐与微

量元素等营养素最适合新生儿早期的需要，不仅容易消化吸收，而且不增加肾脏的负荷。初乳里面还含有许多抗体，被称为分泌型 IgA，这种抗体可以保护新生儿的肠道，防止细菌侵入及会导致新生儿过敏的大蛋白分子的侵入。因此，一定要尽可能地让新生儿吃上妈妈的初乳。

育儿小贴士

对于乳房变形、下垂等哺乳后很可能出现的问题，妈妈除了要注意正确的哺乳姿势外，还应该选戴肩带宽一些、罩杯合适的内衣，断奶后乳房也会基本恢复到原来的形状，不会导致严重的下垂。

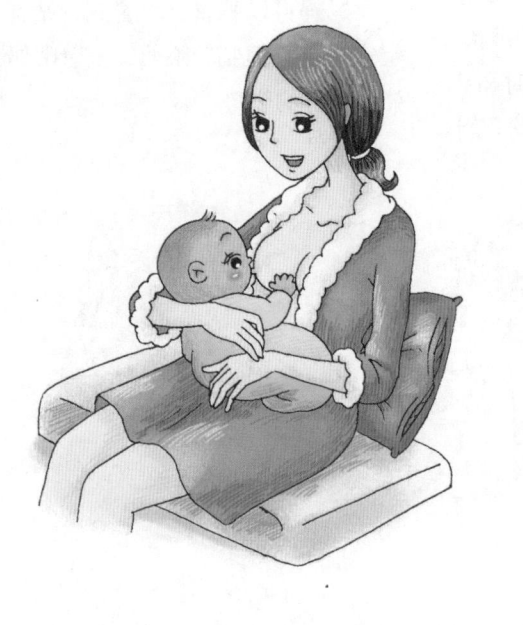

尽早让新生儿吸吮乳房

宝宝出生后，不管有没有奶，妈妈都要让宝宝吸吮乳房，母乳分泌受神经、内分泌调节，新生儿吸吮妈妈乳头，可以引起母乳神经反射，促使乳汁分泌和子宫复

原，减少产后出血，对哺乳和恢复产妇健康都有利。

研究发现，新生儿在出生后20～30分钟吮吸能力最强，如果未能得到吸吮刺激，将会影响以后的吸吮能力，而且新生儿在出生后1小时为敏感时期，是建立母婴相互依赖感情的最佳时间。

—— 育儿小贴士 ——

在出生后30分钟，如果母亲将新生儿拥在怀中喂奶，对于加强新生儿安全感大有益处。

母乳喂养新生儿的方法

给新生儿喂哺母乳并不是一个简单的过程，妈妈要注意掌握一些方法以便更好地喂养新生儿。

新生儿母乳喂养

1. 新生儿出生后30分钟至2小时内，妈妈就要做好抱新生儿的准备。

2. 新生儿出生后头几个小时和头几天要多吸吮母乳，以达到促进乳汁分泌的目的。新生儿饥饿时或妈妈感到乳房充满时，可随时喂哺，哺乳间隔是由新生儿和妈妈的感觉决定的，这也叫按需哺乳。

3. 新生儿出生后2～7天内，喂奶次数频繁，以后通常每日喂8～12次，当新生儿睡眠时间较长或妈妈感到乳胀时，可叫醒新生儿随时喂哺。

4. 纯母乳喂养的新生儿，除母乳外不添加任何食品，包括水，新生儿什么时候饿了什么时候吃。

—— 育儿小贴士 ——

现在市场上有专门的哺乳枕，价格也不算贵，妈妈可以根据需要购买，使用哺乳枕后，在喂奶的时候不但能够帮助解放双手，还能防止宝宝吐奶。

正确的母乳喂养姿势

妈妈可以躺着、坐着或者站着给宝宝哺乳，但躺着喂奶、坐着喂奶要注意喂养的姿势。

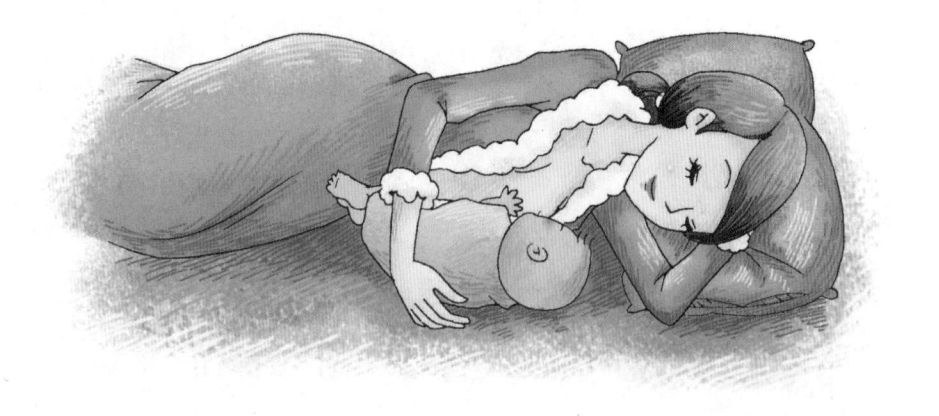

躺着喂奶

分娩后的第 1 天妈妈会很累，这个时候一般建议让妈妈躺着喂奶。

1.妈妈的身体侧卧位，让宝宝躺在床上身体也侧过来和妈妈面对面。

2.把宝宝的鼻头对着妈妈的乳头，妈妈注意搂紧宝宝的臀部，让宝宝吸吮乳头。

吃奶是对妈妈乳房很好的一个刺激的过程，妈妈很容易睡着。但是如果新生儿的头部被抱紧，而妈妈处于睡着的状态，就特别危险，可能会因为妈妈的乳房把新生儿的鼻子堵住而造成呼吸困难而窒息，所以妈妈在喂奶的时候一定要注意手是扶着新生儿的臀部而不是头部。

坐着喂奶

一般是在宝宝出生一段时间以后。妈妈应当坐在沙发或者床上，在医院的话可以把病床摇起来，尽量坐得舒服些。宝宝的姿势也需要注意，正确的姿势应该是宝宝的肚皮和妈妈的肚皮紧贴着，在宝宝身下垫个枕头，

育儿小贴士

很多妈妈喜欢用手夹着乳头往新生儿嘴里放，这个是不对的。用手夹住乳头会把乳头的乳腺管堵死，这样会影响新生儿吸吮。正确的方法是：把乳头用手 C 字形托起，让新生儿含住乳晕。只有让新生儿含住乳晕，才不容易使乳头破裂。

手要托着宝宝的臀部，让宝宝的头和身子呈一条直线，鼻头对乳头。

人工喂养

妈妈完全没有乳汁，或是妈妈患有疾病，或是有其他迫不得已的原因，不给新生儿吃母乳，而用配方奶或其他代乳品来喂养新生儿，这种喂养方式，称为人工喂养。

人工喂养要点

足月的新生儿，生后半小时开始试喂一些糖水，然后开始喂牛奶或其他代乳品，初次喂奶时为 30 毫升，每 2 小时喂 1 次。

喂奶前要计算一下奶量，以每天每千克体重供给热量 50 ~ 100 卡计算，比如，一个体重为 3 千克的新生儿，每日应提供热量 150 ~ 300 卡。

判断新生儿吃没吃饱，要看新生儿是否每次将奶喝完，是否除了大便、小便之外经常哭吵（要排除疾病的可能）；你也可以用小手指点新生儿的下巴，他（她）是否很快将手指含住吸吮等情况，如果有，则说明没吃饱，应稍加奶量，让新生儿吃饱。

冲调奶粉的步骤

1.洗手。新生儿特别容易在喂奶中因为细菌的接触受到感染，在冲奶之前爸爸要先用清水及肥皂洗手，以保护新生儿免受病原菌的侵袭。

2.奶瓶中加温开水。先在奶瓶中加入温开水，以便确定加水量。水量

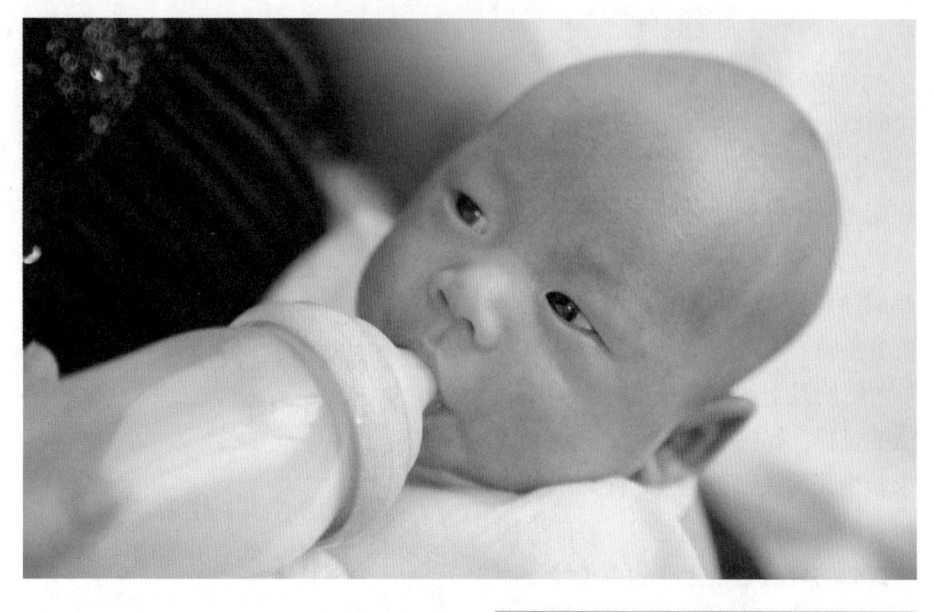

不宜过多也不宜过少，要根据奶粉罐上的配比加温开水。温开水保持在40 ～ 50℃最为适宜。不要用滚烫开水冲泡奶粉，易凝结成块，可能造成新生儿消化不良。

3.奶粉装入奶瓶。加入正确数量平匙的奶粉，奶粉需松松的，不可紧压，再用筷子或刀子刮平，对准奶瓶将奶粉倒入奶瓶。用专门的奶粉勺，配制过程中一定要注意卫生，避免开罐后过长时间造成污染。

4.摇晃奶瓶。放入奶粉后套上奶嘴，轻轻摇匀。

育儿小贴士

母体温度是37℃，新生儿的肠胃也比较接受这个温度。试温时将奶瓶倒置，把奶滴到手背上，感觉温度适宜即可。

混合喂养

如果妈妈因为时间或者精力等特殊原因，要实现纯母乳喂养比较困难，或者是妈妈乳汁分泌较少，满足不了新生儿的需求，此时，必须在新生儿日常的喂养任务中，添加配方奶（牛奶或羊奶）或其他代乳品，叫作混合喂养。

混合喂养的方法一

先吃母奶，再吃配方奶或其他代乳品，配方奶量依月龄和母乳缺乏程度而定。开始可让新生儿吃饱，满意为止，经过几天试喂，新生儿大便次数及性状正常，即可限定配方奶补充量。

因为每天哺乳次数没变，乳房按时受到吸吮刺激，所以对泌乳没有影响。这是一种较为科学的混合喂养方法。

混合喂养方法二

停哺母乳1～2次，以配方奶或其他代乳品代哺。这种代哺配方奶的方法，因为哺母乳间隔时间延长，容易影响母乳分泌，所以还是应谨慎选择。

母乳不足的妈妈如何催奶

如果妈妈母乳不足，可适量地吃些催乳食品，多喝些汤，如肉汤、鸡汤、鱼汤等，这些汤不但能催乳，而且制作起来很简单、方便，也可以适当地吃些无花果、黑鱼、章鱼、猪蹄等食物，也有促进乳汁分泌的作用。

如果普通汤食和食物催乳效果不好，可以去请教中医师，请求他们开一些有效的验方、偏方，以帮助催乳。

剖宫产的妈妈如何喂养新生儿

目前，剖宫产麻醉药剂的剂量不会对奶水造成影响。等待产妇清醒和肢体能够活动的时候，麻药也已经代谢得差不多了，剖宫产准妈妈可以放心哺乳。而且，新生儿的吸吮会促进子宫收缩，减少子宫出血，子宫收缩得越快，复原得也越快。因此医生都会鼓励新手妈妈们让新生儿多多吸吮。

剖宫产准妈妈的哺乳姿势

剖宫产准妈妈的哺乳方式和顺产的妈妈有一些不同，要注意按照正确的姿势哺乳。

床上坐位哺乳：妈妈背靠床头坐或半坐卧，将背后垫靠舒服。把枕头或棉被叠放在身体一侧，将新生儿的臀部放在垫高的枕头或棉被上，腿朝向妈妈身后，妈妈用一只胳膊抱住新生儿，使新生儿的胸部紧贴妈妈的胸部。妈妈用另一只手以"C"字形托住乳房，让新生儿含住乳头和大部分乳晕。

床下坐位哺乳：妈妈坐在床边的椅子上，尽量坐得舒服，身体靠近床缘，把新生儿放在床上，可以用枕头垫高，使新生儿的嘴能刚好含住乳头。妈妈一只手抱住新生儿，用另一只手呈"C"字形托住乳房给新生儿哺乳。

> **育儿小贴士**
>
> 如果剖宫产后伤口实在疼痛难忍，妈妈可以选择一个舒服的姿势躺着，请家人抱着宝宝以便吮吸乳汁。

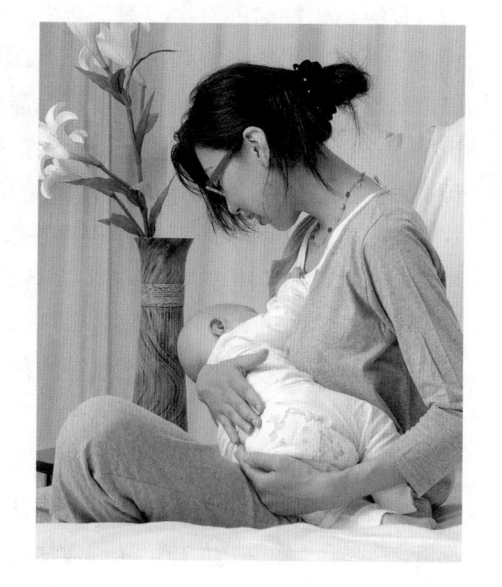

新生儿的保健与护理

宝宝出生后的疫苗接种

接种疫苗是防治一些威胁生命的疾病的重要方法，宝宝出生后，对其实施各种疫苗接种能保证其增强身体免疫力，宝宝健康妈妈才能尽快恢复生活、重返职场，因此，疫苗接种不可忽视。

接种疫苗后一般会有什么反应

接种疫苗后，宝宝可能会出现发热和周身不适等全身反应。一般发热在 38.5 ℃以下，持续 1 ~ 2 天均属正常反应，不需要特殊处理，只要注意多喂水、让宝宝多休息即可。如果宝宝高热，可服用退热药，也可以做物理降温。

同时要注意区分接种反应与疾病症状，以免延误宝宝治疗。

照护新生儿不宜太过精细

有的妈妈特别讲卫生，到了新生儿身上就更甚了，一心想给宝宝创造一个无菌环境，不但把宝宝的衣物、餐具做各种消毒，甚至还用酒精擦拭孩子身体，大人接触宝宝之前也是各种洗、消毒。这样做其实反而对宝宝有害。

新生儿比较弱小，比较容易受感染，但是没有到那么脆弱的地步，不会那么容易受感染。

首先，新生儿从母体和母乳里已经接受了一定的免疫物质，对普通的细菌是有抵抗能力的。

其次，细菌是要有一定的量才能致病，普通或者少量的细菌是没有威胁的。生活中到处都存在细菌，大多数人却仍是健健康康的，就是这个原因。

最后，抗体是在孩子不断接触细菌的过程中产生出来的，如果一直让孩子生活在无菌状态中，就像让一群士兵永远生活在没有敌人的状态中，抵抗力是无法产生的。只有和细菌不断对抗，免疫力才能上升。跟细菌的正常接触是免疫力产生和提升的必需条件。

宝宝不能永远生活在妈妈创造的无菌环境中，他早晚有一天会走出去，暴露在细菌中。如果之前太过保护，没有接触过细菌，现在一些普通的细菌，对别的宝宝没有任何威胁，却可能让自己的宝宝生一场病，让宝宝小病不断。因此，对新生儿的照顾，妈妈一定要放松下来，

育儿小贴士

如果宝宝在接种后出现局部感染、无菌性脓肿；晕针、癔症；皮疹、血管神经性水肿、过敏性休克等异常反应，则应在医生指导下对宝宝进行相应的治疗。

以平常心对之就可以了，要干净但不要过分干净。

给宝宝洗澡要注意什么

给宝宝洗澡既可以保持皮肤清洁，避免细菌侵入，又可以通过水对皮肤的刺激加速血液循环，增强机体的抵抗力，还可以通过水浴过程，使宝宝全身皮肤触觉、温度觉、压觉等感知觉能力得以训练，使宝宝得到满足，有利于宝宝心理、行为的健康发展。

洗澡工具选择

1. 专用的纯棉小毛巾或者直接用消毒纱布。

2. 宝宝的澡盆要专盆专用。

3. 消毒棉棒、棉球。防止耳朵进水等。

4. 脐部防水贴。

5. 宝宝的浴巾。

宝宝多久洗一次澡合适

从医学角度讲，最好是可以每天给宝宝洗澡，但有时由于条件有限，室内温度无法控制到宝宝所能承受的范围，稍有疏忽，宝宝就生病了，特别是在寒冷的冬天。所以，给宝宝洗澡的间隔时间应根据气候来定。

夏天的时候，因为周围环境温度较高，妈妈可以一天给宝宝洗两次澡。春、秋或寒冷的冬天，由于环境温度较低，如家庭有条件使室温保持在 24 ~ 26℃，也可每天洗一次澡，但是如果不能保证室温，最好每周洗 1 ~ 2 次澡。

什么时候不能给宝宝洗澡

1. 遇有频繁呕吐、腹泻时暂时不要洗澡。

2. 打预防针后暂时不要洗澡。

3. 当宝宝发生皮肤损害时不宜洗澡。

4. 发热或热退 48 小时以内不建议洗澡。

5. 喂奶后不应马上洗澡，一般应

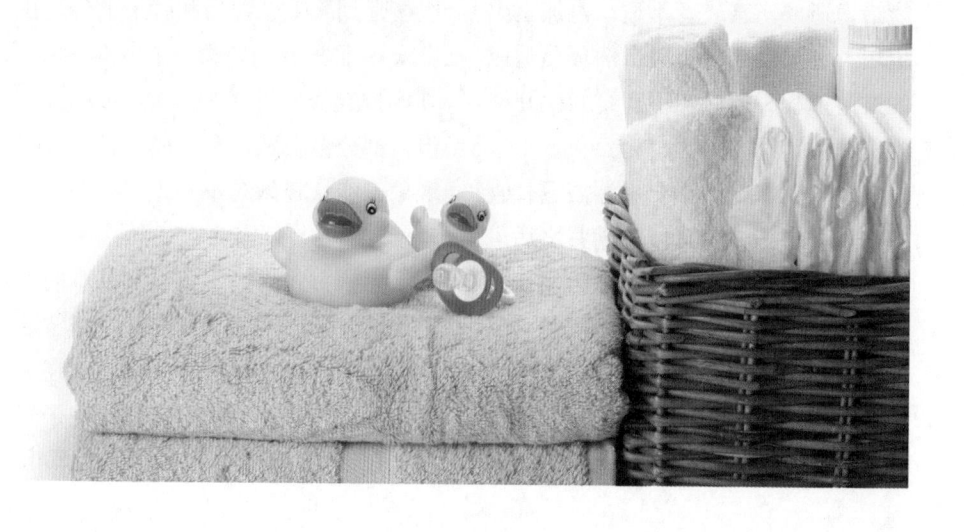

育儿小贴士

许多年轻的父母一看到宝宝软软的囟门，不敢触摸，更不敢给宝宝洗头。结果，常常在囟门处及周围形成头垢，而且结痂，因不及时清洗越积越厚，既影响美观，又会影响皮肤的新陈代谢而引发皮肤疾患。

在喂奶 1 ~ 1.5 小时后进行。

6. 低体重儿要慎重洗澡。

7. 如果宝宝的皮肤受到损伤，也不宜洗澡，如皮肤烫伤、水疱破溃、皮肤脓疱疮及全身湿疹等情况的发生。

不要给新生儿使用洗护用品

市面上出售的护肤品尽管宣扬无刺激性、无伤害性，但是仍然或多或少地含有化学添加剂，新生儿皮肤特别娇嫩、敏感，任何外部的物品都可能给他造成伤害或者不适，再加上出生后，宝宝需要一个对自然环境适应的过渡过程，因此，不宜给新生儿使用洗护用品。

新生儿期洗澡不要用沐浴露，直接用温开水擦洗就可以，满月之后可以每周用 1 次婴幼儿专用沐浴露。洗头发用不用沐浴露要看用清水是不是能洗干净，如果清水洗干净了，头皮没有油腻的感觉，就可以不用。如果头部油脂分泌旺盛，清水洗不干净，

就要少量用些沐浴露，否则油脂积存太久会形成乳痂，很难清除。不过也不用每次必用，只在感觉有油脂清除不干净的时候用些就可以了。

育儿小贴士

孩子用的洗浴用品要是婴儿专用的，相对来说更自然，含化学物品的可能性更低一些，对孩子刺激较小。千万不能随手给他用大人用的产品。

怎样呵护宝宝的娇嫩肌肤

0 ~ 1 个月的新生宝宝，皮肤非常娇嫩，非常容易受到损害，因此妈妈应该学会呵护宝宝的娇嫩肌肤，让宝宝"光洁如玉"。

乳痂

症状：这是一种发于 0 ~ 4 个月的宝宝皮肤病，一种很厚的、油腻的、不断生长的、覆盖头皮的痂，有时甚至蔓延到脸上、耳后和脖子上。这在宝宝中非常普遍，会存在一段时间。乳痂摸起来有些油腻，会导致脱皮，但大部分会自然痊愈，属于暂时性的现象，症状轻微时不一定要处理。但是痂较厚时，就需要看医生了。

呵护方式：妈妈可以从基本的卫生保健开始。只要用棉球蘸上宝宝油或经沸腾后放凉了的食用油，涂在有痂块的部位数小时，之后再用梳子轻轻剥落，并用肥皂水等清洁干净即可，

但不可强行清除，否则很可能因抓破头皮导致感染。

皮肤褶烂

症状：在肥胖的新生宝宝中较多见，它发生在身体褶缝处和腋窝、颈部、腹股沟、臀缝、四肢关节的曲面。这是由于褶缝处积汗潮湿、局部热量不能散发，相贴的皮肤互相摩擦，而引起局部充血、糜烂、表皮脱落，甚至渗液或化脓感染。

呵护方式：要避免这种情况发生，妈妈首先就要保持宝宝的褶缝处皮肤清洁干燥，肥胖宝宝要勤洗澡，浴后用细软布类将褶缝中的水吸干，使局部滑爽。要勤换尿布，保持腹股沟、会阴、大腿根部等处的干燥。假使发现局部表皮脱落，可在短时间内涂搽护臀膏，范围一定要小，见结痂就不要再涂抹了，或者将宝宝皮肤褶皱处抹上少量红霉素眼药膏效果也很好。

尿布疹

症状：尿布疹就是发生在兜尿布的小宝宝的臀部，表现为臀红、皮肤上有红色斑点状疹子，甚至溃烂流水，皮疹可向外延及大腿内侧或腹壁等处。尿布疹是兜尿布所造成的，由于尿液中含有尿酸盐，粪便中含有吲哚等多种刺激性物质，兜尿布后，这些物质持续刺激皮肤，加上新生宝宝的皮肤娇嫩，就发生了红臀，不过不是所有兜尿布的小宝宝都发生尿布疹。

发生红臀时，由于皮肤破损，细

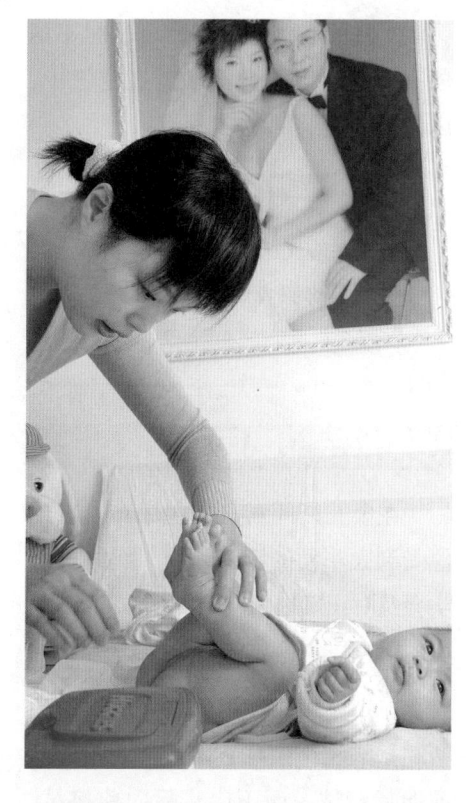

菌极易繁殖造成局部感染，严重时细菌从感染的局部侵入血液，引起败血症。因此，新生宝宝的尿布疹重在预防，发现臀部发红、糜烂时一定要及时治疗。

呵护方式

1. 选用纯棉布做尿布，要勤换尿布。尿布洗烫后在阳光下晒干再使用。选用合适的纸尿裤与纯棉尿布交替使用，既经济实用又有助于宝宝的发育。

2. 及时更换尿布，以免尿液浸湿皮肤。便后切忌用碱性的皂类洗涤，应用清水、温和的脂类或柔软宝宝湿纸巾清洁，再使用宝宝护臀霜薄薄地涂抹一层，可有效预防和治疗尿布疹。

3. 在尿布疹严重时，可暂时不用尿布，让宝宝的臀部暴露在空气中，以保持皮肤干爽。

— 育儿小贴士 —

宝宝的皮肤娇嫩，易对洗涤剂、柔顺剂等物质过敏，注意给宝宝洗衣服时不要添加这些东西。

如何给宝宝换尿布

在婴儿期间需日夜包尿布，直到他受到大小便的训练为止，妈妈最好学会及时正确地为宝宝更换尿布。

帮宝宝换尿布要注意的细节

1. 用温水和医用纱布擦洗宝宝的两腿褶皱和生殖器官附近，女孩要从前向后清洗，而不应从后向前擦拭，否则容易将肛门口的细菌带到尿道及阴道口，导致尿道、阴道感染。最后擦干净水分，防止尿布疹的发生。

2. 将宝宝洗干净后，将干净的尿布放在宝宝的身体下面，尿布的底边放在宝宝的腰部，然后将尿布下面的一个角从宝宝两腿之间向上兜至脐部，再将两边的两个角从身体的两侧兜过来，最后再用别针将尿布的三个角固定在一起，这样宝宝就像穿了一条三角小内裤。

3. 如果是男孩，把尿布多叠几层放在阴茎前面，如果是女孩，则可以在屁股下面多叠几层尿布，以增加特殊部位的吸湿性。

4. "穿戴完毕"后，要检查调整腰部的粘扣是否合身，松紧以妈妈的两个手指能放进去为宜。再检查大腿根部尿布是否露出，松紧是否合适，太松会造成尿液侧漏。

— 育儿小贴士 —

为了防止宝宝的尿液浸渍被褥，妈妈可以买几块隔尿垫。

如何给新生宝宝选择衣服

由于宝宝生长发育迅速和好动，所穿服装不应束缚其活动；不得有碍自由呼吸、血液循环和消化；不应对皮肤有刺激和损害；不能使用腰带，以防约束胸腹部。

帮宝宝选择衣物要注意哪些

宝宝的衣服宜选纯棉材质，不含荧光剂、甲醛成分，透气吸水性佳，不伤宝宝肌肤。

上衣最好是无领小和服，掩襟略宽过中线，大襟在腹前线处系布带，以使腹部保暖。后襟较前要短1/3，以免尿便污染和浸湿。这种上衣适于新生宝宝和 2 ~ 3 个月的宝宝。

— 育儿小贴士 —

许多家庭在衣柜中常常会放入一些樟脑丸或其他化学制品，来防蛀虫、防潮湿等，而这些化学制品对宝宝会造成一定的影响，因此，储藏宝宝衣物不要放樟脑丸。

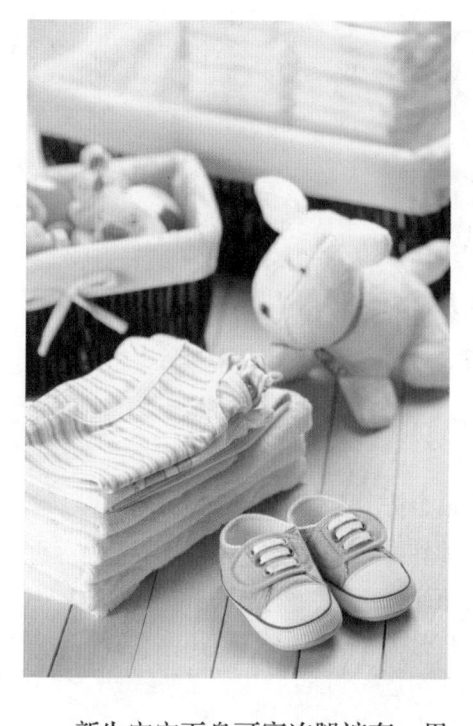

新生宝宝下身可穿连腿裤套，用松紧搭扣与上衣相连。可防止松紧腰带对胸腹部的束缚，也便于更换尿布，还对下肢有较好的保暖作用，可避免换尿布时下肢受凉。

怎样读懂宝宝的哭声

哭对宝宝来说，最正常不过了，在宝宝会讲话以前，哭是宝宝唯一能让大人感觉到的方式。但是细心的妈妈会发现，哭声也是宝宝的"语言"，宝宝在用自己的语言表达他的需要并和周围的人交流。

学会分辨宝宝的哭声

1. 便便了。有时宝宝睡得好好的，突然大哭起来，好像很委屈，就可能是宝宝大便或者小便把尿布弄脏了，这时候换块干的尿布，宝宝就安静了。

2. 饥饿。当宝宝饥饿时，哭声很洪亮，哭时头来回活动，嘴不停地寻找，并做着吸吮的动作。只要一喂奶，哭声马上就停止。而且吃饱后会安静入睡，或满足地四处张望。

3. 感觉热。如果宝宝哭得满脸通红、满头是汗，一摸身上也是湿湿的，被窝很热或宝宝的衣服太厚，那么减少铺盖或减衣服，宝宝就会慢慢停止啼哭。

4. 感觉冷。当宝宝冷时，哭声会减弱，并且面色苍白、手脚冰凉、身体紧缩，这时把宝宝抱在温暖的怀中或加盖衣被，宝宝觉得暖和了，就不再哭了。

5. 不安。宝宝哭得很紧张，你不理他，他的哭声会越来越大，这就可能是宝宝做梦了，或者是宝宝对一种睡姿感到厌烦了，想换换姿势可又无能为力，只好哭了。妈妈拍拍宝宝告诉他"妈妈在这，别怕"，或者给宝宝换个体位，他又接着睡了。

6. 生病。宝宝不停地哭闹，用什么办法也没用。有时哭声尖而直，伴发热、面色发青、呕吐，或是哭声微弱、精神萎靡、不吃奶，这就表明宝宝生病了，要尽快请医生诊治。

育儿妈妈帮

满月照怎么拍

成长的每一个瞬间，父母都想留下纪念，满月照几乎所有父母都会给宝宝拍。况且，满月时的宝宝比刚出生时漂亮了很多，还比较容易逗笑，拍出来会很好看。

在家拍还是在照相馆拍

刚满月的宝宝还不适合出门，也不适合去陌生的环境，所以如果可以最好约摄影师到家里来拍。家里环境舒适又熟悉，宝宝情绪比较稳定。跟摄影师约的时候，要问清楚，自己需要提前准备些什么，要多大的房间，需要怎样的光线等，尽量穿自己的衣服，不要穿很多人穿过的服装拍照。如果约不到摄影师或者家里不方便摄影师拍摄，需要去影楼先确认一下环境，是否干净、安静，另外是否能保证合适的温度，以免宝宝换衣服的时候着凉感冒。去拍照的时候，尽量选择上午，上午宝宝情绪比较好，可以在宝宝睡着的时候出门，到了影楼不需要等多久他就会醒来。还要记得随身携带水，吃配方奶的宝宝还要带奶粉。

拍摄过程中要注意以下问题

1. 在约定的拍摄时间前2小时，让宝宝睡觉，睡前可给他洗个澡，增加睡意，

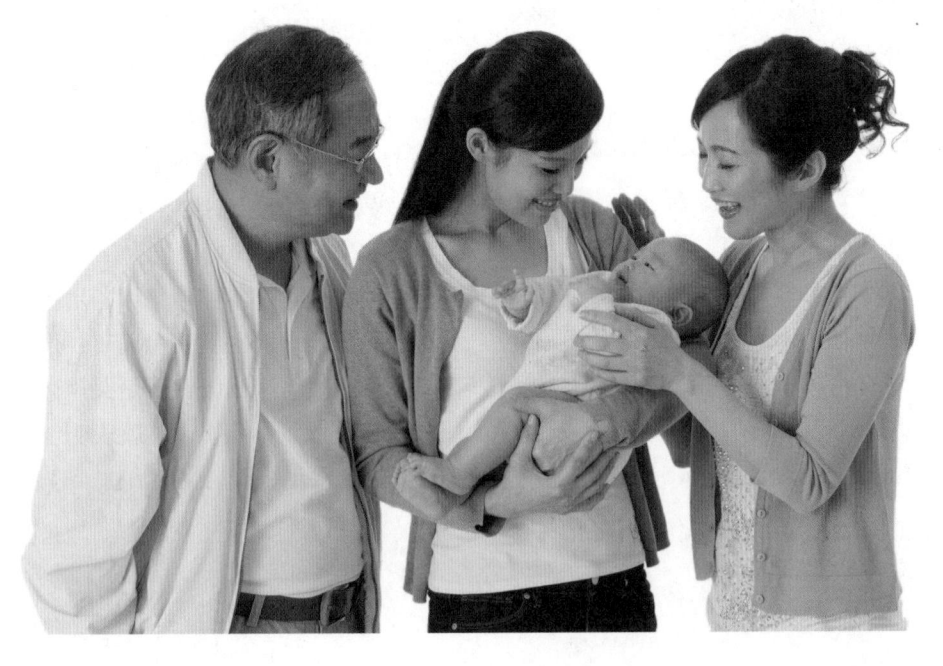

如果不肯睡，可抱着睡，总之要在拍摄前保证充足的睡眠。如果摄影师来的时候宝宝还在睡觉，不要叫醒他，可以等一等，尽量自然醒，自然醒来的宝宝情绪才能好。

2. 拍摄的时候，摄影师可能会打开俗称"小太阳"的光源，宝宝被照着，很热，所以一定要随时喂水。如果拍摄过程中，宝宝累了、饿了，要适时抱起来休息一下，喂点奶。宝宝不太配合的时候，要先中断拍摄，抱起宝宝哄一哄，等他情绪好转再拍。

3. 一般摄影师不会在给小宝宝拍照时用闪光灯，如果发现他用了，一定要提醒他关掉。小宝宝的视力发育不完善，闪光灯光线强，会刺激到他，另外可能会让他受惊吓。

4. 如果需要穿影楼的衣服，一定要提前考察一下，看他们是否会给小宝宝的衣服定时清洗并消毒，避免发生感染。

育儿小贴士

尽量找专门拍摄儿童的摄影师给宝宝拍照，效果会更好。拍成人照片和儿童照片有很大的不同，能拍出很好的成人照片的摄影师不一定能拍出好看的儿童照片。

宝宝要不要出席满月酒

满月酒虽然是为宝宝办的，但其实跟宝宝的关系不大，他并不在乎。事实上也没有必要出席。

摆满月酒的时候，现场人多，噪声大，空气污浊，宝宝根本不适应，会显得特别烦躁。如果还要放礼炮或请了乐队主持、唱歌等，声音就更大了，宝宝没法安睡。而且此时，妈妈也还没有完全恢复，长时间应酬也会比较劳累。所以，建议妈妈和宝宝最好不要出席满月酒，如果要去，只去露个面，时间在20～30分钟就行。只要宝宝感觉劳累了，开始哭闹，就可以离开了。

如果需要哺乳的妈妈敬酒，要用饮料或者水代替，不要真的喝酒，酒精是可以进入乳汁的。

育儿小贴士

如果实在想参加满月酒，可以在订酒席的同时订一间房，让妈妈和宝宝在累了的时候可以安安静静地在里面休息一会儿。

职场妈妈产假过后如何顺利返岗

生完宝宝，新妈妈紧接着便面临着如何重返职场的压力。在半年的法定产假，许多职场妈妈将所有重心放在新生的宝宝身上，自然会造成与原来的工作产生脱节。重返职场后，大多数新妈妈会对工作不适应，大部分新妈妈会出现情绪化、不能适应紧张的工作节奏、难以快速融入职场氛围等问题。

那么，准妈妈该做如何的调整以

便顺利返岗，适应自己的工作呢？

1. 产假期间与同事保持联系。在生育前做好规划，在产假期间应保持与同事之间的联系，并坚持通过各种渠道了解行业及社会的最新情况，避免脱离工作圈。

2. 明确分配时间。要权衡家庭与事业之间的比重，明确分配工作时间和家庭时间。并通过提高工作效率，把零散时间全部利用起来，腾出更多的时间照顾孩子。

3. 调整心态。新妈妈在重返岗位后要调整心态，营造信心，从容面对新工作。

4. 争取家庭其他成员的支持。尽量争取家庭其他成员的支持，将宝宝交付可信任的人照顾，解决"后顾"之忧。

职场妈妈再返岗该如何计划

不少全职妈妈随着孩子的长大以及经济压力增大，为了抚养子女不得不希望开始重新就业。但是现实表明，长期脱离职场的新妈妈要找工作远比她们想象的要难。

全职妈妈再就业面临的问题

全职妈妈再就业面临的最大问题是，工作经验的缺失。3年或更长时间的全职妈妈生活，让全职妈妈再找工作时，工作简历在时间上会出现空白，使得企业方面对雇用再就业的全职妈妈产生顾虑。尽管也有过出色的工作经验，但是飞速变化的社会，离开职场短短几年的新妈妈就会发现自己落伍了。

而且希望重新做回职业女性的新

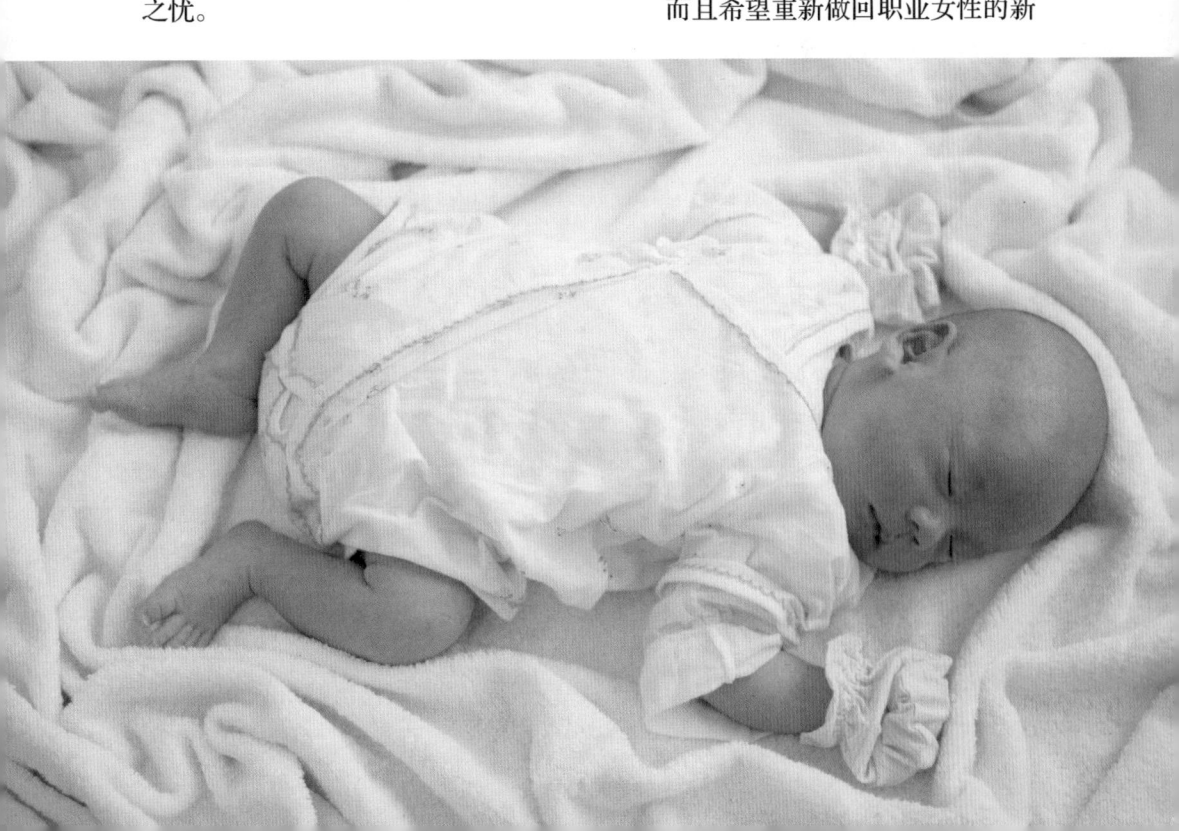

妈妈们一般都是性格比较要强的女性，她们在生孩子以前大多都有一份不错的工作，但她们在重新出来工作的时候，一切都得重新来过，难免会产生巨大的心理落差。

给全职妈妈支招

1. 做好职业规划。性格特点、能力、特长等都是职场新妈妈在进行一个详细的职业规划时必须考虑的因素，明确职业方向，找出自己的不足，参加相关培训补充各种知识，提高工作竞争力。

2. 做好遇到挫折的准备。要面对现实，分清自己的问题，如果是技能不够，就去充电更新；如果是信息不够，则应该耐心等待。树立自信，积极地面对一切。

3. 工作、家庭要平衡安排。在重新工作前，应与丈夫及孩子沟通好，取得他们的支持。同时要对家庭的事务有所准备，在家务和孩子的安排上，都要做好妥善的安排。

育儿小贴士

有再就业计划的全职妈妈要提前做好准备，最好在哺乳期过后尽快将个人充电计划提上生活日程。

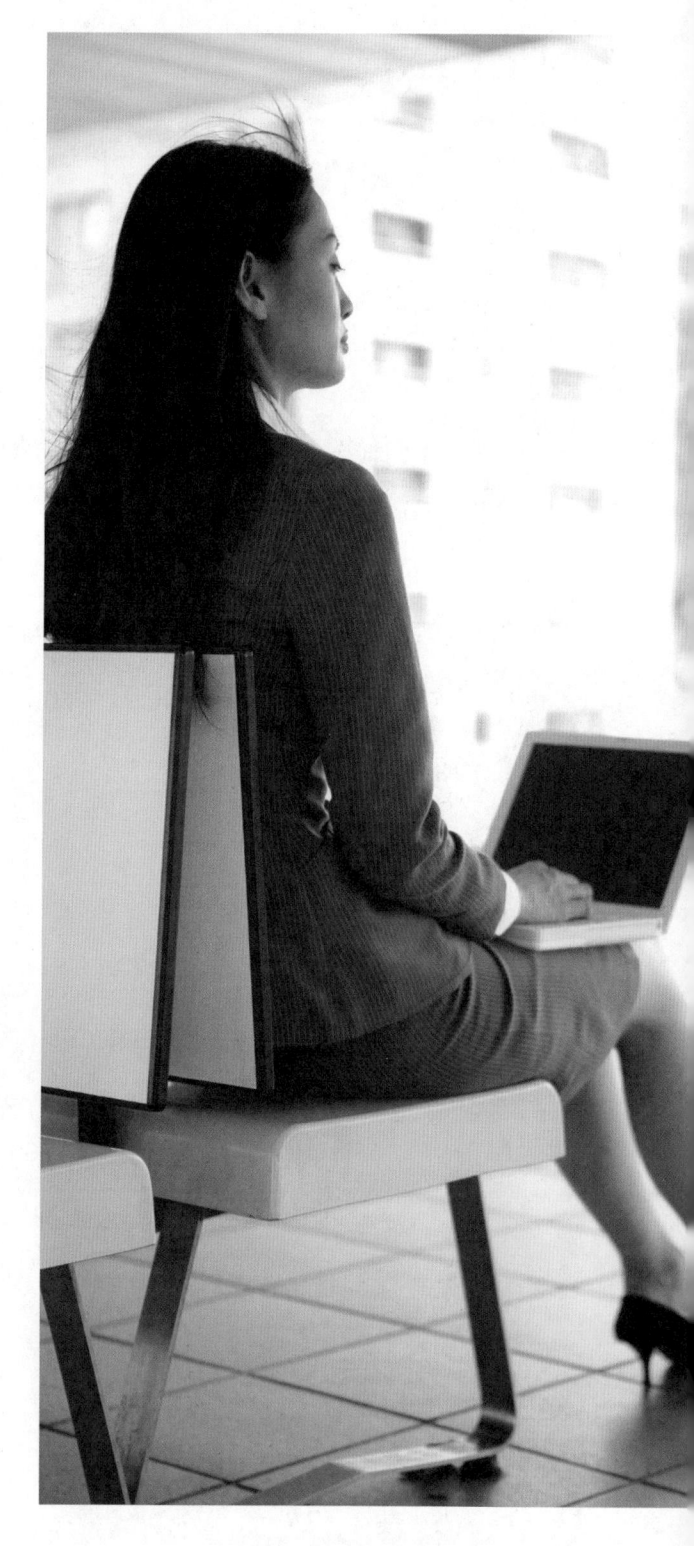

附录

孕期的一些重要数据

- 较易受孕的月份——7 ~ 8 月，11 月至次年 1 月（避开宝宝在寒冬或酷暑时节诞生）

- 容易受孕时间——下次月经前 14 天，或两次月经中间的 4 ~ 5 天内（即排卵期及排卵前 2 ~ 3 天至排卵期后的 1 ~ 2 天）

- 早孕反应出现时间——受孕后 40 天左右

- 首次检查时间：停经 1 个月内，或出现早孕反应时

- 胎宝宝在母体内生长时间——40 周（280 天）

- 预产期——末次月经第 1 天加上 9 个月零 1 周（280 天）

- 洗澡适宜水温——40℃以下

- 孕期每周增加体重正常值——少于 0.15 千克

- 孕期体重增加总值——10 ~ 12 千克

- 孕中晚期体重每周增加正常值——应少于 0.5 千克

- 孕中晚期每日进食量——主食 500 克左右，鱼、肉类或豆制品 50 ~ 100 克，鸡蛋 1 个，新鲜绿叶蔬菜 500 克，水果 200 ~ 300 克

- 自然流产发生时间——怀孕 5 个月以内

- 人工流产适宜时间——停经后 2 个半月内（怀孕 7 ~ 9 周最适宜）

- 中期引产适宜时间——怀孕 16 ~ 24 周

- 自觉出现胎动时间——怀孕 16 ~ 20 周

- 胎动最频繁、最活跃时间——怀孕 28 ~ 34 周

☺ 胎动正常次数——每 12 小时 30 ~ 40 次，不应低于 15 次（早、中、晚餐后各测 1 小时，1 分钟以内胎动及连续胎动算一次，将测得的次数相加后乘 4）

☺ 早产发生时间——怀孕 28 ~ 37 周

☺ 胎心音正常次数——每分钟 120 ~ 160 次

☺ 准妈妈每日睡眠时间——夜间 7 ~ 8 小时；午睡 0.5 ~ 1 小时

☺ 临产的标志——每隔 5 ~ 6 分钟子宫收缩 1 次，每次持续 30 秒以上

☺ 产程时间——初产妇 11 ~ 12 小时，经产妇 6 ~ 8 小时

☺ 过期妊娠超过预期天数——14 天

☺ 产后可以下床活动时间——顺产后 24 小时

☺ 产后可以轻微活动时间——产后 2 周

☺ 产后可以做一般家务时间——产后 5 ~ 6 周

☺ 产后身体完全恢复正常时间——产后 6 ~ 8 周

☺ 产后可恢复性生活时间——产后 6 ~ 8 周

☺ 新生儿喂奶时间——出生后 30 分钟

☺ 新生儿体重——正常 2500 ~ 3500 克（超过 4000 克为巨大儿，低于 2500 克为低体重儿或早产儿）

☺ 婴儿头 3 个月体重增长值——平均每月 500 ~ 900 克

☺ 1 ~ 6 个月婴儿体重增长公式——体重（千克）= 初生体重 +（月龄 × 0.6 千克）（体重浮动超过 25% 需要引起注意）

☺ 足月新生儿出生时的身长——平均为 47 ~ 58 厘米（新生儿第一年增长约为 25 厘米）